Basics of **MR**

Basics of MR

박종삼 외 지음

아카데미아

저자

강성진 _ 안산대학교
김성호 _ 대전보건대학교
김성후 _ 마산대학교
김정삼 _ 목포과학대학교
김현수 _ 신구대학교
김현진 _ 가야대학교
김형균 _ 극동대학교
김형선 _ 서울성모병원
도지훈 _ 신촌세브란스병원
박종빈 _ 분당서울대학교병원
박종삼 _ 대구보건대학교
성재구 _ 국립암센터
손봉경 _ 양산부산대학교병원
송현옥 _ 익산병원
신운재 _ 동의과학대학교
신정섭 _ 선린대학교
여진동 _ 서라벌대학교
연규진 _ 삼성서울병원
유승만 _ 전주대학교
이경배 _ 경희대학교병원
이용문 _ 극동대학교
이정훈 _ 신한대학교
임기선 _ 충북대학교병원
임우택 _ 건국대학교병원
임인철 _ 동의대학교
임청환 _ 한서대학교
장경환 _ 극동대학교
최관우 _ 원광보건대학교
한재복 _ 동신대학교
허영철 _ 을지대학교

Basics of MR

1판 1쇄 발행 | 2020년 3월 3일
1판 4쇄 발행 | 2025년 3월 4일

지은이 | 박종삼 외

펴낸이 | 주용진
펴낸곳 | 도서출판 아카데미아
주 소 | 경기도 안양시 동안구 시민대로 401, 대륭테크노타운15차 2003호
전 화 | 031-389-8811
팩 스 | 031-389-8817
E-mail | books@academya.co.kr
http://www.academya.co.kr

ISBN 978-89-5938-437-2
값 50,000원

머리말

1895년 뢴트겐의 X선 발견 이후 방사선학이 의료계의 중요한 축으로 자리매김하게 되었으며, 최근 MR 영상은 고자기장의 장치와 다양한 MR 기법의 발달로 단점과 오류들을 개선하여 보다 정확한 검사 결과를 보여주고 있다.

MR을 학습하는 방사선(학)과 학생들은 MR에 적용되는 이론과 방법, 그리고 최근의 발전된 기법들을 짧은 시간 안에 학습해야 하기 때문에 내용의 어려움과 시간의 부족을 호소하고 있다. 이러한 점을 해결하기 위하여 MR의 각 분야별로 기본적이고 핵심적인 내용만을 선별하여 새로운 MR 교과서를 만들게 되었다.

이 책은 MR에 입문하는 학생들이 보다 쉽게 MR에 대한 이론과 기법 등을 받아들일 수 있도록 MR의 기본 이론인 자기공명신호부터 시작하여 기기와 장치, MR 기법과 MR 안전성 및 정도관리 등의 순서로 장이 구성되어 있다. 또한, 학생들이 어렵게 느낄 수 있는 물리학 용어를 이해하기 쉽게 서술하였으며, 특히 의학용어는 대한의사협회 의학용어 제5판을 준용하여 국가시험에 대비할 수 있도록 하였다. 그리고 개념을 설명하기 위한 다양한 모식도와 임상에서 실제로 촬영한 고품질의 영상 사진을 본문에 수록하여 이러한 그림과 사진을 통해 본문의 내용을 쉽게 이해할 수 있도록 하였다. 특히 부록에는 각 부위별 영상과 해부학적 명칭을 수록하여 학생들이 영상의 이해도를 높일 수 있게 하였다.

어떻게 하면 MR을 배우는 학생들과 가르치는 교수님들을 위하여 좋은 책이 될 수 있을지 많은 연구와 노력을 하였지만 부족한 점이 많을 것이다. 이는 판을 거듭하며 더욱 발전할 것이라 확신하며, 잘못된 내용은 지적해주신다면 겸허하게 받아들이고 수정 보완하도록 할 것이다.

그동안 이 책이 발간되기까지 많이 도와주시고 관심을 보여주신 교수님들께 진심으로 감사의 말씀을 드린다. 여하튼 이 책이 우리나라 보건의료계의 학문 발전에 기여하고, MR을 공부하는 모든 분들에게 쉽고 효율적으로 공부할 수 있도록 방향을 제시하는 좋은 길잡이가 되기를 진심으로 기원한다.

2020년 2월

저자일동

목 차

Chapter 01 자기공명신호

Chapter 02 자기공명영상의 이완과 대조도

Chapter 03 펄스시퀀스

Chapter 04 부호화와 영상형성

Chapter 05 매개변수의 선택

Chapter 06 기기와 장치

Chapter 07 흐름현상 및 MRI 조영제

Chapter 08 자기공명혈관영상

Chapter 09 자기공명 응용기법

Chapter 10 자기공명영상 인공물

Chapter 11 MR의 안전성

Chapter 12 자기공명영상의 품질관리

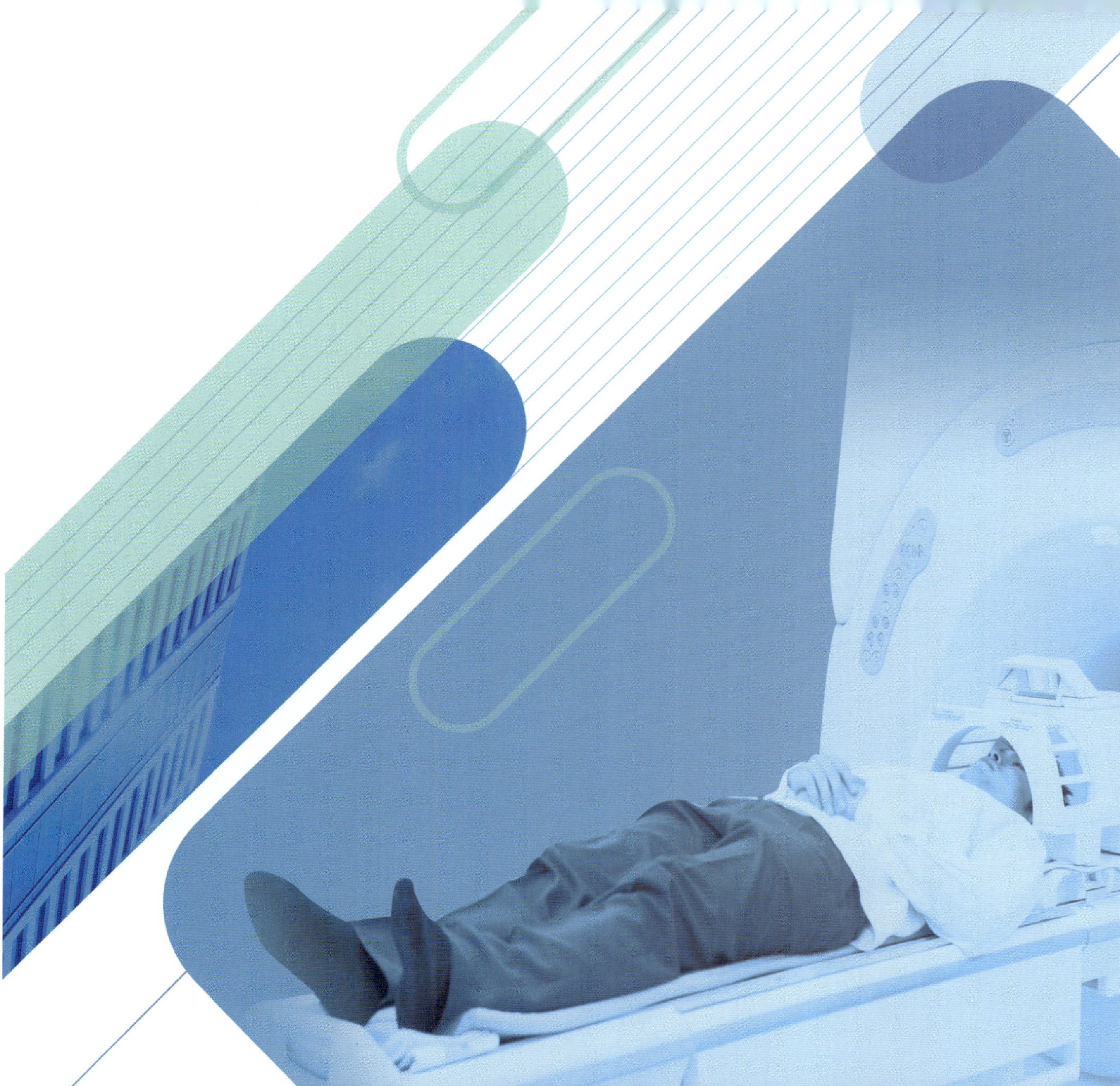

01 자기공명신호

자기화

원자 Atom

인체를 비롯하여 모든 사물은 원자로 이루어져 있다. 원자는 물질의 기본단위로 분자 속에 들어있으며 핵 nucleus 과 궤도전자 orbital electron 로 구성된다. 원자를 구성하고 있는 핵과 궤도전자는 운동을 한다. 핵의 자전 그리고 전자의 자전과 공전이다. 이러한 운동 중 자기공명영상 magnetic resonance image, MRI 은 전자의 운동과는 관련 없고 핵의 자전 운동과 매우 밀접한 관련이 있다. 원자 내부에서는 세 가지 종류의 운동이 존재한다(그림 1-1).

- 전자는 자신을 축으로 회전한다.
- 전자는 핵 주위 궤도를 돈다.
- 핵은 자신을 축으로 자전한다.

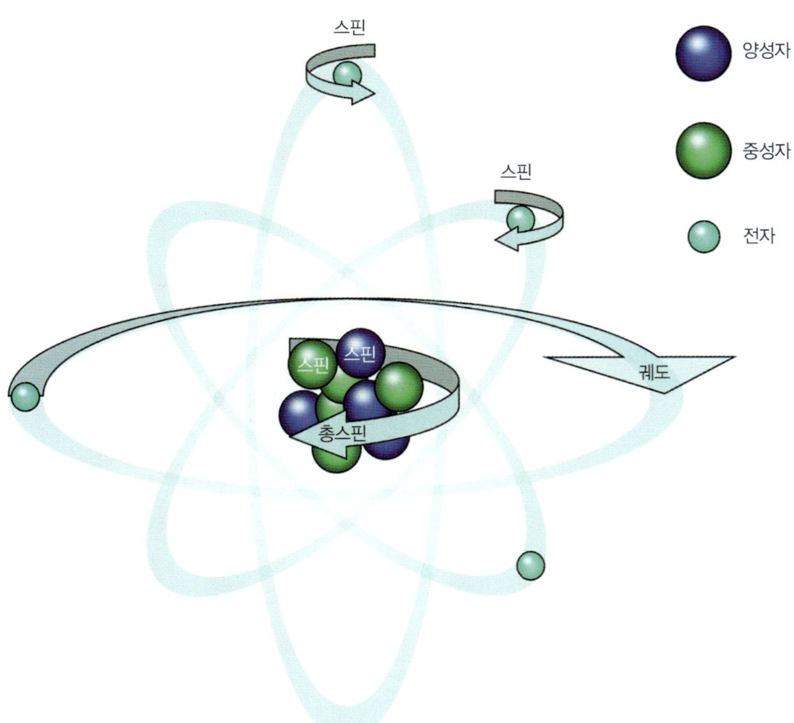

그림 1-1. 원자 내부의 운동

원자핵 Atomic nucleus

원자핵은 원자 질량의 대부분을 차지하며 양성자 proton 와 중성자 neutron 로 구성되어 있다. 이러한 원자핵의 구성입자를 핵자 nucleon 라 하며, 양성자와 중성자의 개수, 즉 핵자의 합이 질량수 mass number 이다. MRI에서는 이 질량수가 매우 중요하다. 왜냐하면, 질량수에 따라 MRI 가능 여부가 결정되기 때문이다.

일반적으로 원자핵은 양성자와 중성자의 개수가 같기 때문에 대부분 질량수가 짝수이다. 그러나 일부 원자에서는 중성자가 약간 적거나 많은 경우가 발생하는데 이러한 원자를 동위원소 isotope 라 한다. MRI에서는 동위원소가 중요하다. 예를 들면 탄소는 3종류의 동위원소를 가지고 있다. 그중 ^{12}C는 6개의 양성자와 6개의 중성자를 가지고 있어 MRI에 사용할 수 있는 스핀을 가지고 있지 않지만, ^{13}C는 6개의 양성자와 7개의 중성자를 가지고 있어 MRI가 가능하다(그림 1-2).

자기화 Magnetization

자기장하에서 어떤 물체를 정렬시키려면 그 물체도 자성 magnetism 을 가지고 있어야 한다. 자성은 전기와 자기의 상호작용으로 전류가 흐르면, 즉 전하가 운동을 하면 발생한다. 원자핵은 양성자에 의해 양전하를 띤다. 그렇다면 나머지 운동, 즉 핵의 자전만 있으면 전기와 자기의 상호작용에 의해 자성이 발생한다. 양성자든 중성자든 핵자는 각각 개별 스핀을 가지는데, 질량수가 짝수일 경우 각각의 개별스핀이 서로 상쇄되어 최종적으로 총스핀 net spin 이 존재하지 않기 때문에 MRI가 불가능한 것이고, 질량수가 홀수일 경우에는 각각의 개별스핀이 상쇄돼도 최종적으로 하나의 스핀이 남아 핵자체는 총스핀, 즉 각운동량 angular momentum 을 지니기 때문에 MRI가 가능한 것이다(그림 1-3).

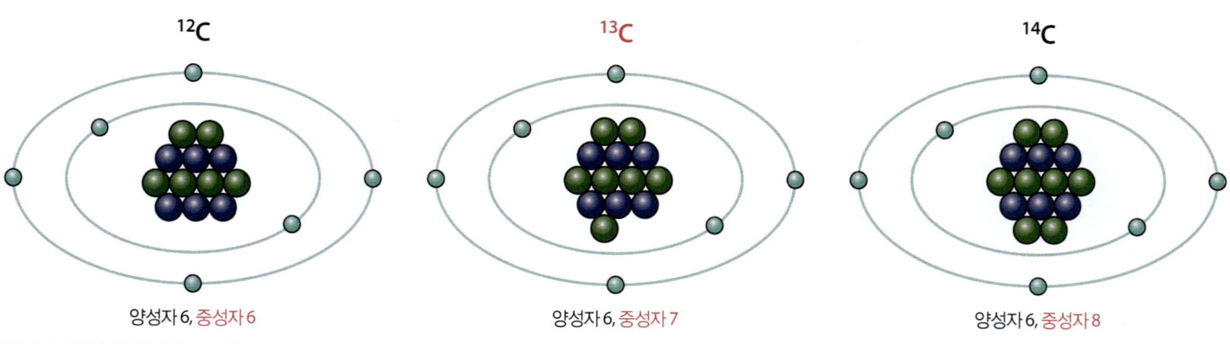

질량수	12	13	14
MRI 가능 여부	X	O	X

그림 1-2. 탄소의 동위원소

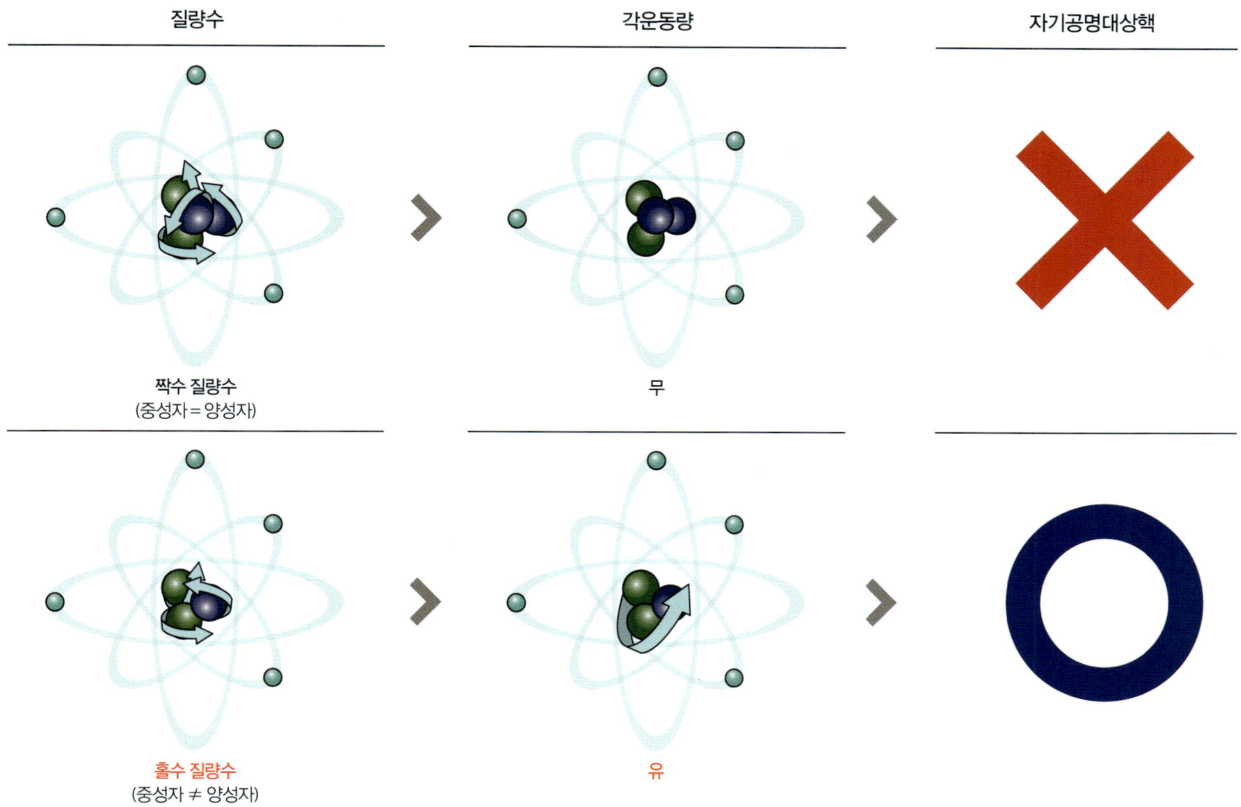

그림 1-3. 질량수가 홀수인 원자핵이 MRI 대상핵이 되는 이유

각운동량 Angular momentum

핵의 자전으로 인하여 생기는 회전운동의 세기를 각운동량이라고 한다. 전하를 가지고 있는 물질이 각운동량을 가지면 자기장을 형성한다. 이와 같은 현상은 전기, 자기, 운동과 관련된 세 힘 중 두 가지만 있으면 나머지 하나는 자동으로 유도되는 마이클 패러데이 Michael Faraday 의 전자기유도 법칙에 의해서인데, 원자핵의 경우 양성자에 의해 양전하를 띠고 있고 자전을 하기 때문에 전자기유도 법칙에 의해 자성이 생기게 되는 것이다. 따라서 양전하를 가지고 있고 회전하고 있는 원자핵은 자동으로 자기화되어 막대자석화 되고 막대자석화된 원자핵은 자석의 성질을 지니게 되어 전기와 자기의 상호작용에 의해 자기장에 하나의 자석처럼 정렬할 수 있게 된다(그림 1-4).

각운동량이란 다른 용어로 스핀 spin 이라 할 수 있다. 즉, 어떠한 원인에 의해 회전하는 힘이 발생하여 회전한다는 것이다. 좀 더 자세히 설명하면 실 공간에서는 전하를 가지고 영원히 회전하는 입자는 존재할 수 없다. 그러나 양전하와 홀수의 질량수를 가진 원자핵은 회전하는 성질을 가졌고 이러한 현상은 기존 물리학으로 설명할 수 없었기 때문에

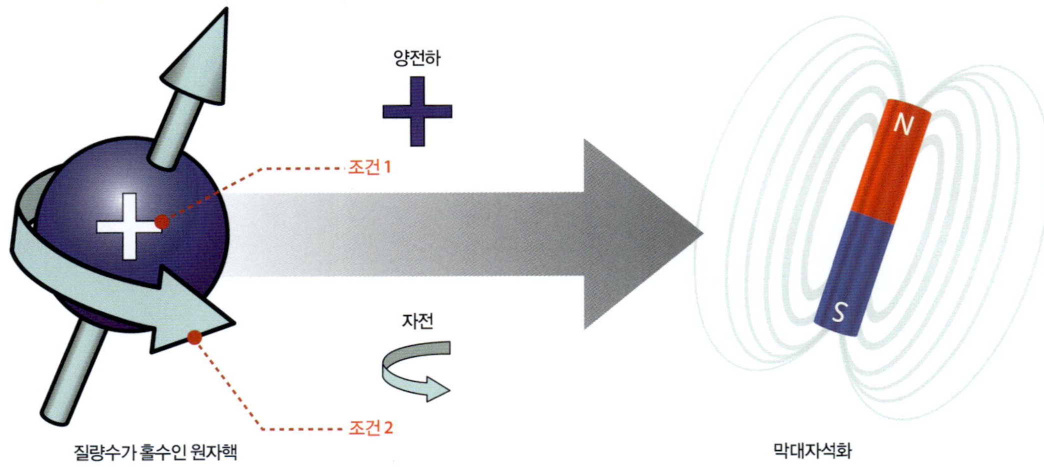

그림 1-4. 원자핵의 각운동량으로 인한 자기화

이와 같은 모순을 해결하기 위해 영원불멸의 회전운동을 나타내는 '스핀'이라는 새로운 개념을 도입한 것이다.

원자핵이 이러한 스핀, 즉 각운동량을 가지면 각운동량의 결과로 자기모멘트 magnetic moment 가 발생하는 것이다.

자기모멘트 Magnetic moment

자기모멘트란 어떤 물체가 외부 힘에 반응하여 돌림 힘을 받는 정도로 각운동량과 같이 중심축을 가지고 회전하는 것이 아닌 물체의 방향이 바뀌는 것이다. 대표적인 것이 지구자기장에 돌림 힘을 받아 정렬하는 나침반인데 지구자기장을 정자기장 B_0 magnet field 이라 하고 나침반을 스핀이라고 하면 정렬하는 방식이 MRI와 매우 흡사하다. 이러한 자기모멘트는 특수한 경우에서만 발생한다. 명칭이 '자기', '모멘트'이므로 특수한 상황은 자기가 있는 상황이고 자기가 있을 때 스핀을 가지면 돌림 힘인 모멘트가 발생하여 정자기장에 정렬을 하는 것이다(그림 1-5). 전자기유도 electromagnetic induction 법칙은 운동, 자기력, 전기력의 세 가지 힘 중에서 두 개만 있으면 나머지 하나는 자동으로 유도된다는 법칙이다. 총전하(전기력)가 있으며 회전하는(운동) 자기공명대상핵은 자동으로 자기모멘트 magnetic moment 를 얻어 정자기장 방향으로 정렬할 수 있다.

자기공명대상원소 MRI active element

각운동량으로 인해 자기모멘트를 갖는 원소들은 여러 가지가 있다. 그중 MRI에 가장

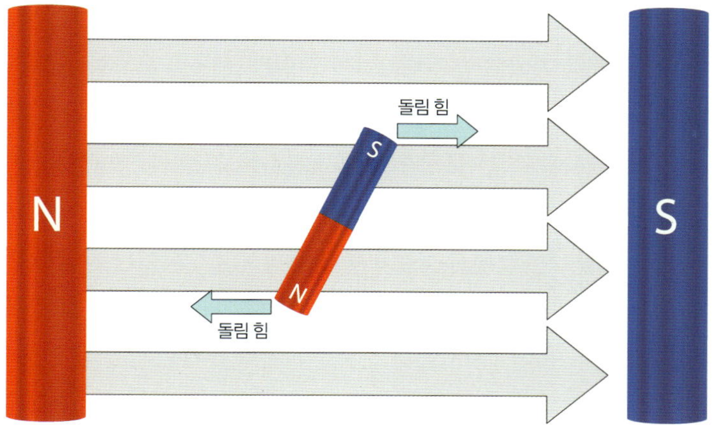

그림 1-5. 스핀에 의해 생성되는 자기모멘트

많이 이용되는 원소는 수소(H)이다. 수소가 MRI에 가장 많이 이용되는 이유를 살펴보면 수소는 인체의 약 80%를 차지하는 물(H_2O)의 주요 구성성분으로 그 양이 다른 원소에 비해 매우 풍부하며, 핵 속에 양성자가 하나만 있는 단양자라 인체구성 물질 중 가장 큰 자기모멘트를 가지기 때문이다. 이러한 두 가지 특징으로 인해 수소를 이용하면 별다른 조작 없이 외부자기장만으로 인체에서 얻을 수 있는 최대 자기화를 사용할 수 있어 수소가 MRI에 가장 많이 이용된다(표 1-1).

참고로, 궤도전자도 음전하를 띠고 운동을 하기 때문에 원자핵과 마찬가지로 자성이 발생한다. 특히 궤도전자는 자전과 공전을 동시에 하기 때문에 원자핵보다 더 큰 자성을 가지며, 물질을 분류할 때 강자성체, 상자성체, 반자성체로 분류하는 기준도 핵자가 아닌

표 1-1. 주요 자기공명대상원소들의 특성

원소	자기회전비율 (MHz/T)	상대 감도	자연 존재비(%)	스핀 양자수
^{1}H	42.576	1.0	99.985	1/2
^{13}C	10.705	0.016	1.108	1
^{15}N	4.315	0.001	0.365	-
^{17}O	-5.772	0.029	0.037	-
^{19}F	40.055	0.834	100	1/2
^{23}Na	11.262	0.093	100	3/2
^{31}P	17.236	0.066	100	1/2

전자가 어떤 상태에 있느냐에 따라 분류한 것이다.

그러나 전자가 자성을 가지고 있음에도 자기공명대상원소를 분류할 때 거론하지 않는 이유는 크게 3가지가 있다. 첫째, 핵은 원자 내에서 단일 방향만을 취하기 때문에 자기장이 상쇄되지 않고 존재하지만 특정 원소에서 전자는 위, 아래 양방향을 취할 수 있어 서로의 자기장이 상쇄된다. 둘째, 전자는 우리 몸에서 단독으로 존재하지 않고 공유결합하여 존재한다. 수소를 예를 들면 수소는 보통 인체에서 물 water 이나 지방 fat 같은 분자로 존재하는데, 이때 수소에 있는 전자와 산소에 있는 전자가 공유결합을 하여 서로의 자기장이 상쇄되는 것이다. 이것이 MRI에서 전자를 거론하지 않는 가장 큰 이유이다. 셋째, 핵을 여기시키는 주파수와 전자를 여기시키는 주파수가 다르다. 전자의 질량은 양성자에 비해 1,800배 이상 작지만 자성의 크기는 1,800배 이상 크다. 따라서 전자를 여기시키기 위해서는 이론상 100배 이상의 에너지를 가지는 기가헤르츠 GHz 영역의 전자기파를 사용해야 한다. 즉, 메가헤르츠 MHz 영역을 사용하는 MRI의 주파수로는 전자가 여기될 수 없으며 여기되지 못한 전자는 신호를 발생할 수 없으므로 MRI에서 전자를 거론하지 않는 것이다.

정렬

정자기장 Static magnetic field

자기화된 수소들은 평소에는 아무런 반응이 일어나지 않는다. 왜냐하면, 정렬되지 않은 상태로 흩어져 있다 보니, 반응을 얻기 위해 에너지를 주어도 그 또한 정렬되지 않은 상태이기 때문이다. 어떤 물질에 자극을 주어 반응을 얻으려면, 구성하는 물질을 정렬시키는 것이 매우 중요하다. MRI는 자기화된 수소 원자들을 정렬시키는 방법으로 외부에서 강한 자기장을 인가한다. 이로 인해 자기화된 수소 원자들은 자기모멘트에 의해 정자기장에 나란히 정렬하는데 이때 특이한 점은 나침반과 다르게 하나의 상태가 아닌 두 가지 상태로 정렬을 한다는 것이다. 즉, 에너지가 높은 상태인 반평행 antiparallel 상태와 에너지가 낮은 상태인 평행 parallel 상태로 정렬한다. 이와 같이 수소 원자들이 두 가지 상태로 정렬하는 이유는 스핀이 양자화 quantization 되어 있기 때문이다(그림 1-6).

스핀의 양자화 Quantization of spin

양자화되어 있다는 것은 불연속적인 어떤 특정한 값을 갖는다는 것으로 보어 N. Bohr 가 수소 원자에서 방출되는 선스펙트럼을 설명하기 위해 최초로 제기한 이론이다. 에너지가

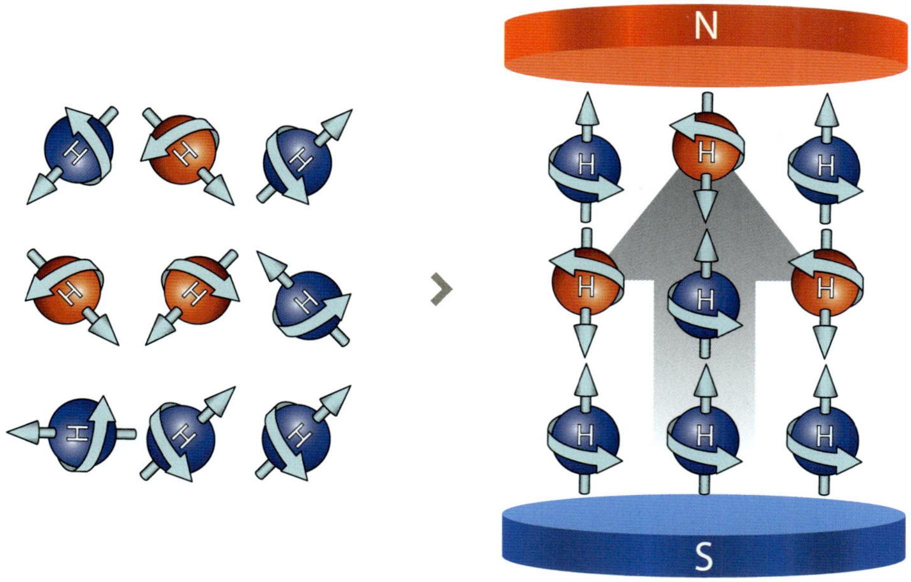

그림 1-6. 자기모멘트로 인해 정자기장에 따라 정렬되는 스핀

연속적이라면 방출되는 선스펙트럼도 연속적인 띠가 나타나야 한다. 그러나 실험을 해 본 결과 연속적으로 나타나지 않았고 이것을 설명하기 위해 보어는 원자모형을 만들고 에너지는 양자화되어 있다고 주장하였다. 좀 더 자세히 설명하면, 전자는 원자핵 주변을 돌고 있으며, 여기에 특정 파장의 빛을 조사하면 전자가 한 상태에서 다른 상태로 넘어가게 되는데 이와 같이 전자가 각각 다른 상태에 있을 때를 양자화되어 있다고 한다(그림 1-7).

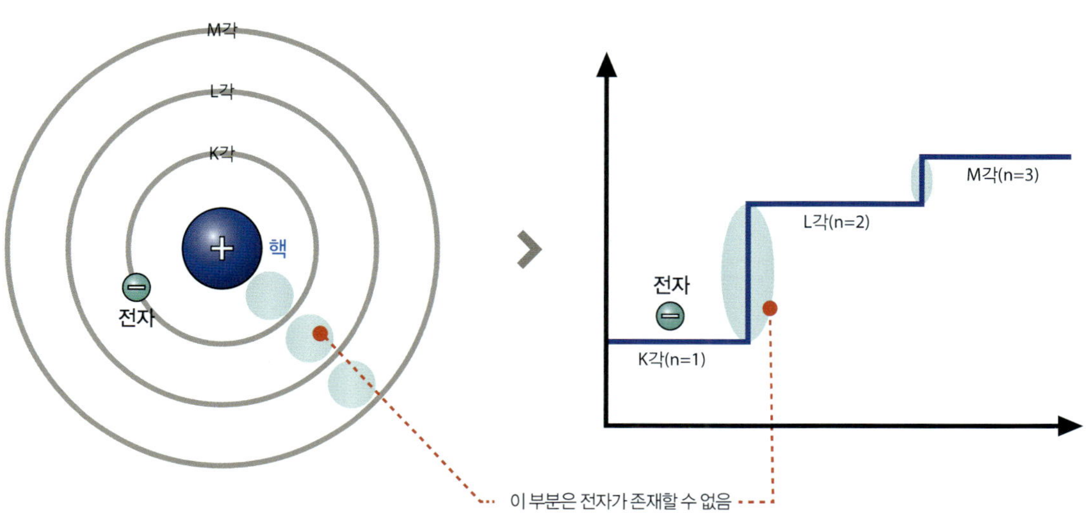

그림 1-7. 보어의 원자모형

즉, '양자화'되어 있다는 것은 연속적인 것이 아닌 불연속적인 어떤 특정한 값을 갖는다는 것으로, 쉽게 말해 스핀이 갈 수 있는 길은 두 가지밖에 없는데 평소에는 섞여 있다가 자기장이 가해지면 스핀들이 가지는 에너지에 따라 두 가지 상태로 나뉜다는 것이다(그림 1-8).

스핀 양자수와 스핀상태 Spin quantum number and spin states

스핀의 양자화로 인한 스핀의 움직임을 스핀상태라 한다. 스핀상태는 2I+1로 계산하며 스핀 양자수인 I에 따라 좌우되고 핵종마다 고유한 값을 가진다. 이러한 스핀상태가 원자마다 고유한 값을 가지는 이유는 스핀 양자수가 원소의 고유한 물리적 특성상수이기 때문이다(표 1-2).

순자기화 벡터 Net magnetization vector, NMV

수소의 경우 스핀 양자수가 1/2이기 때문에 두 개의 스핀상태를 가진다. 이 스핀상태를 다른 말로 핵자기 에너지준위 또는 지만준위 Zeeman level 라 한다.

수소의 경우 스핀상태가 2이기 때문에 에너지가 높은 상태와 낮은 상태의 두 가지 핵자기 에너지준위로 분리되고, 이때 고전역학에서와 마찬가지로 서로 반대 방향의 스핀들을 제거하고 남아있는 스핀들을 합하게 되면 최종적으로 에너지가 낮은 스핀들만 남게 되어 순자기화 net magnetization 가 형성되고, 형성된 순자기화를 순자기화 벡터라 한다. 그림 1-9를 보면 에너지가 낮은 스핀은 6개이고 에너지가 높은 스핀이 2개인 상태에서

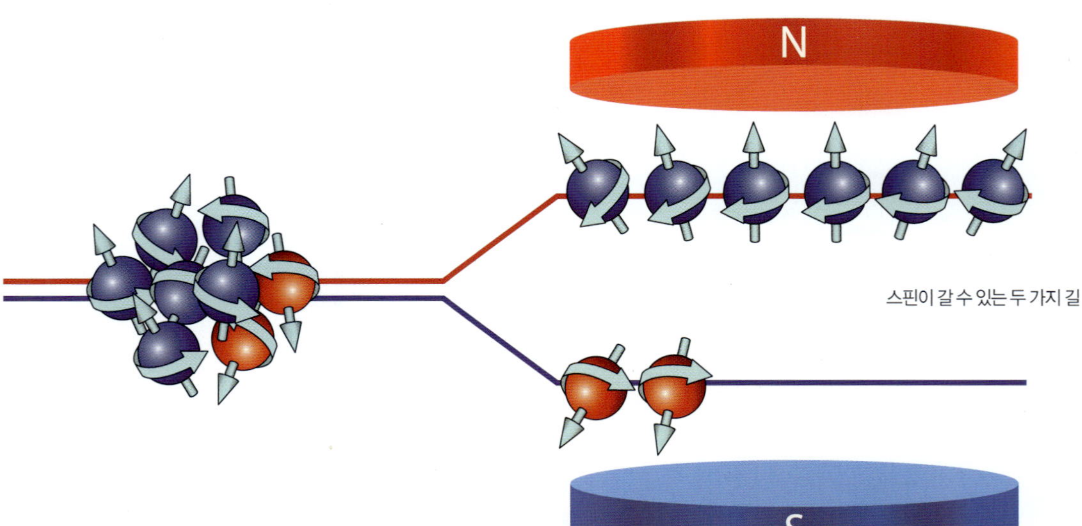

그림 1-8. 스핀의 양자화

표 1-2. 주요 원소들의 스핀상태

원소	^{1}H	^{2}H	^{12}C	^{13}C	^{14}N	^{16}O	^{17}O	^{19}F	^{31}P	^{35}Cl
스핀 양자수	1/2	1	0	1/2	1	0	5/2	1/2	1/2	3/2
스핀상태	2	3	0	2	3	0	6	2	2	4

서로 반대 방향의 스핀들이 상쇄되어 에너지가 낮은 4개의 스핀만 남게 되는데, 이 4개 스핀의 자기모멘트 총합이 순자기화 벡터이다. 일반적으로 고에너지 핵의 개수가 저에너지 핵의 개수보다 항상 적다.

공명

세차운동 Precession

순자기화를 형성하는 수소들은 자신의 축을 중심으로 자전한다. 이때 외부에서 자기장이 가해지면 정자기장을 중심으로 추가적인 흔들림 wobble 이 일어나 회전운동이 발생하는데 이 회전운동을 세차운동이라 한다.

세차운동은 팽이운동과 비교할 수 있다. 중력에 평행하게 회전하는 팽이는 흔들림이 없이 회전하지만, 회전축이 조금이라도 기울어지면 중력에 의해 회전력이 생기면서 빙글빙글 돌게 된다. 이 회전운동을 세차운동이라 하는데, 스핀도 팽이와 같이 회전축의

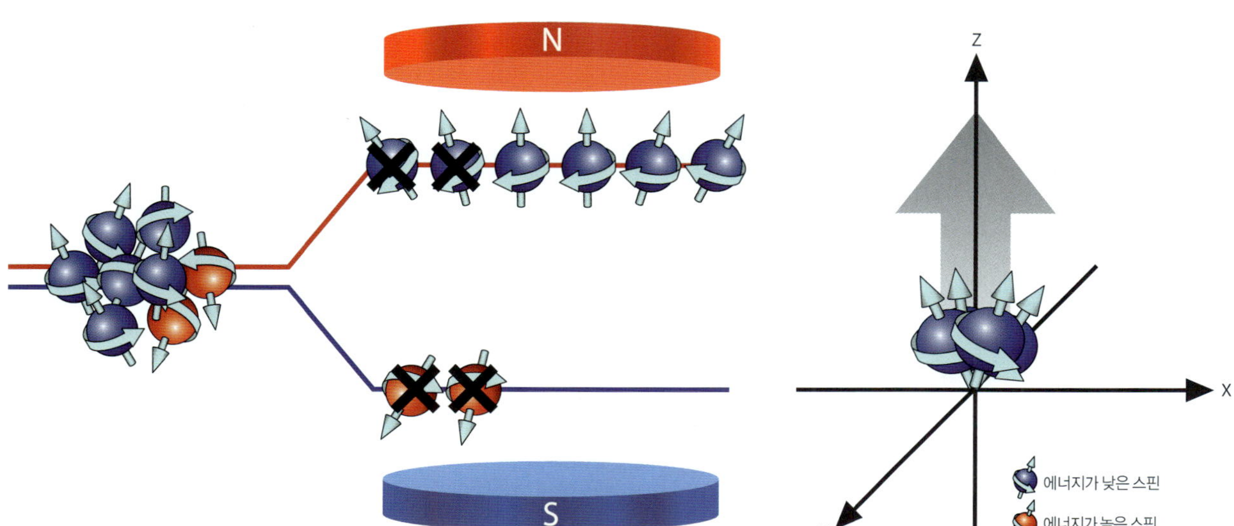

그림 1-9. 순자기화 벡터

방향이 기울어져 세차운동을 한다.

스핀이 세차운동을 하는 이유는 스핀은 하나의 막대자석으로 볼 수 있다. 이러한 스핀이 정자기장에 영향을 받게 되면 힘을 받게 된다. 이때 자기장이 균일하여 S-N 방향이 자기장의 흐름과 평행할 때는 추가적인 흔들림 없이 회전할 수 있으나, 자기장이 균일하지 못해 S-N 방향이 어긋나게 되면 스핀은 회전축이 기울어진 팽이와 같이 회전력을 받아 세차운동을 하게 된다(그림 1-10).

세차주파수 Precessional frequency

세차운동은 정자기장을 중심으로 원형의 궤도로 회전하는데 이 원형궤도를 세차경로라 하고 회전하는 속도를 세차주파수라 한다. 세차주파수를 최초로 발견한 사람이 라모아 Joseph Larmor 였기 때문에 세차주파수를 라모아주파수 Larmor frequency 라고도 부른다.

세차주파수는 라모아방정식 Larmor equation 을 통해 계산할 수 있는데 라모아방정식은 그림 1-11과 같이 대상원소의 자기회전비율 gyromagnetic ratio 에 정자기장세기의 곱으로 나타내며 단위는 MHz를 사용한다. 1 Hz는 초당 1주기를 뜻하며 1 MHz는 초당 100만 주기를 뜻한다. 수소의 자기회전비율은 42.57 MHz/T이다. 그 밖의 자기공명대상핵도 고유한 자기회전비율을 지닌다. 따라서 자기장세기가 같더라도 대상핵에 따라 세차주파수가 다르다. 또한 자기장세기가 달라도 수소의 세차주파수가 달라진다. 예를 들면 아래와 같다.

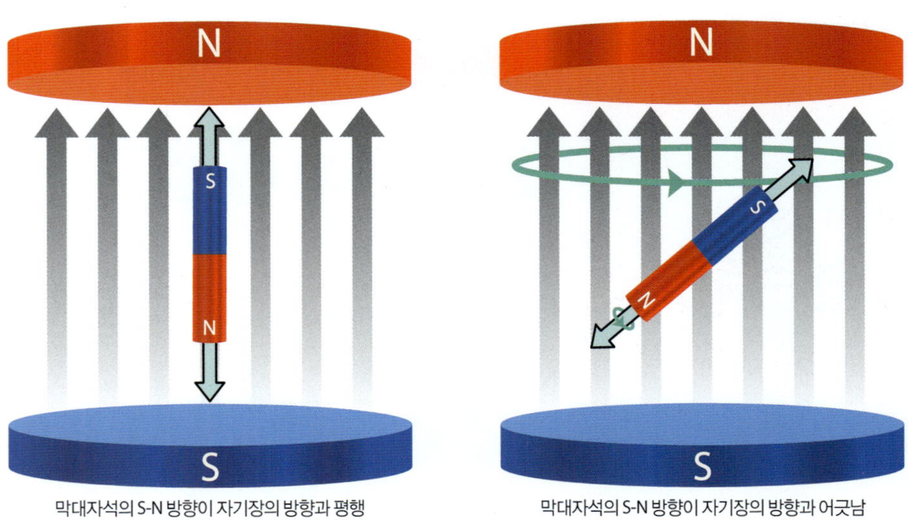

그림 1-10. 세차운동의 원인

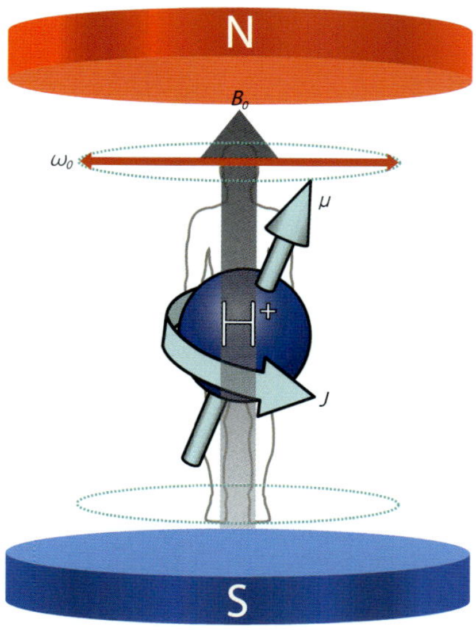

$$\omega_0 = \frac{\mu}{J} \cdot B_0$$

$$= \gamma \cdot B_0$$

ω_0 (=2πν) : 라모아주파수(Larmor frequency, MHz)
J : 각운동량(angular momentum)
μ : 핵자기모멘트(nuclear magnetic moment)
B_0 : 정자기장(static [external] magnetic field, T)
γ : 자기회전비율(gyromagnetic ratio, Hz/T)

(점선 타원) : 세차경로(precessional path) - 자기모멘트가 B_0 주변을 그리며 회전하는 경로
ω_0 : 세차(라모아)주파수(precessional frequency) - 세차의 속도

그림 1-11. 라모아방정식

- 1.5 T에서 수소의 세차주파수는 63.86 MHz (42.57 MHz × 1.5 T)이다.
- 1.0 T에서 수소의 세차주파수는 42.57 MHz (42.57 MHz × 1.0 T)이다.
- 0.5 T에서 수소의 세차주파수는 21.28 MHz (42.57 MHz × 0.5 T)이다.

라디오주파수펄스 Radio frequency pulse, RF pulse

세차주파수인 라모아주파수는 인체 내부에서 나오는 주파수이다. 자기공명영상을 획득하기 위해서는 우선 스핀을 공명시켜야 한다. 스핀을 공명시키기 위해선 인체 내부 주파수인 라모아주파수와 동일한 진동수의 주파수가 필요하다. 그러한 주파수를 외부에서 찾다 보니 이 주파수 대역이 전자기파의 라디오주파수 영역대에 있었고 이로 인해 라모아주파수를 외부에서는 라디오주파수 radio frequency, RF 라 부르게 되었다.

라디오주파수는 목적에 따라 임의로 켰다 껐다 할 수 있어 라디오주파수펄스 RF pulse 라 부르며 이때 형성되는 영역을 B_1이라 한다. 이러한 RF펄스에 의해 형성되는 B_1이 중요한 이유는 B_1이 작동하면, 정자기장에 RF펄스의 자기파만큼 자기장이 가산되고, 자기장에 반응하는 스핀은 같은 조건일 때 자기장이 높은 방향으로 정렬되므로 순자기화를 임의의 각도로 회전시켜 신호를 조절할 수 있기 때문이다.

MRI에서 영상을 생성하는 데 사용하는 자기장에는 정자기장 static field (주자기장 main magnetic field, 일차 자기장 B_0)과 스핀을 여기하여 공명을 발생시키는 데 쓰이는 라디오주파수장 radio frequency field, RF field (이차 자기장 B_1)이 있다.

공명 Resonance

스핀이 세차운동을 할 때 RF펄스를 외부에서 인가하면 에너지의 흡수와 방출이 커지는 현상이 발생한다. 이를 공명이라 하는데, 공명이란 고유 진동수를 가진 물체가 고유 진동수에 근접하는 전자기파에 노출되었을 때 에너지 교환이 쉽게 이루어져 큰 진폭으로 진동하는 현상이다.

공명이 일어나면 에너지의 흡수가 일어나며 두 가지 현상이 나타난다. 하나는 에너지가 낮은 상태 low energy state 에 있던 스핀들이 에너지가 높은 상태 high energy state 가 되고 또 하나는 탈위상 out of phase 에 있던 스핀들의 위상이 동위상 in phase 이 된다(그림 1-12). RF 펄스를 가하여 공명을 일으키는 것을 여기 excitation 라 한다.

공명의 결과

공명으로 인한 두 가지 현상은 스핀들의 순자기화를 세로축(Z축) 방향에서 가로축(X-Y평면) 방향으로 이동시킨다. 이러한 현상이 나타나는 이유는 저에너지 스핀 일부가 공명을 통해 충분한 에너지를 얻어 동위상이 되면서 고에너지 분포로 올라가기 때문이다(그림 1-13).

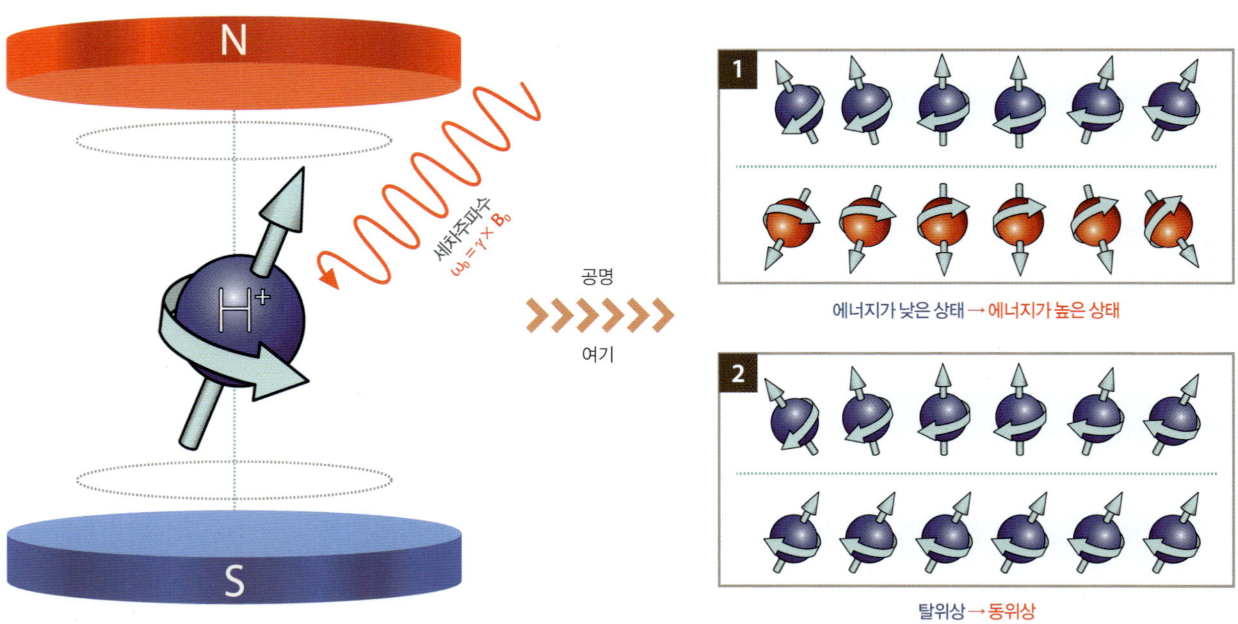

그림 1-12. 공명

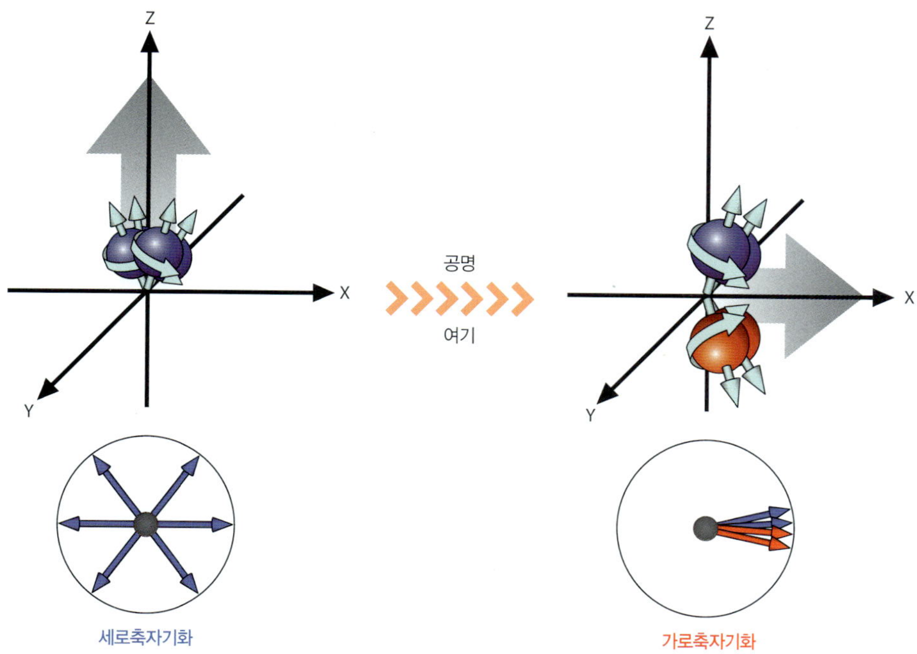

그림 1-13. 공명의 결과

이완

이완 Relaxation

공명 이후 신호를 얻기 위해 RF펄스를 차단하면 순자기화는 정자기장의 영향을 받아 재정렬하려 한다. 이를 이완이라 하는데, 이는 순자기화를 교란시킨 RF펄스를 차단하였을 때 여기됐던 스핀들이 에너지를 방출하며 안정된 상태인 세로축 방향으로 되돌아오는 현상이다.

이완이 일어나면 에너지의 방출이 일어나며 공명과 마찬가지로 두 가지 현상이 나타난다. 하나는 에너지가 높은 상태에 있던 스핀들이 에너지가 낮은 상태가 되고 또 하나는 동위상에 있던 스핀들이 탈위상이 된다(그림 1-14).

이완의 결과

이완으로 인한 두 가지 현상은 스핀들의 순자기화를 가로축 방향에서 세로축 방향으로 이동시킨다. 이러한 현상이 나타나는 이유는 고에너지 스핀의 일부가 이완을 통해 에너지를 잃고 탈위상이 되면서 저에너지 분포로 내려가기 때문이다(그림 1-15).

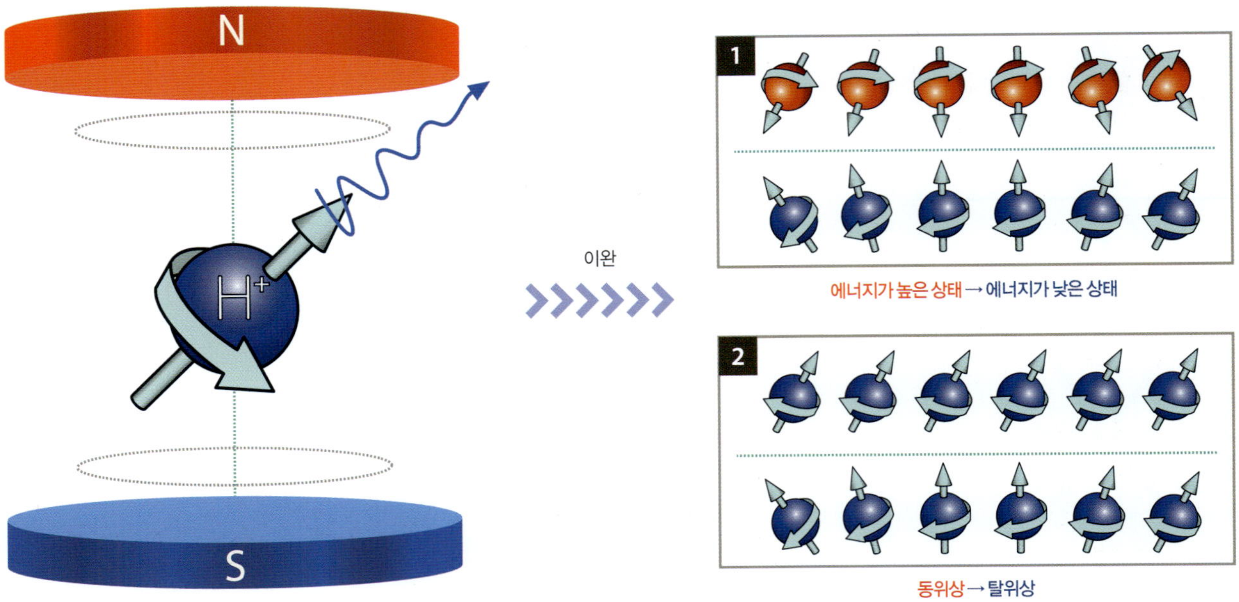

그림 1-14. 이완

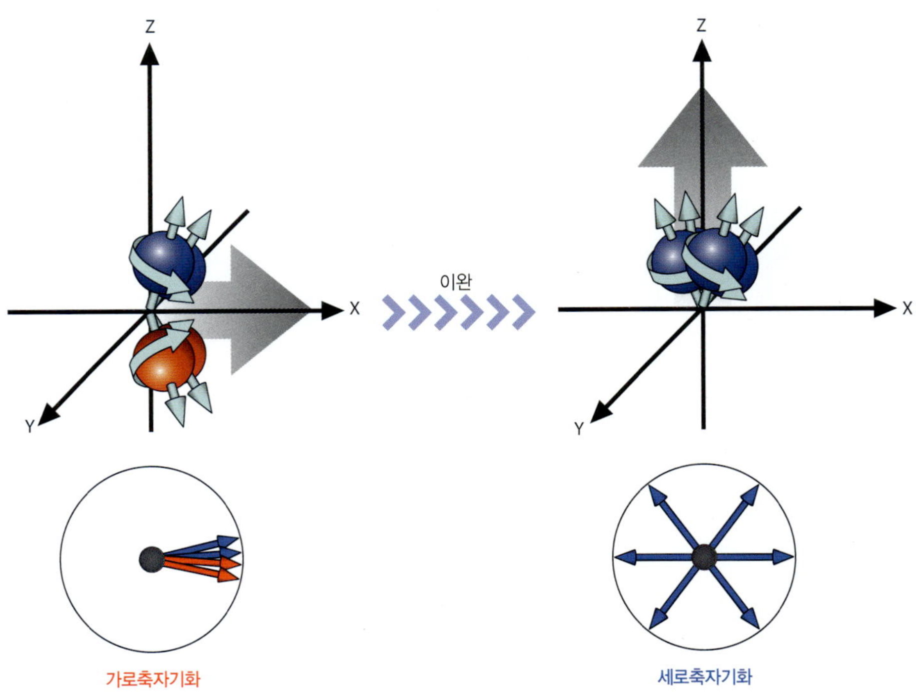

그림 1-15. 이완의 결과

신호

자기공명신호 MR signal

자기공명신호는 공명 이후 이완의 과정을 거쳐 형성되는데 이러한 신호 속에는 가로축자기화 transverse magnetization 가 붕괴되는 것과 세로축자기화 longitudinal magnetization 가 회복되는 두 가지 과정이 각각 독립적으로 포함되어 있다. 이때, 가로축자기화가 붕괴되는 현상인 스핀들이 탈위상에 집중하여 신호를 획득하면 T2이완 T2 relaxation 신호를 획득할 수 있고, 세로축자기화가 회복되는 현상인 스핀들이 저에너지 상태로 되돌아가는 것에 집중하여 신호를 획득하면 T1이완 T1 relaxation 신호를 획득할 수 있다(그림 1-16).

자유유도붕괴신호 Free induction decay signal, FID signal

가로축자기화가 붕괴되는 과정과 세로축자기화가 회복되는 과정을 통해 생성된 자기공명신호는 자기장의 비균일성으로 인해 급격히 감소된다. 이렇게 감소하여 코일에 유도되는 신호를 자유유도붕괴신호라 하는데, 자유유도붕괴신호는 너무 빨리 사라져 공간의 위치정보를 얻기 어렵기 때문에 영상을 만드는 데 많은 제약이 있다.

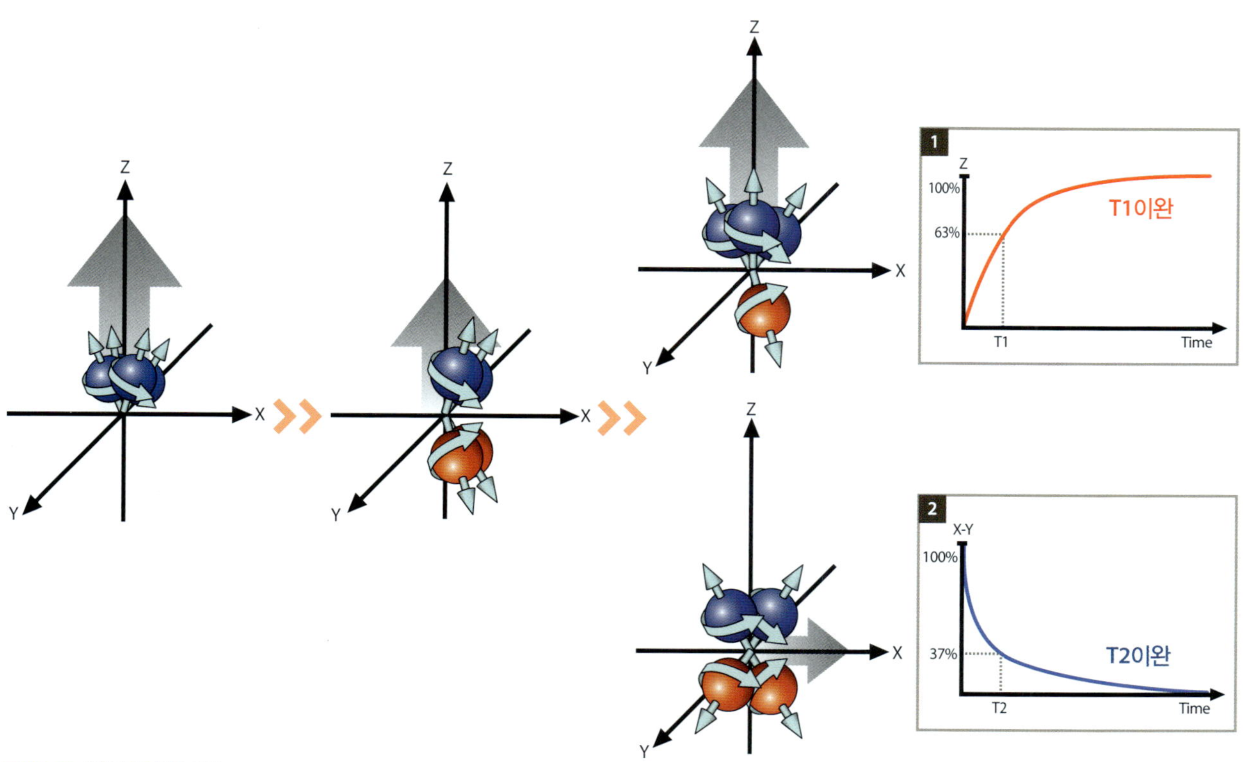

그림 1-16. 이완으로 인한 신호

에코신호 Echo signal

영상을 만들기 위한 공간의 위치정보를 얻기 위해서는 자유유도붕괴신호를 에코신호로 변환시켜 신호의 길이를 증가시켜야 한다. 에코신호로 변환시키는 방법에는 RF펄스를 이용해 스핀에코 spin echo 신호로 변환시키는 방법과 그레이디언트 gradient 를 이용해 그레이디언트에코 gradient echo 신호로 변환시키는 방법이 있다.

지금까지 신호생성의 기본 원리를 설명하였다. 요약하면 MRI는 자기화, 정렬, 공명, 이완의 과정을 거쳐 신호가 형성되며, 그 신호는 매개변수인 반복시간 time to repeat, TR 과 에코시간 time to echo, TE 을 통해 조절할 수 있다.

신호매개변수

자기공명영상신호는 RF펄스, 신호, 그리고 그 사이에 일어나는 회복이 조합된 것이다(그림 1-17). 그림 1-17은 도식적으로 시간매개변수인 TR과 TE를 단순화하여 나타냈다.

- 반복시간 time to repeat, TR 이란 각 절편에 RF펄스를 가한 시간부터 다음 RF펄스를 가하기까지 걸리는 시간을 가리키며 ms로 나타낸다. TR은 한 RF펄스가 끝나고 다음 RF펄스를 가할 때까지 이완되는 정도를 결정한다. 따라서 TR은 신호를 판독할 때 T1이완이 어느 정도 일어나 있는가를 결정한다.

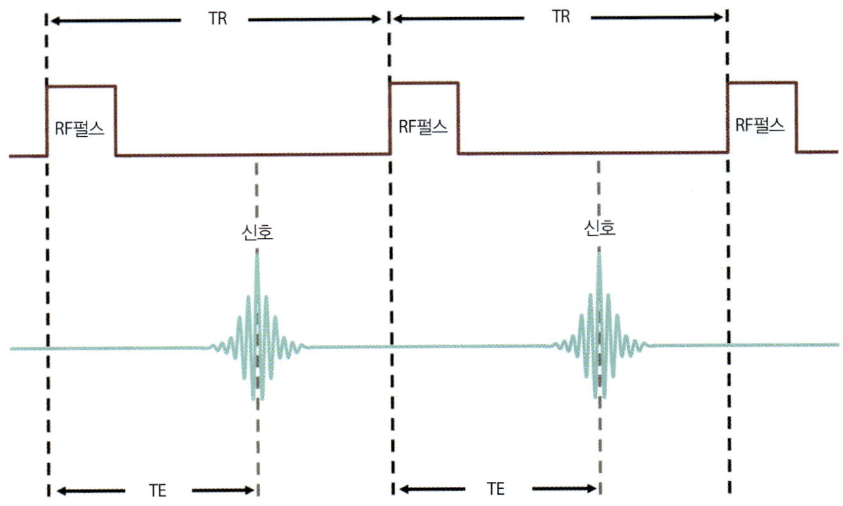

그림 1-17. 자기공명영상 신호의 매개변수

- 에코시간 time to echo, TE 이란 RF펄스를 가해서부터 코일에 유도된 신호가 최고점에 이르기까지의 시간을 가리키며 마찬가지로 ms로 나타낸다. TE는 가로축자기화의 붕괴가 일어나는 정도를 결정한다. 따라서 TE는 신호를 판독할 때 T2이완이 어느 정도 일어나 있는가를 결정한다.

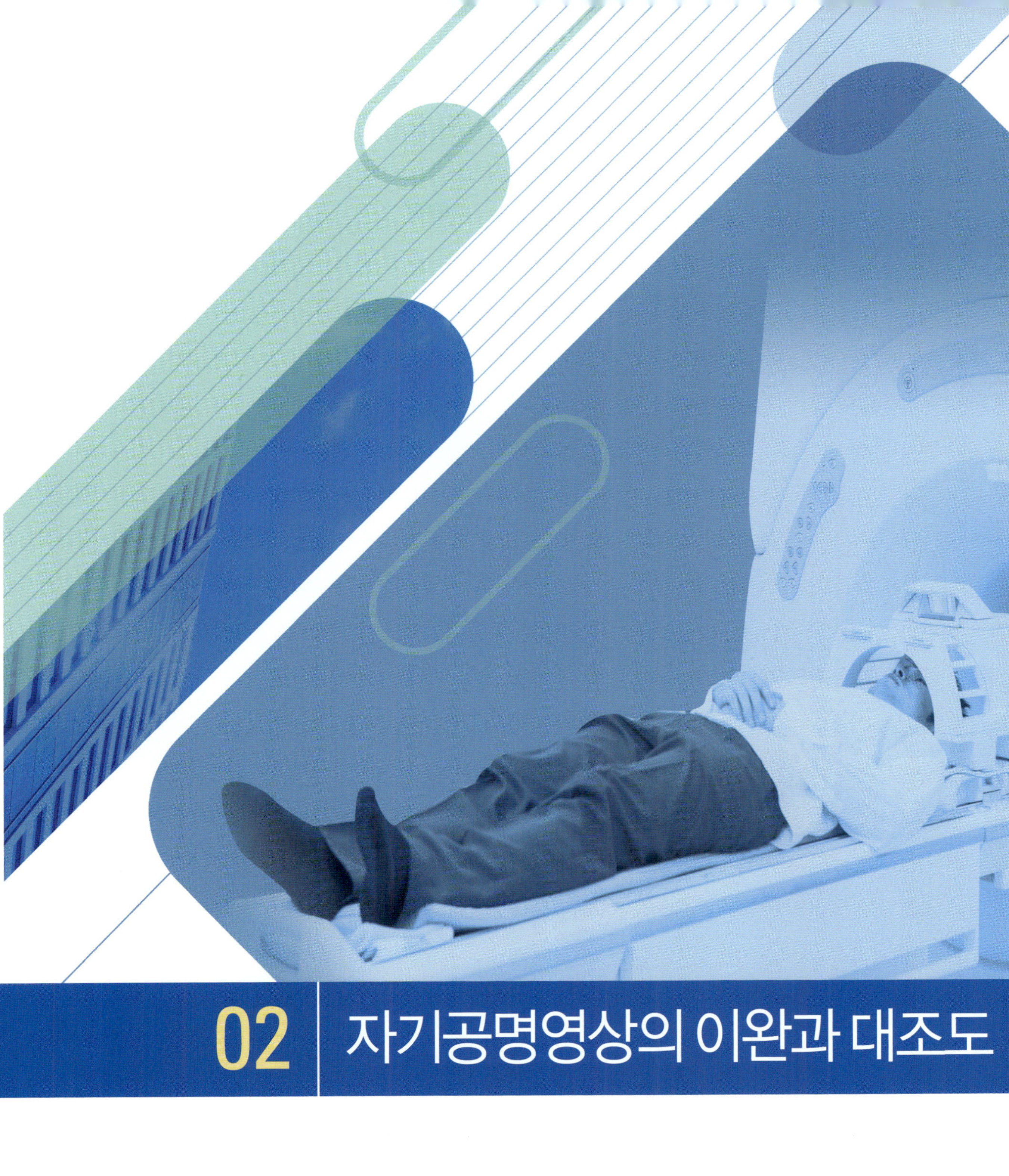

02 자기공명영상의 이완과 대조도

이완 Relaxation

이완이란 어떠한 물질이 에너지를 흡수하고 방출하는 과정에서 발생하는 현상으로 에너지를 흡수하기 전의 상태로 돌아가는 것을 말한다.

순자기화 벡터 Net magnetization vector, NMV

순자기화에 대한 내용은 1장에서 언급하였으나 벡터 vector 의 표현에 대해 이해하기 위해 간략히 알아본다. 평상시 우리 인체를 구성하고 있는 양성자(이하 스핀)들은 사방으로 흩어져 있다. 따라서 직교 좌표계에 표현하면 이들의 벡터 값은 '0'이다(그림 2-1). 수소 원자핵의 자기모멘트는 벡터의 속성을 가지고 있으며 크기와 방향을 가진 화살표로 나타낸다. 벡터의 방향은 자기모멘트의 방향을 가리키며 벡터의 길이는 자기모멘트의 크기를 가리킨다.

하지만 스핀들이 정자기장에 놓이게 되면 스핀 양자수에 의해 고유한 각운동량을 갖게 되며 이로 인해 자기장과 평행 또는 반평행의 두 가지 방향성을 띠게 된다(그림 2-2).

정자기장의 방향으로 정렬한 스핀 spin up 은 에너지가 낮은 기저상태 ground state 이며 정자기장과 반대 방향으로 향한 스핀 spin down 은 에너지가 높은 여기상태 excitation state 를 띠게 된다. 그런데 에너지가 낮은 스핀의 개수가 에너지가 높은 스핀의 개수보다 약간 더 많게 되며, 이로 인해 힘의 크기가 같고 방향이 반대인 스핀은 상쇄된다. 이때 상쇄되고 남은 스핀들의 합을 순자기화 벡터라고 하며 세로축 성분만이 남아있기 때문에 세로축자기화 벡터라고 한다(그림 2-3).

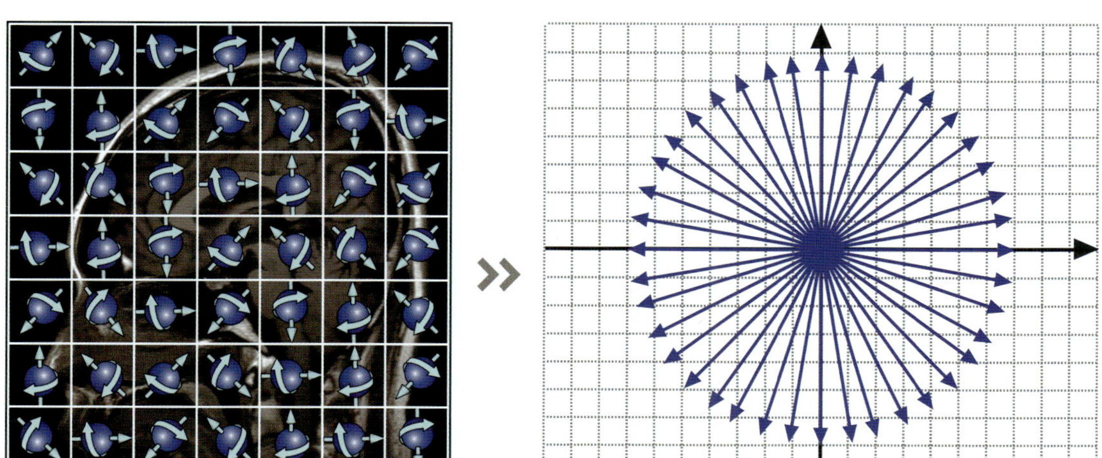

그림 2-1. 자기장에 놓이지 않은 양성자의 순자기화 벡터

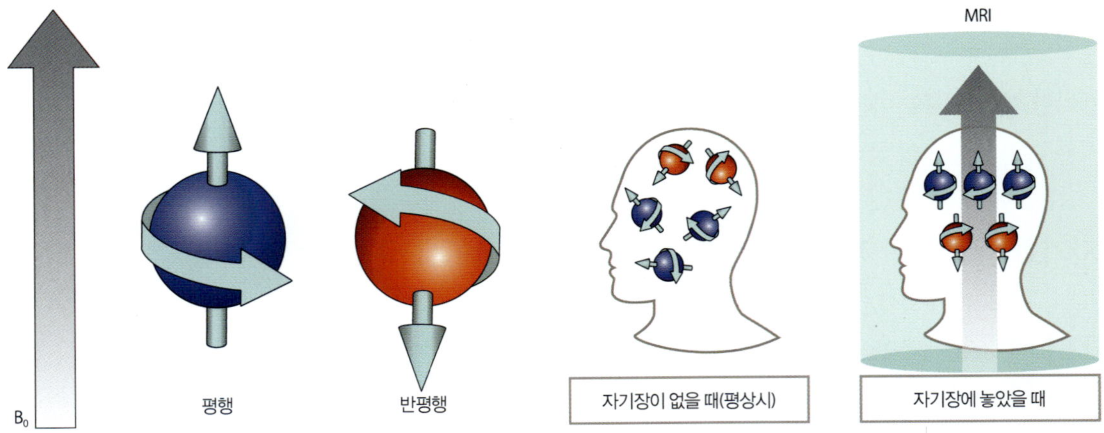

그림 2-2. 정자기장 안에서 양성자의 방향성

MRI 장치에서 정자기장의 방향으로 스핀의 정렬이 조금 더 많게 되는 것은 볼츠만 분포 Boltzmann distribution 를 따르게 되는데 1.5 T를 기준으로 100만 개일 때 약 10개의 스핀이 기저상태로 더 많이 위치하게 된다. 하지만 이는 온도에 따라 변하기 때문에 정확한 수치는 아니며 참고적으로 알아두면 좋을 듯 하다(그림 2-4).

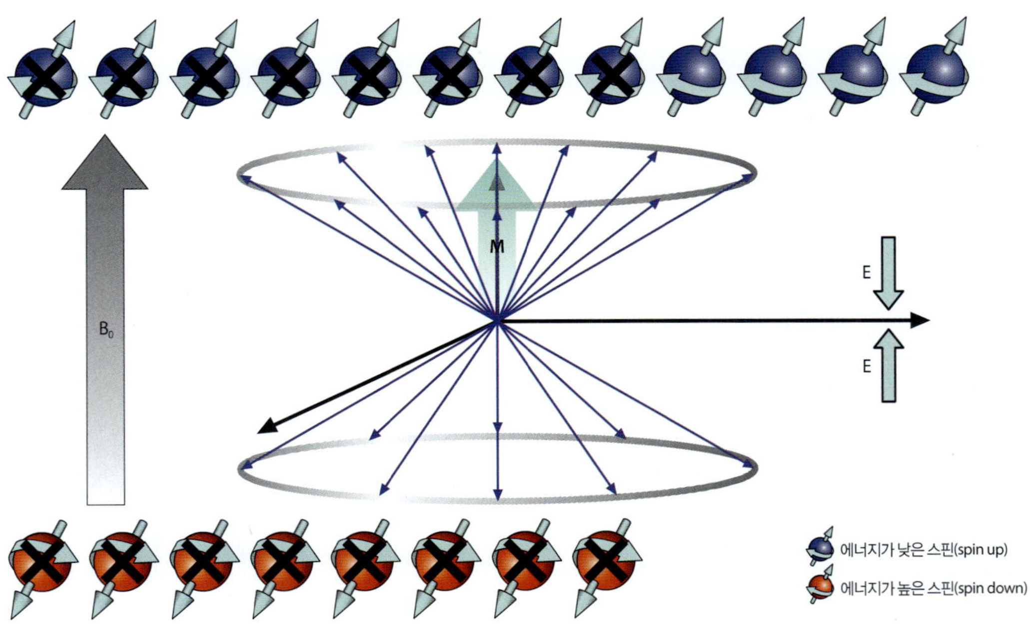

그림 2-3. 정자기장 안에서 양성자의 에너지 준위

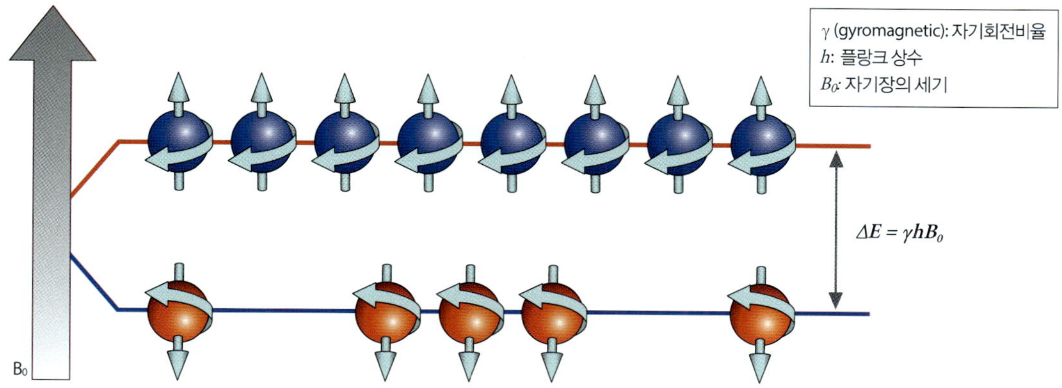

그림 2-4. 정자기장 안에서 양성자의 에너지 상태에 따른 정렬

이완의 기전 Mechanisms of relaxation time

인체를 구성하고 있는 스핀에 전자기파인 라디오주파수펄스 RF pulse 를 인가하면 스핀의 에너지가 기저상태 ground state 에서 여기상태 excitation state 로 전환되는데 에너지를 차단하면 다시 기저상태로 돌아오게 된다(그림 2-5).

자기공명영상 magnetic resonance imaging, MRI 에서의 이완은 정자기장 static magnetic field 의 방향으로 정렬된 순자기화 벡터에 RF펄스를 인가하고 차단하는 과정에서 발생하게 되며 이때 수반되는 각 조직의 이완시간의 차이를 영상으로 획득하게 된다. 최초 RF펄스를 인가하면 세로축자기화 벡터 성분(Mz)이 가로축자기화 벡터 성분(Mxy)으로 전환되는데(공명) 나선형의 형태로 가로축자기화로 넘어 가게 된다(그림 2-6).

이후 RF펄스를 차단하면 다시 종전의 세로축자기화 성분으로 복귀하는데 이때에도

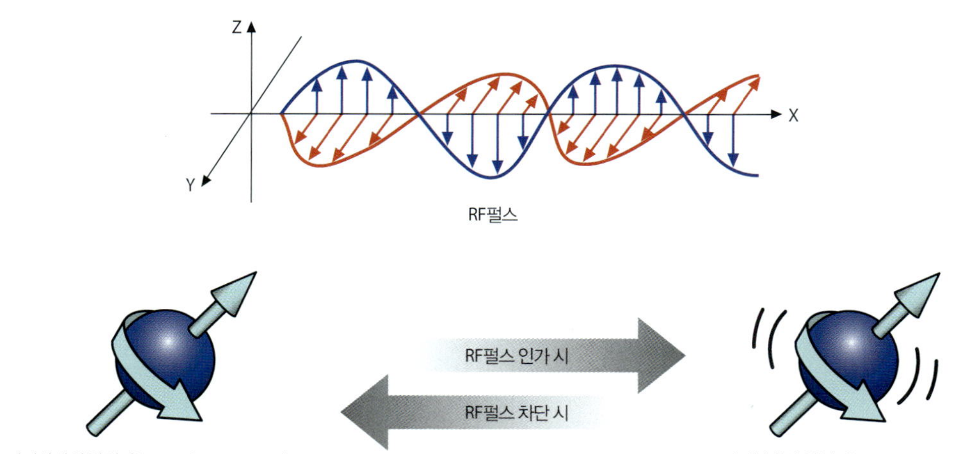

그림 2-5. RF펄스에 의한 에너지 변환 과정

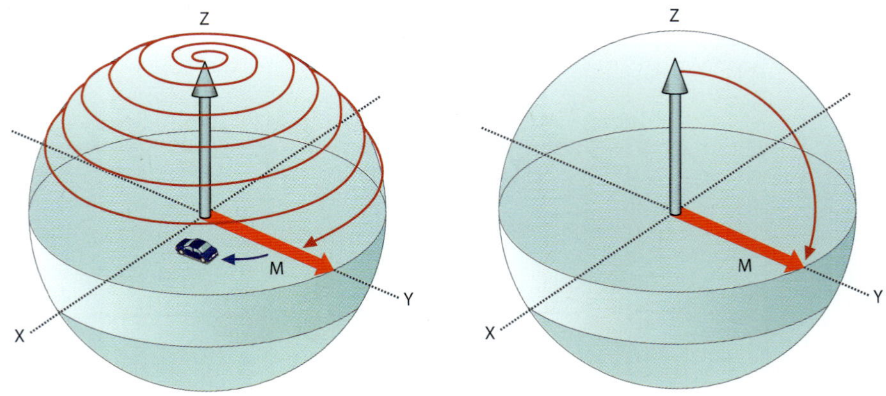

그림 2-6. RF펄스에 의한 양성자 회전

마찬가지로 나선형의 형태로 회복을 하게 된다. 즉, 이완 시에는 가로축자기화 벡터가 줄어들면서 세로축으로 올라오는 성분과 가로축으로 퍼지는 두 가지의 성분을 갖게 된다(그림 2-7).

이완시간 Relaxation time

RF펄스를 인가받아 공명되었던 스핀에 RF puse를 차단하면 두 가지 현상이 발생하게 된다. 첫째는 고에너지 상태의 스핀(가로축자기화)이 저에너지 스핀(세로축자기화)으로

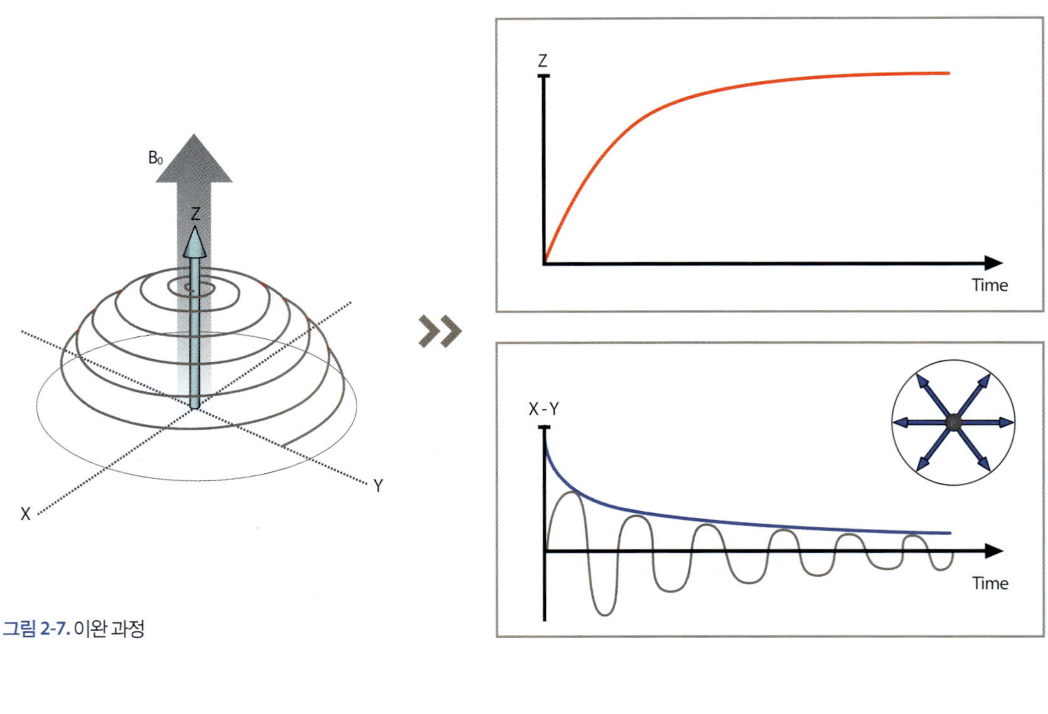

그림 2-7. 이완 과정

변화하는 이완이 발생하며, 둘째는 동위상 in phase 상태의 스핀들이 탈위상 out of phase 이 되는 이완이 발생하게 된다. 이 두 가지 현상이 일어나는 것을 이완시간이라고 정의하며 전자의 경우를 T1이완시간, 후자의 경우를 T2이완시간이라고 한다.

T1이완시간 T1 relaxation time

가로축자기화 성분이 세로축자기화로 복귀할 때 세로축자기화로의 회복 성분에 대한 이완을 나타내며, 세로축자기화 성분이 63%까지 회복될 때까지의 시간을 말한다(그림 2-8).

이러한 T1이완시간은 RF펄스를 받은 여기상태의 스핀이 주위의 격자 lattice 에 에너지를 전달하며 원래의 세로축자기화로 회복하는 데 걸리는 시간으로 각 조직에 따라 격자로의 에너지 전달이 다르다. 따라서 T1이완시간을 스핀-격자 spin-lattice 이완이라고 한다. 이와 같은 현상이 생기는 이유는 분자가 회전하는 평균속도가 분자의 크기와 관련이 있기 때문이다. 물 또는 뇌척수액과 같은 소분자는 라모아주파수와 잘 맞지 않는 넓은 운동주파수를 가지기 때문에 T1이완시간이 길다. 반면 지질과 같은 중간크기의 분자는 일반적인 공명주파수와 일치하는 텀블링 속도의 좁은 분포를 가지기 때문에 T1이완시간이 짧다. 또한 단백질이나 DNA와 같은 큰 분자는 너무 느리게 회전하여 이완을 유발하는 데 효과적이지 않기 때문에 긴 T1 값을 갖는다(그림 2-9).

T1이완시간 |
- 자기장의 세기가 강할수록 T1이완시간이 길어진다.
- 이완시간은 '지방 - 간 - 백색질 - 지라 - 회색질 - 근육 - 혈액 - 뇌척수액 - 물'의 순서로 길어진다.

따라서 분자의 크기가 너무 크거나 작으면 에너지 전달 효율이 떨어져 가로축자기화 성분이 세로축자기화로 복귀하기가 어렵게 되어 T1이완시간이 길어지게 된다. 이러한 T1이완시간은 세로축자기화 성분의 회복률을 나타내며 조직의 신호강도를 결정하게 된다. 그러므로 T1이완에서는 이완시간이 짧을수록 신호강도가 밝게 나타난다. 인체 조직에서 T1이완시간이 가장 짧은 조직은 지방이며, 가장 긴 조직은 물 성분으로 이루어진 뇌척수액과 같은 부위이다. 따라서 T1강조영상에서 지방 성분이 가장 밝게 나타나고 물 성분은 어둡게 나타나게 된다. 또한 T1이완시간은 자기장의 세기에 지배를 받게

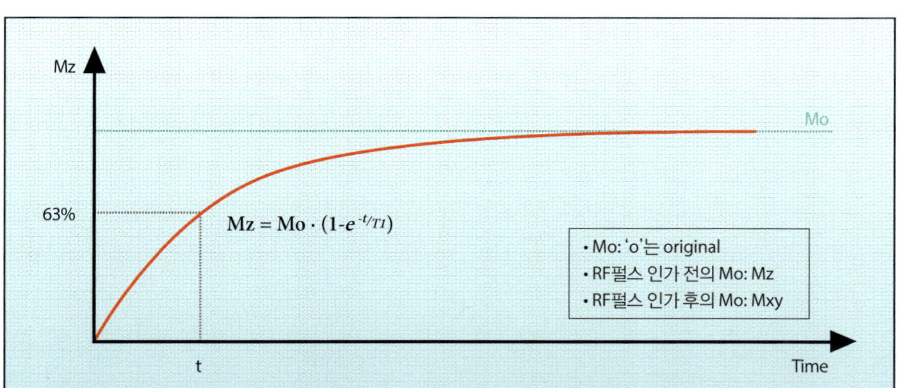

그림 2-8. T1이완 과정

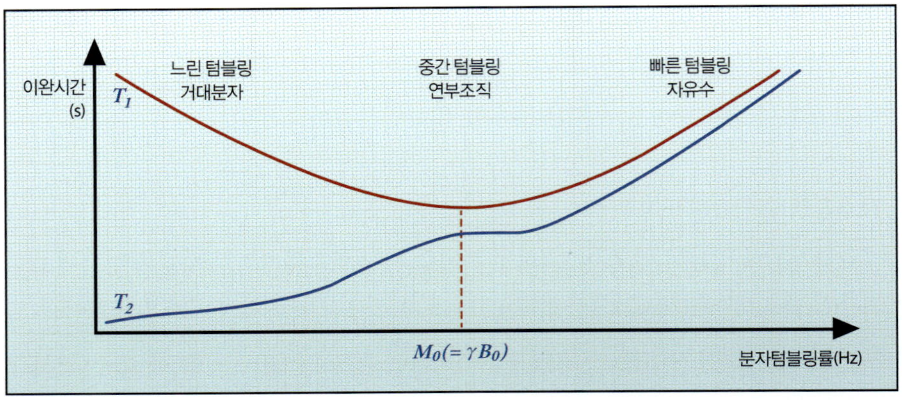

그림 2-9. 이완시간(relaxation time)과 분자텀블링률(molecular tumbling rate)

되는데 자기장의 세기가 강할수록 길어지게 되며 온도에 의해서도 차이가 나타나게 된다.

1.0 T 자기장 안에서 각 조직의 이완시간은 다음과 같다(절대적인 값은 아니다)(표 2-1).

T2이완시간 T2 relaxation time

T2이완시간은 RF펄스를 인가받아 동위상을 유지하고 있던 가로축자기화 성분이 RF 차단과 동시에 급격하게 붕괴하며 소실되는데, 가로축자기화 성분이 37%까지 감쇄하는데 걸리는 시간을 나타낸다. 즉, 가로축자기화 성분이 붕괴되는 시간을 의미한다(그림 2-10).

T2이완시간 |
- 병변(lesion)의 발견이 우수하다.
- 이완시간은 '근육 - 간 - 지방 - 백색질 - 회색질 - 뇌척수액 - 물'의 순서로 길어진다.

이러한 T2이완은 인체를 구성하고 있는 스핀 간의 영향 때문에 발생하게 된다. 자기모멘트 magnetic moment 를 가지고 있는 스핀들이 서로 상호작용을 하게 되어 동위상의 스핀들을 급격하게 붕괴하면서 발생하기 때문에 스핀-스핀 spin-spin 이완이라고 한다. 따라서 T2이완이 짧은 물질은 영상에서 저 신호강도로 어둡게 나타나게 된다. 이러한 T2이완은

표 2-1. 각 조직의 T1이완시간(1.0 T MRI)

조직	T1 (ms)	조직	T1 (ms)
지방(fat)	180	근육(muscle)	600
간(liver)	270	혈액(blood)	800
백색질(white matter)	390	뇌척수액(CSF)	2,000
지라(spleen)	480	물(water)	2,500
회색질(gray matter)	520		

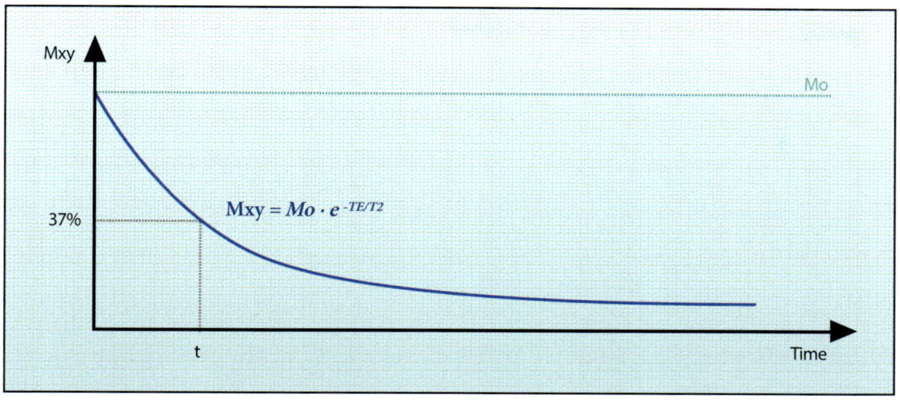

그림 2-10. T2이완 과정

인체에서 일어나는 고유한 성질로 자기장의 세기에 영향을 받지 않는다. 하지만 인체가 정자기장에 놓이게 되면 T2이완과 동시에 정자기장의 불균질이 함께 공존하므로 T2 이완보다 급격하게 짧은 T2*이완이 발생하게 된다(그림 2-11).

인체 조직에서 T2이완이 가장 짧은 조직은 근육이며, 가장 긴 조직은 T1이완과 마찬가지로 물 성분으로 이루어진 뇌척수액과 같은 부위이다. 지방은 T2이완이 가장 짧은 조직은 아니지만 근육, 간 다음으로 이완시간이 짧다. T2이완에서는 T1이완과 반대로 이완시간이 짧을수록 어둡게 나타나며 T2이완이 길수록 밝게 나타난다. 따라서 지방 조직은 어둡게 나타나며 물 성분은 밝게 나타난다. 하지만 현재는 대부분 임상에서 T2 강조영상을 획득하기 위해 고속스핀에코 fast spin echo 기법을 사용하기 때문에 180°의 재자기화펄스 영향으로 인해 T2강조영상에서 지방이 밝게 보이는 현상이 나타나게 된다.

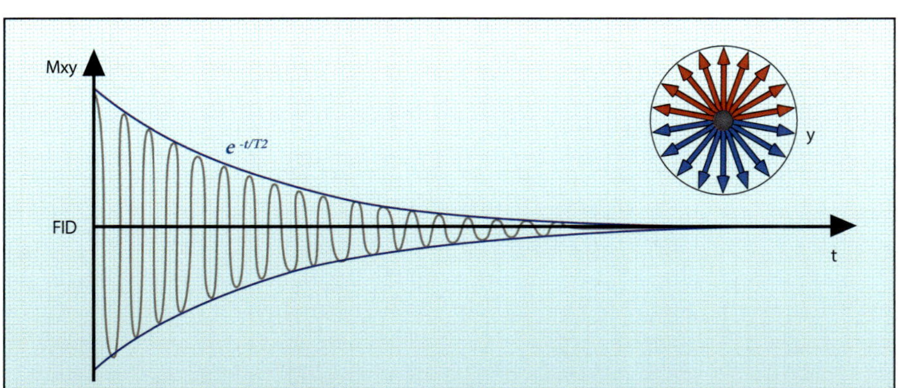

그림 2-11. 스핀-스핀 상호작용에 의한 가로축자기화 성분의 붕괴

T2이완과 T2*이완의 차이

자기공명영상에서의 신호는 RF펄스를 차단하면 가로축자기화 성분이 탈위상하면서 미세전류를 유도하게 되고 이를 코일 엘리먼트 element 에서 수신하게 된다. 이때 스핀들이 탈위상이 되는 이유는 크게 두 가지이다. 첫째는 국소자기장의 불균질이다. RF펄스를 차단하면 스핀들끼리 상호작용 spin-spin interaction 을 하게 되고 그 결과로 동위상을 벗어나 탈위상을 하게 되는데 이것을 T2이완이라고 한다. 스핀에 의한 상호작용으로 발생하는 이완이기 때문에 스핀-스핀 이완 spin-spin relaxation 이라고도 한다.

T2이완과는 달리 T2*이완은 스핀의 탈위상에 한 가지 조건이 더 부여가 된 것이다(그림 2-12).

두 번째는 바로 정자기장의 불균질이 그것이다. 정자기장은 전류를 흘려 자기장을 형성하는 솔레노이드를 사용한다. 이때 흘려주는 전류는 순시전류 momentary current 를 사용하므로 그때그때 전류의 세기가 바뀌게 된다. 따라서 만들어진 자기장 또한 기술적으로 균질성이 완벽할 수 없으며 그로 인해 불균질이 발생하게 된다. 따라서 인체가 정자기장에 놓이게 되면 두 가지의 불균질성이 발생하게 된다. 인체에서 발생하는 국소자기장의 불균질과 정자기장의 불균질이 발생하게 되며 이 두 가지 요인으로 인해 T2 이완을 해야 할 스핀이 더 급격히 붕괴하게 되는데 이를 T2*이완이라고 한다. 요약하자면 T2이완은 인체 내 스핀 간의 상호작용(국소자기장의 불균질)으로만 발생하는 이완이며 T2*이완은 T2이완에 정자기장의 불균질이 더해진 것이다.

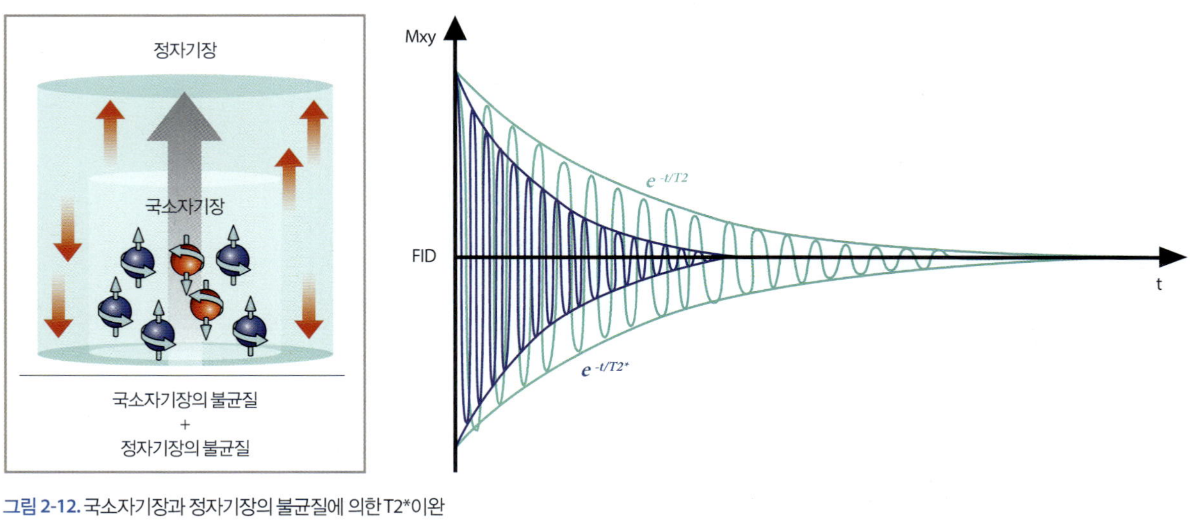

그림 2-12. 국소자기장과 정자기장의 불균질에 의한 T2*이완

영상의 대조도 Image contrast

자기공명영상에서의 신호강도 signal intensity, SI 는 양성자의 스핀밀도 spin density 와 T1의 회복 그리고 T2의 감쇄 정도에 따라 결정된다. 이때 변하지 않는 인자가 양성자의 스핀밀도이므로 T1의 회복 정도와 T2의 감쇄 정도가 곧 신호강도와 대조도를 결정하는 중요한 인자가 된다. 또한 신호는 여기펄스를 일정한 간격으로 반복하여 획득하는 과정을 거치게 되는데 공명현상을 일으키기 위한 RF펄스가 반복되는 시간 간격을 반복시간 time to repeat, TR 이라고 하며, RF펄스가 가해진 후 에코신호를 얻을 때까지의 시간을 에코시간 time to echo, TE 라고 한다. 자기공명영상에서 신호강도는 식 2-1과 같이 나타낸다.

$$SI = K \cdot H \cdot (1- e^{-TR/T1}) \cdot (e^{-TE/T2}) \;\ldots\; (식\ 2\text{-}1)$$

K: 환산계수(scaling factor), H: 양성자의 스핀밀도, $(1- e^{-TR/T1})$: T1의 회복, $(e^{-TE/T2})$: T2의 감쇄

T1대조도 T1 contrast

TR은 세로축자기화의 회복 정도를 조절하여 T1대조도를 형성하게끔 하는 매개변수이다. 이러한 TR이 한없이 길어지게 되면 T1 회복이 모두 일어난 상태에서 신호를 획득하기 때문에 T2에 의한 감쇄만이 남게 된다. 따라서 이때에는 TE가 극단적으로 짧지만 않다면 T2대조도가 형성된다.

$$Mo \cdot (1- e^{-TR/T1})$$

T1의 회복을 나타내는 위의 식에서 TR이 무한대로 길어지면 $e^{-TR/T1}$ 값이 0에 가까워지기 때문에 세로축자기화 성분은 1에 가까워지고 T1 성분이 사라지게 된다. 반면에 TR이 '0'이면 $e^{-TR/T1}$ 값이 1이 되기 때문에 신호는 발생하지 않는다. 이때가 바로 RF펄스를 맞은 세로축자기화가 가로축자기화로 변한 직후가 되는 것이다. 따라서 TR이 길게 되면 T1 효과가 감소하게 되므로 T1대조도영상을 획득하기 위해서는 짧은 TR을 선택해야 한다.

T2대조도 T2 contrast

TE는 가로축자기화의 감쇄 정도를 조절하여 T2대조도를 형성하는 매개변수이다. 이러한 TE가 극단적으로 짧게 되면 가로축자기화의 감쇄가 일어나지 않기 때문에 신호의

강도는 강하지만 가로축자기화에 의한 T2대조도를 형성하지 못한다. 따라서 이때에는 TR이 극단적으로 길지만 않는다면 T1대조도를 형성하게 된다.

$$Mo \cdot (e^{-TE/T2})$$

T2의 감쇄를 나타내는 위의 식에서 TE가 무한대로 길어지면 $e^{-TE/T2}$ 값이 '0'이 되므로 T2의 붕괴에 의해 가로축자기화가 모두 소실되므로 신호가 발생하지 않는다. 반면에 TE가 '0'이면 $e^{-TE/T2}$이 1이 되므로 가로축자기화의 감쇄가 전혀 일어나지 않아 신호의 크기가 가장 크다. 하지만 이때는 가로축자기화에 의한 T2대조도가 형성되지 않는다. 따라서 긴 TE를 사용해야 T2대조도를 극대화할 수 있다. 하지만 앞에서 언급했듯이 너무 긴 TE를 사용할 경우 가로축자기화의 탈위상이 커져 신호가 생성되지 않는다.

강조영상 Weighted imaging

자기공명영상에서 신호는 세로축자기화의 회복과 가로축자기화의 감쇄에 의해 발생한다. 따라서 좋은 영상을 획득하기 위해서는 세로축자기화와 가로축자기화의 적절한 조절이 필요하며, 그러한 것들을 조절하는 매개변수가 각각 TR과 TE이다. 파라미터에서 TR을 무한대로 하고 TE를 '0'으로 하지 않는 이상, T1에 의한 회복과 T2에 의한 감쇄는 항상 공존할 수밖에 없다(그림 2-13).

이는 T1영상과 T2영상은 항상 공존할 수 밖에 없다는 뜻이다. 따라서 자기공명영상에서는 이렇게 공존하는 두 가지 성분 중에 어떠한 것을 더 강조하였는가에 따라 T1강조영상과 T2강조영상으로 분류한다.

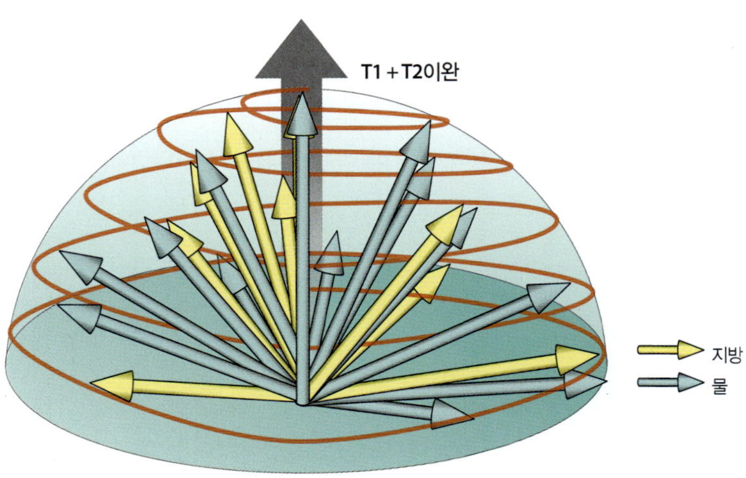

그림 2-13. T1이완과 T2이완의 공존

일반 X-ray 검사는 조직의 선 흡수 계수의 차이를 이용하여 그 차이를 gray scale로 나타낸 것이다. 이때 원자번호나 조직의 밀도는 영상을 구성하는 고유한 인자이며 kVp나 mAs 등은 외적인 인자이다. 이와 마찬가지로 자기공명영상에서도 고유인자와 부가인자가 있다. 조직의 T1이완과 T2이완 그리고 양성자의 스핀밀도가 고유인자이며, 부가인자로는 TR과 TE, TI inversion time 등이 있다. 부가인자 중 TR과 TE를 적절하게 조절하여 T1강조영상과 T2강조영상을 획득하게 된다(그림 2-14).

T1강조영상 T1 weighted image

짧은 TE를 사용하여 가로축 성분의 차이를 최소화하고 TR을 짧게 사용하여 조직의 세로축자기화에 의한 차이를 극대화하는 것을 T1강조영상이라고 한다. 즉, 세로축자기화의 회복 정도에 따른 대조도 차이를 획득한 영상이다. 이해를 돕기 위해 다음과 같은 예를 들어보자. 100 m 달리기 기록이 10초인 Fat, 15초인 G.M (gray matter), 20초인 Water가 있다. 50 m 전방에 나무가 한 그루 있는데 그 나무를 찍고 돌아오는 시간을 TR이라고 하고 10초를 주었다. 그렇다면 10초 뒤에 어떠한 일이 일어날까? (그림 2-15)

10초 후에 Fat은 제자리로 돌아오게 될 것이고 G.M은 중간 지점에서, Water는 나무가 있는 지점에서 멈추게 될 것이다. 즉, 나무를 찍고 오는 시간을 짧게 주면 100 m 달리기의 속도 차이에 따라서 발생하는 거리 차이가 명확하게 구분될 것이다(그림 2-16).

반면, 나무를 찍고 돌아오는 시간 TR을 20초를 주면 어떻게 될까?

Fat, G.M, Water 모두 나무를 찍고 원래 있었던 자리로 되돌아올 것이다. 즉, 나무를 찍고 오는 시간을 길게 주면 100 m 달리기의 속도 차이에 따른 거리의 차이가 나타나지

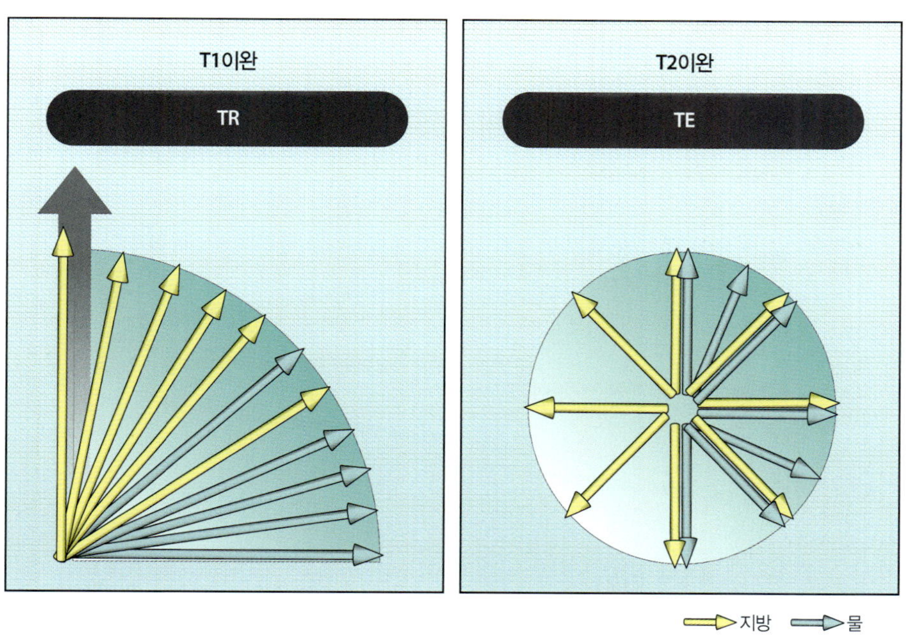

그림 2-14. 자기공명영상의 부가인자

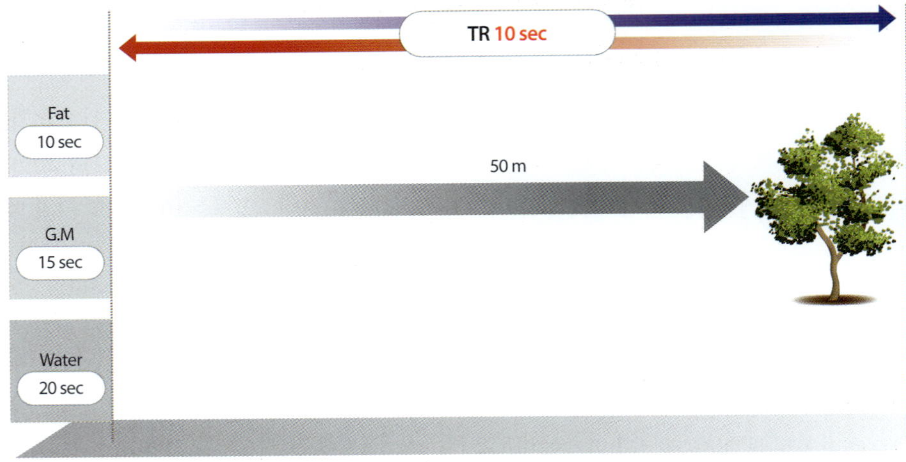

그림 2-15. T1대조도 형성의 예

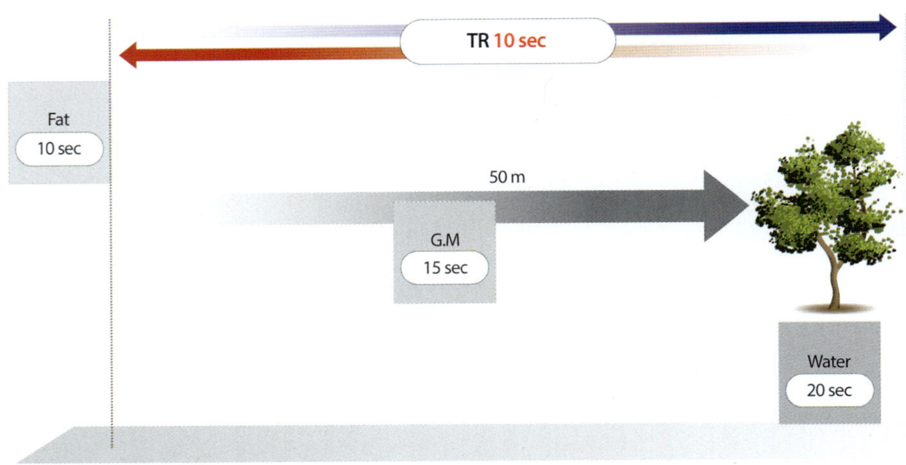

그림 2-16. T1대조도 형성의 예(TR이 짧을 경우)

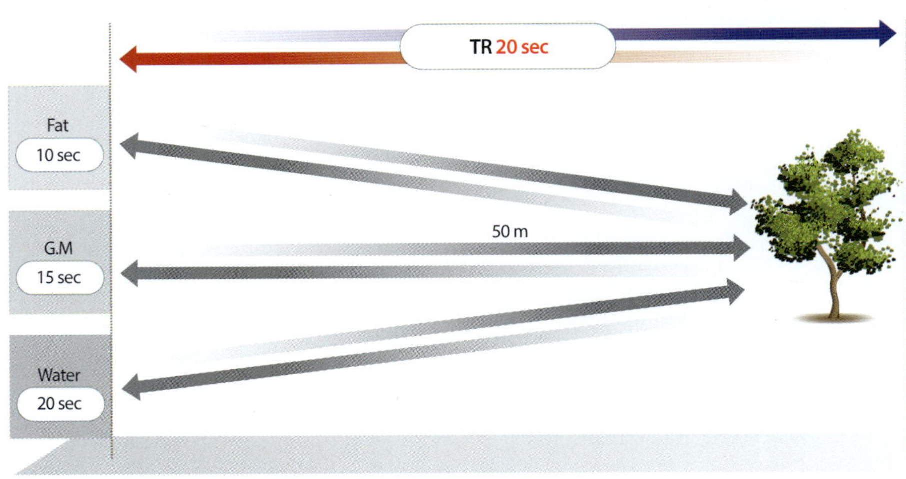

그림 2-17. T1대조도 형성의 예(TR이 긴 경우)

않을 것이다(그림 2-17).

결론적으로 TR이 짧으면 각 조직 간의 대조도가 커지게 되고 TR이 길면 조직 간의 대조도 차이가 작아지게 된다(그림 2-18).

따라서 T1강조영상은 T2의 효과를 최대한 작게 하기 위해 짧은 TE (가로축자기화의 탈위상을 최소화)를 사용하며, T1의 효과를 극대화하기 위해 짧은 TR을 사용한다. 이러한 T1강조영상은 이완시간이 짧은 지방[fat] 이 밝게 나타나고 상대적으로 이완시간이 긴 물[water] 성분이 어둡게 나타난다. 이러한 T1강조영상은 주로 인체의 해부학적 구조를 관찰하기 위해 사용한다(그림 2-19).

그림 2-19의 영상에서 TR이 길어질수록 조직 간의 T1대조도 차이가 불분명해짐을 알 수 있다(백색질과 회색질의 경계가 불분명하다).

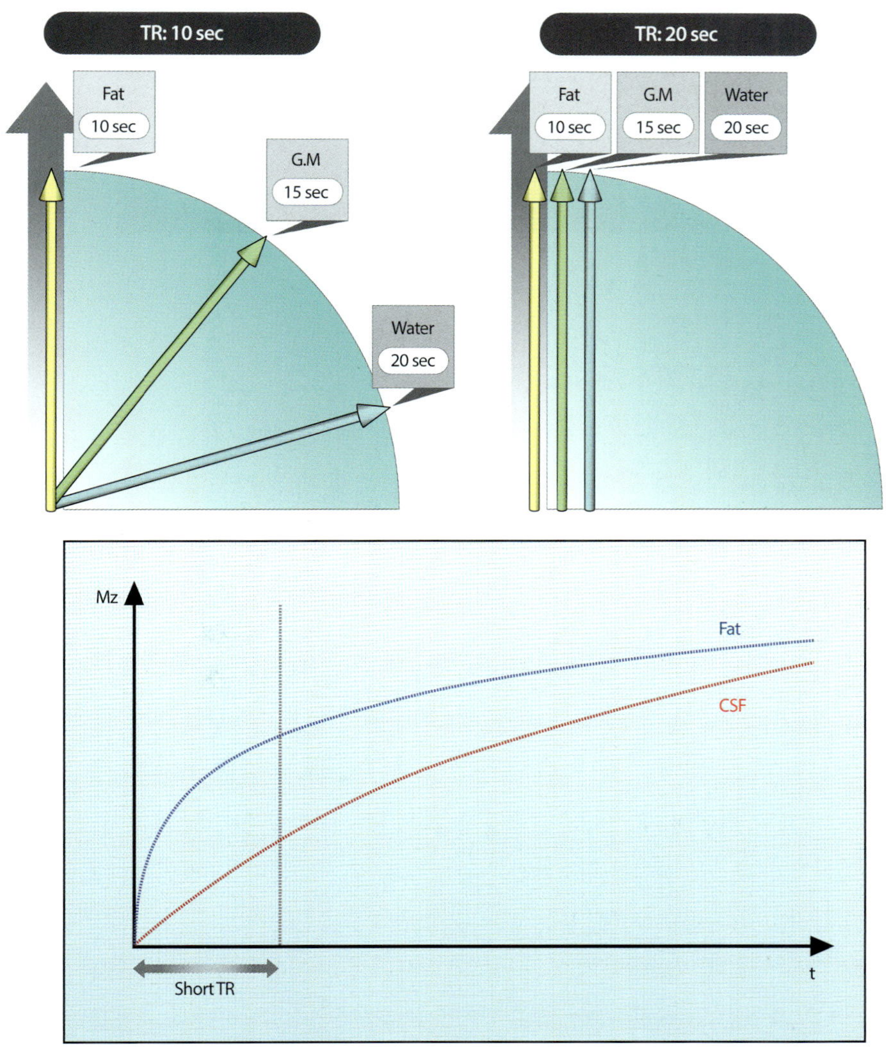

그림 2-18. TR 시간에 따른 조직 간의 대조도 차이

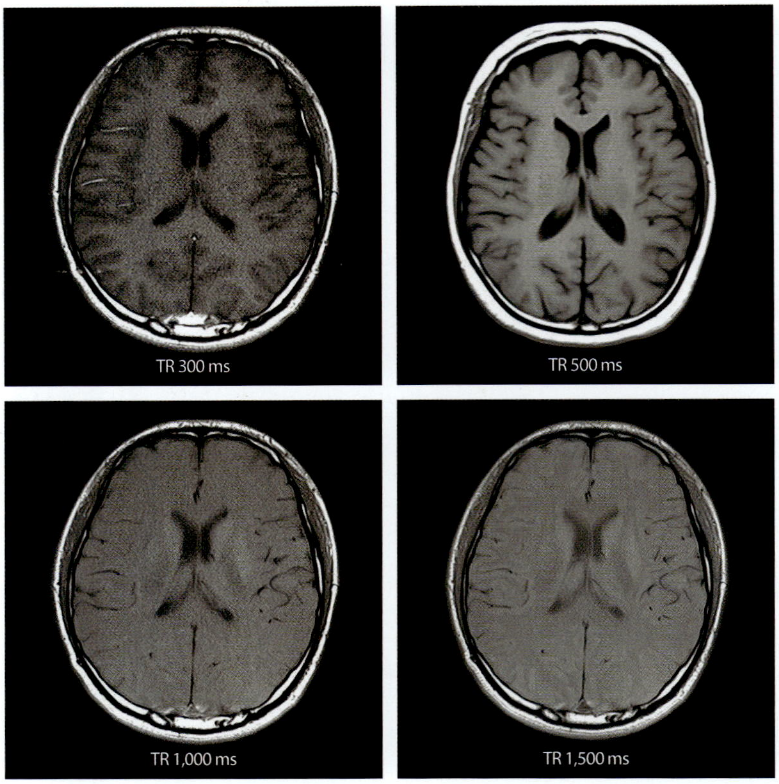

그림 2-19. TR 변화에 따른 영상

T2강조영상 T2 weighted image

긴 TR을 사용하여 세로축자기화 성분의 차이를 최소화하고 TE를 길게 사용하여 조직의 가로축자기화에 의한 차이를 극대화하는 것을 T2강조영상이라고 한다. 즉, 가로축자기화의 감쇄 정도에 따른 대조도 차이를 획득한 영상이다(그림 2-20).

그림 2-20의 영상에서 TE가 길어질수록 조직 간의 T2대조도 차이가 극명하게 나타남을 볼 수 있다.

양성자밀도강조영상 Proton density weighted image

조직의 T1강조와 T2강조에 대한 부분을 최대한 배제한 상태에서 양성자의 스핀밀도, 즉 양성자의 수에 비례한 대조도영상을 획득하는 검사방법이다. 따라서 조직의 T1 회복에 의한 대조도 차이를 최소화하기 위해 긴 TR을 사용하며, T2에 의한 대조도 차이를 최소화하기 위해 짧은 TE를 사용한다. 임상에서 사용빈도가 많지는 않지만 근육뼈대계통 musculoskeletal system 이나 소아의 뇌 brain 검사에 주로 이용된다. 어깨에서 관절테두리 labrum 의 찢어짐 또는 가시위근힘줄 supraspinatus tendon 의 파열 진단이나 무릎에서 반달연골 meniscus 의 찢어짐 등을 진단하기 위해 주로 사용한다(그림 2-21).

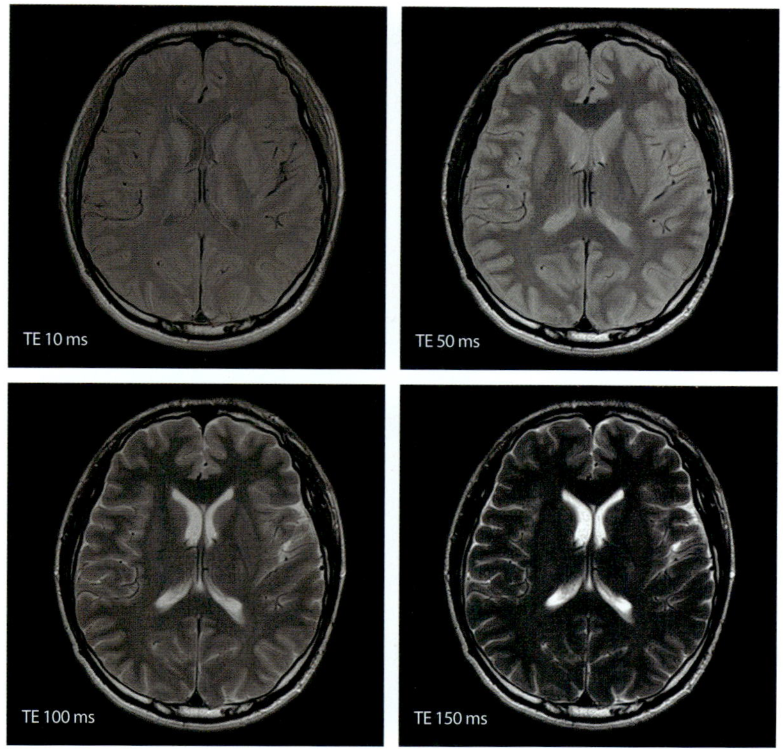

그림 2-20. TE 변화에 따른 영상

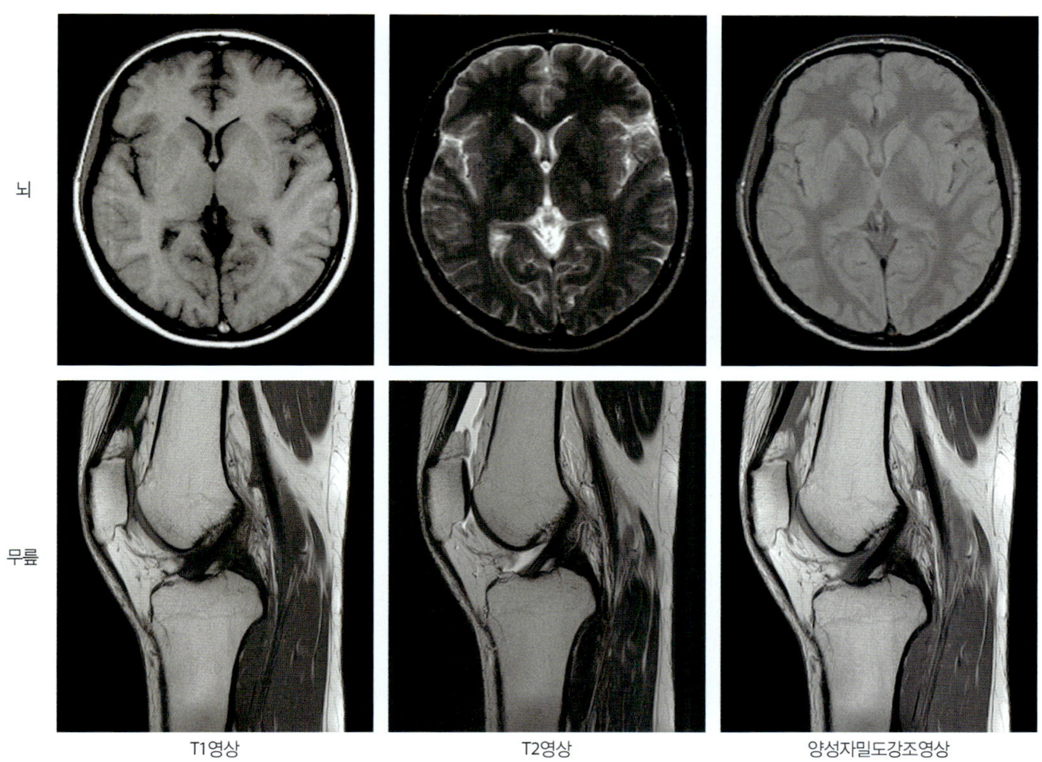

그림 2-21. 양성자밀도강조영상

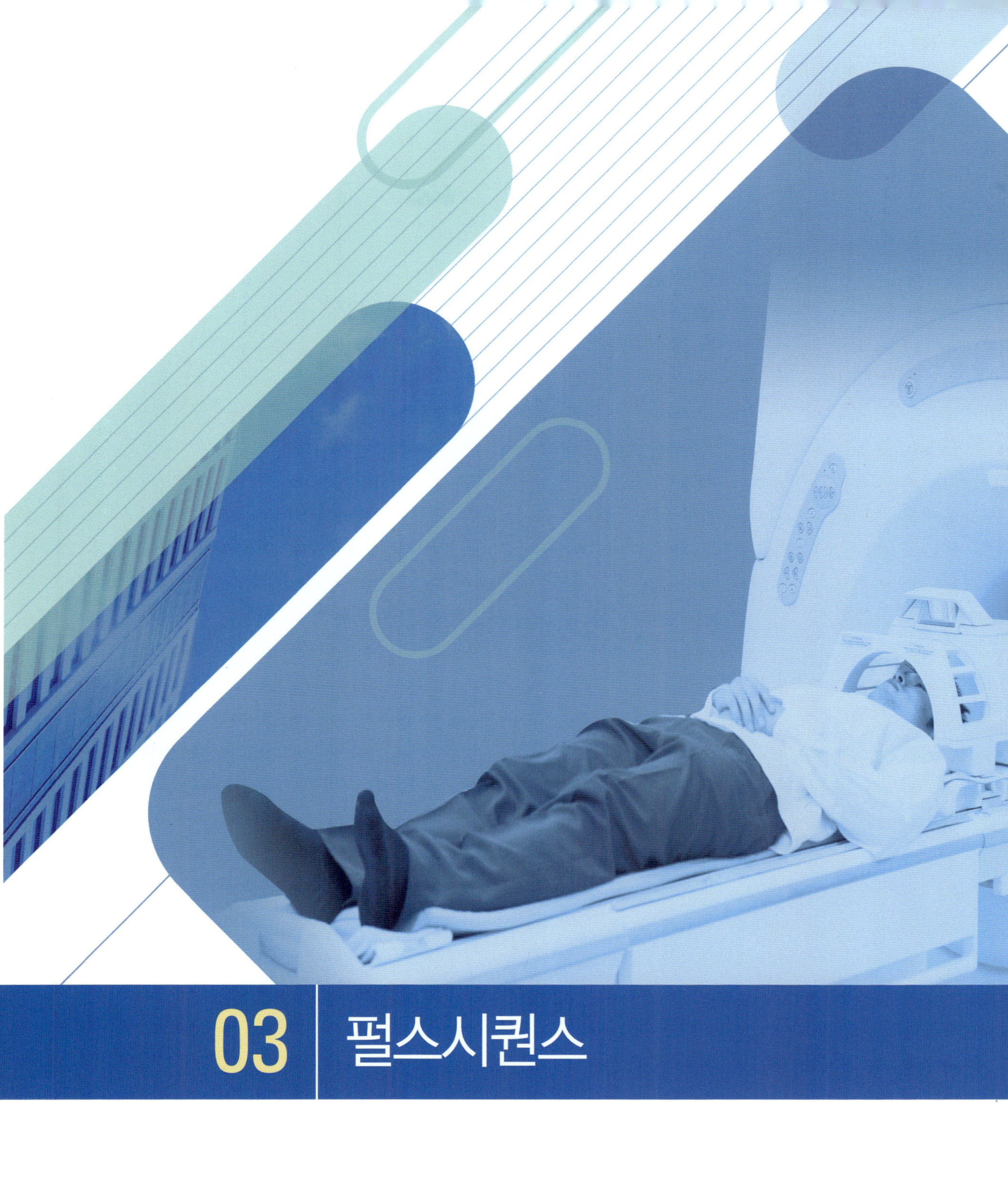

03 펄스시퀀스

개요

MRI는 어떤 순서로 신호를 얻게 되는데 이 '순서'를 시퀀스 sequence 라 하며, 이는 펄스시퀀스 pulse sequence 의 약자이다. 펄스시퀀스란 RF펄스, 그레이디언트 적용, 그 사이의 시간구간이 연속적으로 이어지는 것이다. RF펄스는 수소 원자를 여기시키기 위해 가하며, 그레이디언트는 신호를 공간부호화하고 선택된 펄스시퀀스 형태와 영상 옵션에 따라 스핀을 재위상화하거나 탈위상화하는 데 이용된다. 그 사이의 시간구간은 이들 여러 기능 사이의 시간 간격을 지칭하며 이 중 몇 가지는 매개변수로서 콘솔에서 선택된다. 따라서 펄스시퀀스는 특정 형태의 영상 대조도를 생성하기 위해 몇 가지 작업을 정밀하게 한군데로 결합시키고 각 작업 시간을 정한 시퀀스를 말한다. 이것은 영상을 얻는 순서가 아닌 RF펄스를 가하고 그레이디언트자기장을 발생시켜 단면을 결정하면서 영상을 얻는 시점에 시간차를 두는 등 하나의 단면 영상을 구성하기 위한 조작 순서를 말한다. 일반적으로 프로토콜 protocol 과는 전혀 다른 용어이며 MRI 영상 구성에 핵심이 되는 요소이다. 따라서 펄스시퀀스에 대한 이해는 MRI 학습에서 빼놓을 수 없는 필수 과정이다. 적절한 영상변수를 선택해야 원하는 대조도를 갖는 영상을 얻을 수 있으며 이로 인해 영상강조와 영상의 질이 결정된다. 다양한 펄스시퀀스의 적절한 적용은 정확한 영상 진단에 도움이 되며 각기 특정 목적을 위한 용도에 따라 다양한 펄스시퀀스를 가진다. 이 장에서는 각 펄스시퀀스의 기전을 설명하고 일반적인 용도와 매개변수, 장점과 단점에 대해 기술한다.

스핀에코펄스시퀀스 Spin echo pulse sequence

180° 재위상화펄스로 에코를 재위상화한다.

- 일반스핀에코 conventional spin echo
- 고속(혹은 터보)스핀에코 fast or turbo spin echo

그레이디언트에코펄스시퀀스 Gradient echo pulse sequence

그레이디언트로 에코를 재위상화한다.

- 항정상태자유세차 steady state free precession

반전회복 Inversion recovery

180° 반전펄스를 가한 이후 다시 일정시점에 90° 여기펄스를 가한다.

- 짧은시간반전회복 short tau inversion recovery, STIR
- 액체감쇠반전회복 fluid attenuated inversion recovery, FLAIR

에코평면영상 Echo planar imaging

위상부호화 phase encoding 단계를 한 TR 동안에 모두 측정하는 방법이다.

스핀에코펄스시퀀스 Spin echo pulse sequence

스핀에코 Conventional spin echo

기전

일반 혹은 전형적인 스핀에코는 줄여서 스핀에코라고 말하며 MR에서 가장 기본적인 영상기법으로 90° 여기펄스에 이어 180° 재위상화펄스를 가하여 탈위상하는 스핀들을 다시 재위상화하여 신호를 얻는 기법이다. 각 절편에서 위상부호화를 TR마다 오직 한 개만 가하기 때문에 TR마다 K공간의 행 한 개만 채워진다(그림 3-1). 생성되는 한 개의 에코는 짧은 TE와 짧은 TR을 사용하여 T1강조영상을 얻을 수 있다. 이중에코스핀에코시퀀스 dual-echo spin echo sequence 는 양성자밀도강조와 T2강조를 하나의 시퀀스에서 얻기 위해서 RF재위상화펄스 두 개를 가하여 에코 두 개를 생성한다. 첫 번째 에코는 TE가 짧고 TR이 길어서 양성자밀도강조를 얻을 수 있고, 두 번째 에코는 TE가 길고 TR도 길어서 T2강조를 얻을 수 있다.

용도

스핀에코펄스시퀀스는 대부분의 영상에서 표준이 되며, 영상의 질이 우수하여 거의 모든 검사에 이용될 수 있다.

T1강조영상은 신호대잡음비 signal to noise ratio, SNR 이 높아서 해부학적 구조를 보는 데 유용하며 조영증강을 하면 병터를 확인할 수 있다. T2강조영상 역시 병터를 보여준다. 병리조직은 일반적으로 부종이 있거나 혈관과 관련되어 있고 때로는 두 가지 모두 동시에 수반한다. 이 때문에 수분함량이 증가하여 T2강조영상에서 신호가 높아져 쉽게 확인할 수 있다. 일반적인 자기공명영상 기법에서 2차원 영상을 얻기 위해 소요되는 스캔

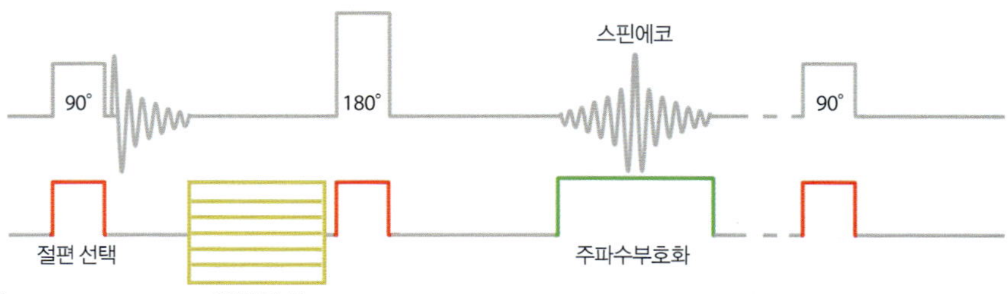

그림 3-1. 스핀에코의 공간부호화

시간 scan time 은 상대적으로 길다는 단점을 가지며, 식 3-1과 같이 구한다.

$$Scan\ time = TR \times phase\ encoding \times NEX \quad ...\ (식\ 3\text{-}1)$$

예를 들어 반복시간 TR 500 ms, 위상부호화 phase encoding 256, 여기횟수 NEX 1회를 선택했다면 500 × 256 × 1 = 128,000 ms, 즉 2분 8초의 시간이 걸리게 된다.

고속(혹은 터보)스핀에코 Fast or turbo spin echo

기전

스핀에코펄스시퀀스의 일종으로 일반적인 스핀에코에 비해 스캔시간이 훨씬 더 짧다. 스캔시간은 TR, NEX, 위상부호화 수와 상관관계가 있으므로 스캔시간을 줄이기 위해서는 이들 인자 중 한 가지 이상이 감소해야 한다. TR과 NEX를 줄이면 영상강조와 SNR에 영향을 주게 되며 위상부호화 수를 줄이면 공간해상도가 떨어지게 된다. 고속스핀에코에서는 TR마다 한 가지 이상의 위상부호화를 수행하고 그 후 K공간의 행을 한 개 이상 채워야 스캔시간이 줄어든다. 여러 개의 180° 재위상화펄스로 이루어진 에코열(그림 3-2)을 사용하여 K공간의 행을 한 개 이상 채울 수 있으며, 재위상화마다 에코가 생성되고, 다른 크기의 위상부호화가 수행된다.

스핀에코에서는 TR마다 180° 재위상화펄스에 상응하는 에코가 생기지만 각 에코는 각각의 K공간의 데이터로 저장된다. 각 에코는 개별 영상(대개는 양성자밀도와 T2)을 생성하는 데 이용된다. 고속스핀에코에서는 각 에코에서 얻은 데이터가 한 영상에 저장된다. TR마다 실행된 180° 재위상화펄스의 개수는 생성된 에코의 개수, K공간에서 채워진 행의 개수와 일치한다. 이 숫자를 터보인자 turbo factor 혹은 에코열길이 echo train length, ETL 라고 한다. 터보인자가 많으면 유효TE가 증가하고, 스캔시간은 짧아지며, 영상의 흐려짐 현상이 증가한다. 또한 터보인자가 적으면 유효TE가 감소하고, 스캔시간은 길어

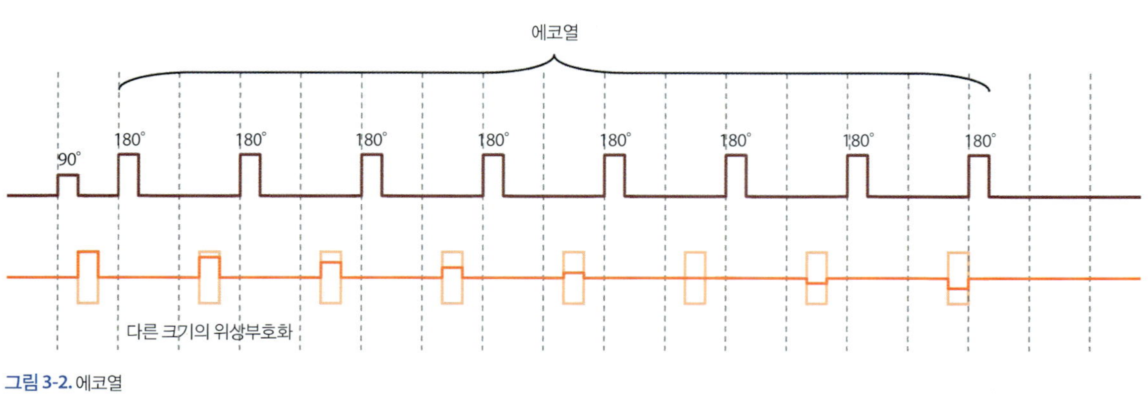

그림 3-2. 에코열

지며, 영상의 흐려짐 현상은 감소하고, T1 강조영상이 뚜렷한 특징을 갖는다.

고속스핀에코에서 스캔시간은 식 3-2와 같다.

$$Scan\ time = \frac{TR \times phase\ encoding \times NEX}{ETL} \quad ...\ (식\ 3\text{-}2)$$

위에서 계산한 스핀에코와 같은 매개변수(TR 500 ms, phase encoding 256, NEX 1회)를 사용하고 터보인자(에코열길이, ETL) 16을 선택하면 TR마다 16개 위상부호화가 실행되어 스캔시간은 (500 × 256 × 1) ÷ 16 = 8,000 ms (8초)로 스캔시간은 스핀에코를 사용했을 때보다 1/16로 줄어들게 된다.

고속스핀에코에서는 그레이디언트 크기가 다른 위상부호화 그레이디언트 한 개가 K공간의 다른 행 한 개를 채우는 데 이용된다. 스핀에코에서는 TR마다 오직 행 한 개만 채우지만 고속스핀에코에서는 터보인자를 어떻게 선택하느냐에 따라 여러 개 행을 채운다(그림 3-2). 따라서 K공간을 보다 빨리 채우고 시간을 단축한다.

고속스핀에코에서의 강조

에코는 각기 다른 TE에 생성되기 때문에 여기서 수집된 데이터에는 가변적인 강조가 들어있다. 이들 데이터는 모두 한 가지 영상 속에 저장되고 배열된다. 특정 고속스핀에코 시퀀스를 정확하게 강조하기 위해서는 유효TE [effective TE] 를 사용한다. 선택한 한 개의 TE는 한 개의 유효TE이며 그 TE에 해당하는 영상을 강조하고자 하는 것이다. 이 강조를 하기 위해 장치에서 위상부호화를 수행하도록 명령하여 여러 가지 에코에 적용된다. 각 위상부호화는 서로 다른 그레이디언트를 가하여 신호를 각기 다른 정도로 위상이동시킨다. 256개의 위상부호화가 실행되면 위상부호화 그레이디언트는 +128에서 -128까지 각기 다른 각도로 바뀐다(그림 3-3).

위상부호화 그레이디언트는 에코의 진폭을 줄이게 되며 이것보다 약한 위상부호화 그레이디언트는 최대 신호진폭을 가진 에코가 된다(그림 3-4).

장치에서 위상부호화를 실행하게 되면 선택된 유효TE에 최대 신호를 생성하는 얕은 그레이디언트가 중앙에 놓인다. 훨씬 작은 신호진폭을 만드는 가파른 그레이디언트는 유효TE에 멀리 떨어진 곳에 위치한다. 에코열을 이루는 모든 에코의 데이터가 나중에는 영상 속에 들어 있지만 유효TE 주변에 모인 에코가 K공간의 가운데 행을 채우기 때문에 이 에코의 데이터는 영상 대조도에 보다 강한 영향을 미치며 이로 인해 가장 커다란 신호진폭을 생성한다. 잘못된 강조(다른 TE들)에 모인 에코는 K공간의 바깥 행을 채우므로 신호진폭이 작고 공간해상도가 더 크다. 따라서 대조도에 그다지 영향을 미치지 못한다(그림 3-5).

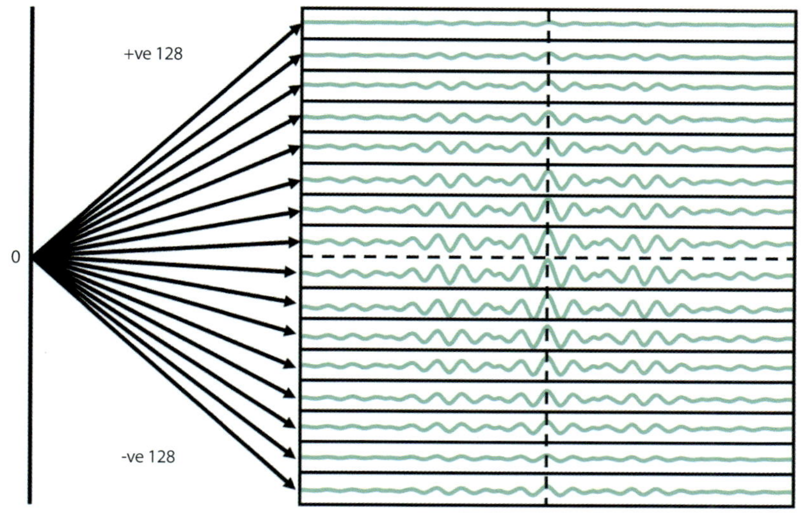

그림 3-3.
위상부호화 그레이디언트

예를 들어 3,000 ms의 TR과 ETL 16의 조건에서 100 ms의 TE를 선택하는 경우 T2강조가 필요하다. 100 ms 주변에 발생하는 에코에 가장 완만한 위상부호화를 가하게 된다. 이 위상부호화에서 획득한 데이터의 TE는 100 ms 혹은 이와 비슷한 근사치가 된다. 에코열의 맨 앞과 뒤에서 수행되는 위상부호화는 가파르며 이 에코의 신호진폭은 작다. 이 안에는 양성자밀도강조와 강한 T2강조 heavily T2 weighted 데이터가 포함되며 이는 영상에 나타나지만 영향력은 그다지 크지 않게 된다.

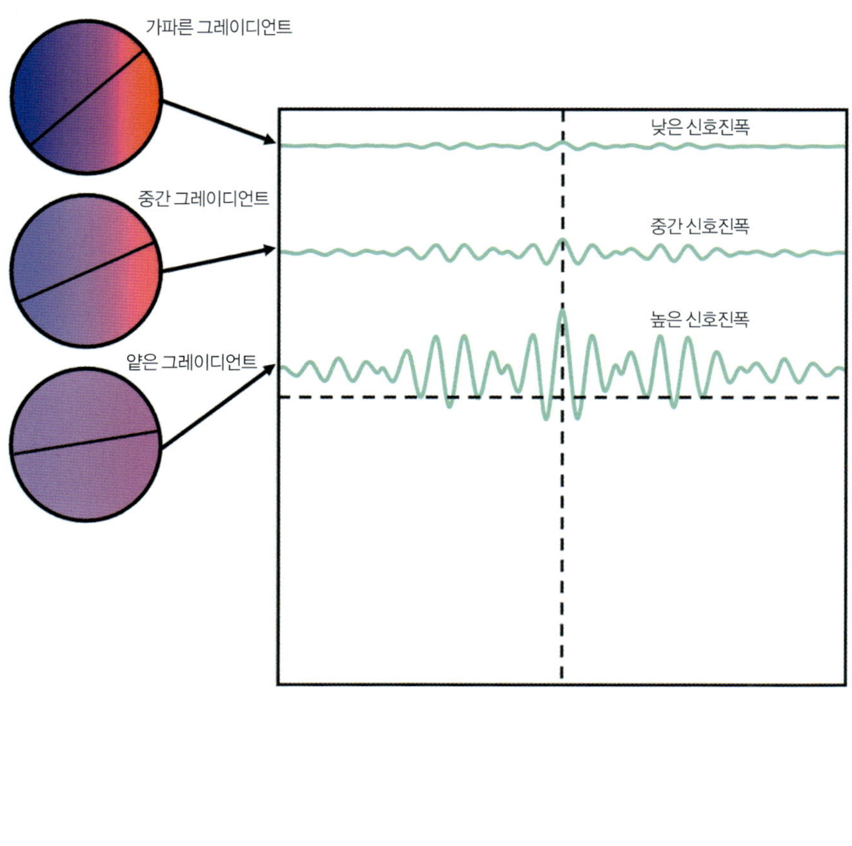

그림 3-4. 위상부호화에 따른 진폭

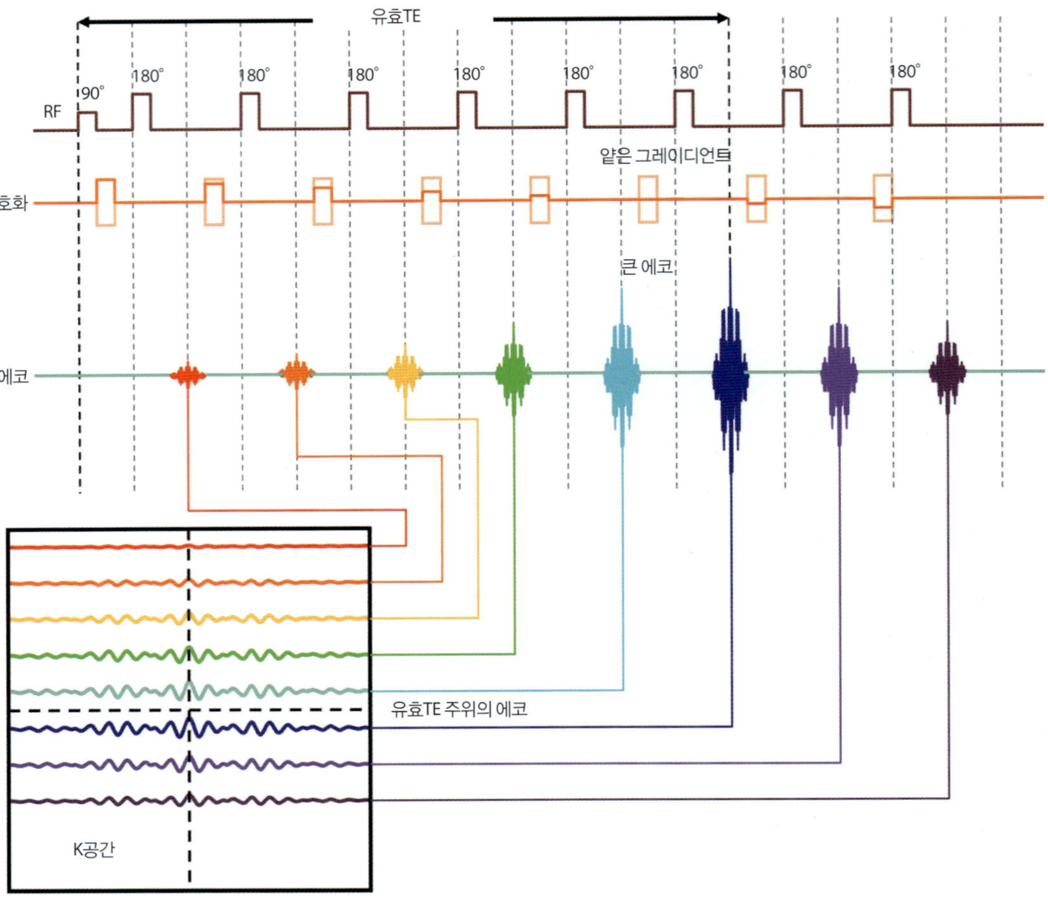

그림 3-5.
K공간 채움과 위상 재정돈

용도

일반적으로 고속스핀에코영상에서 수행하는 대조도는 스핀에코에서 수행하는 대조도와 비슷하기 때문에 이들 시퀀스는 대부분의 임상 응용에 도움이 된다. 현재 중추신경계통, 골반, 뼈대근육 부위에서는 스핀에코 대신 대부분 고속스핀에코를 사용한다. 가슴과 복부에서는 호흡보정 기법이 고속스핀에코 소프트웨어에 맞지 않을 경우 호흡 인공물이 가끔은 문제를 일으키기도 하지만, 고속스핀에코에서는 스캔시간이 좀 더 짧아서 환자가 호흡을 참는 동안 영상을 획득할 수 있으므로 이런 문제점을 보완할 수 있다. 그러나 스핀에코와 고속스핀에코 사이에는 두 가지 대조도 차이가 있으며 두 가지 모두 에코열의 180˚ 펄스가 좁은 간격으로 반복되는 데서 생겨난다. 첫째, 다중 RF펄스 multi-shot RF pulse 는 지방 속에서 스핀-스핀 상호작용의 효과를 감소시키며 이 때문에 T2 강조영상에서 지방은 더 밝게 나타난다(J-결합 J-coupling). 그러나 지방포화 기법을 사용하여 이 현상을 보정할 수 있다. 둘째, 180˚펄스를 반복 적용하면 자기화 전달효과가 감소된다. 예를 들면 근육이 고속스핀에코에서 스핀에코보다 좀 더 어둡게 나타난다. 아울러 다중 180˚ 펄스는 자기화율을 감소시키기 때문에 작은 출혈을 찾는 경우에는 좋지 않을 수 있다. 고속스핀에코영상에서는 서로 다른 T2 붕괴치를 가진 조직 가장자리에 영상흐려짐 현상이 나타난다. 이는 에코열 한 개가 진행되는 동안 채워진 K공간의 각 행 안에 TE가 다른 에코의 데이터가 들어 있기 때문이다. 긴 터보인자를 사용할 때, 신호진폭이 낮은 에코들이 K공간의 해상도에 기여한다. 이들 에코가 매우 약한 경우 영상해상도가 상실되고 흐려짐 현상이 나타난다. 그러나 긍정적인 측면도 있다. 고속스핀에코를 사용하는 경우 금속삽입물에서 생기는 인공물이 상당히 줄어든다. 이는 반복되는 180° RF 펄스가 자기장 불균일을 보정하기 때문이다.

매개변수

고속스핀에코의 매개변수는 일반적인 방법과 비슷하다. 그러나 여기서는 터보인자가 영상강조에서 중요한 역할을 담당한다. 긴 터보인자를 사용할수록 스캔시간이 짧아지지만, 잘못된 TE에 모인 데이터가 더 많으므로 결과 영상에는 여러 가지 혼합된 강조가 나타난다. T2강조 스캔에서는 이것이 그 정도로 중요하지는 않다. 강한 T2강조 데이터로 양성자밀도 데이터를 어느 정도 상쇄하기 때문이다. 반면 T1 및 양성자밀도강조에서는 보다 긴 터보인자가 영상 안에 너무 많은 T2강조를 넣으므로 더 짧은 터보인자를 사용해야 한다. 그러므로 T1강조영상에서는 T2강조만큼 많은 스캔시간을 절약하지 못한다. 고속스핀에코의 TR은 일반적인 TR에 비해 훨씬 긴 경우가 많다. 180° RF펄스를 실행하는 데 시간이 걸리고 따라서 주어진 TR에 사용할 수 있는 절편이 훨씬 적다. 터보인자가 증가함에 따라 TR마다 사용할 수 있는 절편의 개수는 줄어들며 때로는 필요한 절편 개수를 얻기 위해 TR을 상당히 늘려야 하는 경우도 있다. T1강조에서 TR을 늘리면 강조가 줄어든다. 따라서 이런 상황에서는 TR을 짧게 유지해야 하며 또한 해당 인체 부위를 모두 영상화하기 위해 여러 가지 획득을 수행해야 한다. 고속스핀에코에서 단축된 스캔시간이 늘어난 TR로 인해 상쇄되지만, 긴 에코열 덕분에 스캔시간을 엄청나게 절약한 것을 감안하면 TR이 늘어난 것은 별로 중요하지 않다.

단일고속스핀에코 Single shot fast spin echo, SS-FSE

단일고속스핀에코 single shot FSE, SS-FSE 또는 반푸리에획득 단일고속스핀에코 half Fourier acquisition single shot FSE, HASTE 라고 알려진 기법을 사용할 경우 훨씬 짧은 스캔시간 안에 고속스핀에코영상을 얻을 수 있다(그림 3-6). 이 기법에서는 K공간의 모든 행을 한 TR 내에 얻는다. SS-FSE는 부분푸리에 partial Fourier 기법과 고속스핀에코를 결합한 것으로, K공간의 행 절반은 한 TR 내에 얻고 나머지 절반은 계산된 거울 mirror 데이터를 채워 넣는다. 이때 매우 긴 에코열(64~128개)을 이용하여 모든 영상데이터를 한 TR 내에 얻기 때문에 스캔시간이 단축되지만 SNR이 감소하는 단점이 있다. 하지만 영상획득 시간이

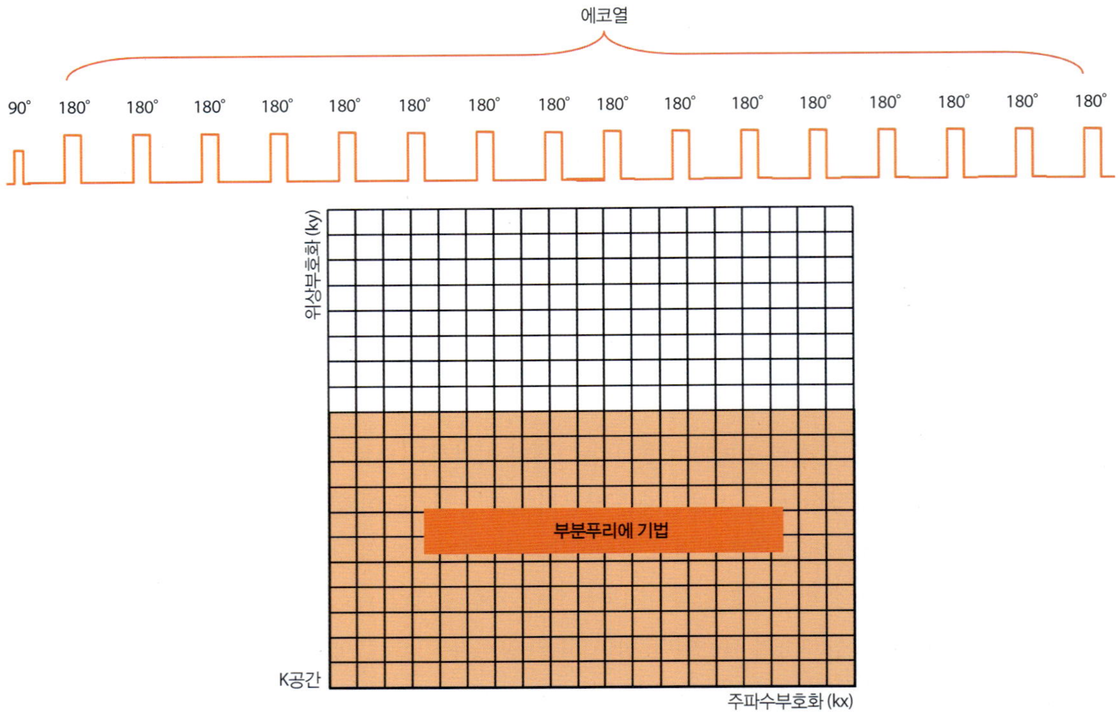

그림 3-6. 단일고속스핀에코펄스시퀀스

짧기 때문에 주로 움직임에 의해 영상의 흐림 혹은 인공물이 잘 발생되는 복부영상에 이용되고 있으며 특히 국소적 간 병변의 T2강조영상이나, MR 담도췌장영상 MR cholangiopancreatography, MRCP 그리고 MR 요로영상 MR urography, MRU 등에서 사용된다(그림 3-7).

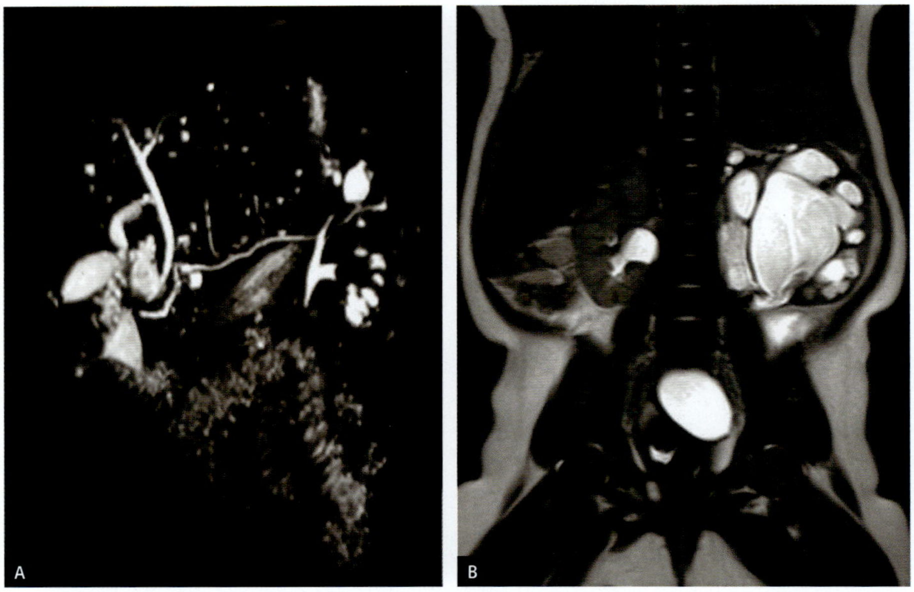

그림 3-7. 단일고속스핀에코펄스시퀀스를 이용한 MRCP (A) 및 MRU (B) 영상

드라이브 Drive (or driven equilibrium)

FSE의 또 다른 변형으로 에코열 끝부분에 역 숙임각 여기펄스를 가한다. 드라이브펄스 시퀀스는 다음 TR의 여기펄스 전에 역방향 여기펄스를 가하여 가로축자기화를 세로축자기화로 만든다. 물은 T1시간과 T2시간이 가장 길기 때문에, 이 가로축자기화의 대부분은 물로 이루어져 있고 따라서 결과 영상에 신호강도가 더 높게 나타난다. FSE에서 정상보다 짧은 TR을 사용하는 경우 이 시퀀스는 뇌척수액과 같은 액체성분 구조에서 신호강도를 높인다(그림 3-8, 9).

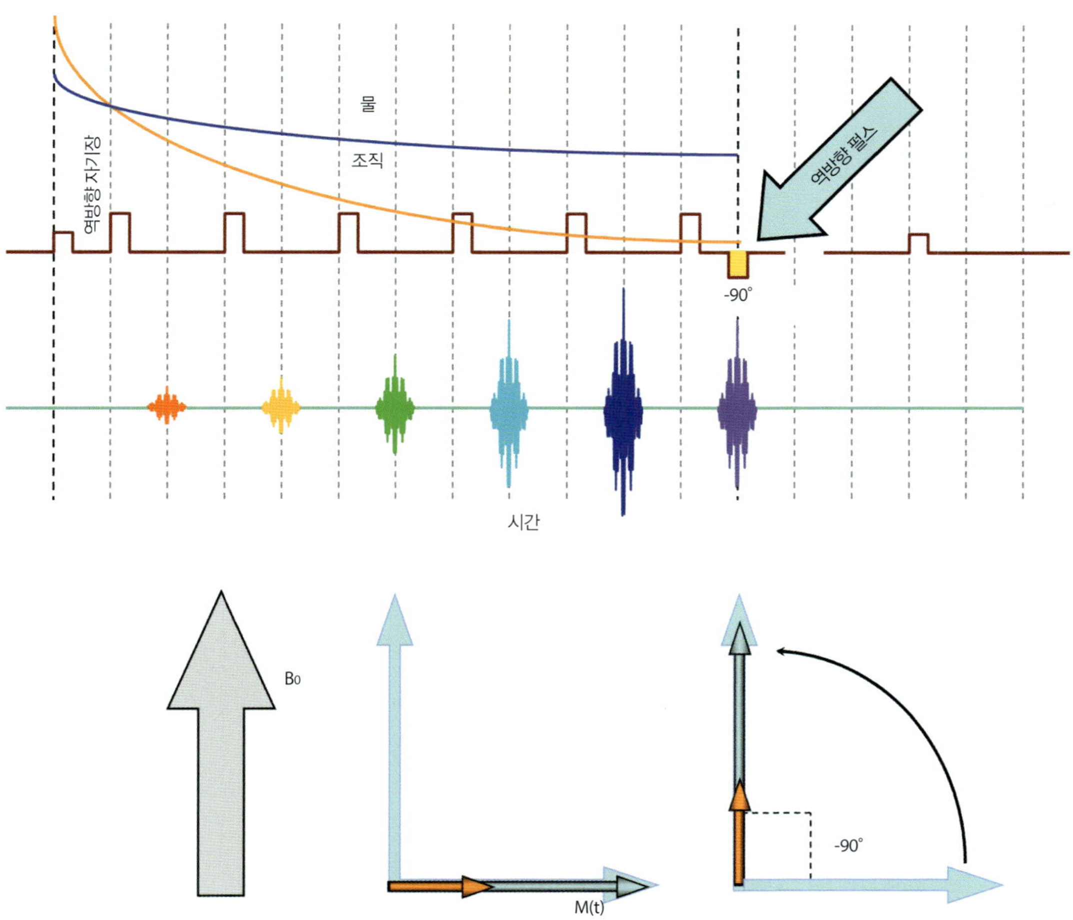

그림 3-8. 드라이브펄스시퀀스

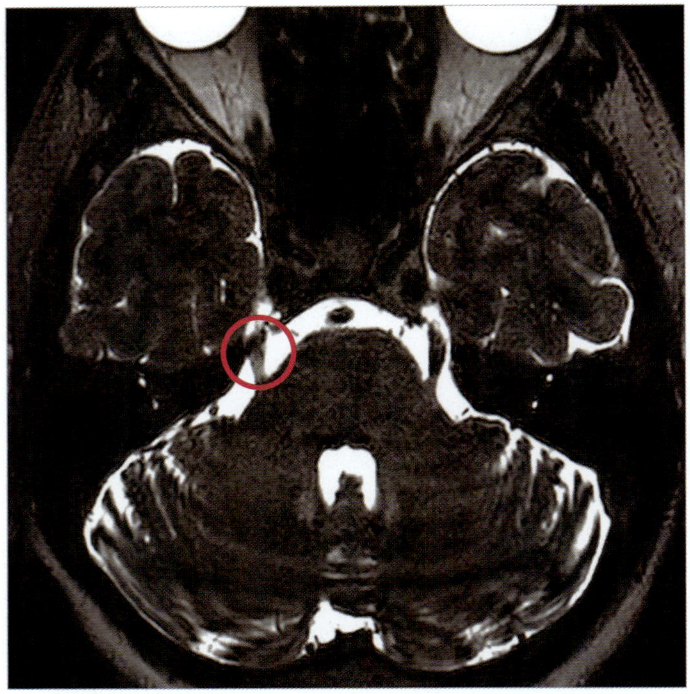

그림 3-9. 드라이브펄스시퀀스를 이용한 삼차신경영상

그레이디언트에코펄스시퀀스
Gradient echo pulse sequences

그레이디언트에코 Gradient echo, GE

기전

그레이디언트에코는 스핀에코와 같이 90°와 180°라는 두 개의 RF펄스 파형을 이용하지 않고 주로 90°보다 작은 하나의 RF펄스를 이용하여 자유유도붕괴 free induction decay, FID 신호로부터 영상을 얻는다. 그레이디언트에코펄스시퀀스는 다양한 숙임각을 사용하여 TR을 단축하고 스캔시간도 줄일 수 있다. 180° 재위상화 RF펄스보다는 그레이디언트를 사용하여 FID를 재위상화한다. 주파수부호화 그레이디언트를 이런 용도로 사용하는 것은 180° 펄스에 비해 보다 신속하게 적용하여 최소TE를 단축할 수 있기 때문이다. 처음에는 주파수부호화 그레이디언트를 음극으로 가하여 FID의 탈위상화 속도를 높이며, 그 다음에는 주파수부호화 그레이디언트의 극성을 바꾸어 그레이디언트에코를 재위상화한다. 그러나 그레이디언트에코가 자기장 불균일을 보정하지 않으므로 그 결과 에코에 매우 많은 T2*정보가 나타난다(그림 3-10).

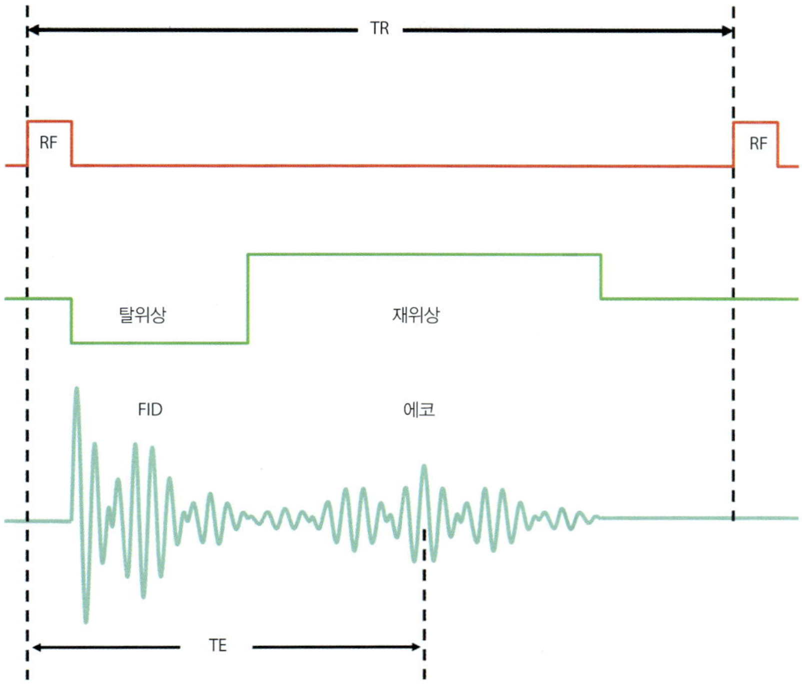

그림 3-10. 그레이디언트에코펄스시퀀스
주파수부호화 그레이디언트를 두 가지 극성으로 적용하면 어떻게 그레이디언트에코가 생성되는지 보여준다.

용도

그레이디언트에코펄스시퀀스는 T2*강조, T1강조, 양성자밀도강조를 얻는 데 사용된다. 그러나 180° 재위상화펄스가 없기 때문에 어떤 영상에서든 T2*강조가 항상 일정 정도 나타난다. 그레이디언트에코펄스시퀀스에서는 TR이 대폭 단축되며 이에 따라 스캔시간도 감소한다. 역동적인 대조도 증강을 얻거나, 복부에서 단일절편 호흡중지 획득을 수행하는 데 사용될 수 있다. 그레이디언트 재위상화는 절편을 선택하지 않기 때문에 그레이디언트에코시퀀스는 흐름에 매우 민감하다. 흐르는 핵이 사전에 미리 여기되어 있기만 하면 항상 신호를 보낸다. 이 때문에 그레이디언트에코시퀀스는 혈관조영 MR angiography 유형의 영상을 생성하는 데 사용될 수 있다.

항정상태자유세차 Steady state free precession, SSFP

항정상태 steady state 는 사전적 의미로는 생체의 활동이 동적 평형을 이루는 상태를 말한다. 즉 유체의 흐름 및 열, 물질 이동 따위의 동적 현상에서 각 상태를 결정하는 여러 가지 상태량이 시간적으로 변하지 않는 상태를 의미한다. 이는 TR이 조직의 T1, T2이완시간보다 짧을 때 발생하는데 펄스시퀀스가 반복되기 전에 가로축자기화가 붕괴할 시간이 없으므로 가로축자기화와 세로축자기화가 공존한다. 이런 상태가 되기 위해서는 수소가 여기펄스를 통해 얻은 에너지(숙임각에 의해 결정된다)와 TR 동안 잃은 에너지가 비슷해야 한다. 따라서 항정상태를 유지하여 데이터 획득이 수행되는 동안 자기화의 세로축 성분과 가로축 성분이 변하지 않도록 하는 숙임각과 TR의 임계치가 존재한다(그림 3-11).

일반적으로 TR은 20~50 ms, 숙임각은 30°~45° 정도로 함께 병행하면 항정상태를 얻을 수 있다. 항정상태가 유지될 때 자기화의 가로축 성분은 펄스시퀀스가 진행되는 동안 붕괴할 시간이 없기 때문에 수신기코일에 전압을 유도하여 영상대조도에 영향을 미친다. 이전에 여기시킨 결과로 생겨난 이러한 가로축자기화를 가리켜 잔여가로축자기화 residual transverse magnetization 라 한다. 이는 T2이완시간이 긴 조직(예를 들어, 물)이 영상대조도에 영향을 미치기 때문에 영상에서 밝게 나타난다. 일반적으로 말하면 TR이 너무 짧기 때문에 다음 여기펄스를 가하기 전까지 조직 내의 자기화가 T1이완시간 혹은 T2이완시간에 이르지 못한다. 따라서 항정상태에서는 조직의 T1 및 T2이완시간 차이 때문이 아니라 오히려 T2 대 T1의 비율 때문에 영상대조도가 생긴다. 즉 T1과 T2가 비슷한 조직에서 신호강도가 높게 나타난다. 인체에서는 물과 지방이 이런 유사성을 지니므로(지방은 T1 및 T2 시간이 짧고, 물은 T1 및 T2 시간이 길다) 항정상태자유세차펄스시퀀스에서 높은 신호를 내보낸다.

대부분의 그레이디언트에코펄스시퀀스에서는 항정상태를 가장 짧은 TR로 이용하기 때문에 스캔시간이 더 늘어나지 않는다.

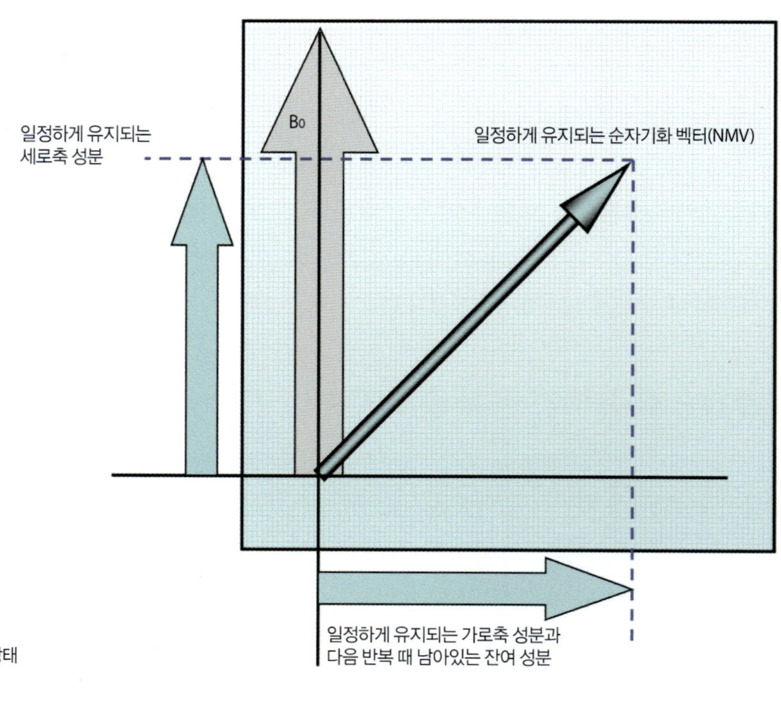

그림 3-11. 항정상태

에코생성

항정상태에서는 모든 조직의 T2 및 T1시간보다 작은 시간 간격으로 RF펄스를 반복해서 가하게 된다. 이 RF펄스열은 두 가지 신호를 발생시킨다.

- **FID 신호** | RF펄스가 중지된 뒤 그 결과로 발생하며 일단 재위상화되고 나면 TE에 따라 T2*나 T1 정보를 갖는다.
- **스핀에코** | 스핀에코 신호는 뒤이어 생기는 RF펄스와 같은 시간에 최고점에 이르며 T2*와 T2 정보가 들어 있다.

이런 현상이 생기는 것은 (총 진폭에 관계없이) 모든 RF펄스가 가로축자기화를 재위상화할 만큼 충분한 에너지를 갖기 때문이다. 이 에너지는 이전 RF여기펄스에서 남은 잔여가로축자기화를 재위상화하여 스핀에코를 생성한다. 이 스핀에코는 다음 RF펄스와 동시에 생기며, 이는 잔여가로축자기화가 재위상화하는 데 걸리는 시간과 처음에 탈위상화하는 데 걸리는 시간이 동일하기 때문이다.

그림 3-12, 13에서 최초 RF펄스(빨간색으로 보이는 RF펄스 1)는 FID (역시 빨간색으로 보인다)를 생성한다. 두 번째 RF펄스(오렌지색으로 보이는 RF펄스 2) 역시 FID (역시 오렌지색으로 보인다)를 생성한다. 그러나 RF펄스 1과 2 사이의 TR은 조직의 이완시간보다 짧기 때문에 RF펄스 2를 가할 때 여전히 가로축자기화가 나타난다. RF펄스 2가 FID를 생성하고, 첫 번째 RF펄스 이후 여전히 남아있는 잔여가로축자기화를 재위상화한다. 그 결과 스핀에코가 생성된다. 이는 세 번째 RF펄스(파란색으로 보이는 RF펄스 3)와 동시에 생기며, 그 이유는 가로축자기화를 재위상화하는 데 걸리는 시간과 탈위상화하는 데 걸리는 시간이 동일하기 때문이다. 따라서 RF펄스 3에는 두 가지 신호가 있다. RF펄스 3의 여기 속성 때문에 생기는 FID가 하나이고 다른 하나는 RF펄스 1이 생성하고

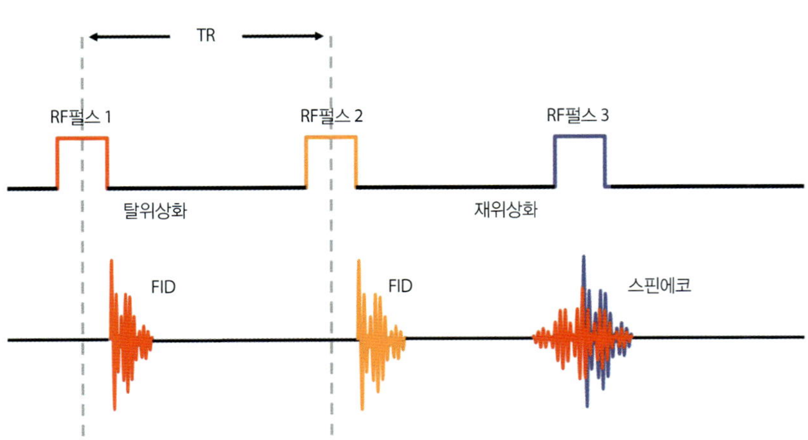

그림 3-12. 항정상태 I에서 생성되는 에코

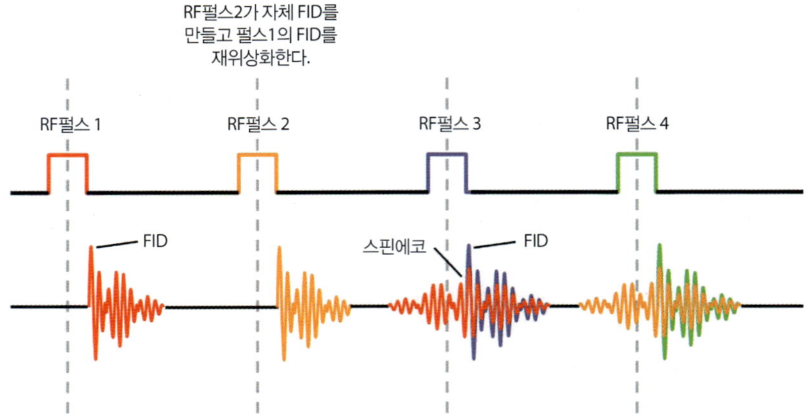

그림 3-13. 항정상태 II에서 생성되는 에코

RF펄스 2가 재위상화한 스핀에코(빨간색으로 나타난다)이다.

어떠한 RF펄스이든 두 개가 스핀에코 한 개를 생성한다. 첫 번째 RF펄스는 핵의 총 진폭에 관계없이 핵을 여기하며, 두 번째 RF펄스는 FID와 여전히 남아있는 모든 잔여 자기화를 재위상화하여 스핀에코 한 개를 만든다(그림 3-12, 13). 대부분의 그레이디언트에코펄스시퀀스에는 FID와 자극에코에서 얻은 데이터가 들어 있다. 이들 중 어느 것이 계수화되어 결과 영상에 사용되는가에 따라 이들의 대조도가 결정된다. 실제로 에코는 매우 빠른 시간 안에 생성되기 때문에 FID신호의 끝부분이 자극에코와 뒤섞이게 되고, 그 결과 진폭이 변동하는 연속 신호로 나타난다. 그러나 단순화시키기 위해 이 장의 도표에서는 따로 나누어 보여준다.

반전회복 Inversion recovery

기전

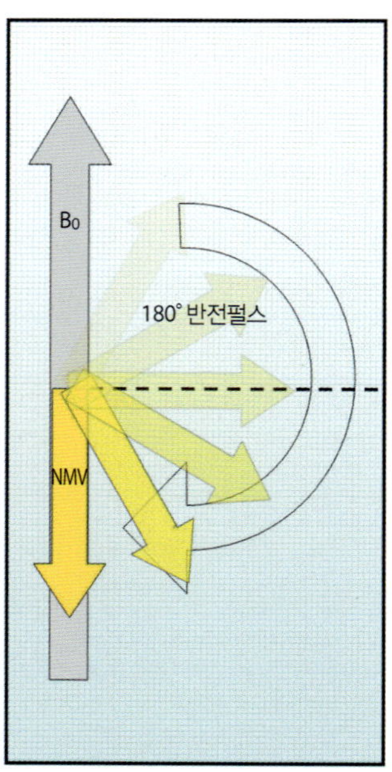

그림 3-14. 반전회복펄스시퀀스에서 사용되는 180° 반전펄스

반전회복은 MRI 초창기에 저자기장 장치에 뚜렷한 T1대조도를 부여하기 위한 목적으로 개발되었다. 그러나 스캔시간이 상대적으로 길고, 고자기장 초전도 장치가 널리 사용되면서 이 시퀀스를 많이 사용하지 않았다. 그러나 고속스핀에코와 한데 결합시켜 사용하는 방법이 생기면서 다시 등장하게 되었고 몇 분만에 영상을 생성해냈다. 비록 낮은 자기장에서는 여전히 T1대조도 용도로 이 시퀀스를 사용하지만, 통상적으로는 긴 TE 및 T2강조와 함께 사용할 때 특정 조직에서 신호가 나오는 것을 억제하기 위해 이 시퀀스를 사용한다. 반전회복이란 180° 반전펄스로 시작되는 펄스시퀀스이다. 순자기화 벡터 net magnetization vector, NMV 를 180° 반전시켜 완전 포화로 바꾼다(그림 3-14).

반전펄스가 제거되면 NMV는 다시 B_0로 이완되기 시작한다. 이처럼 180° 반전펄스를 가한 이후 다시 일정 시점에 90° 여기펄스를 가한다. 이 일정 시점은 반전시간 inversion time, TI 이라고 알려져 있다. 그 후 다시 180° 재위상화펄스를 가하여 TE에 에코를 생성한다(그림 3-15). 결과 영상의 대조도는 기본적으로 TI의 길이에 따라 달라진다. 가로면 전체에 걸쳐 NMV가 반전에서 회복되는 동안 90° 여기펄스를 가하면 각 벡터의 세로축 회복량에 따라 영상의 대조도가 달라진다(이는 스핀에코에서도 동일하다). 180° 반전펄스가 완전 포화를 일으키고 지방과 물 사이에 커다란 대조도 차이를 만들어내므로 결과 영상에는 강한 T1강조가 생긴다(그림 3-16). NMV가 완전히 회복될 때까지 90° 여기펄스를 가하지 않으면, 지방과 물이 완전히 이완되기 때문에 양성자밀도강조영상이 생긴다(그림 3-17).

용도

반전회복은 전통적으로 해부학적 구조를 보여주기 위해 T1강조영상을 만드는 데 사용되었다(그림 3-16). 180° 반전펄스는 지방과 물의 큰 대조도를 만들어낸다. 이는 각 회복이 시작되는 시점에 지방과 물의 벡터가 완전 포화되어 있기 때문이다. 따라서 일반 스핀에코에서 조직이 가로면에서부터 회복되는 것과는 반대로 반전회복에서는 완전 포화에서부터 회복되기 시작한다. 이 때문에 시간이 늘어나 각 조직 사이에 T1 회복시간 차이가 나타나게 되고 반전회복펄스시퀀스는 일반 스핀에코에 비해 더 강한 T1강조를 만들어낸다. 가돌리늄 gadolinium, Gd 을 사용하면 기본적으로 특정 조직의 T1시간이 단축되기 때문에 반전회복펄스시퀀스는 조영제를 주사한 후 증강된 조직의 신호를 높인다.

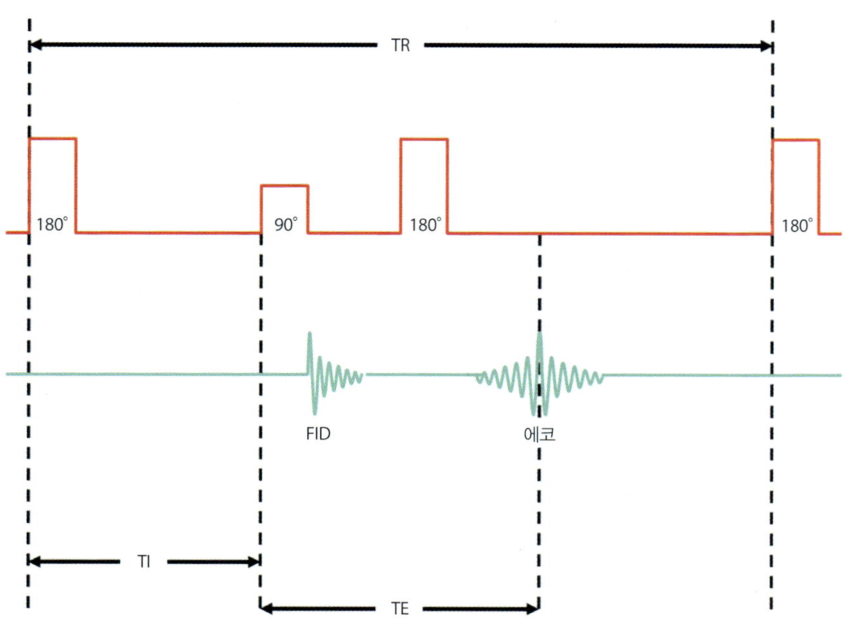

그림 3-15. 반전회복펄스시퀀스

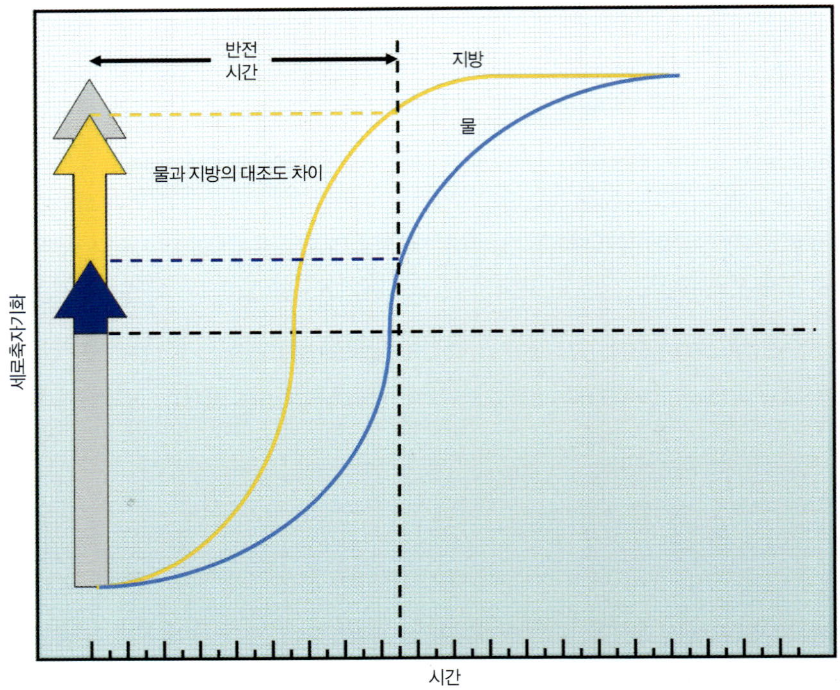

그림 3-16. 반전회복에서의 T1강조

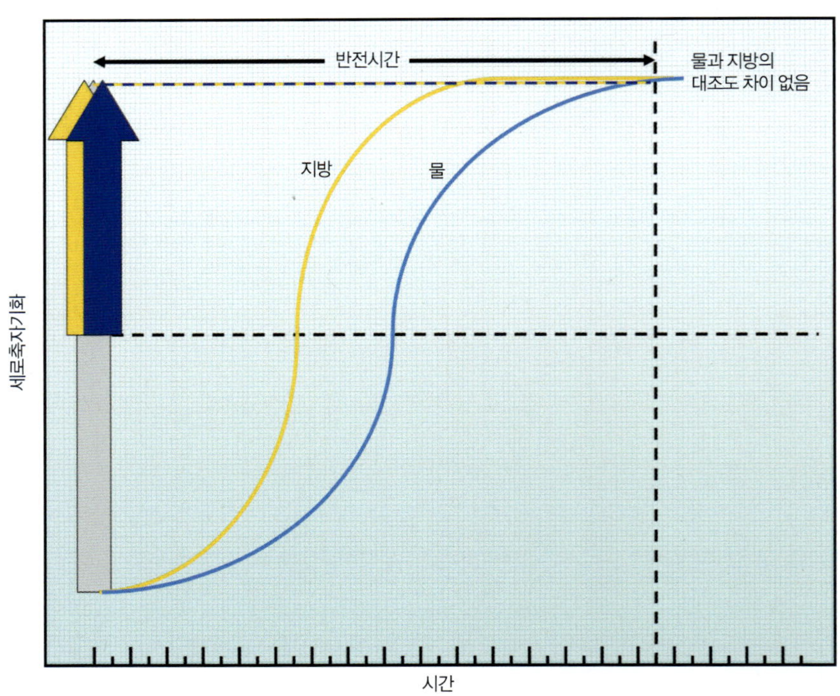

그림 3-17. 반전회복에서의 양성자밀도강조

고속반전회복

반전회복 변형 시퀀스는 180° 반전펄스에 이어 TI 이후 90° 여기펄스와 180° RF펄스열이 와서 고속스핀에코에서처럼 K공간의 여러 행을 채운다. 스캔시간이 많이 줄어들어 임상 영상에서 고속반전회복펄스시퀀스가 다시 등장하게 되었다. 그러나 고속반전회복은 T1강조영상을 만들기 위한 용도보다는 통상 T2강조와 함께 사용되어 특정 조직의 신호를 억제하고 물과 병리조직이 높은 신호를 내도록 하는 데 사용된다. 이 범주에 속하는 중요한 두 가지 시퀀스는 짧은시간반전회복 STIR 과 액체감쇠반전회복 FLAIR 이다.

짧은시간반전회복 Short tau inversion recovery, STIR

기전

짧은시간반전회복은 반전회복펄스시퀀스의 하나이며, 여기서 사용하는 TI는 지방이 완전반전에서 가로면으로 회복되어 더 이상 지방에 대응되는 세로축자기화가 존재하지 않을 때까지 걸리는 시간과 일치한다. 이를 가리켜 소거지점 null point 이라고 한다(그림 3-18). 90° 여기 펄스를 가할 때 지방의 세로축 성분은 존재하지 않는다. 이후 여기펄스에 의하여 가로축 성분은 존재하지 않게 되고 지방의 신호는 나오지 않는다. 비록 자기장

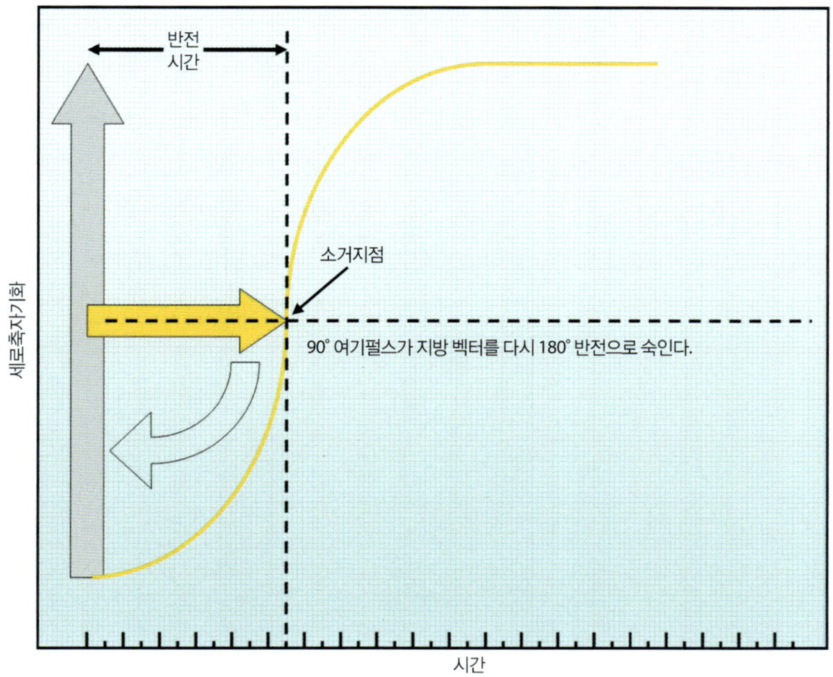

그림 3-18. STIR

세기에 따라서 약간씩 수치가 달라지지만 100~175 ms의 TI로 지방을 억제한다. 조직에서 나오는 신호를 없애는 데 필요한 TI는 0.69×T1이완시간이다. STIR를 조영증강과 함께 사용해서는 안 된다는 점을 특히 유의해야 한다. 조영증강은 증강하는 조직들의 T1시간을 줄이며 이로 인해 조직이 밝게 나타난다. 이들 조직의 T1시간이 단축되어 지방의 T1시간에 근접한다. 따라서 STIR펄스시퀀스에서는 증강조직 enhancing tissue 이 무효화된다.

STIR의 매개변수 |

- 짧은 TI (tau): 150~175 ms (자기장세기에 따라 지방을 억제하기 위해)
- 긴 TE: 50 ms+ (병리조직의 신호를 증강하기 위해)
- 긴 TR: 4,000 ms+ (완전히 회복되기 위해)
- 긴 터보인자: 16~20 (병리조직의 신호를 증강하기 위해)
- 평균 스캔시간: 5~15분

용도

STIR는 뼈대근육영상에서 매우 중요한 시퀀스이다. 이 시퀀스에서 지방과 골수가 포함된 정상적인 뼈는 억제되고 뼈의 타박상이나 종양 등, 뼈 내부의 병터가 보다 선명하게 보이기 때문이다(그림 3-19). 또한 일반적인 MR 영상에서 지방을 억제하는 데도 매우 유용한 시퀀스이다.

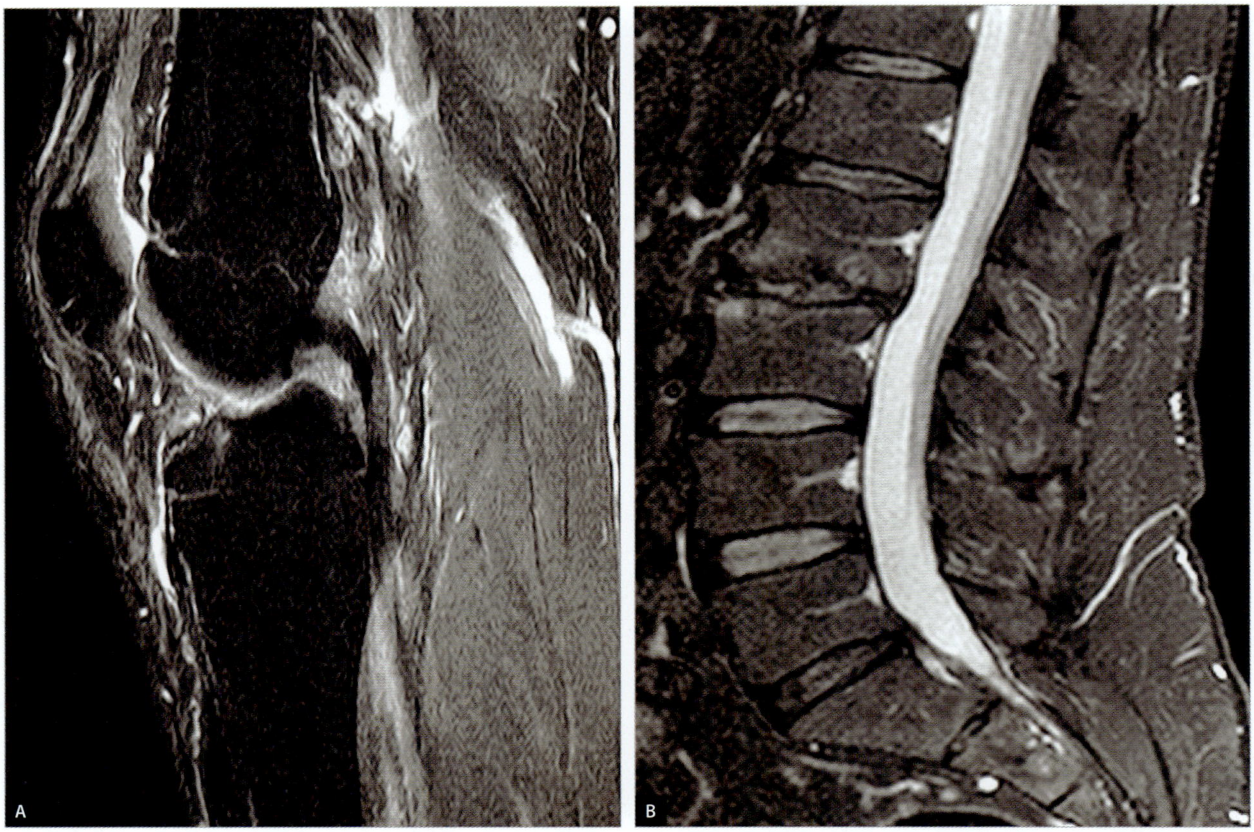

그림 3-19. STIR펄스시퀀스 적용 무릎관절(A) 및 허리뼈(B) 영상
정상적인 뼈 골수는 무효화되었다. 관절에 있는 윤활액은 신호가 높다. TE가 길어서 T2강조영상이 되었기 때문이다.

액체감쇠반전회복 Fluid attenuated inversion recovery, FLAIR

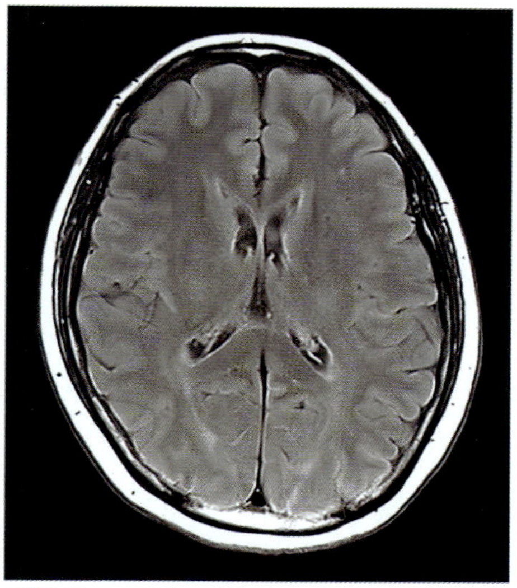

그림 3-20. FLAIR 영상(TR 9,000 ms, TE 100 ms, TI 2,500 ms)

기전

액체감쇠반전회복은 반전회복펄스시퀀스의 또 다른 변형이다. 이 변형 시퀀스는 180° 펄스 인가 후 뇌척수액 cerebrospinal fluid, CSF 이 180°에서 가로면으로 회복되는 시간과 일치하는 TI를 선택하면 CSF에서 나오는 신호가 무효화된다. TI를 CSF가 가로면에 오는 순간과 일치시키면 세로축자기화는 존재하지 않는다. 이때 90° 여기펄스를 가해도 CSF의 세로축 성분이 없으므로 여기 이후 가로축 성분이 나타나지 않으며 CSF에서 신호가 나오지 않는다. FLAIR는 T2강조영상에서 CSF의 높은 신호를 억제하여 CSF 부근에 있는 병리조직이 보다 선명하게 보이도록 하는 데 사용된다(그림 3-20). 1,700~2,200 ms의 TI로 CSF를 억제할 수 있다(물론 자기장세기의 차이에 따라 수치가 조금씩 달라지며, CSF의 T1이완시간에 0.69를 곱하면 수치를 얻을 수 있다).

용도

FLAIR는 CSF에서 높은 신호가 나오지 않기 때문에 뇌와 척추 영상에서 뇌실 주위와 척수의 병터를 좀 더 선명하게 보는 데 사용된다. 다발경화증, 급성거미막밑출혈, 수막염을 시각화하여 보여주는 데 특히 유용하다. 때로는 병터를 증강시키기 위해 가돌리늄을 사용하기도 한다. 그러나 대조도기전은 T1축소가 아니라 T2연장을 바탕으로 한다. 뇌영상에서 사용하는 이 시퀀스의 또 다른 변형은 백색질의 소거지점과 일치되는 TI를 선택하는 것이다. 이렇게 하면 정상 백색질에서 나오는 신호가 없어져서 백색질 내부 병터가 훨씬 더 밝게 보인다. 이 시퀀스(대략 300 ms의 TI가 필요하다)는 뇌실주위 백색질연화증, 선천성 회색질/백색질 이상과 같은 백색질 병터를 찾는 데 매우 유용하다.

FLAIR의 매개변수 |

- 긴 TI: 1,700~2,200 ms (자기장세기에 따라 CSF를 억제하기 위해)
- 긴 TE: 70 ms+ (병리조직에서 나오는 신호를 증강하기 위해)
- 긴 TR: 6,000 ms+ (완전히 회복되기 위해)
- 긴 터보인자: 16~20 (병리조직에서 나오는 신호를 증강하기 위해)
- 평균 스캔시간: 13~20분

에코평면영상 Echo planar imaging, EPI

MR 영상의 형성은 K공간의 행을 한 번에 한 개 이상을 채울 때 스캔시간은 많이 단축된다. 이 개념을 최대한 확대하면 반복주기가 한 번 지나는 동안 모든 행을 채울 때 스캔시간이 가장 짧아진다는 의미가 된다. 이것이 바로 에코평면영상의 기본원리이다. EPI는 일종의 자기공명 획득방법으로, 모든 획득 데이터를 모아 단일 에코열로 K공간의 모든 행을 채운다. 이를 위해 다중에코가 발생하고 각 에코는 서로 다른 기울기를 이루는 그레이디언트에 의해 위상부호화되어 단일 TR주기 안에 K공간의 모든 행을 채운다.

예를 들어 128 위상매트릭스가 필요하면 128개 에코가 들어있는 에코열 한 개가 만들어져 각각 개별적으로 위상부호화한 뒤 단일 TR주기 안에 K공간의 128개 행을 채운다. 한 반복주기에 K공간을 모두 채우기 위해 주파수부호화와 위상부호화 그레이디언트가 재빨리 가동되었다가 꺼지면서 방향을 전환시켜야 한다. 이것이 단일고속영상(SS-FSE에서 이용된다)과 EPI의 기본원리이다. EPI에서는 전형적으로 주파수부호화 그레이디언트의 진동이 신호를 발생시킨다. 일반적으로 EPI는 그레이디언트에코에코평면영상 gradient echo EPI, GE-EPI 과 스핀에코에코평면영상 spin echo EPI, SE-EPI 이 있다.

GE-EPI에서는 어떤 각도의 숙임각이든 여기펄스로 시작되며 뒤이어 그레이디언트에코의 EPI 주파수부호화가 수행된다(그림 3-21). 여기에서는 몇 ms 단위의 TR 한 주기가 지나는 동안 영상을 획득한다. 그레이디언트에코는 스핀에코보다 더 적은 시간에 집약할 수 있기 때문에 SE-EPI보다 GE-EPI가 더 빨리 영상을 획득할 수 있다. 하지만 GE-EPI 영상에는 일반적인 그레이디언트에코영상에서 발생되는 동일한 단점의 인공물이 나타난다.

SE-EPI에서는 90° 여기펄스와 180° 재위상화펄스 후 주파수부호화 그레이디언트에 의해 신호를 발생한다(그림 3-22). 재초점펄스를 가하면 자기장 비균일성 및 화학이동

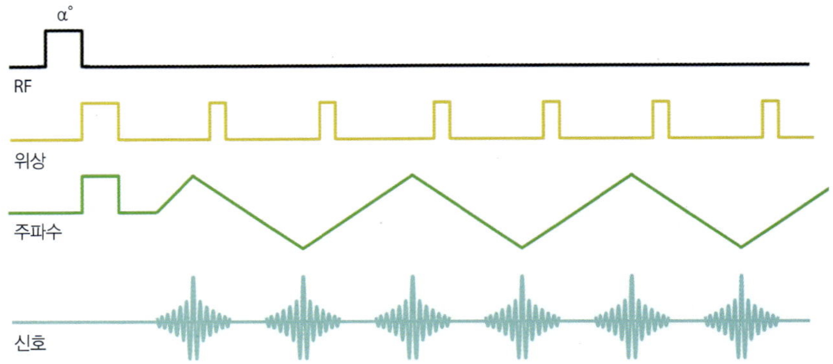

그림 3-21. GE-EPI시퀀스

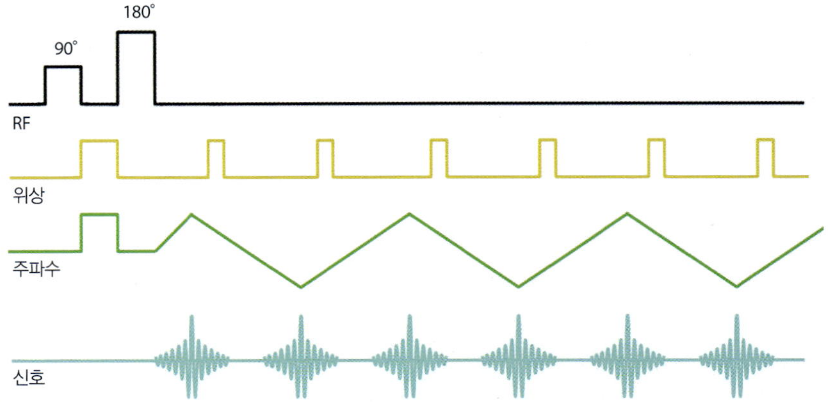

그림 3-22. SE-EPI시퀀스

으로 인한 몇 가지 인공물을 제거하는 데 도움이 된다. SE-EPI는 스캔시간이 더 길지만 GE-EPI에 비해 일반적으로 영상의 질이 좋다. EPI 시퀀스 앞에는 어떤 유형의 RF펄스든 배치할 수 있다. 그 한 예가 EPI-FLAIR이다. 여기에서는 CSF를 무효화하지만, 일반적인 FLAIR시퀀스에 비해 시퀀스가 매우 빠르다.

K공간 zig-zag형 채움

K공간을 채우려면 주파수부호화 그레이디언트가 양극에서 음극으로 신속하게 전환되어야 한다. 양극일 때에는 K공간의 행 한 개를 왼쪽에서 오른쪽으로 채우고, 음극일 때에는 오른쪽에서 왼쪽으로 행 한 개를 채운다. 그레이디언트 극성을 이렇게 빨리 전환하면, 여기펄스 이후 생성된 FID를 재위상화하여 해당 에코열 내에 그레이디언트에코를 생성한다. 주파수부호화 그레이디언트의 극성이 매우 빨리 전환되기 때문에 진동한다는 표현을 쓰기도 한다. 또한 위상 그레이디언트는 신속하게 가동되었다가 꺼졌다가 해야 하지만 이런 유형의 K공간횡단에서 극성이 바뀔 필요는 없다. 위상 그레이디언트를 맨 처음 가할 때는 최대 양극 방향으로 맨 위의 행을 채운다. 다음 번(에코열에서 다음 에코를 부호화하기 위해 적용할 때)에도 여전히 양극 방향이지만 그레이디언트 크기가 조금 줄어들어 밑에 있는 다음 행을 채운다. K공간 안쪽에 도달한 뒤 위상 그레이디언트가 음극으로 바뀌고 아래쪽 행을 채울 때까지 이 과정이 계속 반복된다. 그레이디언트 크기는 점차 증가하다가 마침내 최대 음극에 도달하여 K공간의 아래쪽 행을 채운다. 이런 유형의 그레이디언트 전환을 블리핑 blipping 이라 한다(그림 3-23). 이런 유형의 단일 single-shot

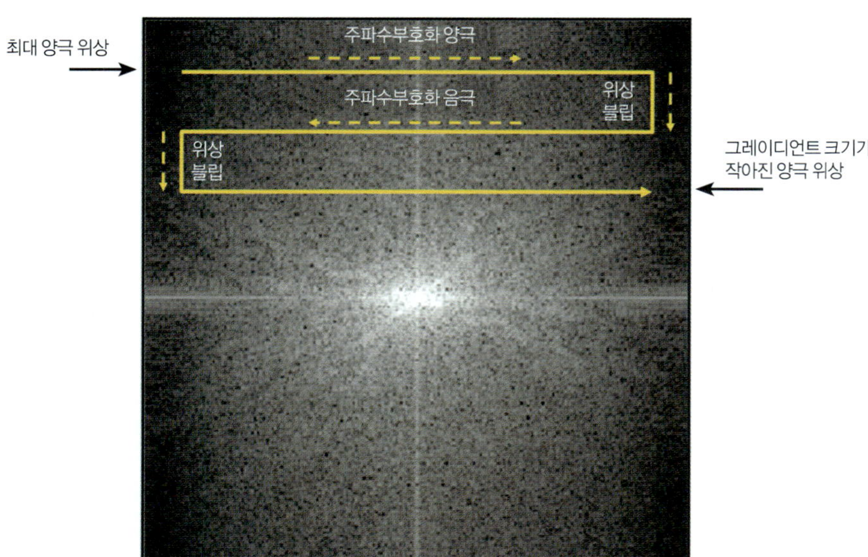

그림 3-23. EPI에서의 K공간 zig-zag 채움

영상은 비록 모든 행이 한 TR 안에 채워지기는 하지만 한 개씩 채워지는 가장 단순한 K공간의 zig-zag 채움 형태이다.

K공간 나선형 채움

그림 3-24에 나와 있는 것은 좀 더 복잡한 유형의 K공간 횡단이다. 이 예에서는 주파수부호화 및 위상부호화 그레이디언트가 신속하게 극성을 전환하면서 진동한다. 이러한 나선형 spiral 유형의 K공간 횡단에서는 주파수부호화 그레이디언트가 진동하면서 왼쪽에서 오른쪽으로, 그런 다음에는 오른쪽에서 왼쪽으로 행을 채워나간다. K공간 채움은 안쪽에서 시작되며 위상 그레이디언트도 진동하면서 위쪽 절반의 행 한 개를 채운 뒤 아래쪽 절반의 행 한 개를 채운다. 이를 좀 더 분명하게 이해하기 위해 그림 3-24의 K공간 중앙에 펜을 놓고 각 그레이디언트의 크기와 극성을 계산하면서 펜을 계속 움직인다. 이때 펜은 용지에서 떨어지지 않고 나선형으로 한번에 그리는 방식이다. 나선형으로 한 번의 TR 동안 K공간을 채우는 방법을 나선형 spiral 채움이라고 한다.

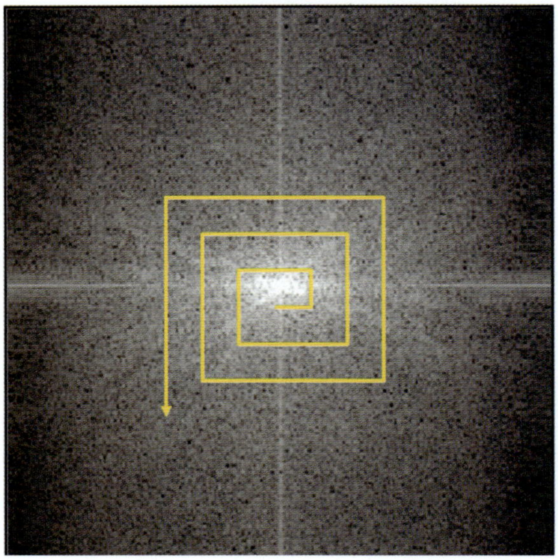

그림 3-24. K공간의 나선형 채움

제조사별 약어 비교표

	GE	Philips	Siemens	Toshiba
결집그레이디언트에코	GRASS	FFE	FISP	SSFP
고속그레이디언트에코	Fast GRASS/SPGR	TFE	Turbo FLASH	Fast FE
고속스핀에코	FSE	TSE	TSE	FSE
공간사전포화	SAT	REST	SAT	Pre Sat
선대칭그레이디언트에코	FIESTA	BFFE	True FISP	True SSFP
그레이디언트모멘트위상화	Flow comp	Flow comp	GMR/Flow Comp	FC
둘러겹침방지	No phase wrap	Foldover suppression	Oversampling	Anti-Aliasing
비결집그레이디언트에코	SPGR	T1FFE	FLASH	FastFE
스핀에코	SE	SE	SE	SE
여기횟수	NEX	NSA	Average	NSA
액체감쇠반전회복	FLAIR	FLAIR	FLAIR	FastFLAIR
에코평면영상	EPI	EPI	EPI	EPI
반전회복	IR, MPIR, FastIR	IR-TSE	IR, Turbo IR (TIR)	IR
직사각형FOV	PartialFoV (PFoV)	Rectangular FoV	FoVPhase/ Rectangular FoV	Rectangular FoV
짧은 시간 반전회복	STIR	STIR	STIR	FastSTIR
평행영상	ASSET/ARC	SENSE	mSENSE /GRAPPA	SPEEDER
항정상태자유세차	SSFP	T2FFE	PSIF	
호흡보정	Respiratory Comp	Trigger; PEAR	Respiratory Gated	Respiratory Gated

약어설명

약어	풀이
AC	획득횟수 I number of acquisitions
ASSET	정렬 공간 및 민감도부호화기법 I array spatial and sensitivity encoding technique
CE FAST	대조도증강 I FAST contrast enhanced FAST
FAST	푸리에 획득 항정상태 기법 I Fourier acquired steady state technique
FFE	고속 장 에코 I fast field echo
FIESTA	자유유도에코 자극획득 I free induction echo stimulated acquisition
FISP	자유유도항정상태 I free induction steady precession
FLAIR	액체감쇠반전회복 I fluid attenuated inversion recovery
FLASH	고속 저각도샷 I fast low angled shot
Flow comp	흐름보정 I flow compensation
FSE	고속스핀에코 I fast spin echo
GMR	그레이디언트모멘트재위상화 I gradient moment rephasing
GRASS	항정상태에서의 그레이디언트 획득 I gradient recalled acquisition in the steady state
iPAT	통합 평행획득 기법 I integrated parrallel acquisition technique
MAST	움직임인공물 억제 I motion artefact suppression
MP RAGE	자기화예비 신속 그레이디언트에코 I magnitization prepared rapid gradient echo
NEX	여기횟수 I number of excitation
NSA	신호균분횟수 I number of signal averages
PEAR	위상부호화 인공물감소 I phase encoding artefact reduction
RAM FAST	신속 획득 매트릭스 I FAST rapid acquisition matrix FAST
REST	구역 포화 기법 I regional saturation technique
SENSE	민감도부호화 I sensitivity encoding
SMASH	공간조화 동시획득 I simultaneous acquisition of spatial harmonics
SSFP	항정상태 자유세차 I steady state free precession
STIR	짧은 시간 반전회복 I short tau inversion recovery
TFE	터보 장 에코 I turbo field echo
TSE	터보 스핀에코 I turbo spin echo
Turbo FLASH	자기화예비 서브 두 번째 영상 I magnetization prepared sub second imaging

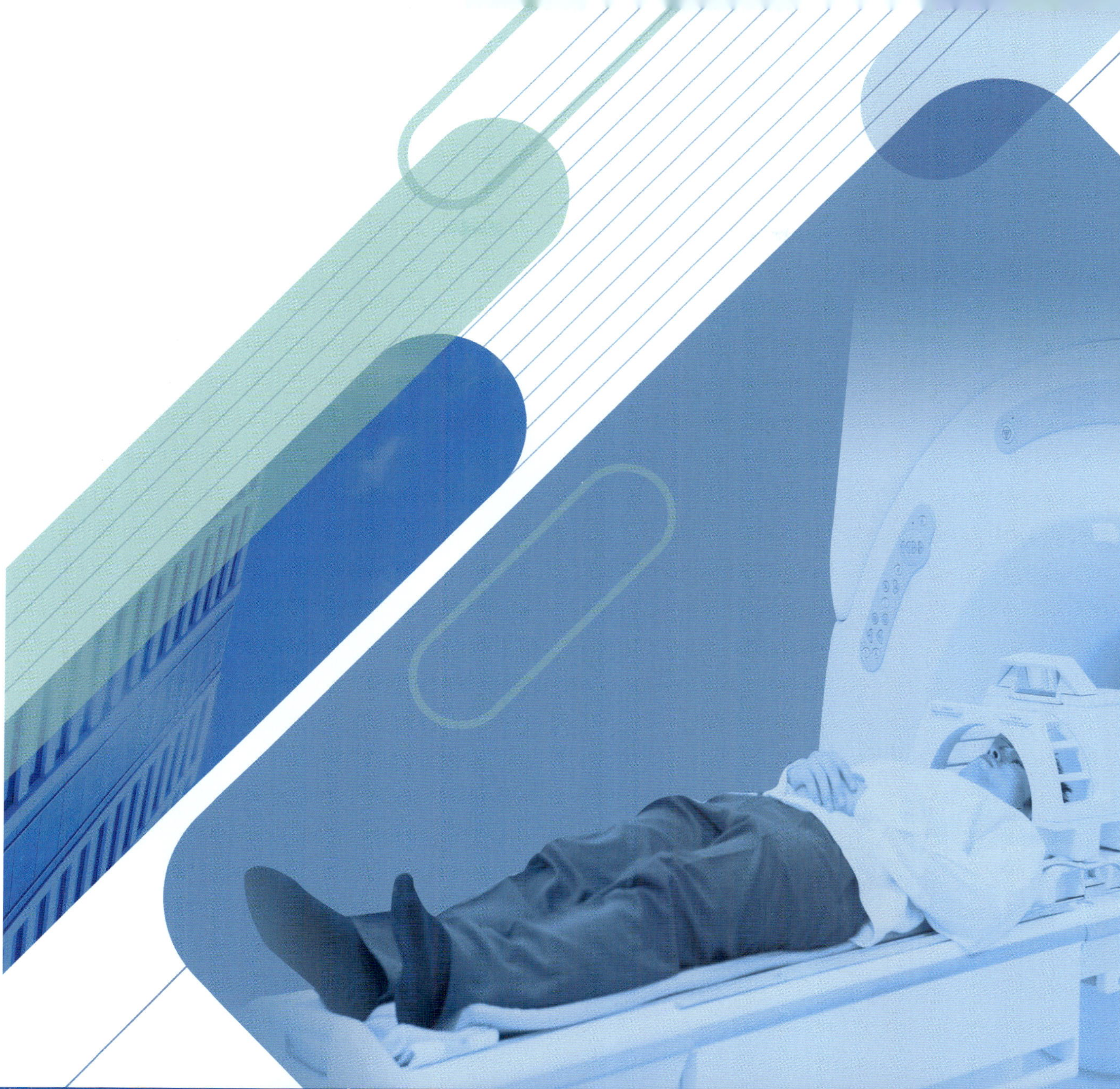

04 부호화와 영상형성

개요

이번 장에서는 자기공명현상을 이용해서 영상을 만드는 과정을 공부할 것이다.

이미 우리는 자기공명현상을 공부하였다. 정자기장에 노출된 인체의 양성자 proton 는 자기회전비율과 정자기장의 세기에 비례하는 세차운동을 한다. 세차주파수와 같은 크기의 RF펄스를 인가하면 공명현상을 통해서 순자기화 벡터를 가로축자기화로 변환할 수 있다. 가로축에서 순자기화 벡터는 세차주파수와 같은 속도로 회전운동을 하게 되고, 정자기장과 수직인 방향에 코일을 위치시키면, 순자기화 벡터의 회전운동에 따른 유도 전류가 코일에 발생한다. 이 유도 기전력이 MR 신호이다.

현재 자기공명현상을 통해서 얻은 신호는 정자기장에 노출된 인체에서 발생한 신호이다. 이렇게 수집된 신호로 영상을 만들기 위해서는 각각의 신호가 발생한 위치를 알아야 한다. 신호가 발생한 위치에 맞게 신호를 배열하고 그 크기를 명암으로 표현하면 자기공명영상을 구성할 수 있다. 자기공명신호에 위치정보를 부여하는 과정은 그레이디언트자기장을 이용한다. 이제 자기공명영상을 만드는 과정에서 그레이디언트자기장의 역할에 대해서 알아보자.

자기공명영상이 형성되는 과정을 살펴보자. 첫 번째는 영상화하려는 절편을 선택하여 신호를 발생시킨다. 두 번째로 선택된 절편에서 신호의 위아래, 좌우의 위치정보를 구분할 수 있게 처리한다. 각각의 위치정보가 부여된 신호를 수집한 후 원래의 위치에 맞게 신호를 배열한다. 신호 크기에 비례하여 흑백 단계로 표현하면 자기공명영상으로 표현된다.

그레이디언트 Gradient

그레이디언트자기장은 정자기장을 형성하는 코일 외에 추가적으로 설치된 그레이디언트자기장 코일을 사용하여 만들어낸다. 그레이디언트자기장 코일에 정자기장을 형성한 방향과 같은 방향으로 전류를 흘려주면 정자기장의 방향과 같은 방향으로 자기장이 형성되어, 그레이디언트자기장이 있는 위치에서는 정자기장과 그레이디언트자기장이 더해서 자기장의 세기가 커지게 된다. 이와 반대로 그레이디언트자기장 코일에 정자기장을 형성한 방향과 반대 방향의 전류를 흘려주면, 정자기장의 방향과 반대 방향으로 그레이디언트자기장이 형성되어 원래의 정자기장보다 작은 자기장이 형성된다.

그림 4-1에서 빨간색으로 표현한 오른쪽은 그레이디언트자기장을 이용해서 정자기장의 세기를 크게 하였고, 보라색의 왼쪽은 그레이디언트자기장을 이용해서 정자기장의 세기를 작게 하였다. 그레이디언트자기장을 인가한 후 원통에 형성된 정자기장은 왼쪽

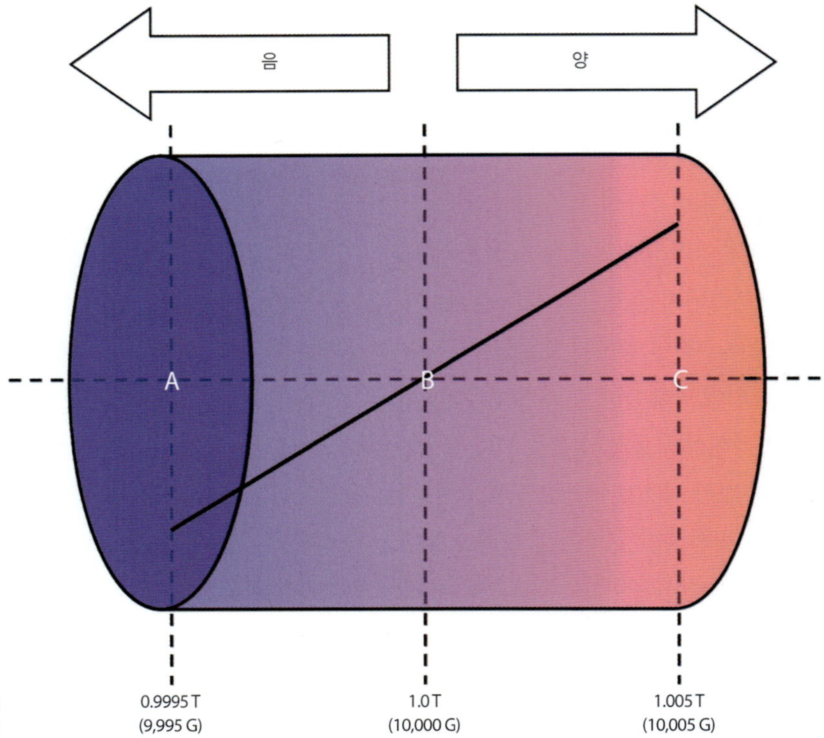

그림 4-1. 그레이디언트와 자기장 변화
(1 T = 10,000 G)

에서 오른쪽으로 갈수록 선형적으로 증가하고 있다. A 지점은 0.9995 T의 자기장이, B 지점(원통의 정중앙)은 1.0 T, C 지점은 1.005 T의 자기장이 형성되었다(그림 4-1).

그레이디언트자기장을 이용해 정자기장의 세기를 변화시키면, 정자기장의 크기 변화에 따라 세차주파수가 변화한다. 정자기장이 증가한 곳의 스핀은 세차운동의 속도가 빨라지고 세차주파수가 증가하게 된다. 정자기장의 크기가 감소한 곳은 세차주파수의 크기도 감소하게 된다. 결론적으로 우리는 그레이디언트자기장을 이용해서 정자기장의 크기를 변화시키고, 그에 따른 세차주파수를 변화시킬 수 있다. 즉 핵 스핀의 위치에 따라 세차주파수를 다르게 만들 수 있다. 이를 통해서 우리는 원하는 절편만을 선택적으로 공명시킬 수 있다. 이것을 공간부호화 과정이라고 한다.

표 4-1은 그레이디언트자기장 이용하여 정자기장의 세기를 선형적으로 변화시켰을 때, 1 cm당 1 G (gauss)씩 변화된 자기장의 세기에 따라서 세차주파수가 어떻게 변화하는지 나타내었다.

자기공명영상 장치의 원통자석 Bore 속에는 3쌍의 그레이디언트자기장 코일이 들어 있다. 각 그레이디언트자기장 코일의 이름은 자기장을 형성하는 방향을 따라서 명명된다.

- Z축 그레이디언트자기장은 원통자석의 Z축 방향을 따라서 정자기장(B_0)의 세기를 변화시킨다.

표 4-1. 선형적 그레이디언트에 따른 주파수 변화

그레이디언트 위의 위치	자기장세기	라모아주파수
자기장중심에서 음 방향으로 10 cm	9,990 G	42.5274 MHz
자기장중심에서 음 방향으로 2 cm	9,998 G	42.5614 MHz
자기장중심에서 음 방향으로 1 cm	9,999 G	42.5657 MHz
자기장중심	10,000 G	42.5700 MHz
자기장중심에서 양 방향으로 1 cm	10,001 G	42.5742 MHz
자기장중심에서 양 방향으로 2 cm	10,002 G	42.5785 MHz

- Y축 그레이디언트자기장은 원통자석의 Y축 방향을 따라서 정자기장(B_0)의 세기를 변화시킨다.
- X축 그레이디언트자기장은 원통자석의 X축 방향을 따라서 정자기장(B_0)의 세기를 변화시킨다.

자기공명영상 장치의 원통자석의 중심은 세 그레이디언트축의 중심이자 자기장의 중심이다. 중심 자기장세기는 그레이디언트가 발생해도 바뀌지 않는다. 따라서 세차주파수도 바뀌지 않는다. 이 중심을 기준으로 그레이디언트자기장은 증가 혹은 감소하게 되고, 이에 따라서 정자기장의 세기도 증가하고 감소한다. 이 원통자석의 정중앙점인 자기장중심 isocenter 은 그레이디언트자기장의 영향을 받지 않고 항상 일정한 크기(B_0)의 자기장을 가지게 된다. 초기의 정자기장의 세기는 1.0 T, 1.5 T, 3.0 T를 항상 유지하게 된다. 따라서 그레이디언트자기장이 인가되어도 원통자석의 정중앙점은 세차주파수가 변화하지 않는다. 초기의 정자기장의 세기에 따른 세차주파수만을 갖게 된다(그림 4-2).

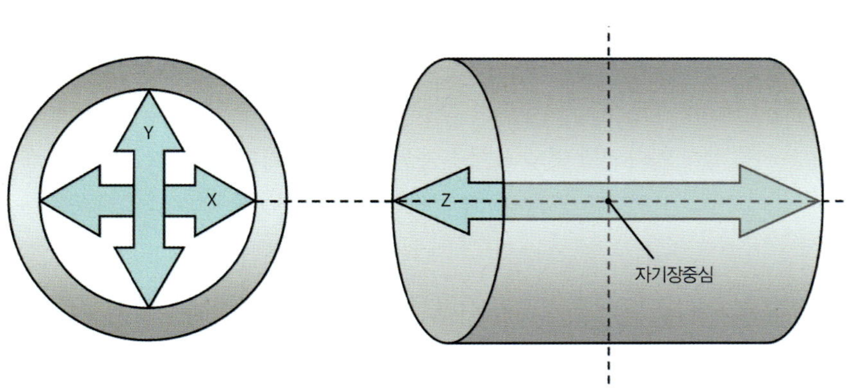

그림 4-2. 그레이디언트축

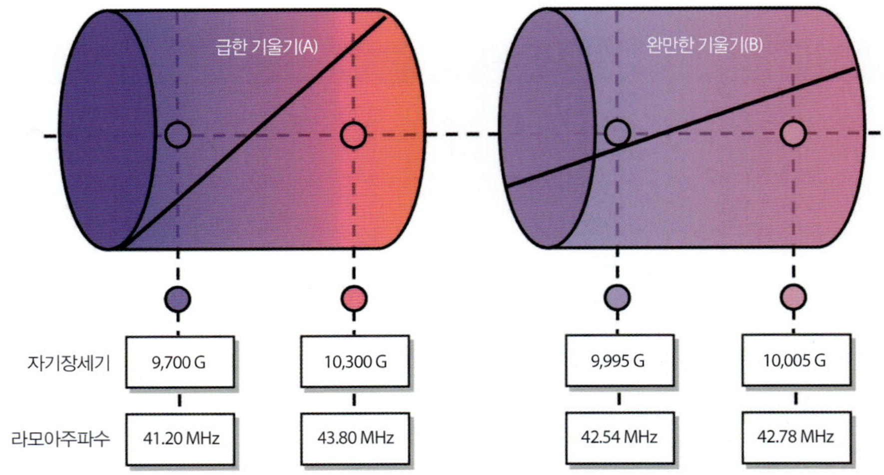

그림 4-3. 급한 기울기(A)와 완만한 기울기(B)

그레이디언트자기장의 세기 변화에 따른 세차주파수의 변화를 살펴보자. 그림 4-3에서 왼쪽그림은 오른쪽 그림보다 그레이디언트자기장의 세기를 크게 인가하였다. 인가된 그레이디언트자기장의 크기에 따라서 세차주파수가 변화하므로, 원통자석의 같은 위치에서도 핵 스핀의 세차주파수를 다르게 할 수 있다. 그레이디언트자기장의 기울기에 따라서 세차주파수의 변화도 크거나 작게 만들 수 있다.

자기공명현상을 이용한 영상화 과정에서 그레이디언트자기장은 MR 신호에 위치 정보를 부여하는 공간부호화 역할을 수행한다. 입체구조를 갖는 인체는 3차원 공간이므로 3방향에서의 신호부호화가 필요하다. 이 3방향은 인체의 머리와 다리 쪽 방향, 왼쪽과 오른쪽, 배쪽과 등쪽 방향으로 나뉘어지며, 이에 따라서 절편선택, 주파수부호화, 위상부호화 그레이디언트자기장으로 나뉘어 공간부호화 역할을 수행한다.

절편선택 Slice selection

그레이디언트자기장을 인가하면 정자기장의 크기는 선형적으로 변화한다. 선형적으로 변화된 정자기장을 따라서 세차주파수의 크기도 선형적으로 변화한다. 이제 그레이디언트자기장이 인가되기 전의 세차주파수와 같은 크기의 주파수를 갖는 RF펄스를 인가해 보자. 정자기장의 중심에서만 공명현상이 발생한다. 이번에는 그레이디언트자기장으로 정자기장의 세기가 감소된 곳의 세차주파수와 같은 크기의 주파수를 갖는 RF펄스를 인가해 보자. 주파수의 크기가 같은 곳에서만 공명현상이 발생한다(그림 4-4A). 다음으로 그레이디언트자기장으로 정자기장의 세기가 증가된 곳의 세차주파수와 같은 크기의 주파수를 갖는 RF펄스를 인가해 보자. 주파수의 크기가 같은 곳에서만

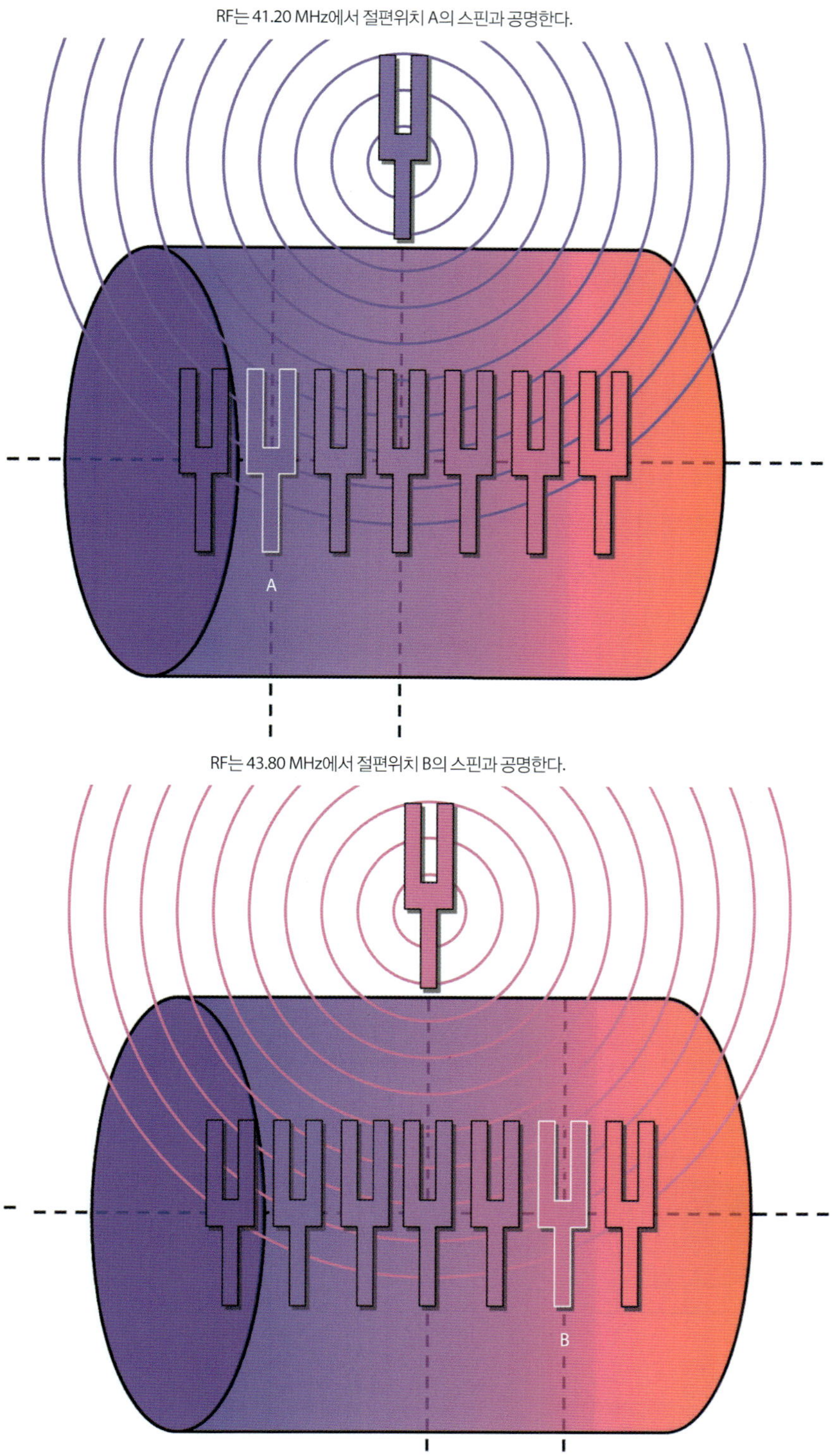
RF는 41.20 MHz에서 절편위치 A의 스핀과 공명한다.
A
RF는 43.80 MHz에서 절편위치 B의 스핀과 공명한다.
B

그림 4-4. 절편선택

공명현상이 발생할 것이다(그림 4-4B). 따라서 그레이디언트자기장을 이용하여 원하는 곳만 선택적으로 공명현상을 발생시킬 수 있다. 이것을 절편선택과정이라고 하고 이때 사용되는 그레이디언트자기장을 절편선택그레이디언트자기장 slice selection gradient magnetic field 이라고 한다.

그림 4-4는 그레이디언트자기장을 이용한 영상의 절편선택과정을 소리굽쇠의 비유로 설명하였다. 1.0 T에서 공명주파수는 42.56 MHz이고, 이것은 자기장의 중심에서 공명주파수이다. 그림에서 그레이디언트자기장의 인가로 자기장의 세기가 낮은 곳(보라색)과 높은 곳(빨간색)이 생성되었다. 이제 자기장의 세기가 낮은 곳(A)은 41.20 MHz, 자기장의 세기가 높은 곳(B)은 43.80 MHz의 공명주파수를 갖게 되었다. 만약 우리가 A 지점의 절편을 선택하려고 한다면 41.20 MHz의 RF펄스를 인가하면 된다. 그레이디언트자기장으로 인해 정자기장은 선형적으로 변화하였고, 공명주파수 또한 선형적으로 변화하였다. 41.20 MHz의 공명주파수의 인가를 통해서 우리는 A 지점 절편의 스핀들만 선택적으로 공명시킬 수 있다. 또, 43.80 MHz의 RF펄스를 인가하면 B 지점 절편의 스핀들만을 공명시킬 수 있다. 다른 부위의 스핀들은 공명현상이 발생하지 않는다.

절편선택그레이디언트자기장은 구성하려는 영상단면의 방향을 따라서 선택적으로 변화한다(그림 4-5).

- 축단면 axial plane 영상을 만들 때에는 Z축 그레이디언트자기장을 사용하여 Z축의 자기장세기와 세차주파수를 변화시켜 축절편을 선택한다.
- 관상단면 coronal plane 영상을 만들 때에는 Y축 그레이디언트자기장을 사용하여 Y축의 자기장세기와 세차주파수를 변화시켜 관상절편을 선택한다.
- 시상단면 sagittal plane 영상을 만들 때에는 X축 그레이디언트자기장을 사용하여 X축의 자기장세기와 세차주파수를 변화시켜 시상절편을 선택한다.
- 사방향 단면 oblique plane 영상을 만들 때에는 두 축의 그레이디언트자기장을 사용한다.

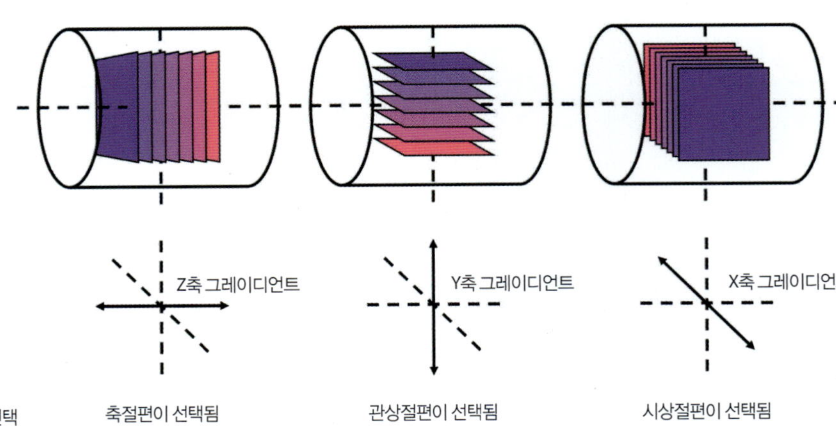

그림 4-5. X축, Y축, Z축 그레이디언트와 절편선택

영상절편 두께의 결정

영상화하려는 절편을 선택하는 방법을 알게 되었다. 그렇다면 영상절편의 두께는 어떻게 조절할 수 있을까? 영상절편의 두께는 절편선택그레이디언트자기장의 기울기와 전송주파수대역폭 transmit bandwidth 의 두 가지 인자에 따라서 변화한다. 첫 번째는 전송하는 주파수 대역폭이 일정할 때, 절편선택그레이디언트자기장의 크기, 그레이디언트자기장의 기울기를 급하게 하면 전송주파수의 최댓값과 최솟값이 절편선택그레이디언트자기장과 만나는 교점의 위치 간격은 좁게 된다. 즉, 선택된 영상절편의 두께는 얇게 된다. 반대로 그레이디언트자기장의 기울기를 완만하게 하면 전송주파수의 최댓값과 최솟값이 만나는 교점의 위치 간격이 넓게 된다. 즉, 선택 절편은 두껍게 된다(그림 4-6). 두 번째로 절편선택그레이디언트자기장의 크기를 일정하게 한 후, 전송하는 주파수의 대역폭을 좁게 하면 주파수의 최댓값과 최솟값이 기울기와 만나는 교점 사이 간격은 좁게 되고, 얇은 절편이 선택된다. 반대로 전송주파수의 대역폭을 넓게 하면, 주파수의 최댓값과 최솟값이 기울기와 만나는 교점 사이 간격이 넓어지게 되며, 두꺼운 영상절편이 선택된다.

- 얇은 영상절편을 얻으려면 급한 기울기 절편선택그레이디언트자기장과 좁은 대역폭을 적용한다.
- 두꺼운 영상절편을 얻으려면 완만한 기울기 절편선택그레이디언트자기장과 넓은 대역폭을 적용한다.

MRI 장치에서 필요한 절편두께에 따라서 그레이디언트자기장의 크기와 전송주파수 대역폭은 자동으로 설정된다. 선택절편 중심에 양성자의 세차주파수가 공명주파수의 중심주파수가 되며, 여기에 그레이디언트자기장과 전송 대역폭을 변경하여 영상절편의 두께를 조절하게 된다.

영상절편 사이 간격 slice gap 은 절편선택그레이디언트자기장의 크기와 선택절편의 두께에 따라서 변화한다. 절편 사이의 간격은 영상의 인공물을 감소시키는 데 영향을 미친다. 스핀에코펄스시퀀스에서는 90° 여기펄스와 180° 재위상화펄스를 인가하는 동안 절편선택그레이디언트자기장이 인가되어, 각 절편을 선택적으로 여기하고 재위상화한다(그림 4-7). 그레이디언트에코펄스시퀀스에서는 여기펄스 인가 시에만 절편선택그레이디언트자기장이 인가된다.

일반적으로 선택절편의 두께의 10% 이상을 절편 사이 간격으로 설정하는 것이 일반적이다. 10 mm 두께의 영상절편을 선택하였다면, 절편 사이 간격은 1 mm 이상으로 해야 인공물 발생을 억제할 수 있다.

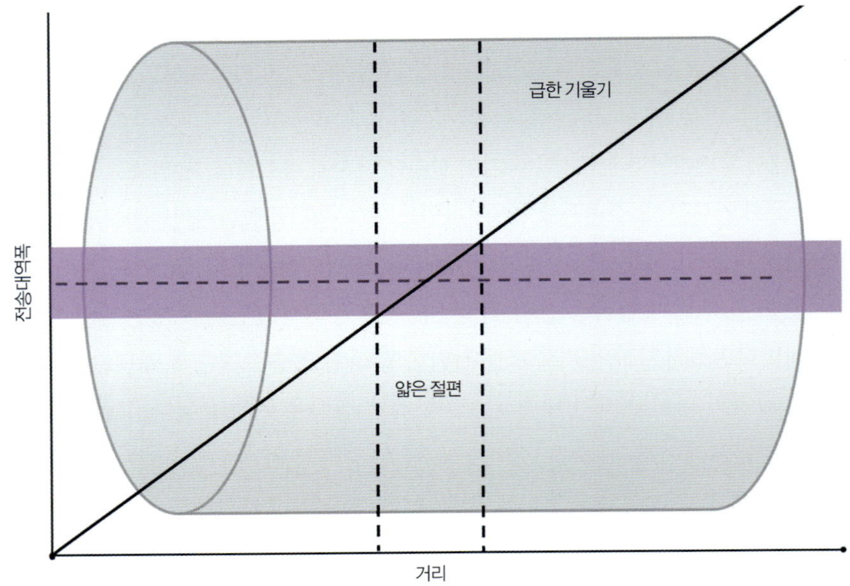

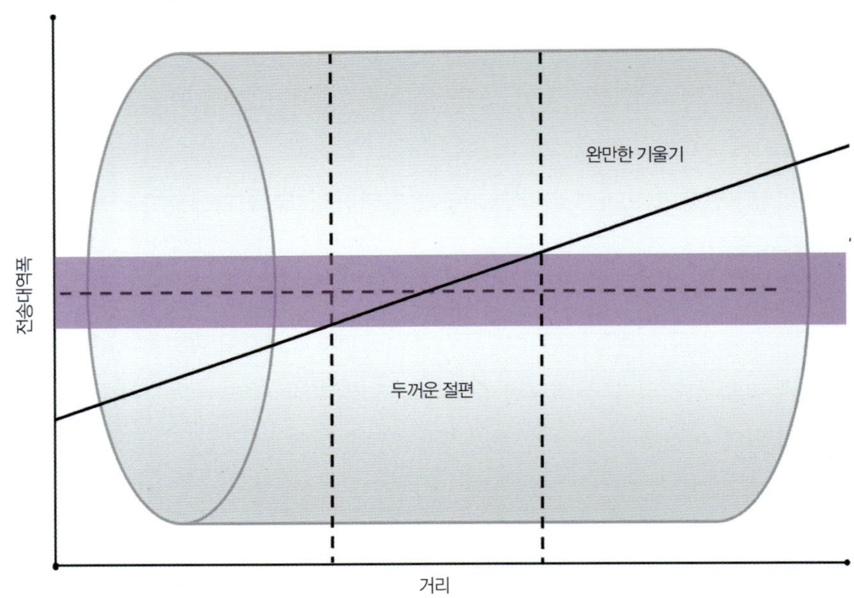

그림 4-6. 전송대역폭, 그레이디언트기울기, 절편두께

주파수부호화 Frequency encoding

자기공명현상을 통해서 선택된 절편의 신호를 획득하여 영상을 만들기 위해서는 신호의 위치를 구분해야 한다. 3차원인 인체에서 발생한 신호를 위치를 파악하기 위해서는 3방향의 위치를 정보를 알아야 하고, 절편선택으로 인해서 하나의 방향은 결정되

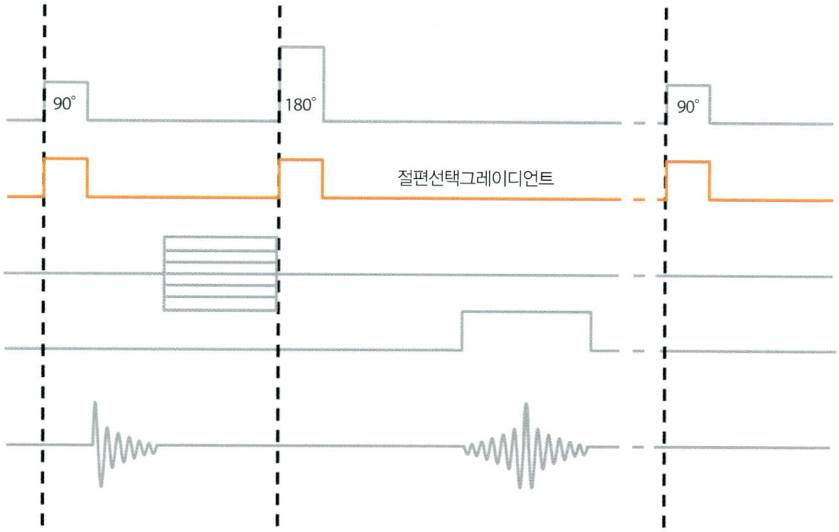

그림 4-7. 펄스시퀀스에서 절편선택 시간

었다. 그렇다면 남은 두 방향의 위치정보를 부여하는 방법을 알아보자. 선택된 절편은 2차원 공간으로 좌우, 위아래의 위치정보를 갖는 매트릭스로 구분할 수 있다. 이제 좌우의 위치정보를 구분하기 위해서 X축 그레이디언트자기장을 인가해 보자. 선택된 절편은 모두 동일한 공명주파수를 갖고 있지만, X축 그레이디언트자기장을 인가하면, 왼쪽에서 오른쪽을 선형의 자기장의 변화가 발생하고 각 자기장의 세기에 맞게 세차주파수가 변화하게 된다. 즉, 왼쪽(보라색)은 낮은 세차주파수를 갖게 되고, 오른쪽(빨간색)은 높은 세파주파수를 갖게 된다. 수신된 신호 중 낮은 주파수를 갖는 것은 왼쪽에 배치하고 높은 주파수를 갖는 것은 오른쪽에 배치하여 신호의 발생 위치를 정확히 배치할 수 있다. 선택절편의 세차주파수와 X축 그레이디언트자기장의 세기를 계산하여 절편 좌우의 각 위치별 공명주파수를 알 수 있고, 수신된 주파수를 구분하여 위치에 맞게 배열하면 신호의 발생위치를 정확히 알 수 있는 과정이 주파수부호화이다. 실제 수신되는 신호는 여러 주파수가 합쳐진 한 주파수신호로 수신된다. 영상화를 위해서 절편선택그레이디언트자기장을 인가하고 위상부호화 그레이디언트자기장을 인가한다. 신호의 보정을 통해서 선택절편의 주파수가 동일한 값을 갖게 하여도, 주파수부호화 그레이디언트자기장의 인가로 인해서 수신되는 주파수는 변화하게 된다. 이것은 주파수의 변화로 공간의 위치정보를 부여했기 때문이다.

이 과정은 우리가 피아노의 여러 건반을 동시에 눌렀을 때 소리를 듣는 것과 비슷하다. 우리가 듣는 피아노 소리는 수신신호라 할 수 있다. 피아노 건반은 각 위치마다 현의 길이가 다르기 때문에 다른 소리를 만든다. 즉, 각 건반은 서로 다른 주파수를 가지고 있다. 동시에 여러 건반을 눌렀을 때, 각각의 소리는 뒤섞여 하나의 소리를 만든다. 숙련된 파이니스트는 섞여진 소리를 듣고 어떤 건반들이 눌려졌는지 감별할 수 있다. 즉,

건반의 위치정보를 감별할 수 있다. 주파수부호화를 통해 수신되는 신호는 여러 건반을 동시에 누를 때의 소리와 같다. 우리는 마치 숙련된 피아니스트와 같이 뒤섞인 신호의 위치를 감별해야 한다. 우리에게 숙련된 피아니스트의 역할은 푸리에변환 Fourier transform 이라는 수학적 방법이다(그림 4-8).

일반적으로 솔레노이드형 초전도자석에서 자기장의 방향 Z축은 인체의 머리에서 발쪽 방향이고, X축은 좌우 방향, Y축은 앞뒤 방향이다. 주파수부호화 축은 인체의 좌우 방향으로 하는 것이 일반적이다. 따라서 축단면 axial plane 영상 획득 시, 해부학적으로 길이가 긴 좌우 방향을 주파수부호화 방향으로 설정해야 영상화 시간을 단축시킬 수 있다.

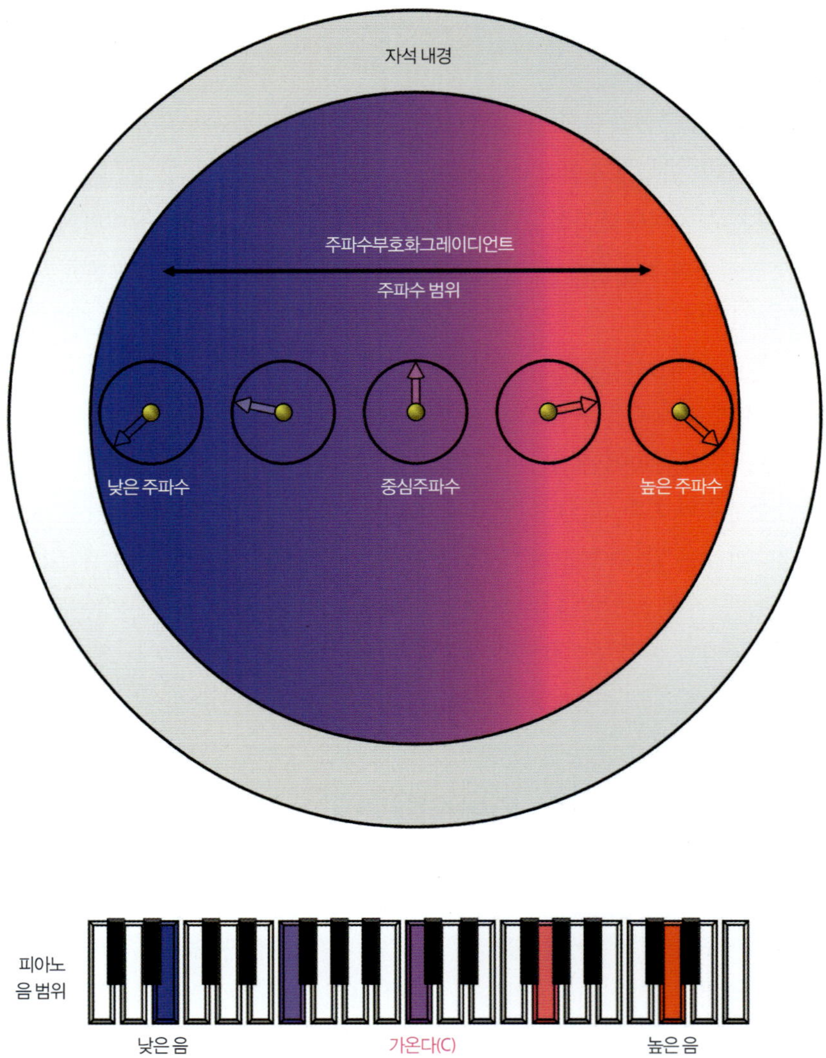

그림 4-8. 주파수부호화

- 관상단면영상과 시상단면영상에서는 인체의 긴 축이 Z축 방향이다. 따라서 Z축 그레이디언트자기장을 주파수부호화 그레이디언트자기장으로 선택한다.
- 축단면영상에서는 인체의 긴 축이 X축이므로, X축 그레이디언트자기장을 주파수부호화 그레이디언트자기장으로 선택한다. 하지만, 머리를 영상화할 때는 머리의 앞뒤 길이가 좌우보다 길기 때문에, Y축 그레이디언트자기장을 주파수부호화 그레이디언트자기장으로 사용한다.

주파수부호화 그레이디언트자기장은 신호를 수신하는 단계에서 인가하기 때문에 일반적으로 판독 그레이디언트자기장 readout gradient magnetic field 이라고 한다. 주파수부호화 그레이디언트자기장의 중심에서 수신신호는 최대진폭값을 갖게 된다. 이것은 신호 수신과정에서 주파수부호화 그레이디언트자기장의 축을 따라서 탈위상 dephase 되었된 스핀들이 재위상 rephase 되었다가 다시 탈위상 re-dephase 되게 되는데, 재위상되는 지점이 주파수부호화 그레이디언트자기장의 중심점이 되기 때문이다(그림 4-9). 일반적으로 신호의 재위상화 4 ms, 탈위상화 4 ms를 합쳐 8 ms 동안 주파수부호화 그레이디언트자기장을 인가한다. 또 주파수부호화 그레이디언트자기장의 크기는 영상화 영역의 크기, 즉 영상영역 field of view, FOV 의 크기를 결정한다(그림 4-9).

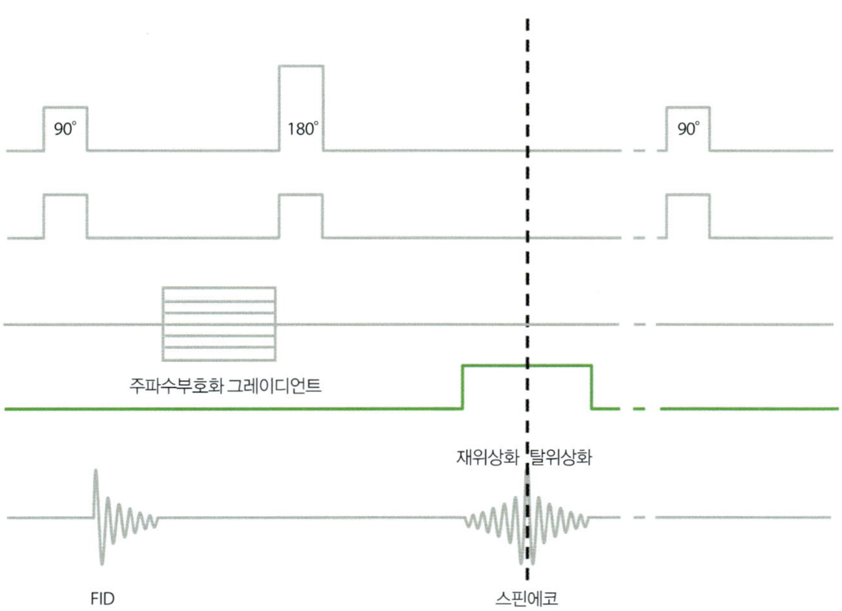

그림 4-9. 펄스시퀀스에서 주파수부호화 시간

위상부호화 Phase encoding

위상부호화는 절편선택그레이디언트자기장을 인가하고, 180° 재위상화펄스를 가하기 전에 인가한다(그림 4-10). 위상부호화 그레이디언트자기장을 인가하기 전 선택된 절편 내의 스핀들은 모두 동위상으로 세차운동을 하고 있다. 절편의 위쪽은 자기장의 세기가 커지고 중심은 변화가 없으며, 아래쪽은 자기장의 세기가 작아지게 Y축 그레이디언트자기장을 인가해 보자. 자기장의 세기에 따라서 스핀들의 세차주파수도 변화할 것이다. 위쪽의 스핀은 가운데의 스핀보다 빠르게 회전운동을 하고 아래쪽 스핀은 가운데의 스핀보다 느리게 회전운동을 하고 있다. 이제 Y축 그레이디언트자기장을 끄면 모든 스핀들은 정자기장의 영향만을 받기 때문에 같은 속도로 세차운동을 하게 된다. 하지만 앞서 인가된 그레이디언트자기장으로 인해서 위쪽 스핀은 가운데 스핀보다 앞선 위치에서 아래쪽 스핀은 가운데 스핀보다 뒤선 위치에서 세차운동을 하게 된다. 즉, 위아래 위치에 따라서 위상이동이 발생하였다. 위상의 변화를 통해서 우리는 신호의 위치를 정할 수 있게 되었다(그림 4-10, 11).

위상이동의 크기는 위상부호화 그레이디언트자기장의 세기와 인가시간에 따라서 달라진다. 그레이디언트자기장의 세기가 같다면, 인가시간이 길수록 위상이동의 차이는 크게 된다. 그레이디언트자기장의 인가시간이 일정할 때에는 그레이디언트자기장의 세기가 클수록 위상이동의 차이는 크게 된다(그림 4-12). 그림 4-12에서처럼 위상부호화 그레이디언트자기장이 크면(급한 기울기) 두 지점의 위상이동의 차이가 크게 된다. 시작과 끝의 위상차는 8시에서 4시까지 발생하였다. 반면 위상부호화 그레이디언트

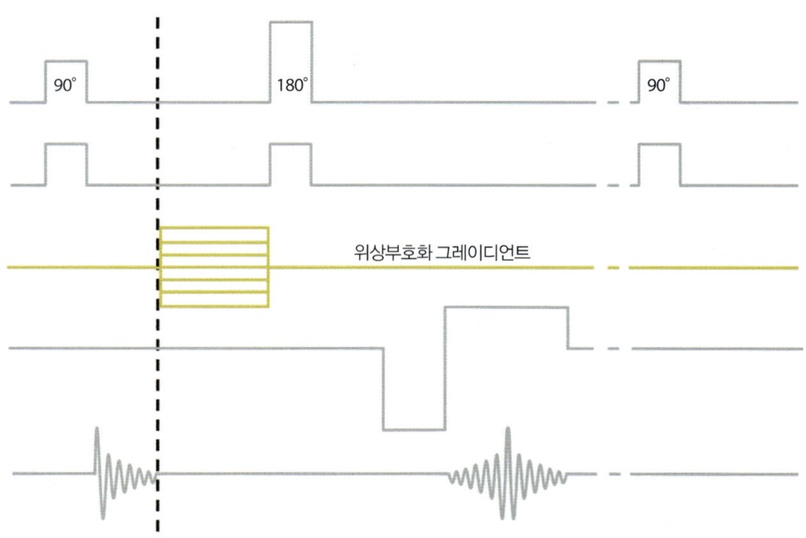

그림 4-10. 펄스시퀀스에서 위상부호화 시간

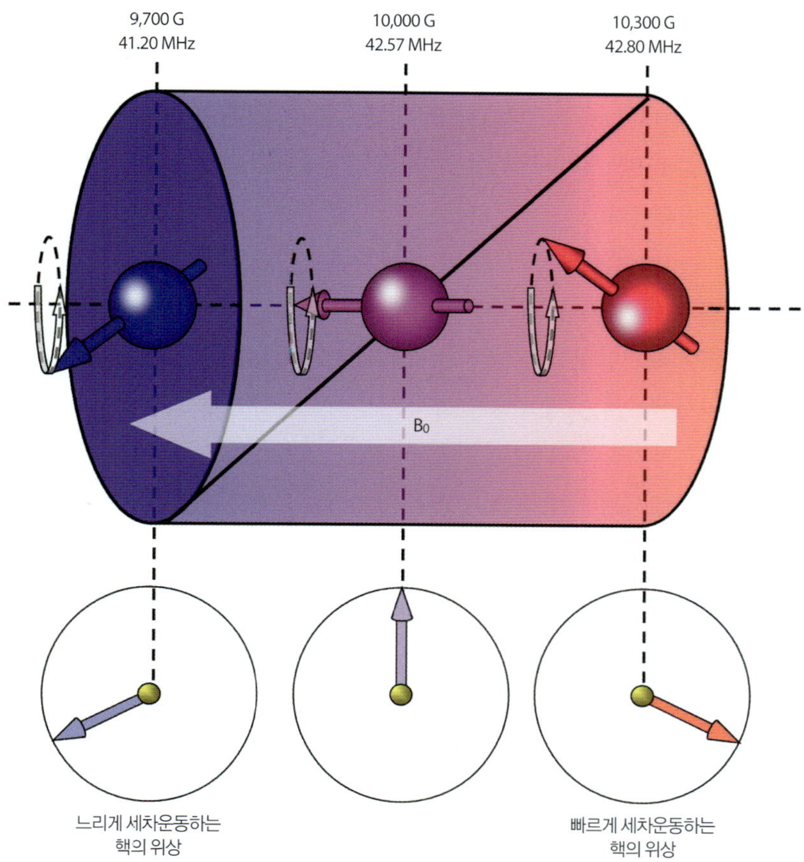

그림 4-11. 위상부호화

자기장이 작은 곳(완만한 기울기)에서는 시작과 끝의 위상차는 10시에서 2시까지만 발생하였다. 위상부호화 과정을 시계의 비유를 통해서 알아보자. 선택된 절편의 모든 스핀들은 동위상으로 세차운동을 한다. 동위상을 시계의 12시라고 가정하자. 12시에 시침이 있고, 모두 같은 속도로 회전운동을 하고 있는 중이다. 여기에 그레이디언트자기장을 위아래 방향으로 인가해 보자. 위쪽은 자기장세기가 증가되도록, 아래쪽은 자기장의 세기가 감소되도록 그레이디언트자기장을 인가하면 위쪽, 가운데, 아래쪽의 세차운동의 속도가 달라진다. 다시 시계의 시침으로 가면 그레이디언트자기장이 인가되지 않은 가운데에서 시침이 한 바퀴 회전하는 동안 위쪽은 한 바퀴를 돌고 조금 더 회전하여 1시를 가리키게 되고, 아래쪽은 세차운동이 늦어져 한 바퀴를 돌지 못하고 11시를 가리키게 된다. 이제 그레이디언트자기장을 꺼보자. 위쪽, 가운데, 아래쪽 시침은 정자기장만의 영향을 받으므로 같은 속도록 세차운동, 회전운동을 하게 된다. 즉, 회전하는 속도, 주파수가 다시 같게 된다. 하지만 시침의 시작위치는 그레이디언트자기장을 인가하기 전 모두 12시에서 시작했다면, 그레이디언트자기장을 인가한 후에는 위쪽은 1시, 가운데는 12시, 아래쪽은 11시에서 시작하게 된다. 이와 같이 회전운동의 시작점의 변화를 통해서 스핀들의 위치정보를 구분하는 방법이 위상부호화 방법이고, 이 시작점의 변화를 위상이동이라고 한다. 그림 4-13에 공간부호화 과정을 정리하였다(그림 4-12, 13).

표 4-2에 영상화하려는 절편의 방향에 따른 공간부호화를 위한 그레이디언트자기장의 축에 대해서 정리하였다.

- 위상부호화 그레이디언트자기장은 위상이동을 통해서 신호의 위치를 구분한다. 일반적으로 선택절편의 짧은 인체 축 방향으로 인가한다.
- 관상단면영상에서는 인체의 짧은 축이 일반적으로 수평축(좌우 방향)이므로 X축 그레이디언트자기장을 위상부호화 그레이디언트자기장으로 사용한다.
- 시상단면영상에서는 인체의 짧은 축이 일반적으로 수직축(앞뒤 방향)이므로 Y축 그레이디언트자기장을 위상부호화 그레이디언트자기장으로 사용한다.
- 축단면영상에서는 인체의 짧은 축이 일반적으로 수직축(앞뒤 방향)이므로 Y축 그레이디언트자기장을 위상부호화 그레이디언트자기장으로 사용한다. 하지만

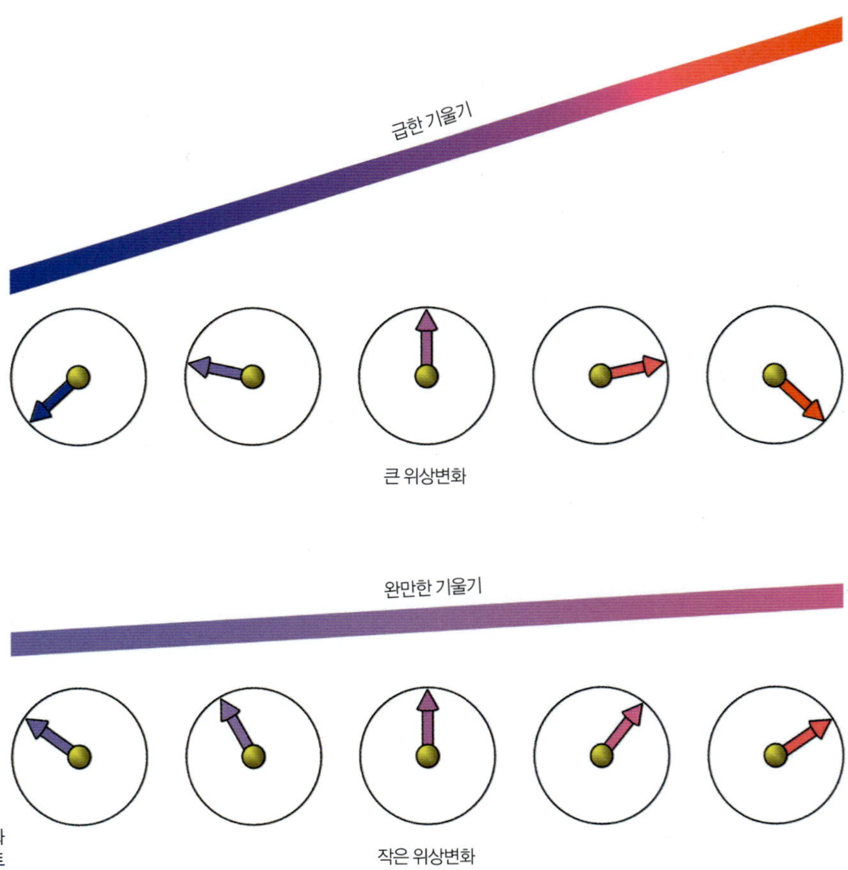

그림 4-12. 급한 위상그레이디언트와 완만한 위상그레이디언트

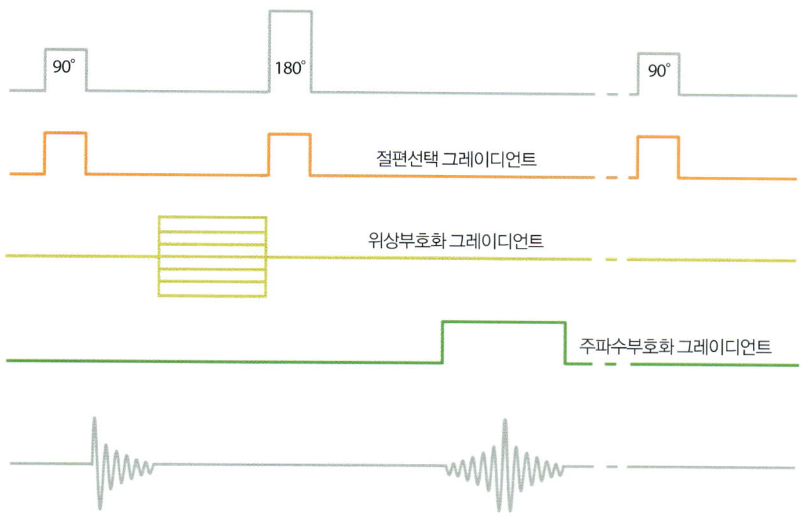

그림 4-13. 스핀에코펄스시퀀스에서의 그레이디언트 시간

머리를 영상화할 때에는 인체의 짧은 축이 수평축(좌우 방향)이므로 X축 그레이디언트자기장을 위상부호화 그레이디언트자기장으로 사용한다.

표본추출

주파수부호화 그레이디언트자기장을 인가할 때, 수신되는 아날로그신호는 디지털신호로 변환된다. 그래서 주파수부호화 그레이디언트자기장을 판독 그레이디언트자기장이라고 부른다. 판독 그레이디언트자기장의 지속시간은 표본추출시간 sampling time 또는 획득구간 acquisition window 이라고 부른다. 표본추출시간 동안 최대 1,024번까지 표본을 획득한다. 표본추출률 sampling rate 은 표본주파수 sampling frequency 라고도 하며

표 4-2. 직각영상에서의 그레이디언트축

면	절편선택	위상부호화	주파수부호화
시상단면	X	Y	Z
축단면(몸)	Z	Y	X
축단면(머리)	Z	X	Y
관상단면	Y	X	Z

판독하는 동안 주파수가 추출, 즉 계수화되는 속도를 가리킨다. 표본추출률은 판독이 수행되는 동안 추출을 몇 번 수행할지 결정한다.

각 표본 sample 은 K공간의 데이터포인트에 저장된다. 각 데이터포인트는 판독이 수행되는 동안 특정 시점에서의 신호의 위상과 주파수정보를 포함한다. MRI에서는 판독과정이 수행되는 동안 여러 데이터포인트를 수집한다. 이 데이터포인트의 개수는 주파수부호화 매트릭스와 일치한다. 즉, 256 주파수부호화 매트릭스가 필요할 경우 판독이 수행되는 동안 모든 TR에서 각 절편에 대해 데이터포인트를 256개씩 수집해야 한다. 표본추출시간이 8 ms이고, 이 시간 동안 데이터포인트를 256개 수집한다면 신호의 주파수는 0.00003125초마다 추출된다. 즉, 표본주파수는 32,000 Hz이다(식 4-1).

$$\text{대역폭} = \frac{\text{주파수부호화 매트릭스 수}}{\text{표본추출시간}} \quad \ldots \text{ (식 4-1)}$$

예) 256/0.008=32,000

데이터수집과 영상형성

개요

자기공명영상을 만들기 위해서는 그레이디언트자기장을 이용한다. 3쌍의 그레이디언트자기장을 이용하여 하나의 영상절편을 선택한 후, 선택된 절편의 한 축은 주파수를 변화시키고 다른 한 축은 위상을 변화시켜 신호에 위치정보를 부여한다. 수신되는 신호를 측정하여 각 위치에 맞게 신호를 배열하면 영상으로 재구성할 수 있는데, 이를 위해서 우리는 수집한 신호를 일정한 규칙에 따라서 배열하고 저장하게 된다. 이렇게 일정한 규칙에 따라서 신호를 저장한 곳을 K공간이라고 한다.

K공간 K-space

그림 4-14는 하나의 절편영상을 만들 때 필요한 K공간이다. K공간은 직각사각형이며, 서로 수직인 두 축으로 구성되어 있다. K공간의 수평축은 주파수부호화 방향이며, 수직축은 위상부호화 방향이다. 두 축은 서로 직각을 이룬다. K공간은 공간주파수영역 spatial frequency domain 이다. 즉, 신호의 주파수정보와 신호가 환자의 어느 위치에서 왔는지에 대한 정보가 저장된다. 다시 말해서 공간 또는 거리의 주파수정보가 저장되는 것이다.

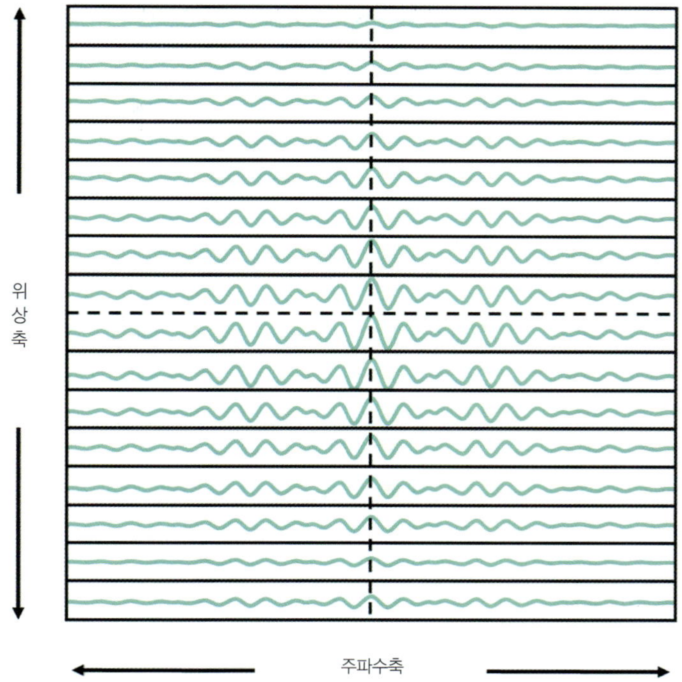

그림 4-14. K공간-축

주파수는 거리에 따른 (시간에 따른) 위상변화로 정의하며 라디안(rad, 원에서 각도를 나타내는 단위)으로 나타낸다. 따라서 K공간의 단위는 cm당 라디안(rad/cm)이다.

K공간 채움 K-space filling

K공간의 행은 중심축에서 가까울수록 낮은 번호가(예: +/- 1, 2, 3), 가장자리에 가까울수록 큰 번호가 붙는다(예: +/- 128, 127, 126)(그림 4-15). K공간의 위쪽 절반에 있는 행은 양(+)의 값을 갖고 아래쪽 절반은 음(-)의 값을 갖는다. 여기서 양의 값은 위상부호화 그레이디언트자기장의 극성을 나타내는 것으로 양의 방향은 정자기장의 방향과 같은 방향으로 위상부호화 그레이디언트자기장이 인가된 것이고, 음의 방향은 정자기장의 방향과 반대 방향으로 그레이디언트자기장이 인가된 것이다. 위상부호화 그레이디언트자기장은 TR마다 변화한다. 이것은 K공간의 각각 다른 행에 데이터를 채우기 위한 것이다. K공간의 각 행들은 위상부호화 그레이디언트자기장의 크기를 다르게 하여 획득한 신호들로 채워져 있다. K공간은 마치 서랍장이 여러 개의 서랍으로 구성된 것과 같이 여러 개의 행으로 구성되어 있고, 각 행은 획득한 신호들을 보관하고 있다. 우리가 위상부호화 매트릭스 크기를 256으로 하였다면, K공간은 256개의 서랍을 가진 서랍장처럼 256개의 행을 가지게 된다(그림 4-16).

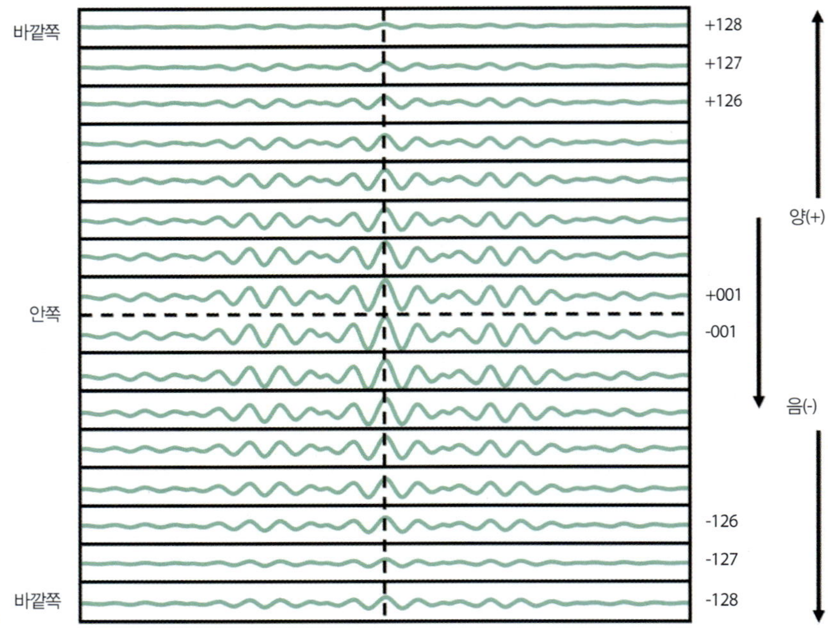

그림 4-15. K공간의 성질

TR은 1번 서랍장의 맨 위(1번) 서랍을 채운 후 다시 1번 서랍장의 다음(2번) 서랍을 채울 때까지의 시간이다. 이 시간 동안 1번 서랍장, 2번 서랍장, 3번 서랍장, 4번 서랍장 등의 모든 서랍에 순차적으로 신호가 채워진다. 위상부호화 매트릭스는 각 서랍장의 서랍 개수이고 NEX는 각 서랍을 신호로 채우는 횟수이다(예: 1번, 2번, 3번). 모든 서랍장의 모든 서랍이 필요한 양의 데이터로 채워지면 영상획득이 끝난다. 만약 위상부호화 그레이디언트자기장의 크기를 변화하지 않고 반복해서 신호를 획득하였다면, 신호는 같은 K공간 행에 채워지게 된다. 서랍장의 같은 칸에 데이터를 반복해 넣는 것이다.

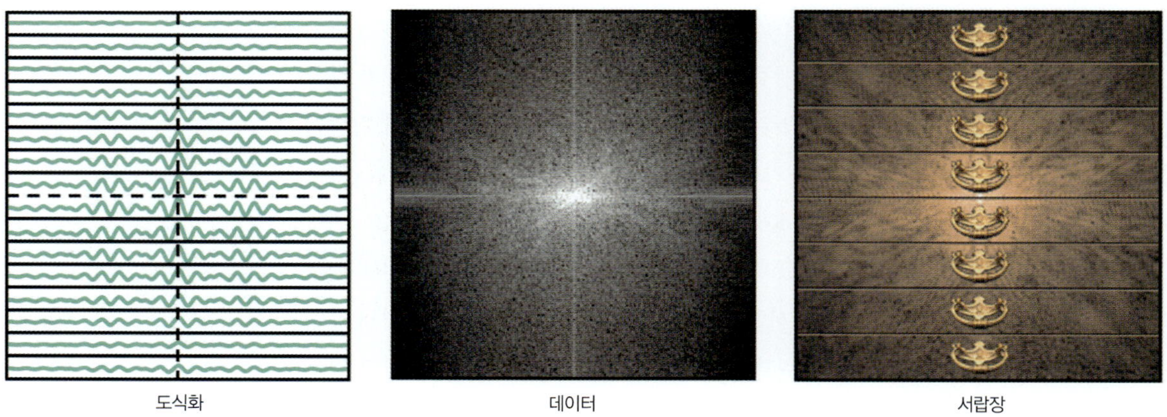

그림 4-16. K공간과 서랍장
이것은 절편 1개에 대한 K공간이다.

이렇게 되면 영상에서 위상부호화 방향의 해상도를 한 화소로 설정한 것과 같게 되어 위상부호화 방향의 해상도가 없는 영상이 재구성되게 된다. 신호를 수집해서 영상으로 재구성하기 위해서는 모든 서랍에 데이터를 채워야 한다. 데이터가 없는 서랍이 있으면 올바르게 영상을 재구성할 수 없다. 즉, K공간의 모든 행에 데이터를 채워야 영상으로 재구성할 수 있고, 이를 위해서 위상부호화 그레이디언트자기장의 극성과 기울기를 TR마다 변경하여 신호를 수집한다.

위상부호화 그레이디언트자기장에 따라서 K공간에 데이터가 수집되는 행이 정해지게 된다. 양의 방향으로 인가되면 K공간의 중심 위쪽을 채우고 음의 방향으로 인가되면 K공간의 중심 아래쪽을 채우게 된다. 또 그레이디언트자기장의 기울기가 크면 극성에 상관없이 K공간의 가장자리를 채우게 되고, 기울기가 낮을수록 K공간의 중심을 채우게 된다. K공간의 중심선은 위상부호화 그레이디언트자기장의 값이 가장 작은 0일 때 수집

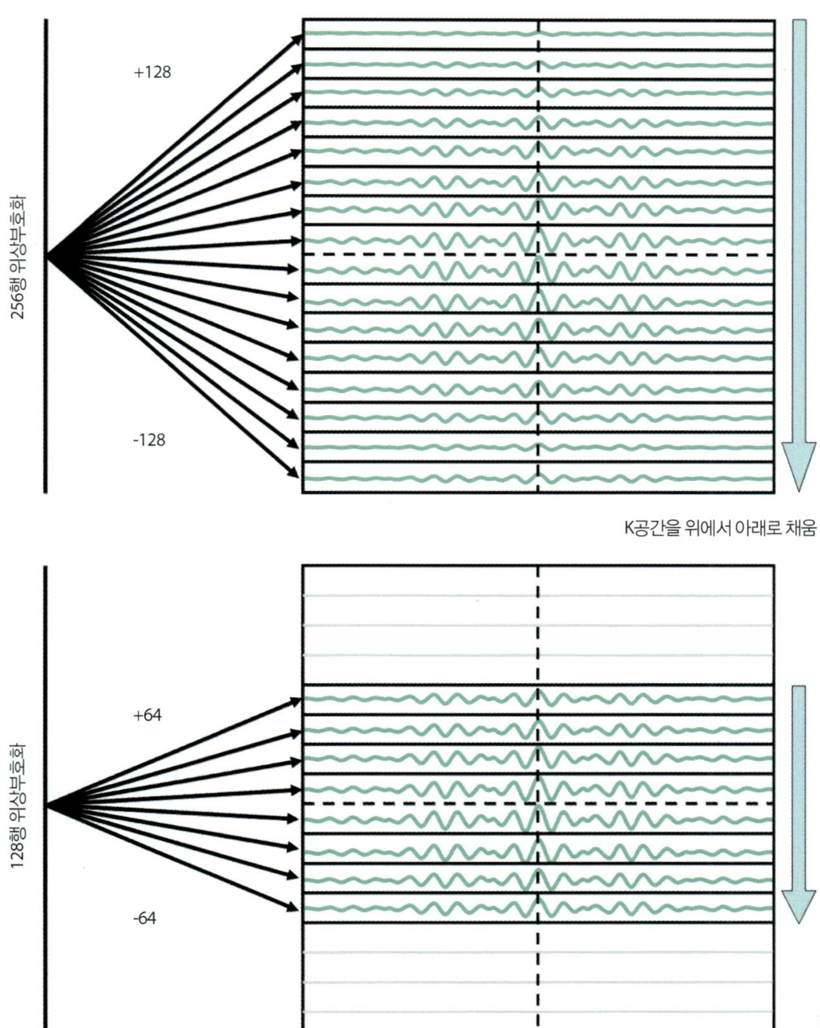

그림 4-17.
K공간-위상부호화 매트릭스와 서랍 개수

된 신호가 채워지게 된다. 위상부호화 그레이디언트자기장의 기울기를 가파르게 했다가 차츰 완만하게 설정하여 데이터를 획득하면 K공간의 바깥쪽에서 안쪽으로 이동하며 데이터를 채우게 된다(그림 4-17). 일반적으로 K공간는 위쪽에서 아래쪽으로 또는 아래쪽에서 위쪽으로 이동하면서 선형으로 데이터가 채워지게 된다. 하지만 필요에 따라서 K공간의 데이터를 채우는 방식은 다양한 변형을 가지게 된다.

그림 4-18은 전형적인 스핀에코펄스시퀀스를 나타낸 것이다. 첫 줄은 90° 여기펄스와 FID신호, 180° 재자기화펄스와 에코신호를 나타내었다. 두 번째 줄은 첫 줄에서 여기 및 재자기화펄스 인가시점 및 그 중간시점에 인가되는 그레이디언트자기장, 절편선택 그레이디언트자기장(빨간색), 위상부호화 그레이디언트자기장(노란색), 주파수부호화 그레이디언트자기장(녹색)의 인가시점을 나타내었다. 마지막 그림은 신호가 수집되는 K공간을 나타낸 것이다. 이 그림을 통해서 영상화과정에서 신호들이 K공간에 수집되는 과정을 알아보자.

절편선택그레이디언트자기장은 90° 여기펄스와 180° 재위상화펄스가 인가되는 순간 동시에 인가된다. 영상절편의 선택은 K공간을 하나 만드는 것과 같다. 서랍장에 비유한 예를 보면 여러 개의 서랍장들 중에 어느 서랍장을 선택하는가를 결정하는 것과 같다. 우리가 10개의 영상절편을 얻고자 한다면 10개의 서랍장이 필요하게 된다. 각각 선택된 절편은 각각의 서랍장을 가지고 있다. 즉, 한 영상절편에 하나의 K공간을 가지고 있고 10개의 영상절편을 얻고자 한다면 10개의 K공간을 생성하는 것이다.

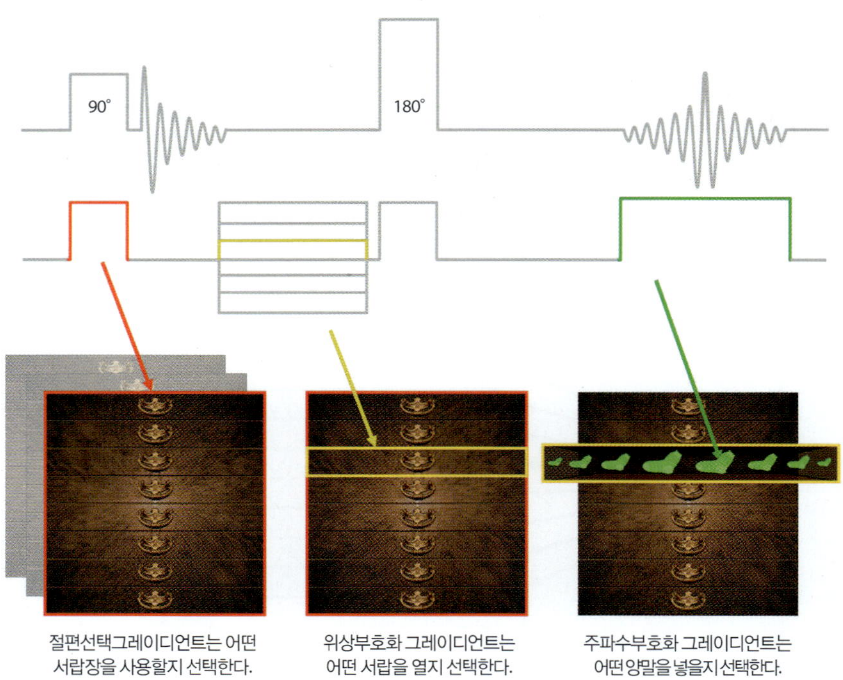

그림 4-18. 스핀에코펄스시퀀스에서의 K공간 채움

다음으로 위상부호화 그레이디언트자기장을 인가하며 K공간의 어떤 행을 채울지를 선택한다. K공간은 일반적으로 선형적으로 채워지게 되며, 256 위상부호화 매트릭스를 설정하였다면, +128에서 –128행까지 256개의 K공간의 행이 생성되고, 양극의 위상부호화 그레이디언트자기장을 인가하여 +128행에 신호를 채우고, 그레이디언트자기장의 기울기를 조금 완만하게 줄여가면서 +127, +126, +125... 순으로 K공간 행을 채우고 0을 기준으로 음극의 위상부호화 그레이디언트자기장을 인가하고 그 기울기를 점차 증가시키면서 -126, -127, -128... 순서로 모든 K공간의 행을 채우게 된다. 이것을 서랍장에 비유하면 하나의 서랍장은 여러 개의 서랍으로 구성되어 있는데, 265 위상부호화 매트릭스를 설정하면 256개의 서랍을 가진 서랍장을 설정한 것이 되고, 위상부호화 그레이디언트자기장의 크기를 TR마다 다르게 인가하여 256개의 서랍에 영상신호를 채우면 K공간을 모두 채우는 것과 동일하게 된다.

마지막으로 주파수부호화 그레이디언트자기장이 인가한다. 주파수부호화 그레이디언트자기장의 크기는 영상의 FOV를 결정한다. 주파수부호화 그레이디언트자기장을 인가는 위상부호화 그레이디언트자기장으로 선택된 K공간의 행에 에코신호를 채워넣는 과정이다. 이때 수집되는 신호는 주파수부호화 그레이디언트자기장의 매트릭스 수만큼 계수화된다. 수집되는 에코신호를 계수화한 값들은 K공간의 한 행에서 왼쪽에서 오른쪽으로 채워져 나가게 된다. 서랍장에 비유하여 설명하면 주파수부호화 과정은 위상부호화 그레이디언트자기장의 인가로 선택된 서랍 안에 양말(신호를 계수화한 값, 수신된 아날로그신호를 디지털신호로 표본추출한 값)을 채워 넣는 과정으로, 주파수부호화 매트릭스를 256으로 설정하였다면 서랍에는 256개의 양말을 넣어야 하고, 서랍의 왼쪽에서부터 오른쪽으로 이동하면서 양말을 채워 넣는 과정이 K공간의 하나의 행에 데이터가 채워지는 과정이라 할 수 있다. 이 과정을 위상부호화 매트릭스만큼 반복하면 하나의 K공간을 모두 채우게 되고, 이를 이용하여 하나의 영상절편을 획득할 수 있게 된다.

이제 여러 개의 영상절편을 획득하는 과정을 알아보자. 예를 들어 10개의 영상절편을 획득하기로 하자. 편의상 절편영상의 이름을 A, B, C, … H, I, J로 정하자(서랍장의 이름이 A~J까지 10개이다). 위상부호화 및 주파수부호화 매트릭스는 256으로 하기로 한다(서랍의 개수와 서랍에 넣어야 하는 양말의 개수가 각각 256개이다). 이제 영상화 과정을 살펴보자. 첫 번째 절편선택그레이디언트자기장을 통해서 A 영상절편을 선택한다. 다음으로 (+)극성의 높은 기울기를 가진 위상부호화 그레이디언트자기장을 인가하여 K공간의 +128 행을 선택한다. 에코신호 echo signal 가 생성되는 시점에 주파수부호화 그레이디언트자기장을 인가하여 에코신호를 계수화하여 256개의 데이터포인트를 채운다. 이제 A단면 K공간의 하나의 행에 데이터를 채웠다. 다음은 B 절편의 +128 K공간 행을 채운다. 다음은 C 절편의 +128 K공간 행을 채운다. 마지막 10번째 J 절편의 +128 K공간 행을 채운 후, 다시 A 절편의 +127 K공간 행을 채우기 위해서 (+)극성 위상부호화 그레이디언트자기장의 기울기를 조금 줄인 후 위 과정을 반복한다. A 절편의 +128 K공간 행을 채운 후 다음 +127 K공간 행을 채울 때까지의 시간이 TR이다. 일반적으로 여러 단면을 영상화할 때는 위와 같은 방법을 사용한다. 한 절편의 K공간를 모두 채운 후 다음 절편의 K공간를 채우는 것이 아니라, 위상부호화 그레이디언트자기장의 크기를 동일하게 한 후 모든 영상절편의 K공간의 한 행을 채운 후 위상부호화 그레이디언트자기장을 변경하고 영상화하려는 모든 절편들의 K공간 또 다른 한 행을 채워나가게 된다. 따라서 TR은 한 절편에서 K공간을 하나의 행과 다음 행을 채우는 사이의 시간으로 정의할 수 있다. 한 서랍장에서 맨 위 서랍을 채우고 바로 아래 서랍을 채우는 사이의 시간이 TR이다. 따라서 영상화하려는 절편의 개수가 많아지면 TR이 길어지게 된다. 반대로 TR이 짧으면 영상화할 수 있는 영상절편의 수가 줄어들게 된다.

펄스시퀀스가 진행되는 동안 TR마다 크기가 다른 위상부호화 그레이디언트자기장이 인가된다. 일반적으로 선형으로 K공간을 채울 경우 위상부호화 그레이디언트자기장은 +128에서 –128순으로 변경되며, +128에서 시작하여 마지막에 -128 위상부호화 그레이디언트자기장을 인가해 K공간을 모두 채우면 영상화 과정은 완료된다. 각 K공간은 데이터포인트에 맞는 격자를 생성하게 된다(그림 4-19). 위상부호화 매트릭스의 수만큼 K공간 행을 가지게 되면, 각 행은 주파수부호화 매트릭스 수만큼의 데이터포인트를

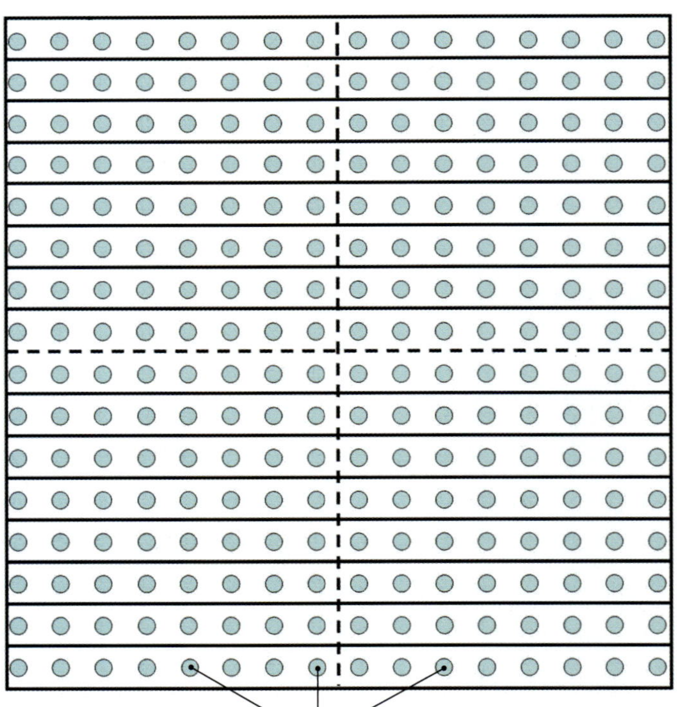

그림 4-19. 데이터포인트

갖게 된다. 우리의 예에서는 256개의 K공간의 행을 가지게 되고, 한 행에 256개의 데이터 포인트를 가지게 된다(그림 4-19).

이제 획득된 정보를 바탕으로 영상을 재구성해야 한다. 이 과정은 푸리에변환 fast Fourier transform, FFT 이라는 수학적 처리 과정이다.

푸리에변환 Fast Fourier transform, FFT

K공간의 데이터 정보를 이용하여 영상을 재구성해 보자. 자기공명영상은 화소단위의 영상 매트릭스로 구성되어 있다. 영상 매트릭스의 구성을 보면 가로축은 주파수부호화 단계로 하여 구분하였고, 세로축은 위상부호화 단계로 하여 구분하였다. 즉 영상 매트릭스는 주파수부호화와 위상부호화 단계로 나누어진 매트릭스로 구성되어 있고, 신호의 특정 주파수와 위상의 변화에 따라서 각 화소에 들어갈 신호를 구분할 수 있다. 이제 수신된 신호를 주파수와 위상으로 구분하여 배정된 각 화소 매트릭스에 넣고, 신호와 크기를 회색조로 표현하면 영상을 만들 수 있다. K공간의 각 데이터포인트에 수집된 신호는 전체 영상절편의 정보를 가진 신호들로 위상정보와 주파수정보가 뒤섞인 주파수를 가진 신호이다. 이 신호는 시간에 따른 진폭의 변화를 갖는 신호들이다. 푸리에변환을 이용하여 이 신호가 발생한 위치를 찾을 수 있다. 푸리에변환은 매우 복잡한 수학적 기법으로 다양한 위상과 진폭이 뒤섞인 신호를 주파수별로 나누고 그 진폭의 크기를 알아낼 수 있게 한다. 즉, 시간에 따라 변화하는 신호를 주파수에 따른 진폭의 변화로 변환할 수 있다(그림 4-20). 수신 신호의 원래 위치를 찾는 첫 번째는 K공간의 주파수부호화

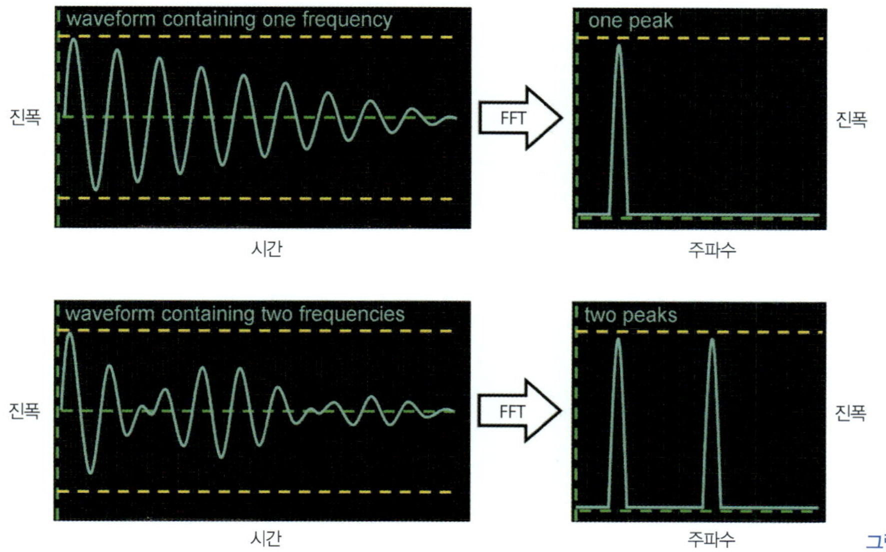

그림 4-20. 푸리에변환

방향의 데이터포인트를 푸리에변환하는 것이다(1차원 푸리에변환). 이를 통해서 주파수별로 신호의 크기를 구분할 수 있다. 주파수부호화는 주파수 변화로 신호의 위치정보를 부여하였으므로 주파수별로 구분하면 신호의 원래 위치를 찾아낼 수 있다.

위상부호화 그레이디언트자기장 인가로 구분된 신호들의 위상 변화를 구분해 보자. 위상부호화 과정을 살펴보면 TR마다 위상부호화 그레이디언트자기장의 크기를 변화시켜 인가한다. 각 화소에 위치한 스핀들은 위상부호화 그레이디언트자기장의 크기를 변화시켜 인가할 때마다 위상이동의 크기가 달라진다. 이것을 위상부호화 축에서 살펴보면 매 TR의 일정한 시간에 각 화소에 있는 스핀들의 위상 변화에 차이가 발생하는 것을 알 수 있다. 즉 위상부호화 축에서 각 화소의 위상 변화는 주파수의 변화로 관측된다. 이 주파수는 사인파 sine wave 형태로 측정되며, 주파수부호화 그레이디언트자기장과 같이 신호에 직접적으로 그레이디언트자기장을 인가하여 세차주파수를 변화시킨 것이 아니라, TR마다 인가한 위상부호화 그레이디언트자기장의 크기의 변화에 따라서 생성된 위상 변화로 생성된 주파수이기 때문에 가상주파수 pseudo-frequency 라고 부른다(그림 4-21). TR마다 위상부호화 그레이디언트자기장이 작게 인가된 곳(영상화 부분의 중앙)에 비해서 위상부호화 그레이디언트자기장이 크게 인가된 곳(영상화 부분 중 가장자리)은 위상이동의 변화가 크기 때문에 높은 가상주파수를 갖게 되고, 중앙부분은 낮은 가상주파수를 갖게 된다(그림 4-22). 이제 위상부호화 방향을 따라서 K공간의 데이터포인트를 푸리에변환하면 가상주파수의 변화에 따라서 원래 신호가 발생한 위치를 알아낼 수 있게 된다(2차원 푸리에변환).

푸리에변환을 하기 전 K공간의 각 데이터포인트에는 주파수부호화를 통해 얻은 주파수정보와 위상부호화를 통해 얻은 가상주파수정보가 들어있다.

- K공간의 각 행(가로축)에서 각 데이터포인트는 가상주파수 데이터가 바뀌지 않는다. 이것은 위상부호화 그레이디언트자기장의 크기가 각 K공간 행마다 일정한 값으로

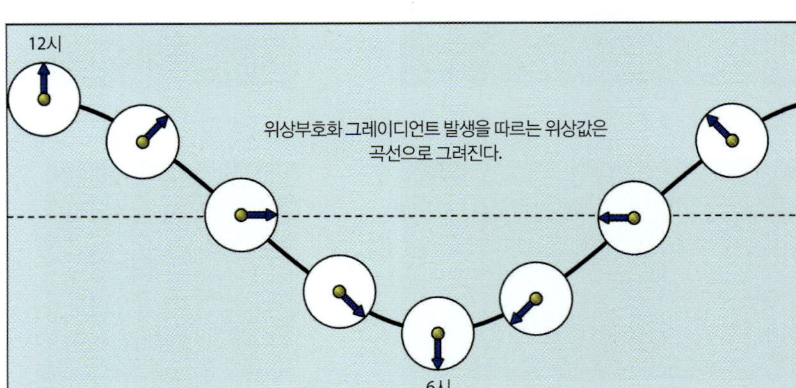

그림 4-21. 위상곡선

급한 위상부호화 그레이디언트, 가상주파수 1

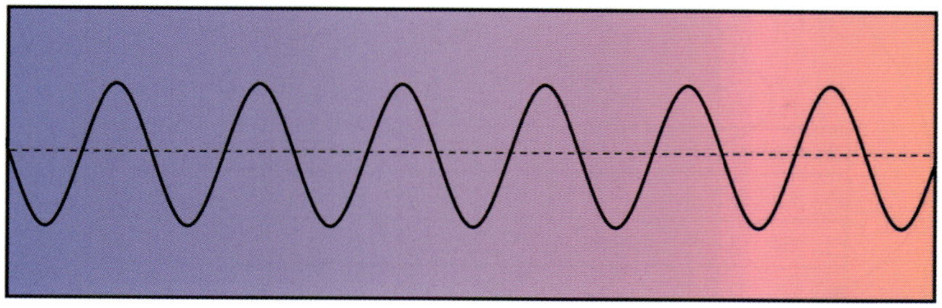

완만한 위상부호화 그레이디언트, 가상주파수 2

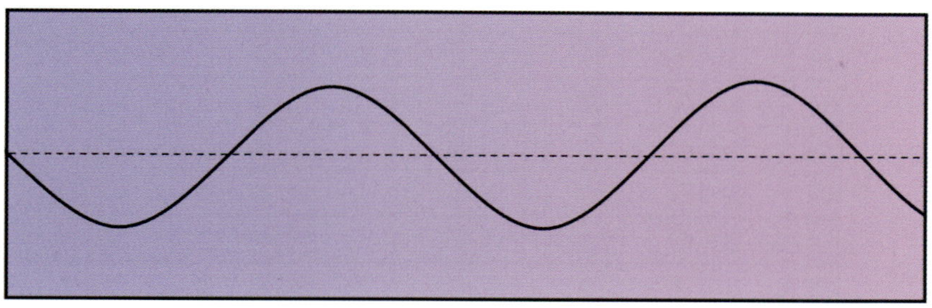

그림 4-22. 가상주파수

인가되었기 때문이다. 하지만 주파수 데이터는 각 데이터포인트마다 다르다. 주파수 부호화 그레이디언트자기장은 신호를 수신하는 동안 계속 인가되고, 인가된 시간에 따라서 각 스핀들이 받는 그레이디언트자기장의 크기가 변화하기 때문이다.

- K공간의 각 열(세로축)에서 각 데이터포인트는 주파수 데이터가 변하지 않는다. 이것은 주파수부호화 그레이디언트자기장이 인가된 시간이 각 열에서는 동일하기 때문이다. 하지만 가상주파수 데이터는 변화한다. 왜냐하면 하나의 열을 기준으로 하였을 때, 위아래 부분에 인가된 위상부호화 그레이디언트자기장의 크기가 서로 다르기 때문이다(그림 4-23).

수신된 신호들을 푸리에변환을 통해서 2차원(K공간의 각 행을 따라 수평으로, 각 열을 따라 수직으로) 공간으로 구분할 수 있다. 그 다음 각 데이터포인트를 신호진폭 대 신호주파수로 변환하면, 2차원 영상 매트릭스와 일대일 대응되는 신호값을 배치할 수 있고, 신호들의 진폭을 회색조로 표현하면 영상을 만들 수 있다. 배치된 신호의 주파수와 가상주파수의 진폭이 큰 경우 밝은 화소로 표현되고, 신호의 진폭이 작은 경우 어두운 화소로 표현된다. 이 과정을 통해서 한 K공간을 정보로 한 절편의 영상을 재구성할 수 있다. 여러 절편을 획득하였다면 위 과정을 반복해서 여러 절편의 영상을 재구성할 수 있다.

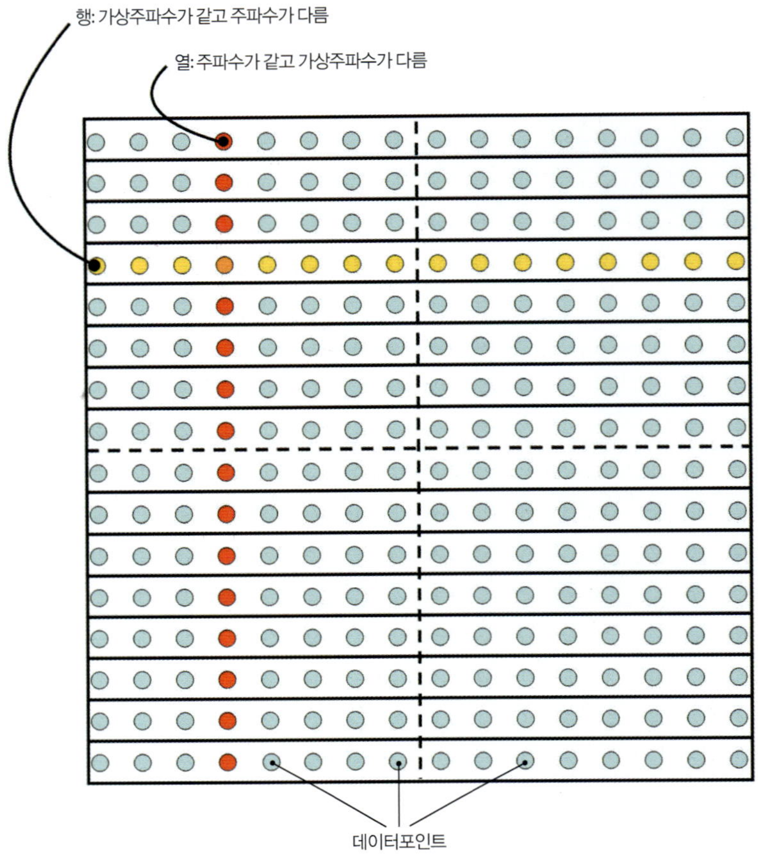

그림 4-23. K공간의 행과 열

K공간의 특징

K공간의 데이터는 영상 화소와 일대일 대응하지 않는다

즉, 데이터포인트가 K공간의 꼭대기 행에 저장되었다고 해서 영상의 맨 위에 놓이지는 않는다. K공간의 각각의 데이터포인트는 영상절편의 전체에서 생성된 신호의 정보를 가지고 있다.

K공간은 대칭성을 가진다

K공간의 위쪽 절반은 아래쪽 절반과 대칭적인 데이터를 가진다. 이것은 K공간의 가로 중심선을 기준으로 위쪽과 아래쪽에 인가되는 위상부호화 그레이디언트자기장의 크

기는 동일하지만 그 극성이 위쪽은 양극(+)이고 아래쪽은 음극(-)을 가지기 때문이다 (그림 4-24).

K공간의 왼쪽 절반과 오른쪽 절반의 데이터는 서로 대칭적이다. 이것은 주파수부호화 그레이디언트자기장의 정중앙점을 기준으로 신호를 생성하는 스핀들이 왼쪽에서 재위상화 rephase 하고 정중앙점에서 동위상 inphase 이 되었다가 오른쪽으로 진행하면서 다시 탈위상 dephase 되기 때문이다. 판독 그레이디언트자기장의 정중앙점에서 수신 신호는 최고 진폭을 가지면 양쪽으로 대칭되는 값을 나타낸다. 수신신호가 대칭적이기 때문에 K공간의 계수화된 데이터도 대칭적인 값을 가지게 된다(그림 4-25). 이로 인한 대칭성을 결합대칭 conjugate symetry 이라고 하며, 스캔시간을 감소시키는 데 사용된다.

K공간의 중심부 데이터는 영상신호와 대조도에 기여하고 주변부 데이터는 영상의 해상도에 기여한다

앞서 설명한 바와 같이 K공간의 중심부에는 위상부호화 그레이디언트자기장이 가장 작게 인가된 신호들로 채워지게 된다. 이 신호들은 위상 차이가 거의 없기 때문에 각 화소에서 신호들의 크기의 합은 신호의 개수만큼 증가하게 되고, 낮은 가상주파수를 갖게 된다. 반면 위상부호화 그레이디언트자기장의 크기가 크게 인가된 신호들이 모여 있는 K공간의 주변부는 각 신호들의 위상 차이로 인해서 각 화소에서 신호들의 크기의 합은 상대적으로 중심부보다 매우 작은 크기를 갖게 되고 높은 가상주파수를 갖게 된다. 낮은 가상주파수를 갖는 높은 진폭을 가진 신호들은 영상잡음 noise 신호들과 뚜렷한 차이를

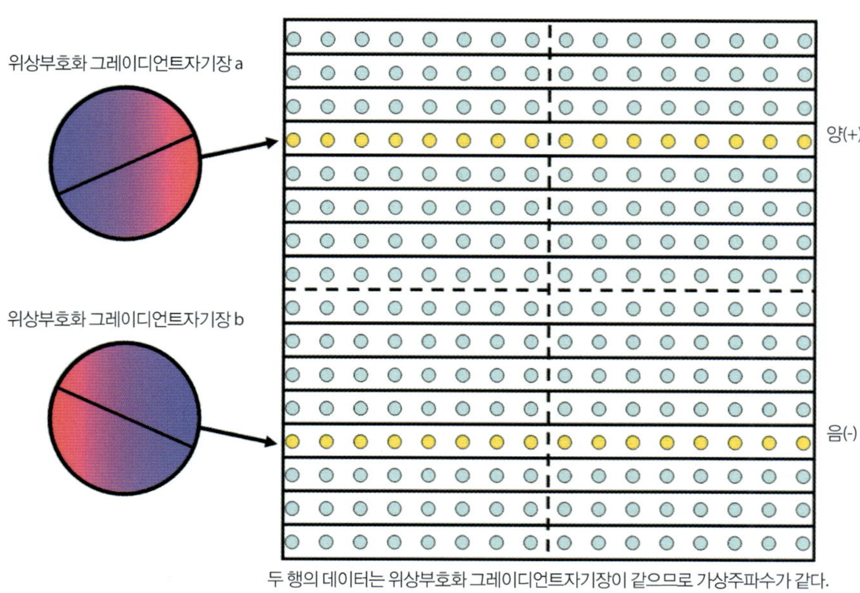

그림 4-24. K공간 대칭위상

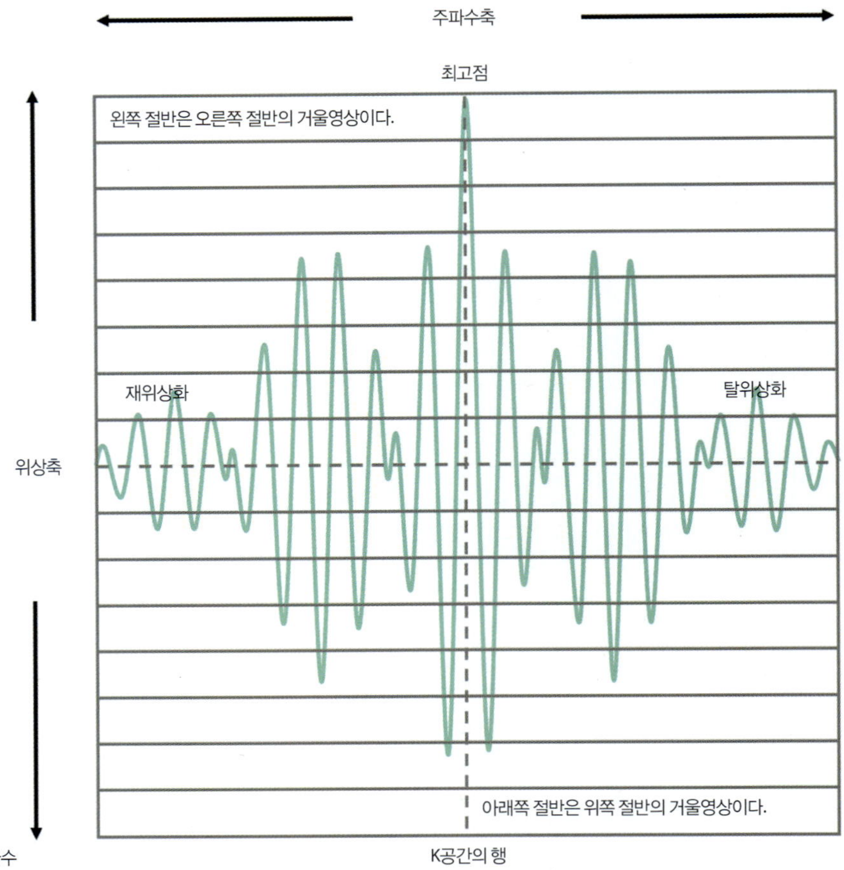

그림 4-25. K공간 대칭주파수

갖기 때문에 영상의 신호와 대조도에 크게 기여한다. 높은 가상주파수를 갖는 낮은 진폭을 가진 신호들은 영상잡음신호들과 구분이 어려워 영상신호와 대조도에 크기 기여하지 못한다(그림 4-26). 하지만 위상이동이 큰 신호들은 주변 화소와의 위상 차이가 크기 때문에 두 화소 지점 간 신호의 차이가 뚜렷해 영상의 해상도에 크게 기여한다. 이와는 반대로 K공간의 중심부는 주변 화소 간의 위상 차이가 크지 않아서 신호의 위치정보가 상대적으로 낮아져 영상의 해상도에는 기여하지 못한다(그림 4-27).

- K공간의 중심부 데이터는 신호의 진폭이 높고 해상도가 낮다.
- K공간의 주변부 데이터는 신호의 진폭이 낮고 해상도가 높다.

신호와 해상도는 영상의 화질을 결정하는 주요인자이다. 영상신호의 획득과정을 통해서 우리는 K공간의 모든 데이터를 채우게 된다. 이렇게 채워진 정보는 신호와 해상도 정보 전체가 포함되어 좋은 화질의 영상을 제공한다. 하지만 자기공명영상은 여러 이유로 인해서 K공간의 채우는 방식을 다양하게 적용한다. 주로 K공간의 중심부와 주변부의

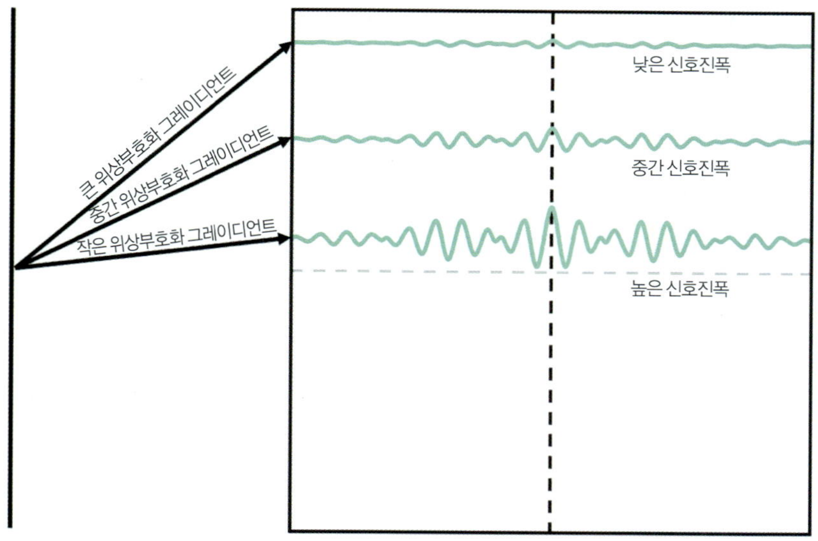

그림 4-26. 위상부호화 그레이디언트진폭과 신호진폭

데이터를 채우는 비율을 변경하게 되는데, 이에 따라서 영상의 질은 큰 영향을 받게 된다. 예를 들어 위상부호화 매트릭스를 감소시킬 경우, K공간의 주변부 데이터는 손실되지만, 중심부 데이터는 남아 있게 된다. 이 경우 영상의 해상도는 낮아지게 되지만 신호와 대조도 정보는 남아있게 된다. 일반적으로 자기공명영상에서 신호 정보가 해상도 정보보다 우선적으로 획득되어야 하기 때문에 K공간을 모두 채울 수 없을 경우 선택적으로 획득하여야 한다(그림 4-28~30).

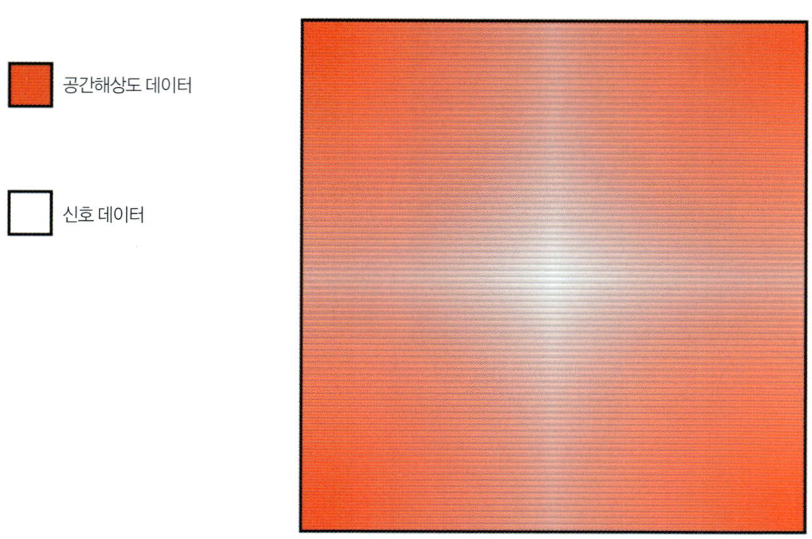

그림 4-27. K공간-신호와 해상도

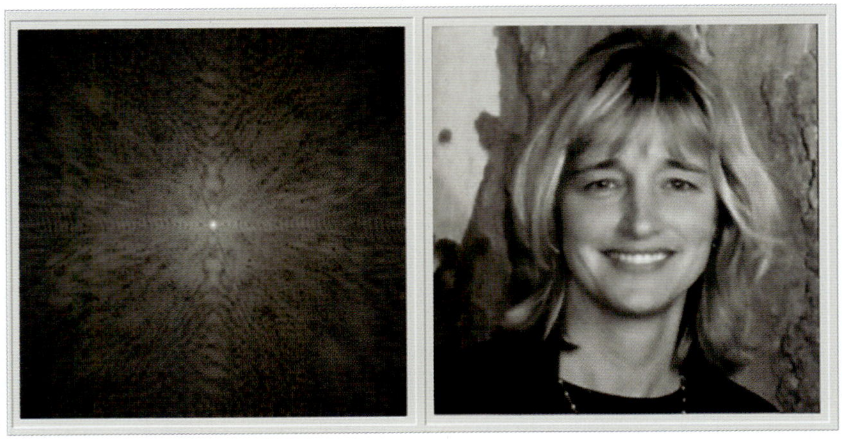

그림 4-28. 데이터를 모두 사용한 K공간

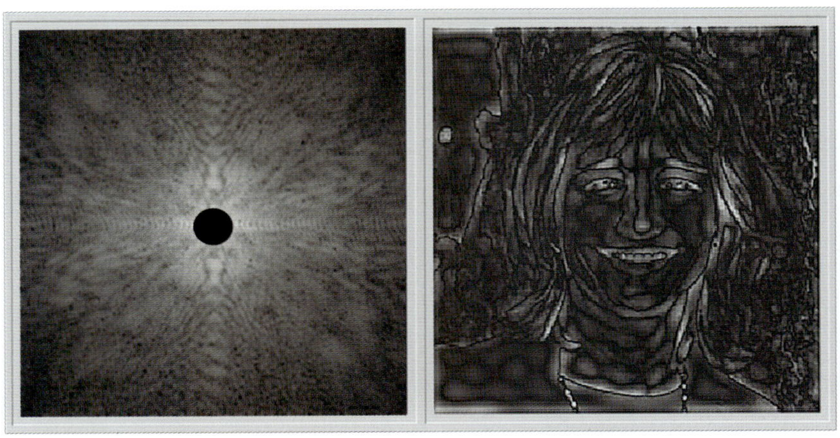

그림 4-29.
해상도 데이터만 사용한 K공간(고주파 영역)

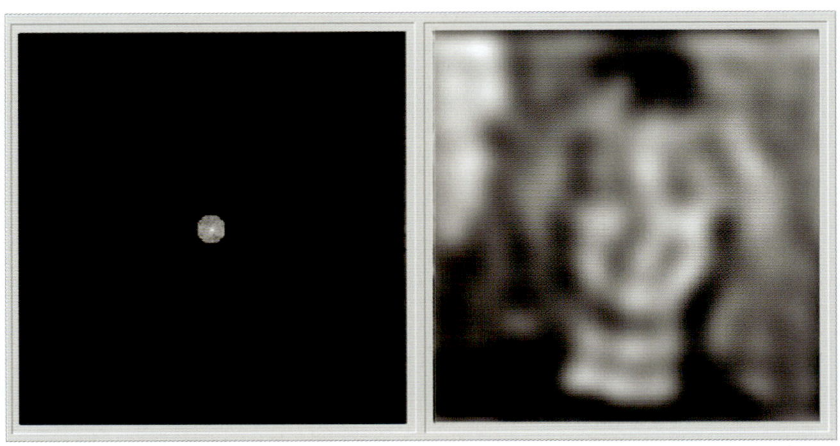

그림 4-30.
신호 데이터만 사용한 K공간(저주파 영역)

스캔시간은 K공간을 채우는 시간이다

일반적으로 스캔시간에 영향을 미치는 인자는 다음과 같다.

- 반복시간
- 위상부호화 매트릭스
- 여기횟수

반복시간 Time to repeat, TR

TR마다 각 영상절편이 선택되고 위상과 주파수가 부호화된다. 영상화하려는 절편이 여러 개일 경우 한 영상절편의 K공간은 순차적으로 채워지게 된다. 즉 1번 절편이 선택되고 신호를 부호화한 후, 신호를 수신하고 계수화하여 K공간 한 행을 채운다. 그리고 나서 다음 2번 영상절편을 선택하고 위 과정을 반복한다. 따라서 TR 길이에 따라서 영상화할 수 있는 영상절편의 수가 정해지게 된다. TR이 길면 보다 많은 영상절편을 영상화할 수 있다. 만약 TR이 500 ms일 때 15개의 영상절편을 얻을 수 있다고 하면, TR이 2,000 ms일 때에는 40개의 영상절편을 획득할 수 있다(그림 4-31).

위상부호화 매트릭스 Phase encoding matrix

위상부호화 매트릭스는 영상획득 시 K공간에 몇 개의 행을 채우는지 결정하는 인자이다. TR마다 한 행을 채우기 때문에 다음과 같은 관계가 성립한다.

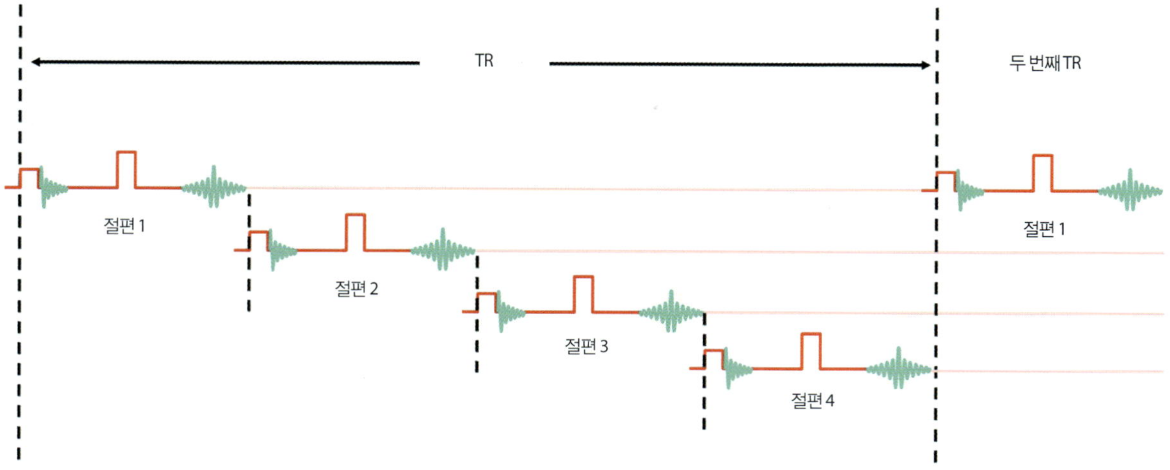

그림 4-31. TR과 절편개수

- 128 위상부호화 매트릭스를 설정하면, K공간에 128행이 생성되고, 모든 신호를 획득하기 위해서 TR을 128번 수행하여야 한다.
- 256 위상부호화 매트릭스를 설정하면, K공간은 256행이 생성되고, 모든 신호를 획득하기 위해서 TR을 256번 수행하여야 한다.

여기횟수 Number of excitation (NEX) or number of signal average (NSA), number of acquisition (Naq)

여기횟수란 K공간의 같은 행을 채우는 횟수로 정의한다. TR마다 위상부호화 그레이디언트자기장의 크기를 변화시키지 않으면 같은 K공간 행에 데이터를 채우게 된다. K공간의 한 행에 반복해서 영상신호를 채우게 되면 신호대잡음비 signal to noise ratio, SNR 가 증가하여 화질이 향상된다. 하지만 스캔시간 scan time 은 비례적으로 증가하게 된다.

- TR 1,000 ms, 위상부호화 매트릭스 256, NEX 1일 때, 스캔시간은 256초이다.
- TR 1,000 ms, 위상부호화 매트릭스 256, NEX 2일 때, 스캔시간은 512초이다.

일반적으로 NEX를 2로 하여 K공간의 각 행을 두 번 채운다고 하면, +128행부터 -128행까지 모두 채운 후에 다시 처음과 같은 과정을 반복하지 않고, 같은 크기의 위상부호화 그레이디언트자기장이 인가된 상태에서 2회 신호를 얻어 K공간의 같은 행을 2번 채운 후 다음 행을 채운다.

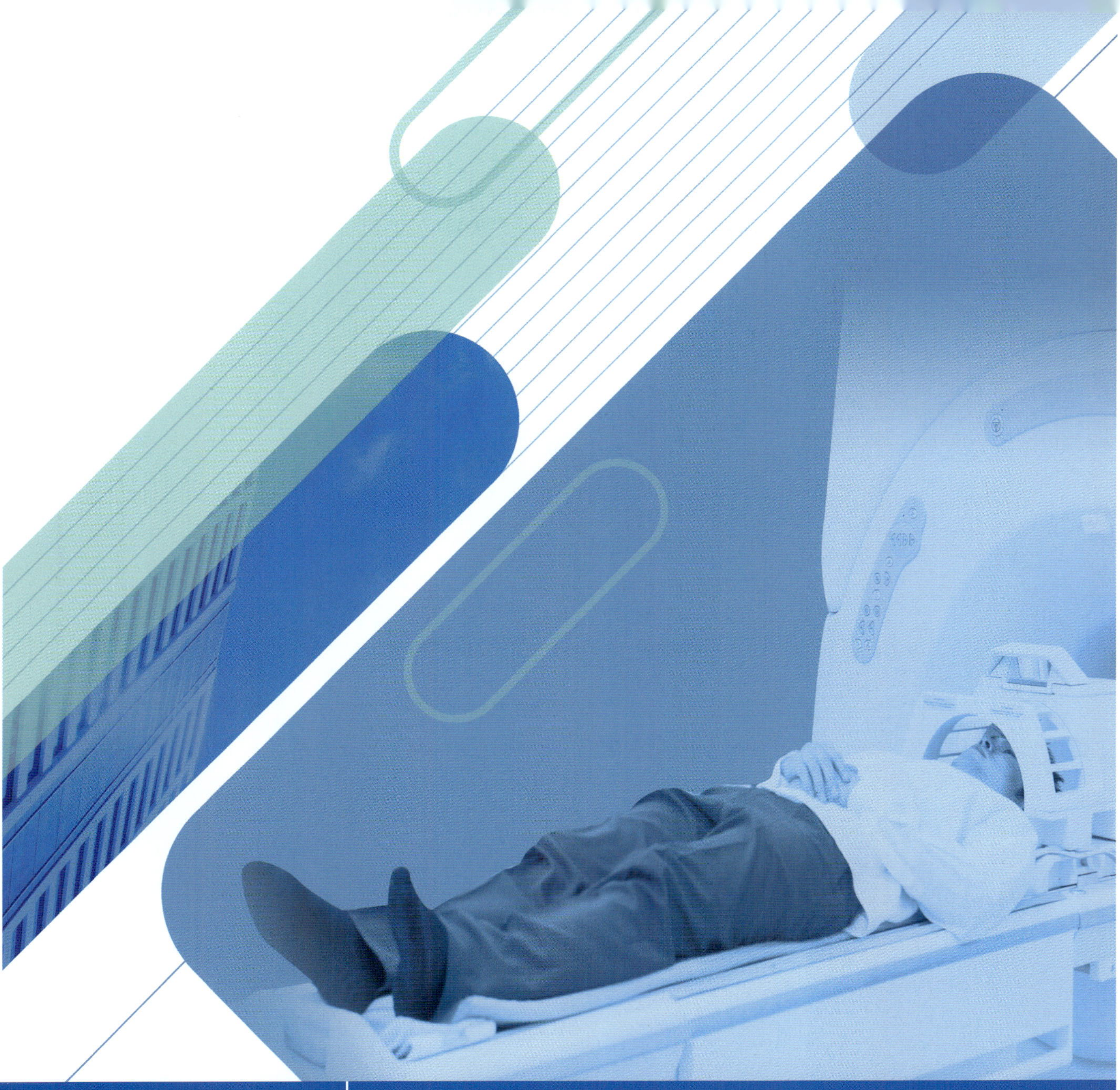

05 매개변수의 선택

개요

자기공명영상검사에서 펄스시퀀스를 설정할 때 여러 매개변수 parameters 를 조절할 수 있다. 펄스시퀀스를 선택하면 강조영상과 영상의 질에 대한 민감도가 결정된다. 선택된 시간매개변수는 특히 영상의 강조를 결정한다. 다음은 앞 장에서 설명한 내용이다.

- TR은 T1과 양성자밀도 강조를 조절한다.
- 숙임각은 T1의 정도와 양성자밀도강조를 조절한다.
- TE는 T2강조의 정도를 조절한다.

영상의 질은 여러 인자에 따라 결정된다. 관계되는 인자들의 상호 관계를 알고 있어야 항상 최적의 영상을 획득할 수 있기 때문이다.

자기공명영상에서는 여러 인자를 고유인자와 부가인자로 나눌 수 있다.

고유인자의 종류는 다음과 같다.

- T1이완시간 T1 relaxation time
- T2이완시간 T2 relaxation time
- 양성자밀도 proton density
- 흐름효과 flow effect
- 화학이동 chemical shift
- 자기화율 magnetic susceptibility
- 확산 diffusion
- 관류 perfusion

고유인자는 조직이 갖고 있는 고유한 특성이기에 매개변수를 변경할 수 없다.

부가인자의 종류는 다음과 같다.

- 반복시간 TR
- 에코시간 TE
- 숙임각 flip angle
- 수신대역폭 receive bandwidth
- 여기횟수 NEX
- 매트릭스 크기 matrix size
- 절편두께 slice thickness

- 절편간격 slice gap

부가인자는 매개변수를 변경할 수 있어 영상의 질을 결정한다. 즉 각 매개변수를 변경하면 영상의 질이 결정된다.

영상의 질을 결정하는 주요한 네 가지 인자는 다음과 같다.

- 신호대잡음비 signal to noise ratio, SNR
- 대조도대잡음비 contrast to noise ratio, CNR
- 공간해상도 spatial resolution
- 스캔시간 scan time

신호대잡음비 Signal to noise ratio, SNR

신호대잡음비란 수신되는 신호크기 대 평균 잡음크기의 비율을 가리킨다. 잡음은 신호크기와 다르게 불규칙적으로 생성되므로 잡음의 크기는 평균값으로 결정한다.

- 신호 signal 란 가로면에서 순자기화 벡터 net magnetization vector, NMV 의 세차운동 때문에 수신기코일에 유도된 전압을 가리킨다.
- 잡음 noise 이란 시간과 공간에서 무작위로 존재하는 주파수를 가리킨다. 이것은 라디오 채널을 제대로 맞추지 않았을 때 나는 '쏴' 하는 소리에 해당한다. 자기공명에서 잡음은 자석 속에 있는 환자와 장치의 배경전기잡음 background electrical noise 에 의하여 발생한다. 잡음은 환자마다 일정하며 환자의 체격, 검사영역, 장치의 고유잡음에 따라 결정된다.

잡음은 모든 주파수에서 발생하며 시간과 장소도 무작위적이다. 하지만 신호는 반복적인 TE에 발생하며 여러 요인에 따라 결정되고 바꿀 수 있다. 따라서 신호는 잡음에 비해 증가시키거나 감소시킬 수 있다. 신호를 증가시키면 SNR도 증가하고 신호를 감소시키면 SNR도 감소한다. 따라서 신호의 크기에 영향을 미치는 인자는 모두 SNR에 영향을 미친다.

SNR에 영향을 미치는 인자는 다음과 같다.

- 자기공명영상 장치의 자기장세기 magnetic field strength
- 검사영역의 양성자밀도 proton density

- 화적소용적 voxel volume
- 반복시간 TR, 에코시간 TE, 숙임각 flip angle
- 여기횟수 NEX
- 수신대역폭 receive bandwidth
- 코일유형 coil type

자기장세기 Magnetic field strength

자기장세기는 SNR에 큰 영향을 미친다. 자기장세기가 증가하면 고에너지 핵과 저에너지 핵 사이의 에너지 차이도 증가한다. 에너지 차이가 증가하면 B_0와 반대 방향으로 정렬한 높은 에너지 상태의 자기모멘트 magnetic moment 수가 적어진다. 따라서 스핀업 spin up 핵의 개수가 스핀다운 spin down 핵의 개수에 비해 증가하므로 NMV는 자기장세기가 높은 곳에서 증가하며 그 결과, 더 많은 자기화를 사용하여 영상화할 수 있어 SNR이 증가한다. 저자기장 장치를 사용하여 영상화할 경우 자기장의 세기는 바꿀 수 없으며 SNR을 증가하기 위하여 여러 조치들을 취할 수 있지만 일반적으로 스캔시간이 길어지게 된다. 고자기장 장치를 사용할 때는 이와 같은 조치가 필요 없다.

양성자밀도 Proton density

검사영역에 들어 있는 양성자의 개수는 수신되는 신호의 크기를 결정한다. 허파와 같이 양성자밀도가 낮은 부위는 신호가 낮기 때문에 SNR도 낮다. 반면에 골반과 같이 양성자밀도가 높은 부위는 신호가 높기 때문에 SNR도 높다. 조직의 양성자밀도는 해당 조직마다 고유하며 바꿀 수 없다. 하지만 양성자밀도가 낮은 부위를 영상화할 때에는 SNR이 감소할 수 있기 때문에 SNR을 증가시키기 위해 조치를 취해야 할 수도 있다. 양성자밀도가 높은 부위를 스캔할 때에는 이럴 필요성이 없다.

화적소용적 Voxel volume

디지털영상의 구성 단위는 화소 pixel 이다. 화소의 밝기는 환자 조직의 단위용적(화적소)에서 발생하는 MRI 신호의 세기를 나타낸다. 화적소 voxel 는 환자 체내 조직의 용적을 나타내며 화소영역과 절편두께로 결정된다(그림 5-1). 화소영역은 영상영역 field of view, FOV 의 크기와 FOV 내의 화소의 개수 또는 매트릭스에 따라 결정된다(식 5-1).

$$\text{화소영역} = \frac{\text{FOV 크기}}{\text{매트릭스 수}} \quad \text{... (식 5-1)}$$

적은 매트릭스 coarse matrix 는 주파수부호화와 위상부호화의 개수가 적으며 FOV 내의

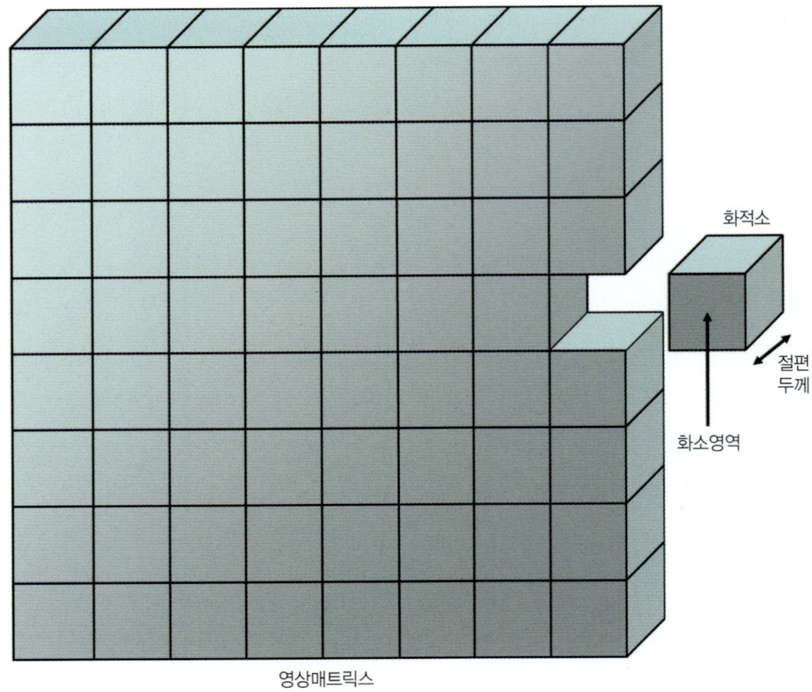

그림 5-1. 화적소

화소 개수가 적을 때 발생한다. 적은 매트릭스는 크기가 큰 화소와 화적소에 의해 발생한다. 많은 매트릭스 fine matrix 는 주파수부호화와 위상부호화의 개수가 많으며 FOV 내의 화소 개수가 많을 때 발생한다. 많은 매트릭스는 크기가 작은 화소와 화적소에 의해 발생한다. 크기가 큰 화적소에는 크기가 작은 화적소보다 스핀 또는 핵이 더 많이 들어 있다. 따라서 신호에 기여하는 핵이 더 많다. 그러므로 크기가 큰 화적소는 크기가 작은 화적소보다 SNR이 높다(그림 5-2).

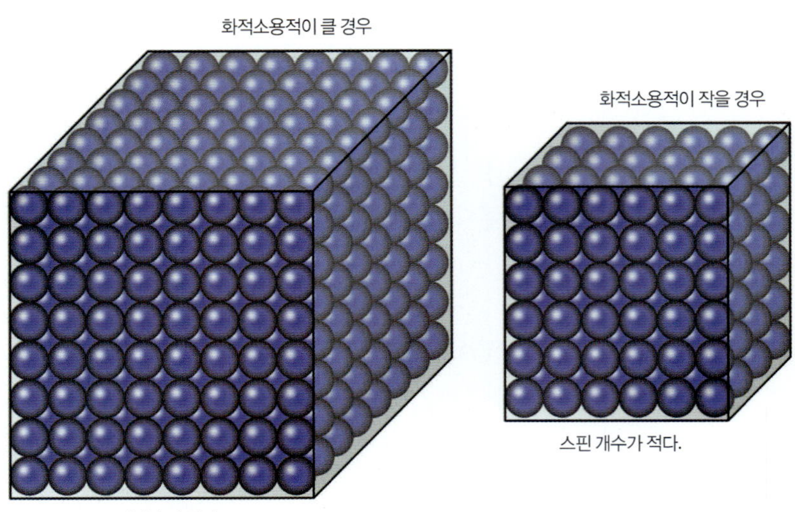

그림 5-2. 화적소용적과 SNR

SNR은 화적소용적에 비례하며 화적소의 크기를 변화시키면 SNR도 변화된다. 즉, 화적소의 크기를 감소시키면 SNR도 감소하고, 화적소 크기를 증가시키면 SNR도 증가한다. 여기에는 다음과 같은 세 가지 방법이 있다.

절편두께 slice thickness **변경** | 그림 5-3에서 절편두께를 10 mm에서 절반인 5 mm로 화적소 크기를 변경하였다. 이렇게 하면 화적소용적은 1,000 mm^3에서 절반인 500 mm^3로 줄어들며, 마찬가지로 SNR도 절반으로 줄어든다. 그림 5-4와 5를 비교해 보면 두꺼운 절편이 얇은 절편보다 SNR이 높다는 것을 분명히 알 수 있다.

영상매트릭스 image matrix **변경** | 영상매트릭스는 영상에 들어있는 화소의 개수이다. 영상

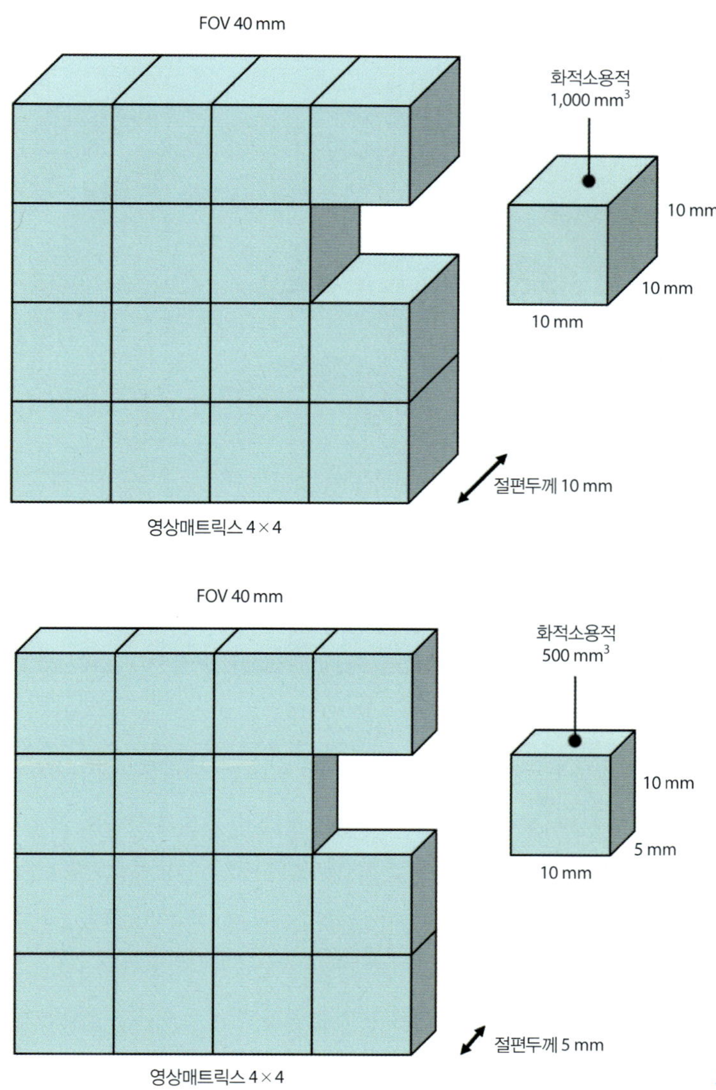

그림 5-3. 절편두께와 SNR

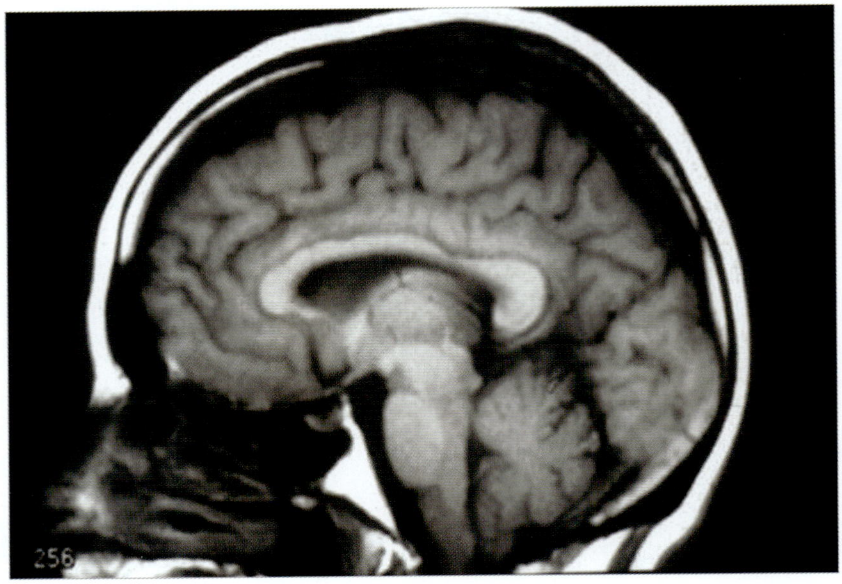

그림 5-4. 절편두께 10 mm를 사용하여 획득한 시상단면(T1강조영상)

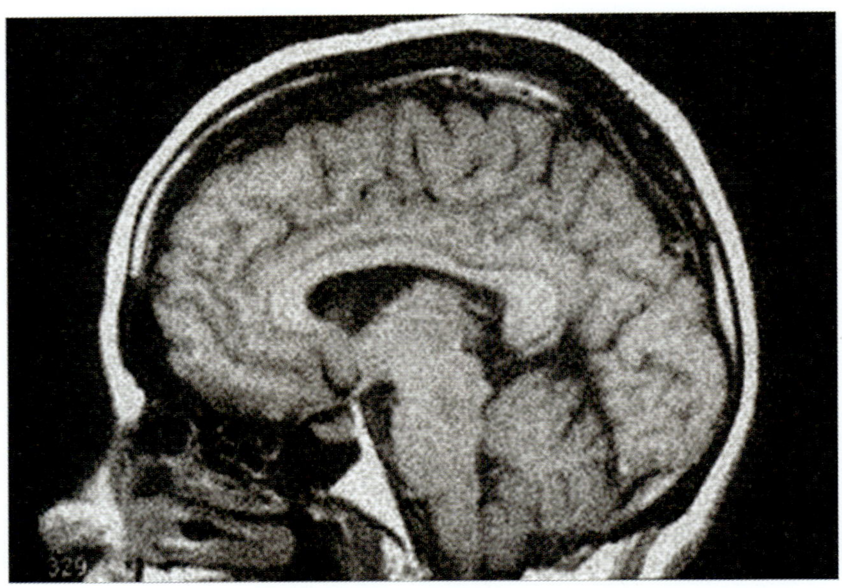

그림 5-5. 절편두께 5 mm를 사용하여 획득한 시상단면(T1강조영상)

매트릭스는 두 가지 개수로 표시된다. 하나는 주파수 방향(일반적으로 영상의 긴 축) 화소의 개수이고 다른 하나는 위상 방향(일반적으로 영상의 짧은 축) 화소의 개수이다 (그림 5-6). 그림 5-7과 8을 보면 위상매트릭스가 128 (그림 5-7)에서 256 (그림 5-8)으로 증가했다. FOV가 바뀌지 않았기 때문에 그림 5-8의 화소는 그림 5-7의 화소보다 작으며 이로 인해 그림 5-8의 화적소도 그림 5-7의 화적소보다 더 작다. 따라서 이 예에서는 화적소용적이 반으로 줄어들었기 때문에 SNR 또한 반으로 줄어들었다. 또한 위상매트릭스가 스캔시간에 영향을 미치기 때문에 위상매트릭스를 128에서 256로

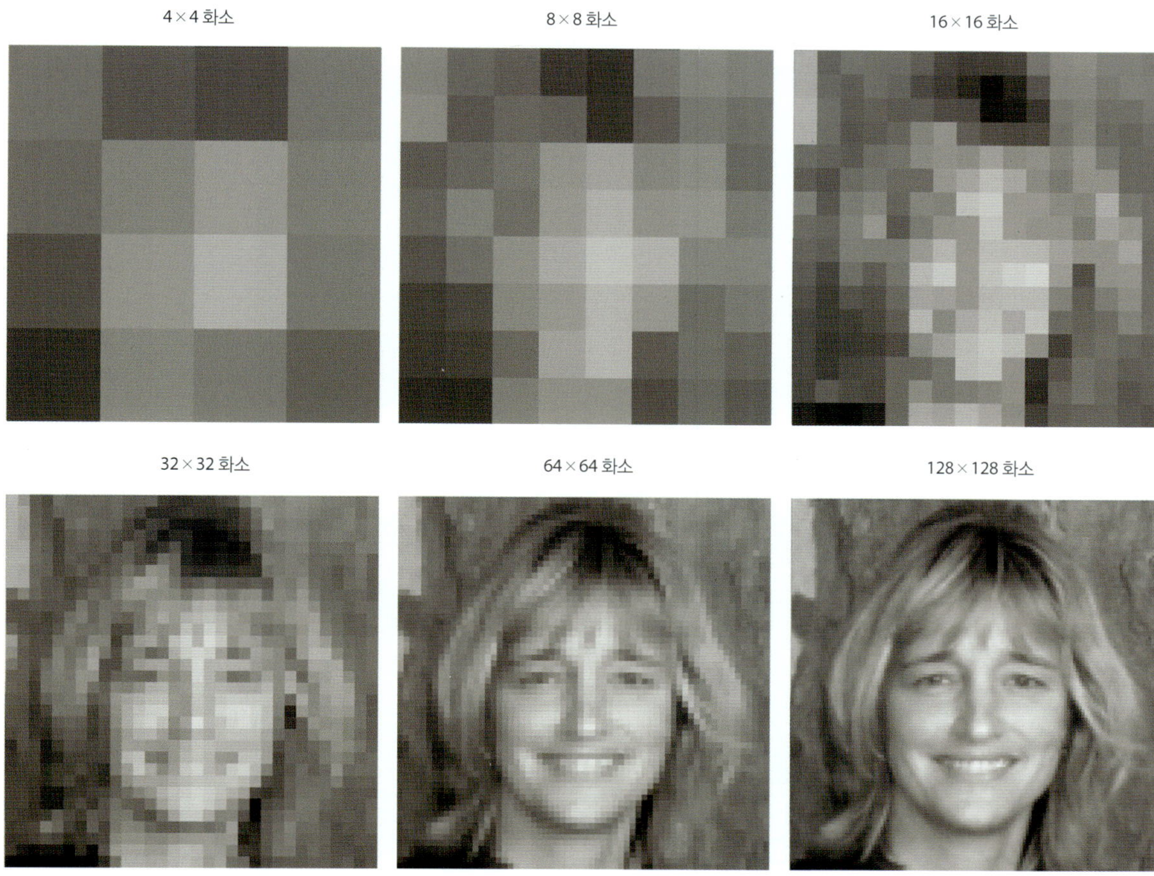

그림 5-6. 영상매트릭스 변경(해상도 변화에 유의)

증가시키면 스캔시간이 두 배로 늘어난다.

FOV 변경 | 그림 5-9에서는 FOV가 반으로 줄어들었기 때문에 두 축에서의 화소크기도 반으로 줄어들었다. 따라서 화소용적과 SNR은 원래 값(1,000 mm^3)의 4분의 1 (250 mm^3)로 줄어들었다. 그림 5-10과 11을 비교해 보면 그림 5-11에서 SNR이 크게 줄었다는 것을 분명히 알 수 있다. 반면에 그림 5-11의 해상도는 증가하였다. SNR은 영상화하는 영역과 사용하는 수신기코일 receiver coil 에 의해 결정되므로, 작은 FOV를 사용할 때에는 SNR을 증가시키기 위한 노력이 필요할 때도 있다.

반복시간, 에코시간, 숙임각 TR, TE, flip angle

반복시간, 에코시간, 숙임각은 일반적으로 영상대조도에 영향을 미치는 매개변수로 간주되지만 SNR에도 영향을 미친다. 또한 이로 인해 전체 영상의 질에 영향을 미치기도 한다. 스핀에코펄스시퀀스는 일반적으로 그레이디언트에코펄스시퀀스보다 신호를

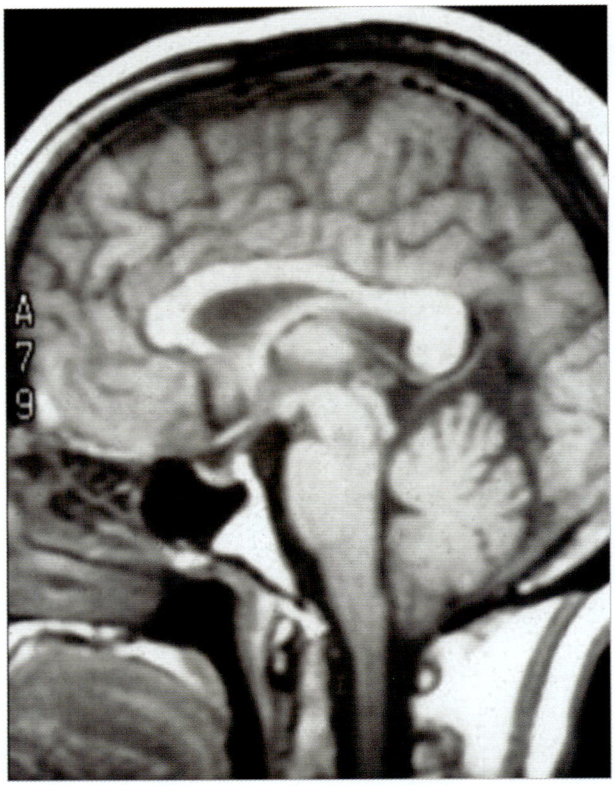

그림 5-7. 128 위상매트릭스를 사용하여 획득한 시상단면(T1강조영상)

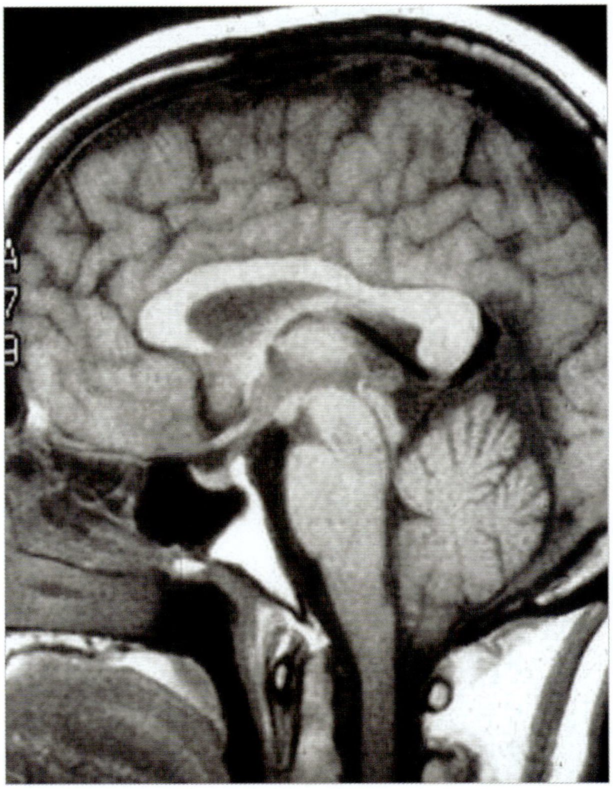

그림 5-8. 256 위상매트릭스를 사용하여 획득한 시상단면(T1강조영상)

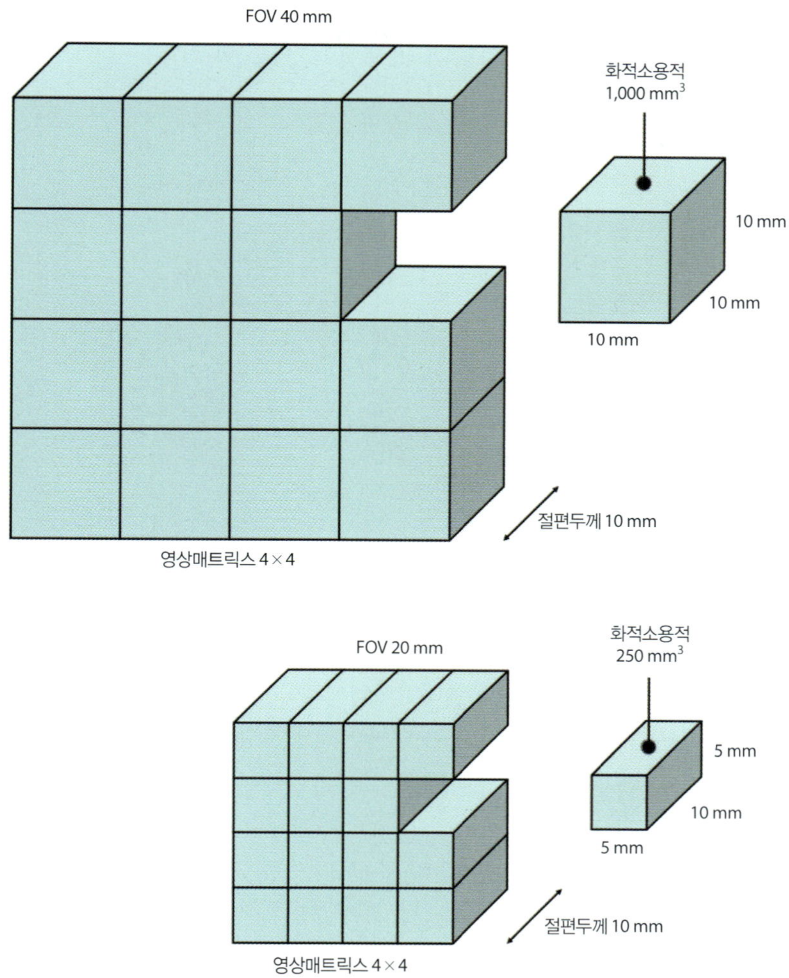

그림 5-9. FOV와 SNR

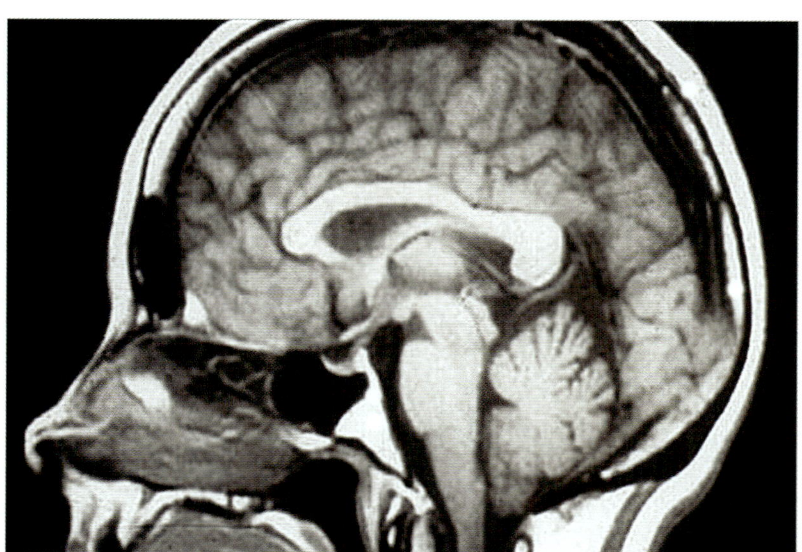

그림 5-10. 24 cm의 FOV를 사용하여 획득한 시상단면(T1강조영상)

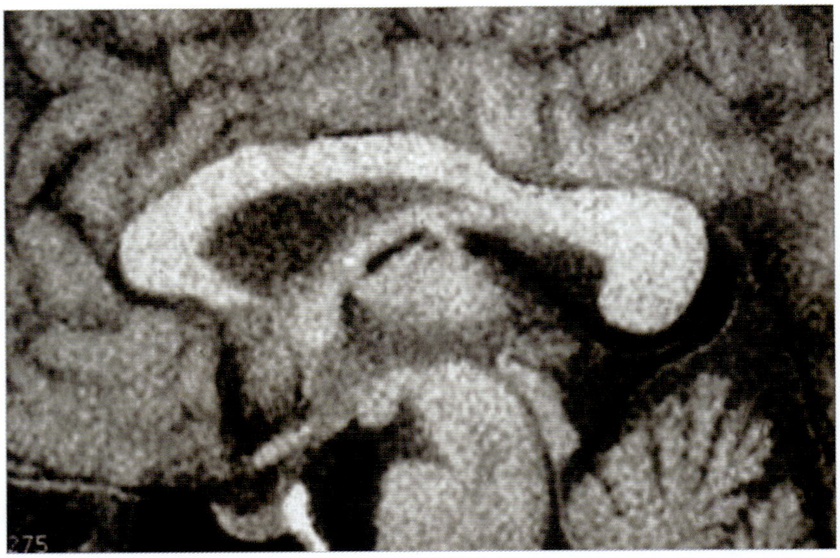

그림 5-11. 12 cm의 FOV를 사용하여 획득한 시상단면(T1강조영상)

더 많이 발생시킨다. 스핀에코펄스시퀀스는 90° 숙임각에 의해 세로축자기화가 모두 가로축자기화로 전환되지만, 그레이디언트에코펄스시퀀스는 보통 90°보다 작은 숙임각을 사용하기 때문에 세로축자기화 일부만이 가로축자기화로 전환된다. 또한 스핀에코펄스시퀀스는 180° 재위상화펄스에 의해 자기장의 불균일성에 의한 탈위상 등을 효율적으로 재위상화시키기 때문에, 신호진폭이 커지게 된다.

숙임각 flip angle | 숙임각은 코일에 유도되어 발생한 가로축자기화의 크기를 조절한다(그림 5-12). 최대 신호진폭은 숙임각이 90°일 때 생성된다. 그림 5-13과 14를 보면 숙임각이 90°에서 10°로 바뀌었다. 이로 인해 SNR이 크게 줄었기 때문에 영상의 질을 개선하려면 SNR을 증가시키기 위한 조치를 취해야 한다.

반복시간 TR | TR은 다음 여기펄스를 가하기 전에 세로축자기화가 회복될 수 있는 정도를 조절한다. TR이 길면 세로축자기화가 완전히 회복되기 때문에 다음 반복을 수행할 때 숙일 수 있는 정도가 늘어난다. TR이 짧으면 세로축자기화가 완전히 회복되지 않기 때문에 숙일 수 있는 정도가 줄어든다. 그림 5-15~18을 보면TR이 140 ms에서 700 ms로 증가했다. TR이 증가했을 때 SNR이 향상되는 이유는 쉽게 알 수 있다. 이는 TR이 증가하면서 세로축자기화도 증가하여 여기가 발생한 다음에 가로축자기화를 더 많이 생성할 수 있기 때문이다. 하지만 TR은 스캔시간에 영향을 미치는 인자이기도 하기 때문에, TR을 증가시키면 스캔시간도 증가하며 환자가 움직일 가능성도 커진다.

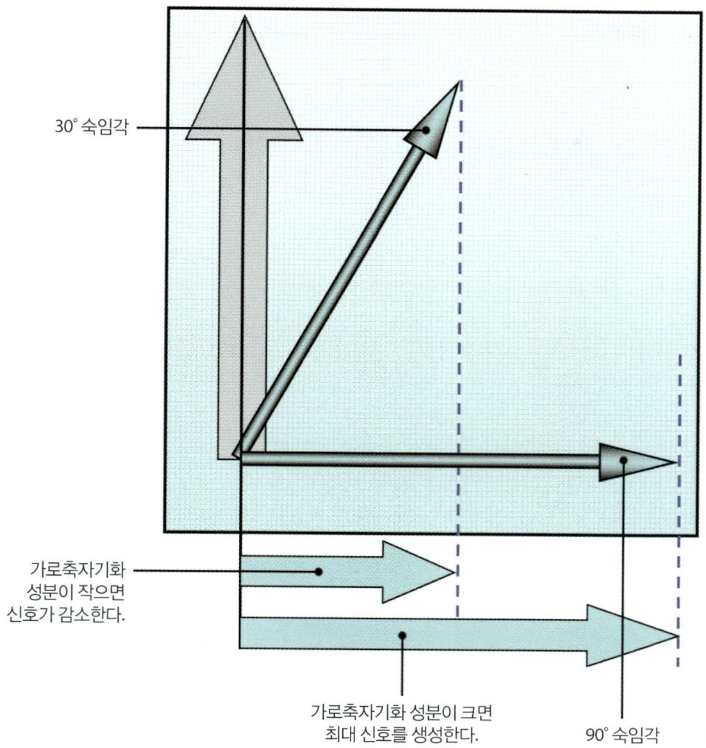

그림 5-12. 숙임각과 SNR

에코시간[TE] | TE는 에코를 수집하기 전에 가로축자기화가 붕괴할 수 있는 정도를 조절한다. TE가 길면 에코가 수집되기 전에 가로축자기화가 많이 붕괴할 수 있는 반면에 TE가 짧으면 그럴 수 없다(그림 5-19). 그림 5-20~23을 보면 TE가 10 ms에서 80 ms로 증가했다. TE가 증가하면 SNR은 급격히 감소한다. 재위상화되어 에코를 생성할 가로축자기화가 줄어들기 때문이다. 긴 TE를 사용하는 T2강조펄스시퀀스의 SNR이 짧은 TE를 사용하는 T1강조펄스시퀀스나 양성자밀도강조펄스시퀀스의 SNR보다 낮은 것은 이 때문이다.

여기횟수 Number of excitation (NEX), number of signal average (NSA), or number of acquisition (Naq)

여기횟수(신호평균횟수)란 크기가 같은 위상부호화 그레이디언트를 사용하여 데이터를 수집하는 횟수를 가리킨다. NEX는 K공간의 각 행에 저장되는 데이터의 양을 조절한다. 서랍장에 비유하여 언급하자면 NEX는 각 서랍을 데이터로 채우는 횟수에 해당한다. 따라서 NEX를 두 배로 늘리면 K공간의 각 행에 저장되는 데이터의 양도 두 배로 늘어난다. 반면에 NEX를 반으로 줄이면 저장되는 데이터의 양도 반으로 줄어든다. 데이터에는 신호와 잡음이 모두 들어 있다. 잡음은 데이터가 저장될 때마다 다른 위치에 놓이기 때문에 무작위적이다. 하지만 신호는 항상 같은 위치에서 수집되기 때문에 무작위가 아니다. 잡음은 무작위적으로 존재하기 때문에, NEX를 두 배로 증가시켜도

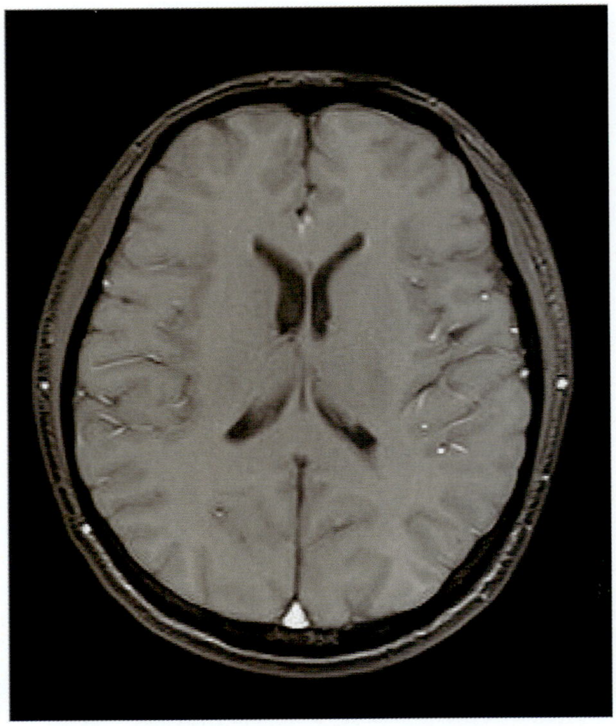

그림 5-13. 90° 숙임각을 사용하여 획득한 그레이디언트에코영상

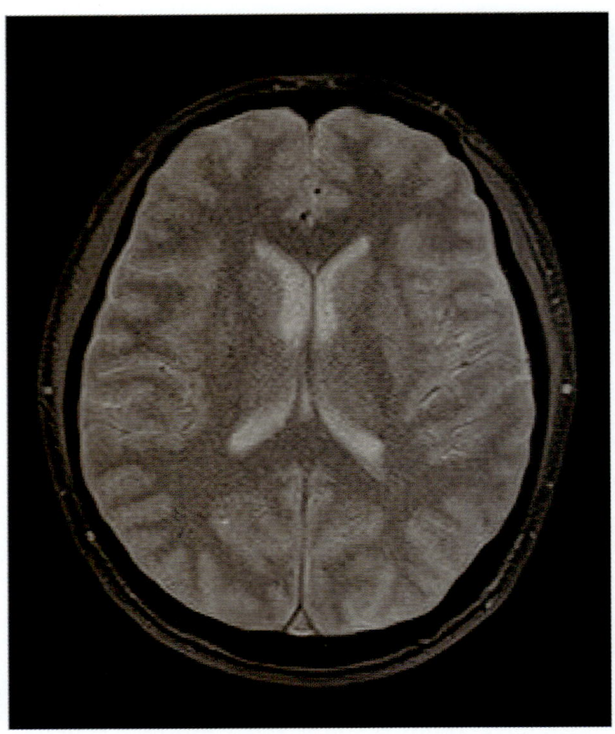

그림 5-14. 10° 숙임각을 사용하여 획득한 그레이디언트에코영상

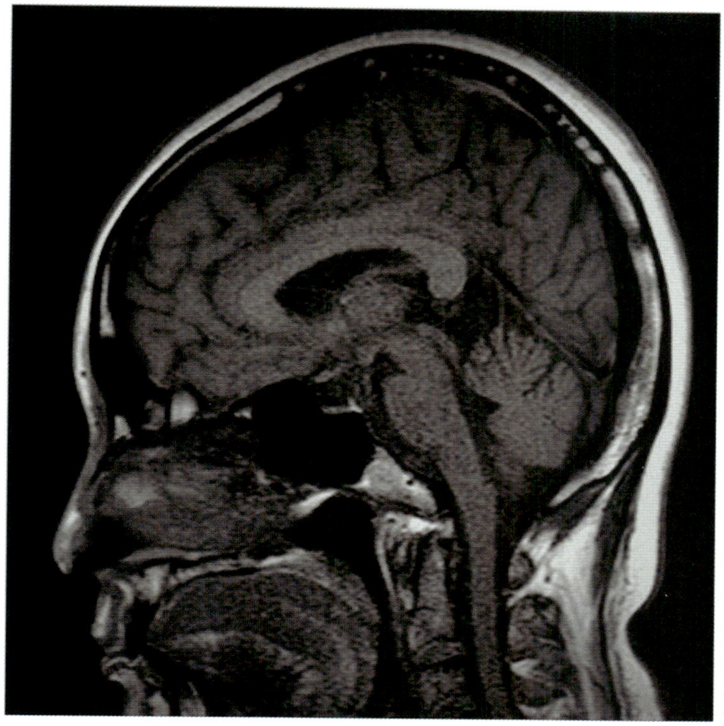

그림 5-15. 140 ms TR을 사용하여 획득한 시상단면(T1강조영상)

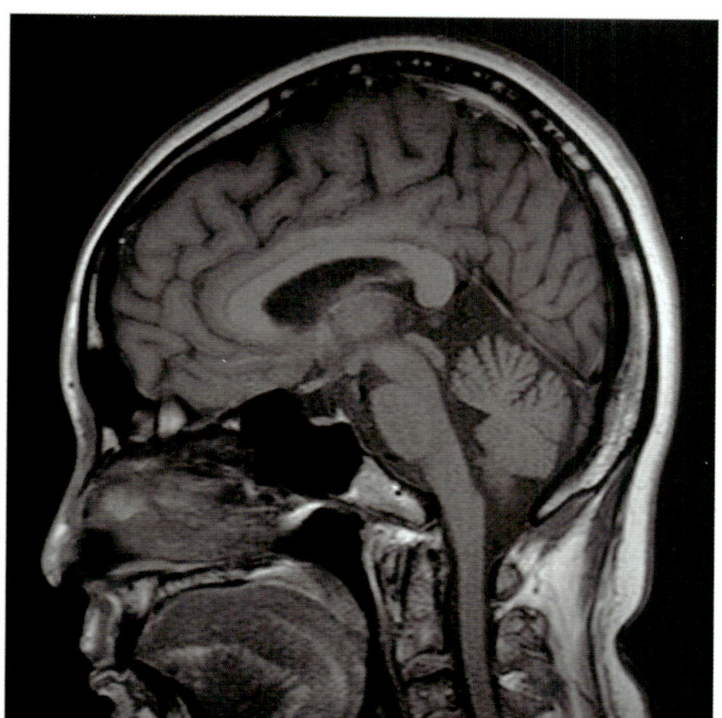

그림 5-16. 300 ms TR을 사용하여 획득한 시상단면(T1강조영상)

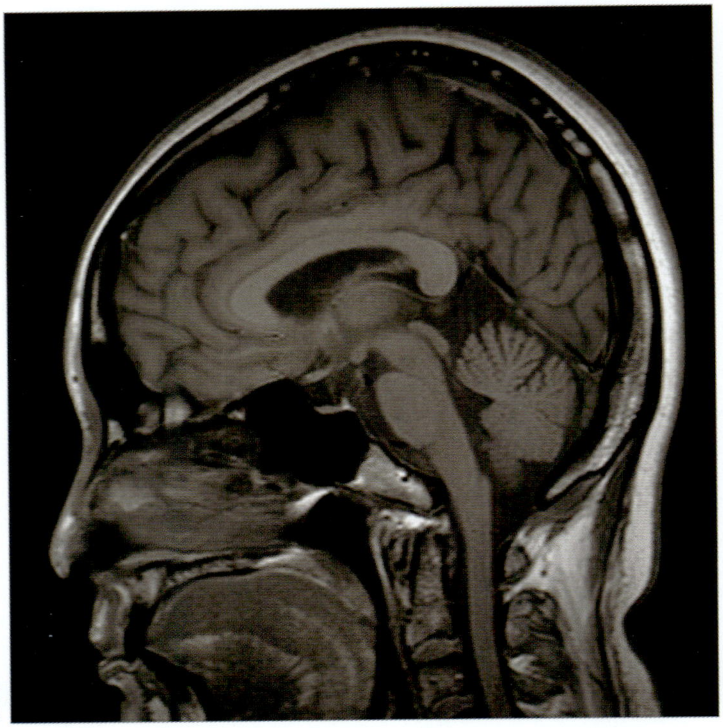

그림 5-17. 500 ms TR을 사용하여 획득한 시상단면(T1강조영상)

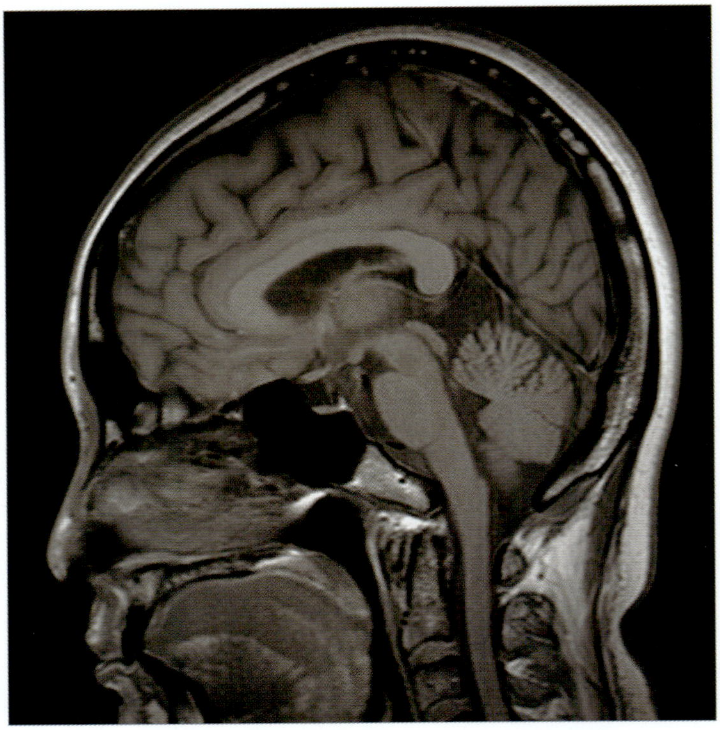

그림 5-18. 700 ms TR을 사용하여 획득한 시상단면(T1강조영상)

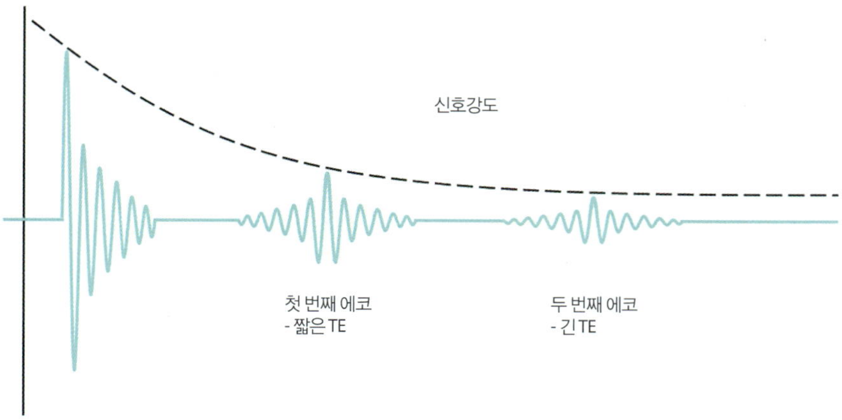

그림 5-19. TE와 SNR

SNR은 $\sqrt{2}$(≒1.414)만큼만 증가한다. 따라서 NEX를 증가시키는 것이 항상 SNR을 증가시키는 가장 좋은 방법인 것은 아니다. SNR을 2배 증가시키려면 NEX, 즉 스캔 시간을 4배 증가시켜야 한다. SNR을 3배 증가시키려면 NEX와 스캔시간을 9배 증가시켜야 한다(그림 5-24). 하지만 스캔시간을 증가시키면 환자가 움직일 가능성도 커진다. 그림 5-25와 26을 보면 NEX가 1회에서 4회로 증가했다. 그림 5-26은 SNR이 더 큰 것은 분명하지만 그림 5-25보다 획득 시간도 네 배 더 많이 걸렸다. NEX를 증가시키면 움직임 인공물 motion artifact 을 감소시킬 수 없다.

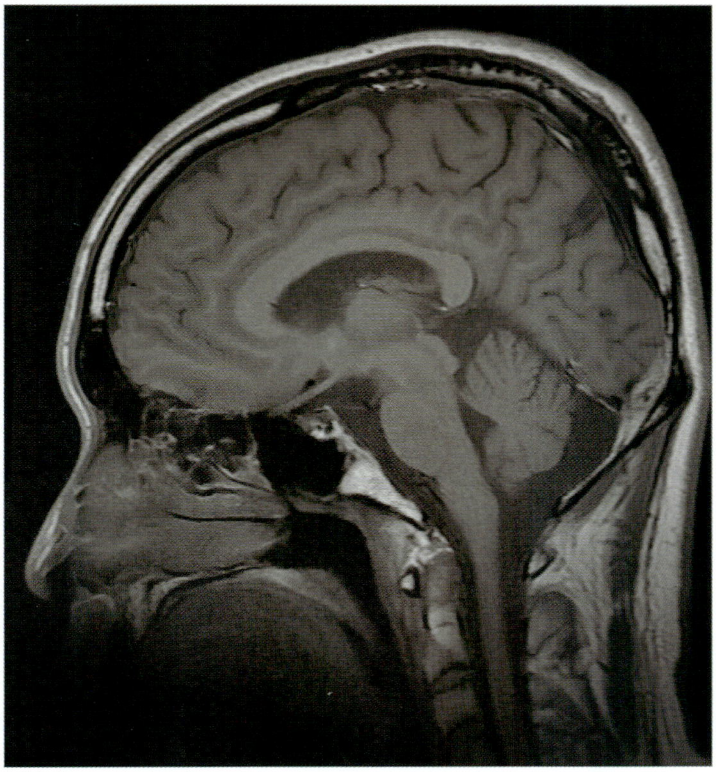

그림 5-20. 10 ms TE를 사용하여 획득한 시상단면(T1강조영상)

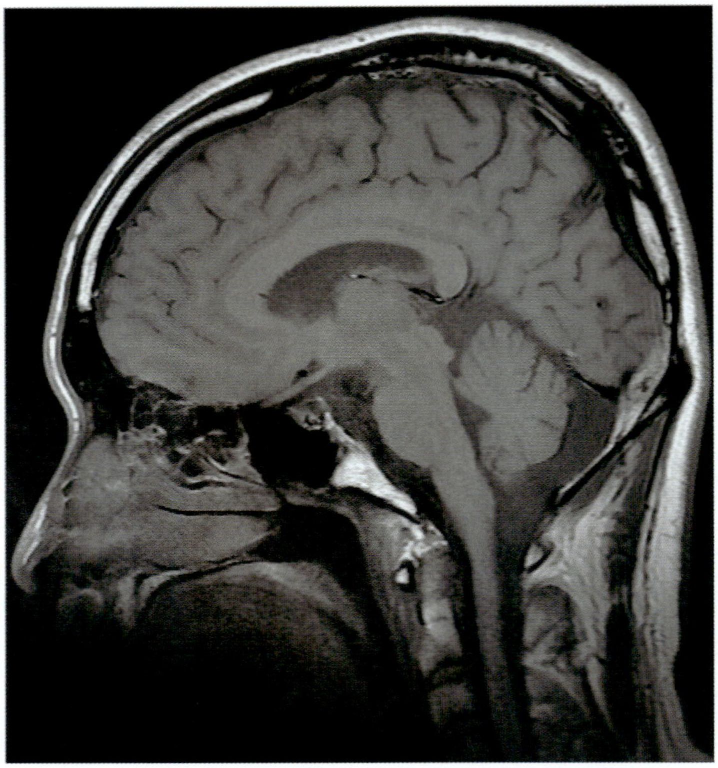

그림 5-21. 20 ms TE를 사용하여 획득한 시상단면(T1강조영상)

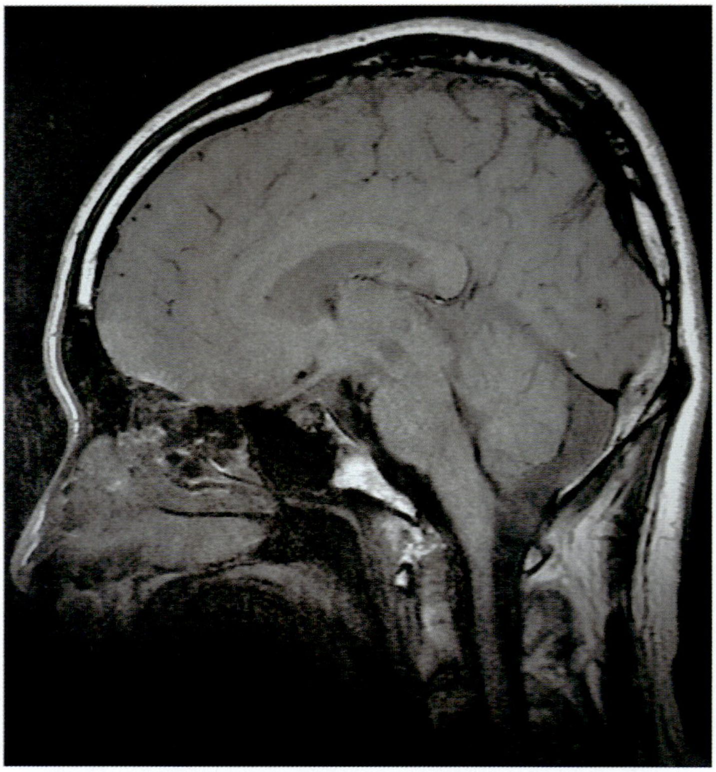

그림 5-22. 40 ms TE를 사용하여 획득한 시상단면(T1강조영상)

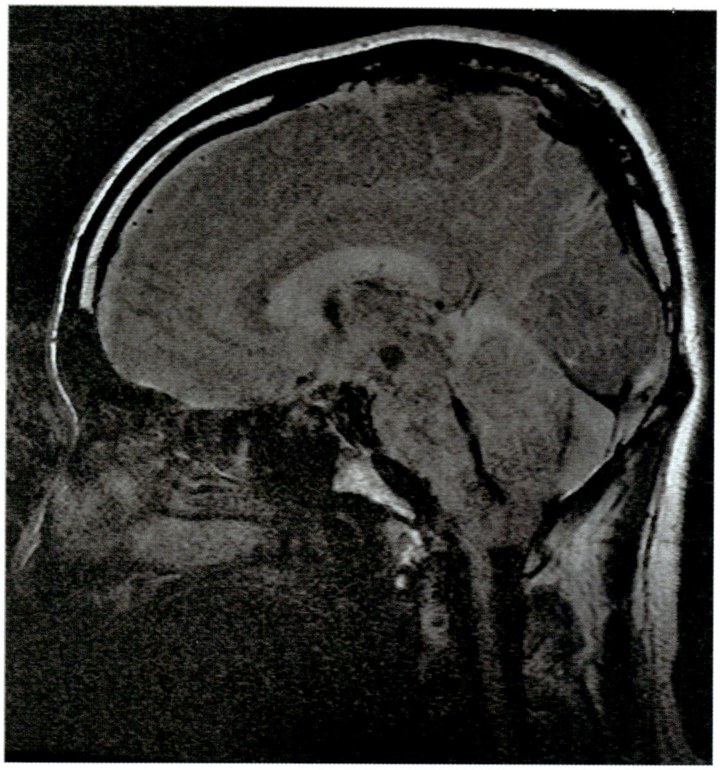

그림 5-23. 80 ms TE를 사용하여 획득한 시상단면(T1강조영상)

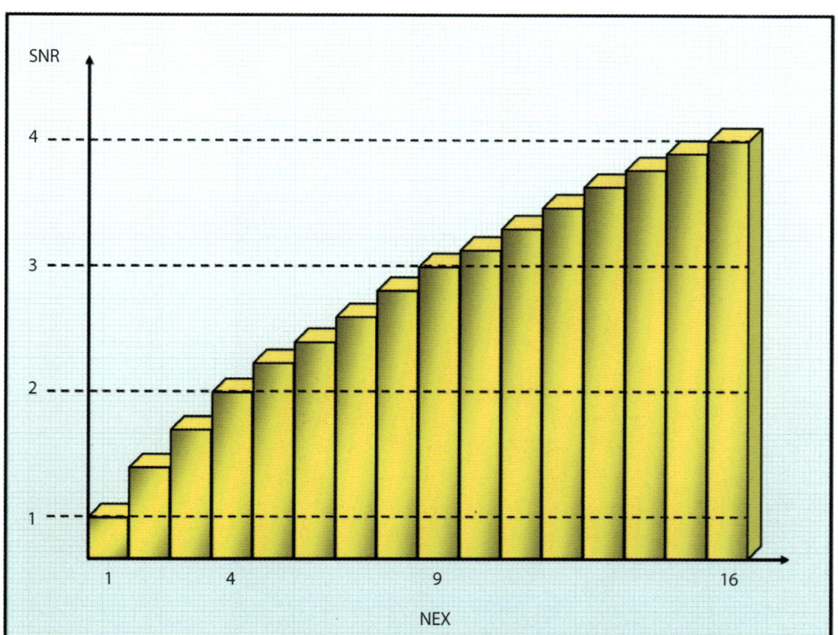

그림 5-24. NEX와 SNR

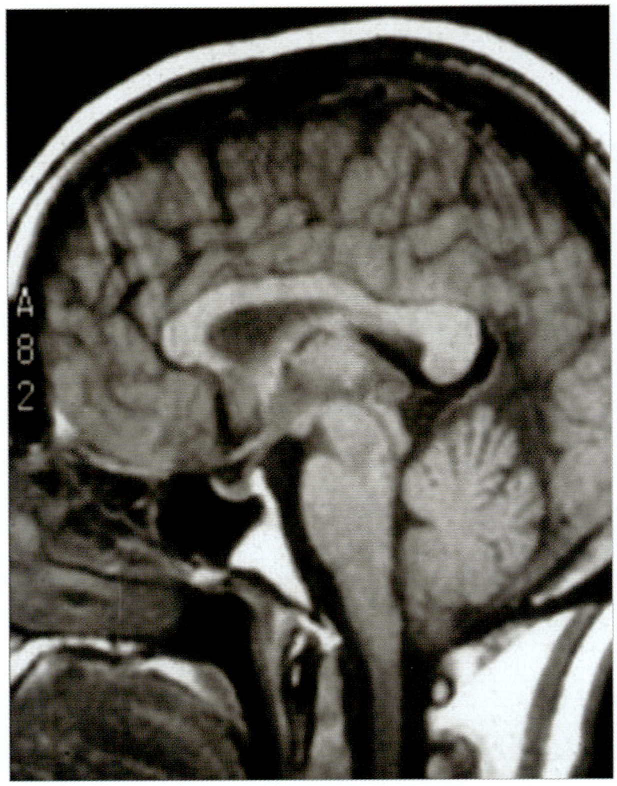

그림 5-25. 1회의 NEX를 사용하여 획득한 시상단면(T1강조영상)

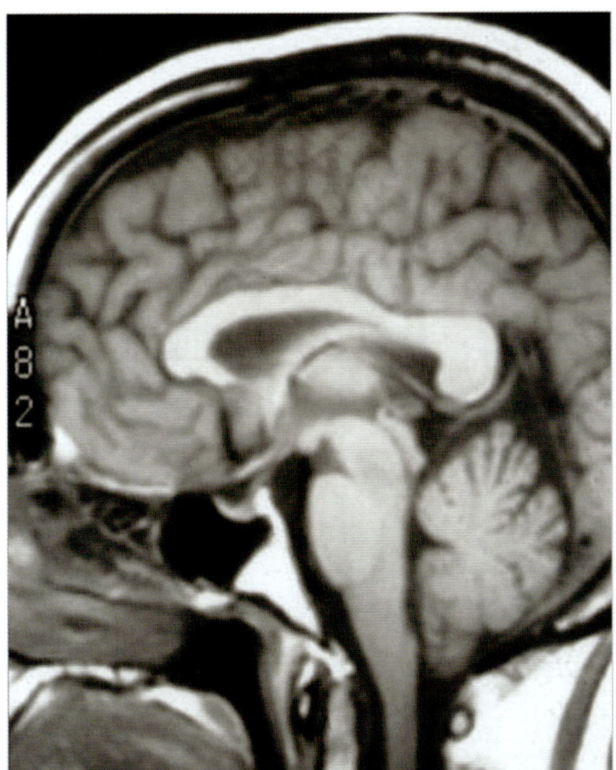

그림 5-26. 4회의 NEX를 사용하여 획득한 시상단면(T1강조영상)

수신대역폭 Receive bandwidth

수신대역폭이란 판독(주파수부호화) 그레이디언트 readout gradient 를 발생시키는 동안 추출되는 주파수 범위를 가리킨다. 수신대역폭을 감소시키면 잡음이 추출되는 정도가 신호에 비해 줄어든다. 잡음은 모든 주파수에서 임의의 시간에 발생하기 때문이다. 주파수부호화 그레이디언트에 필터를 적용하면 신호주파수보다 훨씬 높거나 낮은 잡음 주파수가 걸러진다. 수신대역폭이 감소하면 추출되는 잡음의 양은 신호에 비해 줄어들기 때문에 SNR이 증가한다(그림 5-27). 대역폭을 반으로 줄이면 SNR이 40% 정도 증가하며, 표본추출시간도 증가한다. 따라서 대역폭이 감소하면 사용할 수 있는 최소 TE가 증가한다. 또한 대역폭이 감소하면 화학이동인공물 chemical shift artifact 이 증가한다.

코일유형 Coil type

어떤 유형의 코일을 사용하는가에 따라 수신되는 신호의 양이 달라지며 이로 인해 SNR도 영향을 받는다. 구적코일 quadrature coil 은 코일을 두 개 사용하여 신호를 수신하기 때문에 SNR을 증가시킨다. 위상배열코일 phased array coil 은 여러 코일에서 수신한 데이

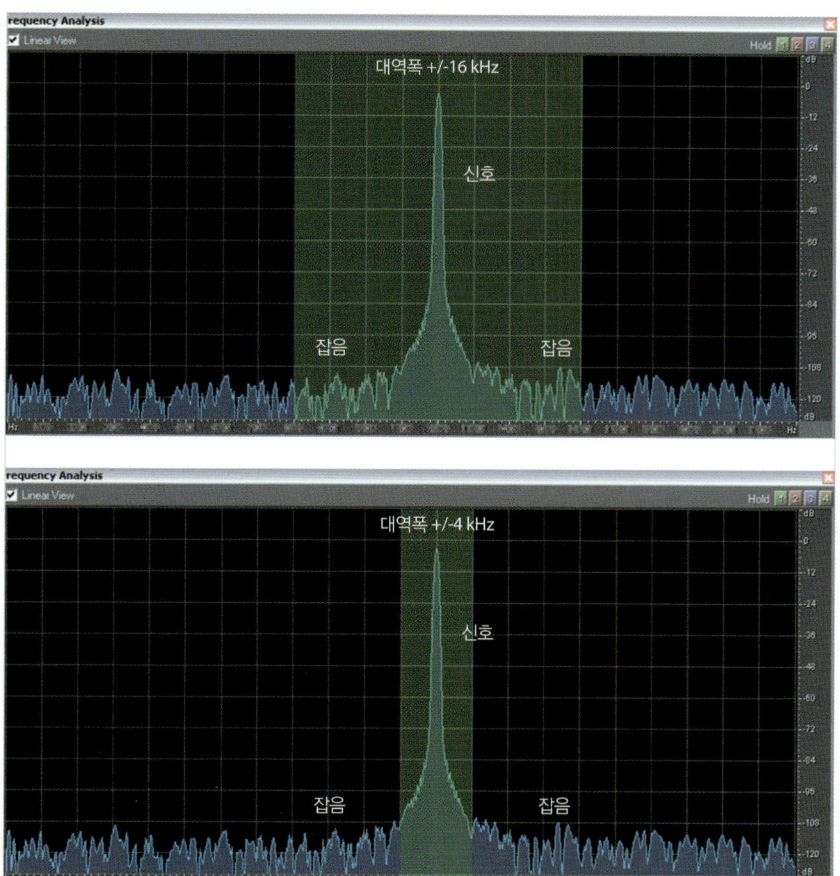

그림 5-27. 대역폭과 SNR

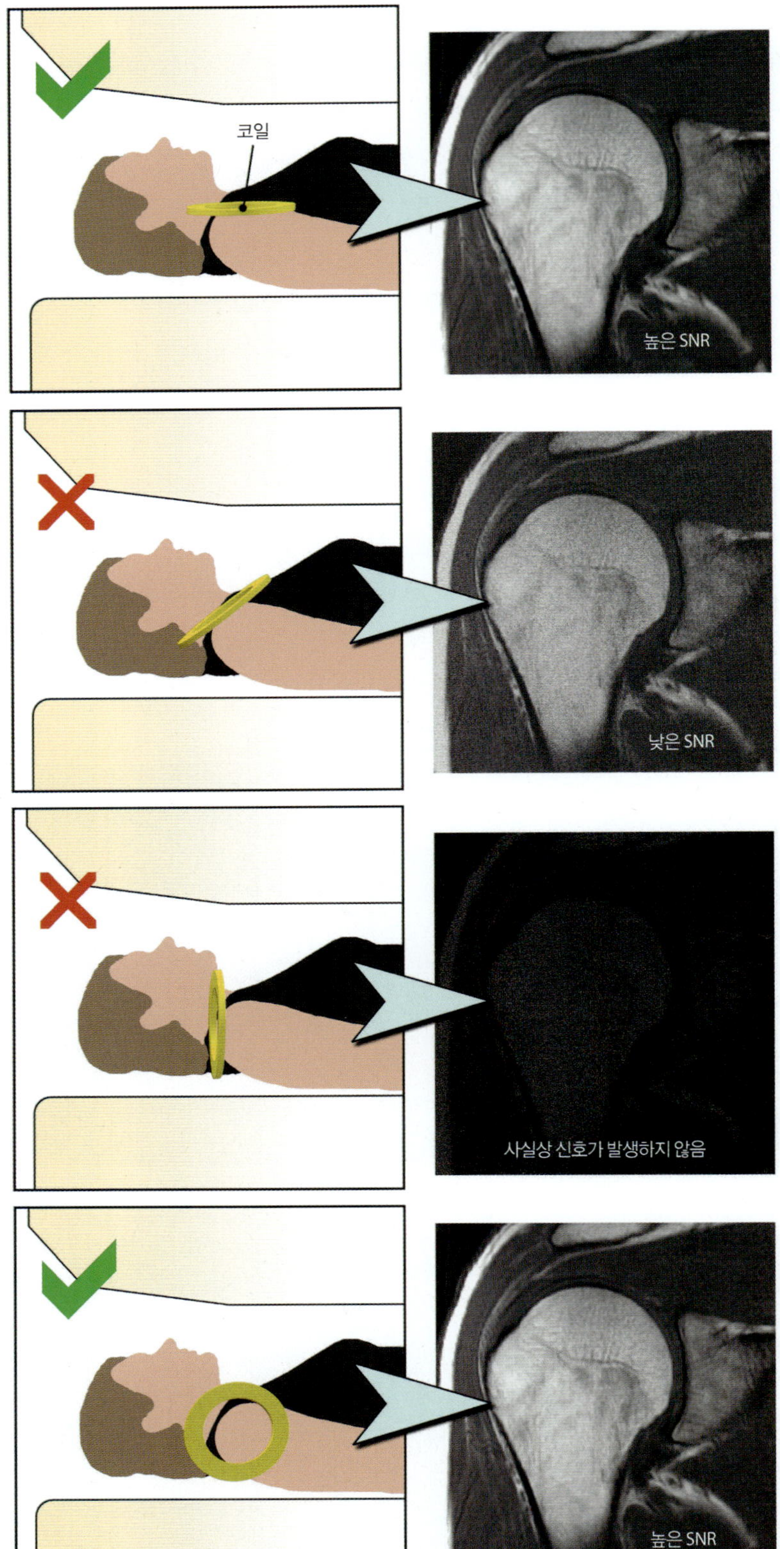

그림 5-28. 코일위치와 SNR

터를 합치기 때문에 SNR을 훨씬 더 증가시킨다. 검사영역 가까이에 표면코일 surface coil 을 놓아도 SNR이 증가한다. 적절한 수신기코일을 사용하는 것은 SNR을 최적화하는 데 아주 중요하다. 일반적으로 수신기코일의 크기를 선택할 때에는 영상화하는 조직의 용적이 코일의 민감용적을 가장 알맞게 채우도록 해야 한다. 하지만 코일이 크면 둘러 겹침 aliasing 의 가능성이 커진다. FOV 바깥에 있는 조직이 신호를 생성할 가능성이 더 커지기 때문이다. SNR을 최대화하기 위해서는 코일의 위치도 매우 중요하다. 신호를 최대한 유도하려면 코일을 B_0에 수직인 가로면에 놓아야 한다. 표면코일을 사용할 때와 마찬가지로 코일이 기울어지면 SNR이 감소한다(그림 5-28).

대조도잡음비 Contrast to noise ratio, CNR

대조도잡음비란 인접한 두 영역 사이의 SNR 차이를 가리킨다. 이것을 조절하는 인자는 SNR에 영향을 미치는 인자와 같다. CNR은 영상의 질에 영향을 미치는 인자 중에 가장 중요하다. 이는 눈으로 고신호영역과 저신호영역을 구분하는 데 직접 영향을 미치기 때문이다. 영상대조도는 고유인자와 부가인자 모두의 영향을 받으며 이 인자들은 CNR에도 영향을 미친다. 대조도는 영상의 A, B 지점의 신호강도의 차이를 배경잡음 background noise (O) 신호강도의 표준편차(SD)로 나눈 값으로 정의한다(그림 5-29, 식 5-2).

$$Contrast = \frac{(I_A\text{-}I_B)}{SD\ of\ I_o} \quad \ldots (\text{식 } 5\text{-}2)$$

I : 신호강도 값

실질적인 관점에서 CNR을 증가시키는 방법은 다음과 같다.

T2강조영상 T2 weighted image 사용 | T2강조영상은 T1강조영상보다 (TE가 더 길기 때문에) SNR이 낮은 경우가 많지만 종양과 정상조직을 구분하는 능력은 훨씬 뛰어난 경우가 많다. 이는 종양이 주위 조직의 낮은 신호에 비해 높은 신호를 발생시키기 때문이다. 즉, CNR이 T1강조영상보다 더 높다. 그림 5-30을 보면 전체 영상의 질이 낮은 데도 간의 병터가 잘 보이는 이유는 병터의 신호강도가 정상조직과 매우 다르기 때문이다.

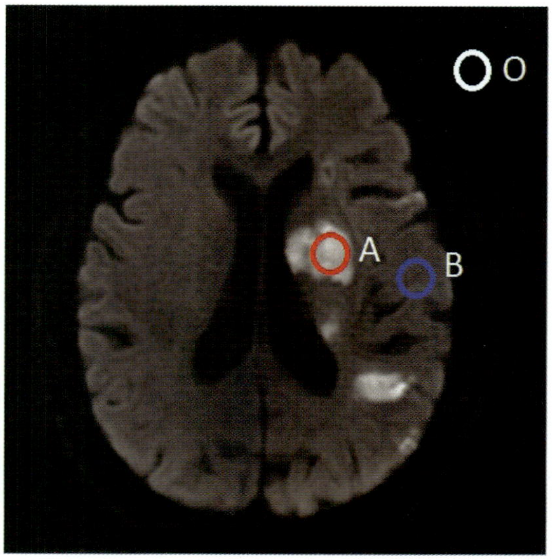

그림 5-29. 대조도

조영제 contrast agent 사용 | 조영제를 투여하는 목적은 병터

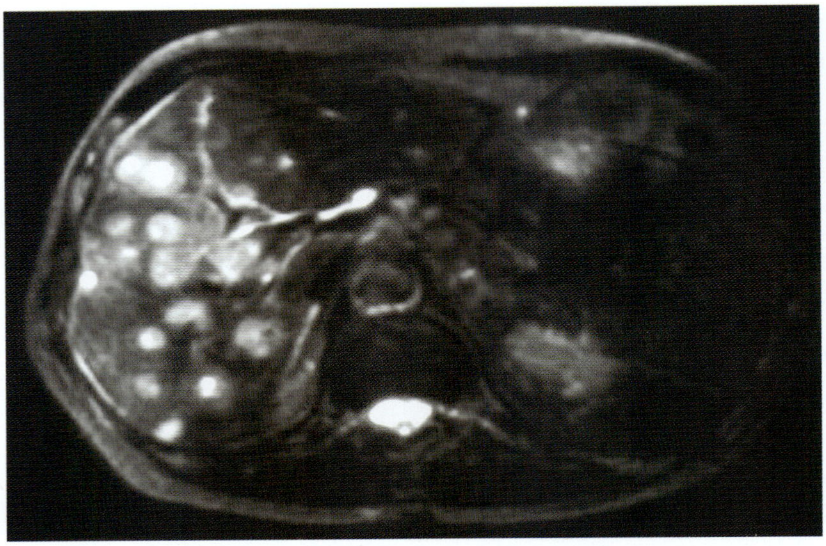

그림 5-30. 간을 통과한 축단면 T2강조영상 (간의 병터는 정상 간보다 신호가 훨씬 크다. 따라서 CNR이 높기 때문에 잘 보인다.)

(신호를 증강한다)와 정상조직(신호를 증강하지 않는다) 사이의 CNR을 증가시키기 위한 것이다.

화학적 사전포화법 chemical pre-saturation technique 사용 | 정상조직을 포화시키면 병터를 더 뚜렷이 볼 수 있는 경우가 있다.

자기화전이대조도 magnetization transfer contrast, MTC 사용 | 자기공명영상에서는 T2시간이 어느 정도 긴 양성자만 영상화된다. 나머지 양성자는 신호가 수집되기 전에 가로축 성분이 붕괴하기 때문에 제대로 영상화할 수 없다. 이러한 양성자들은 주로 큰 단백질, 막, 기타 고분자와 결합해 있으며 결합양성자 bound proton 라 한다. 이들보다 T2시간이 더 긴 양성자는 시각화할 수 있으며 자유양성자 free proton 라 한다. 결합양성자와 자유양성자 사이에는 항상 자기화 전달이 일어난다. 이로 인해 자유양성자의 세로축자기화 값이 바뀐다. 결합양성자를 선택적으로 포화시키면 이 현상을 활용할 수 있다. 이는 MTC를 통해 자유양성자의 신호강도를 감소시킨다. MTC 포화대역은 여기펄스를 가하기 전에 발생시킨다. 이때 여기펄스의 대역폭은 결합양성자의 가로축자기화 성분을 선택적으로 붕괴시킨다. MTC를 사용하면 병든 조직과 정상조직 사이의 CNR이 증가한다. 따라서 혈관조영술과 관절영상을 비롯하여 여러 분야에서 유용하게 사용된다.

공간해상도 Spatial resolution

공간해상도는 두 점을 별개인 것으로 구분할 수 있는 능력이며 화적소크기에 따라 결정된다. 화적소크기에 영향을 미치는 인자는 다음과 같다.

- 절편두께 slice thickness
- 영상영역 FOV
- 화소의 개수 또는 매트릭스 number of pixels or matrix (그림 5-1)

화적소가 작으면 공간해상도가 높다. 크기가 작을수록 쉽게 구별할 수 있기 때문이다(그림 5-31). 반면에 화적소가 크면 공간해상도가 낮아져서 크기가 작은 구조를 구분해 낼 수 없다. 큰 화적소에서 개별 신호강도는 함께 평균되며 화적소 내에서 구별되는 것으로 묘사되지 않는다. 이로 인해 부분용적 partial voluming 이 발생한다.

절편두께 slice thickness | 절편이 얇을수록 절편선택면에서 작은 구조를 구별하는 능력이

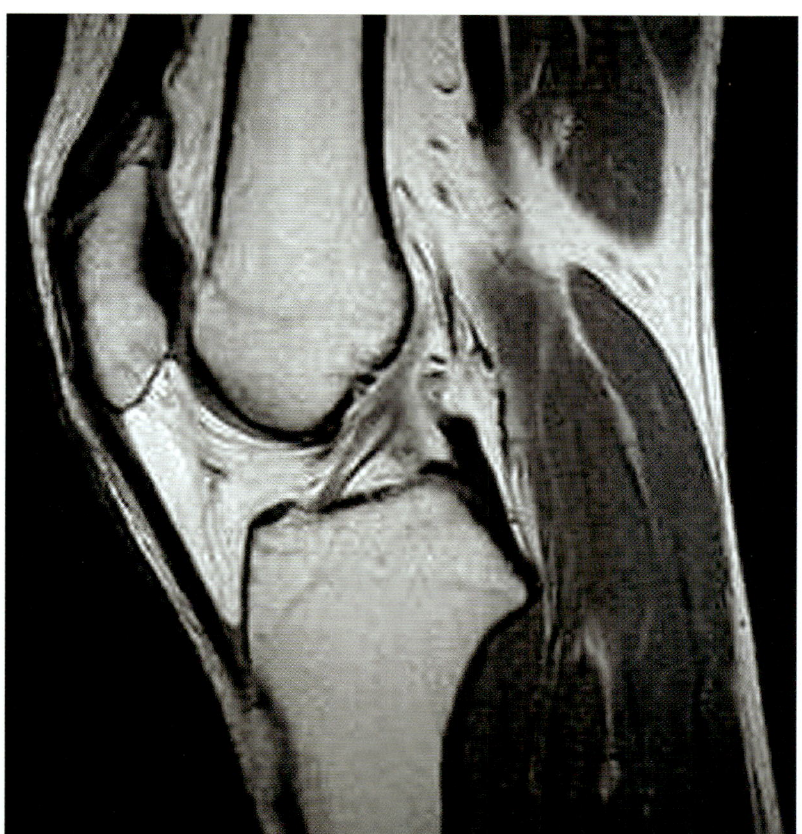

그림 5-31. 무릎의 고해상도 시상단면영상

커진다. 따라서 절편두께를 줄이면 공간해상도가 증가하는 반면 절편두께를 늘리면 공간해상도가 감소하고 부분용적이 증가한다. 하지만 절편이 얇으면 화적소가 작아지고 SNR이 감소한다(그림 5-4, 5).

영상영역 FOV | FOV의 크기는 화소크기를 결정한다. FOV가 크면 화소도 커지고 FOV가 작으면 화소도 작아진다. 따라서 FOV크기를 증가시키면 공간해상도가 감소한다. 하지만 FOV가 작으면 화적소가 작아지기 때문에 SNR이 감소한다(그림 5-10, 11).

매트릭스 matrix | 매트릭스는 FOV에 들어 있는 화소의 개수를 결정한다. 화소가 작을 때 공간해상도가 증가하는 것은 인체 내에서 서로 인접한 두 구조물을 구별하는 능력이 커지기 때문이다. 따라서 매트릭스를 증가시키면 공간해상도도 증가한다. 하지만 매트릭스가 증가되면 화적소가 작아지고 SNR이 감소한다(그림 5-7, 8). 또한 위상매트릭스가 증가하면 스캔시간도 증가한다.

공간해상도와 화소크기 Spatial resolution and pixel dimension

정사각형 화소는 직사각형 화소보다 공간해상도가 높다. 정사각형 화소는 영상이 주파수 및 위상축을 따라 동일하게 해석되어 직사각형 화소보다 더 나은 공간해상도를 갖는다. FOV가 정사각형일 경우 정사각매트릭스(예: 256×256)를 선택하면 화소도 정사각형이 된다. FOV가 정사각형일 경우 직사각매트릭스(예: 256×128)를 선택하면 화소는 직사각형이 된다(그림 5-32). 위상매트릭스의 변화는 검사시간을 변화시키기 때문에 일반적으로 주파수매트릭스를 위상매트릭스보다 높게 사용한다. 위상매트릭스가 주파수매트릭스보다 적으면 위상 방향의 화소길이가 주파수 방향의 화소길이보다 길어져 위상축으로 공간해상도가 감소한다. 하지만 일부 장치는 어떤 매트릭스를 선택하든 자동으로 화소를 정사각형으로 유지한다. 이와 같은 장치에서는 위상부호화 개수가 주파수부호화 개수의 절반이면 영상에서 FOV의 위상 방향 크기는 주파수 방향 크기의 절반이 된다. 하지만 화소는 여전히 정사각형이다. 이 방법은 어떤 매트릭스를 선택하든 공간해상도를 유지한다(그림 5-33).

직사각형영상영역 Rectangular FOV

해부학적 구조가 한쪽 방향으로만 긴 경우에 정사각형 FOV를 사용하면 FOV 내에 빈 공간이 존재하는데, 이럴 때에는 직사각형 FOV를 사용하는 것이 바람직하다. 정사각형 FOV로 고해상도 영상을 획득하는 데는 시간이 오래 걸린다. 이를 위해 여러 장치에서는 직사각형 FOV라는 옵션을 제공한다. 직사각형 FOV는 공간해상도를 유지하면서도 스캔시간을 줄인다. 일반적으로 필요한 전체 위상부호화 개수 중에서 일부만 수행하기 때문이다. FOV의 위상 방향 크기가 주파수 방향에 비해 감소하기 때문에 직사각형에 알맞은 영상해부, 예를 들어 허리뼈 시상단면영상에 사용해야 한다. 예를 들어 256×256 매트릭스와 주파수축 FOV가 24 cm인 직사각형 FOV를 선택하여 위상축

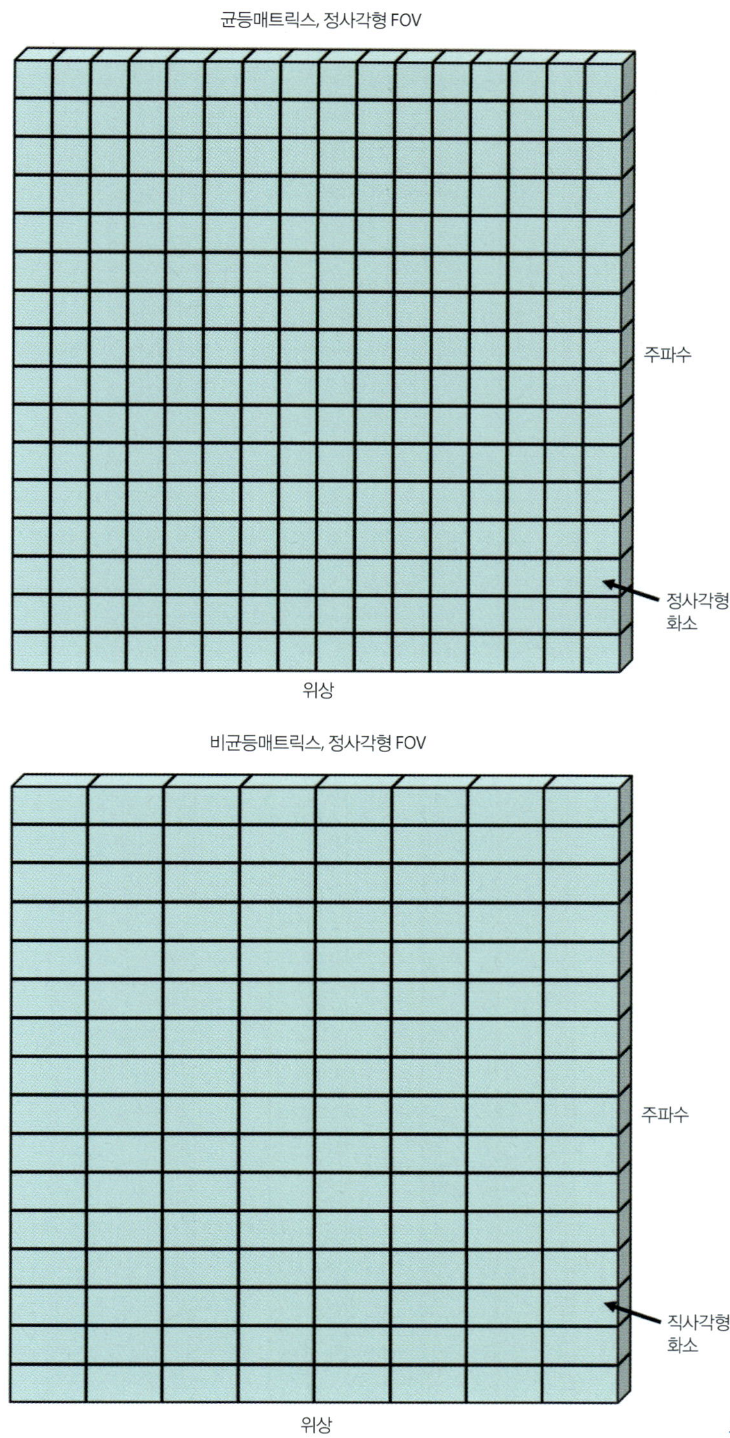

그림 5-32. 화소크기와 매트릭스크기

FOV의 크기를 반으로 줄여야 할 경우, 256×256의 해상도는 유지되지만 위상부호화는 128회만 신호를 획득하게 된다. FOV가 주파수 방향으로 24 cm이고 위상 방향으로 12 cm이면 스캔시간은 반으로 줄어든다(그림 5-34, 35).

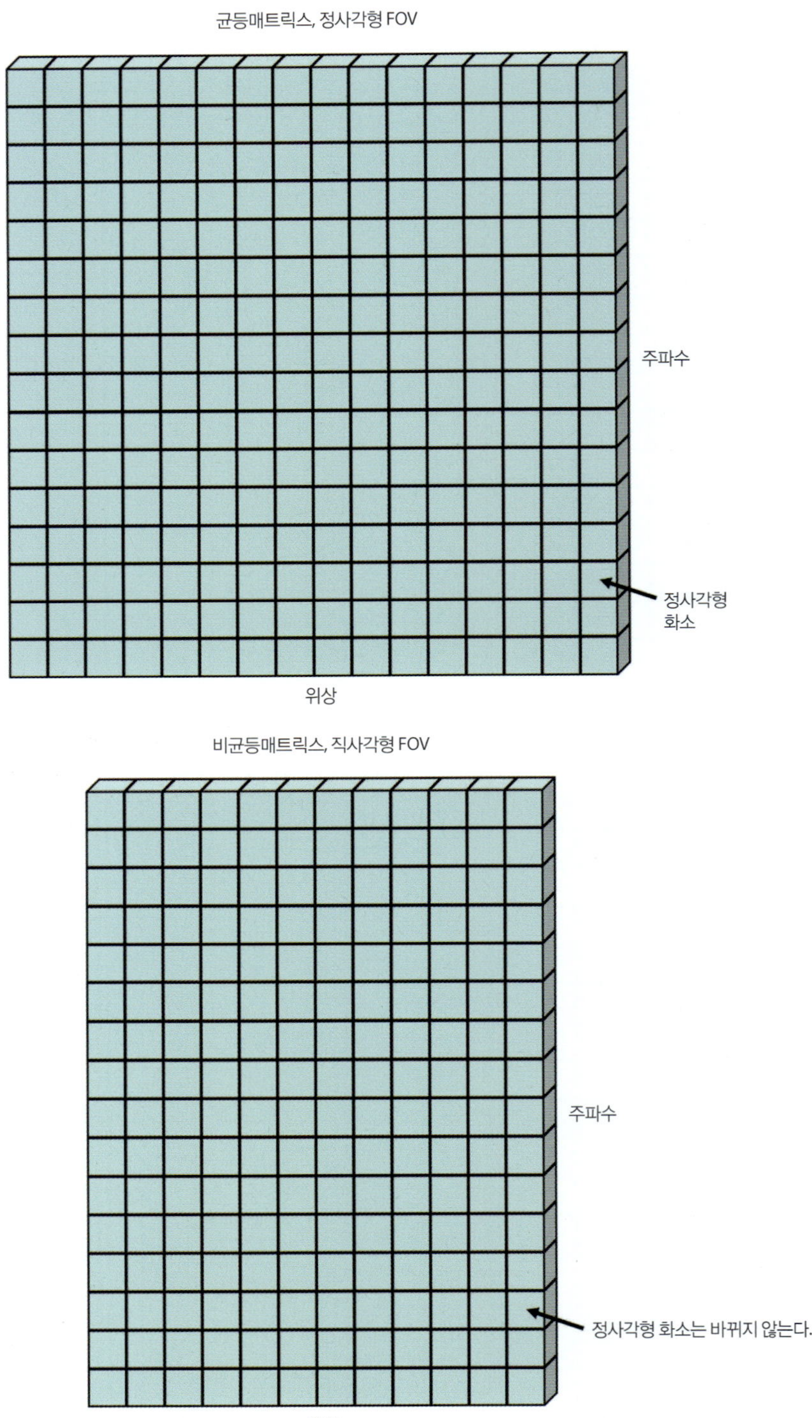

그림 5-33. 정사각형 화소

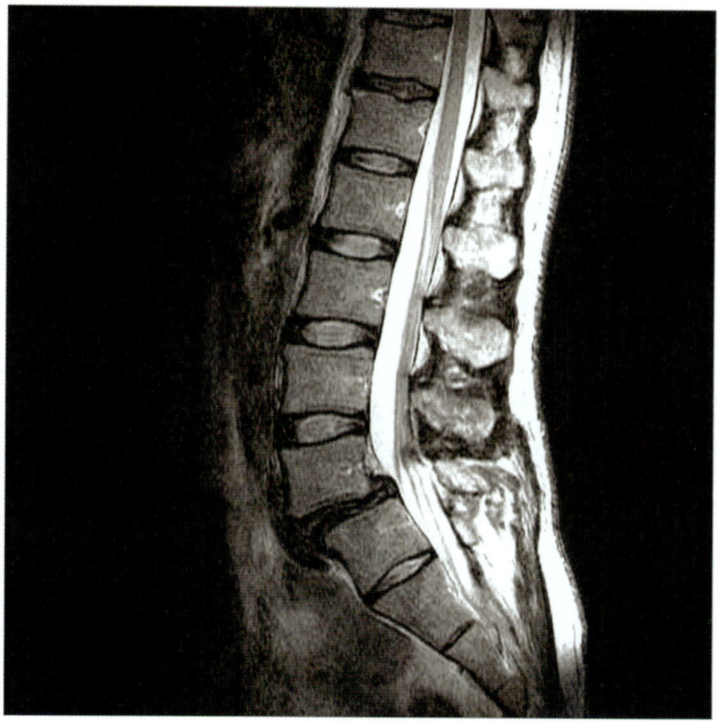

그림 5-34. 24 cm의 정사각형 FOV와 256x256의 영상매트릭스를 사용하여 획득한 시상단면 (T2강조영상)

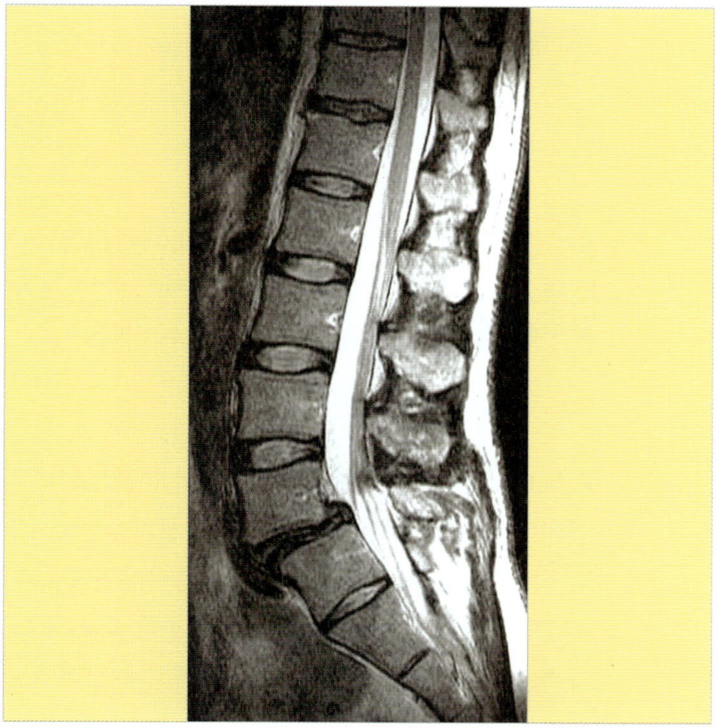

그림 5-35. 위상 방향으로 12 cm의 직사각형 FOV를 사용하여 획득한 시상단면(T2강조영상). 스캔시간은 그림 5-34의 절반이지만 해상도는 바뀌지 않는다.

스캔시간 Scan time

스캔시간이란 데이터획득을 완료하는 시간, 즉 K공간을 채우는 시간을 가리킨다. 스캔시간은 영상의 질을 유지하는 데 중요하다. 스캔시간이 길면 획득이 수행되는 동안 환자가 움직일 가능성이 커지기 때문이다. 환자가 움직이면 영상의 질이 떨어질 수 있다. 2차원 다단면획득이나 3차원 용적획득이 수행되는 동안에는 다중절편이 선택되기 때문에 환자가 움직이면 모든 절편이 영향을 받는다. 반면에 순차적 획득이 수행되는 동안에는 환자가 움직이는 동안 획득되고 있던 절편만 영향을 받는다. 스캔시간에 영향을 미치는 인자와 기법에 따른 스캔시간은 다음과 같다(식 5-3~6).

반복시간 TR | TR을 두 배 늘리면 스캔시간도 두 배로 늘어나며 TR을 반으로 줄이면 스캔시간도 반으로 줄어든다.

위상부호화 매트릭스 number of phase encoding | 위상부호화 개수는 스캔을 완료하기 위해 채우는 K공간의 행 개수이므로 위상부호화 개수가 두 배로 늘어나면 스캔시간도 두 배로 늘어난다.

여기횟수 NEX | 위상부호화 그레이디언트를 같은 기울기로 발생시켜 데이터를 수집하는 횟수이다. NEX를 두 배 늘리면 스캔시간도 두 배로 늘어나며 NEX를 반으로 줄이면 스캔시간도 반으로 줄어든다.

에코열길이 ETL | 고속스핀에코 FSE 에서 한 번의 TR 내에 실행된 180° 재위상화펄스의 개수를 에코열길이 echo train length, ETL 혹은 터보인자 turbo factor 라고 한다. 180° 재위상화펄스는 K공간의 다른 행을 채우게 되므로 ETL의 수가 많을수록 스캔시간은 감소하게 된다.

Number of shot | 평면에코영상 EPI 은 한 번의 여기 RF펄스 후 TR 동안에 K공간을 모두 채우는 방식이다. 이를 single-shot EPI라고 한다. 하지만 영상의 왜곡, 찌그러짐 등의 인공물이 나오는 단점이 있다. 이를 보완하기 위해 여러 번의 여기 RF펄스를 사용하여 K공간을 채우게 되는데 이를 multi-shot EPI라고 한다. Number of shot은 사용한 여기 RF펄스의 수를 이야기 한다. RF펄스를 많이 사용할수록 스캔시간은 길어지는 단점이 있다.

$$SE\ scan\ time = TR \times Ny \times NEX \quad \ldots (식\ 5\text{-}3)$$

$$FSE\ scan\ time = \frac{TR \times Ny \times NEX}{ETL} \quad ...\ (식\ 5\text{-}4)$$

$$3D\ scan\ time = TR \times Ny \times NEX \times number\ of\ slice\ encoding \quad ...\ (식\ 5\text{-}5)$$

$$EPI\ scan\ time = TR \times number\ of\ shot \times NEX \quad ...\ (식\ 5\text{-}6)$$

TR : 반복시간, Ny : 위상부호화 매트릭스, NEX: 여기횟수, ETL : 에코열길이,
number of slice encoding : 절편부호화 개수

최적의 매개변수 선택

펄스시퀀스 내에서 매개변수를 선택할 때 여러 장단점이 존재한다는 것을 이제 분명히 이해했을 것이다. 이상적인 경우는 영상의 SNR과 해상도가 높고 스캔시간도 매우 짧을 때이다. 하지만 이런 경우는 좀처럼 달성하기 어렵다. 한 인자를 증가시키면 반드시 다른 인자가 감소하기 때문이다. 사용자는 각 영상의 질에 영향을 미치는 모든 매개변수와 이들의 장단점 관계를 완전히 이해해야 한다. 표 5-1은 영상의 질을 최적화한 결과를 보여준다. 표 5-2는 매개변수와 여기에 연관된 장단점 관계를 보여준다.

스캔결정

펄스시퀀스를 설정할 때 내리는 결정은 검사영역, 환자의 상태와 협조, 필요한 검사시간에 따라 결정된다. 자기공명영상에는 정해진 규칙이 하나도 없다. 학습자는 이 때문에 애를 먹을 수도 있다. 하지만 여기에 자기공명영상의 흥미와 매력이 있는 것이다. 여기에서는 영상의 질을 최적화할 수 있는 방법을 몇 가지 소개한다.

- 항상 올바른 코일을 선택하고 올바른 위치에 놓였는지 여부에 따라 영상의 질이 차이가 나는 경우가 많다.
- 환자를 편안하게 하는 것은 매우 중요하다. 환자가 불편을 느끼면 움직일 가능성이 커지기 때문이다. 환자가 움직일 가능성을 줄이려면 최대한 환자를 고정시킨다.
- 스캔을 수행하기 전에 정확하게 어떤 펄스시퀀스가 필요한지 알고 있어야 한다.
- 영상의 질을 결정하는 요인 중에 가장 중요한 것은 SNR이다. 영상의 SNR이 낮다면 해상도가 아무리 높아도 소용이 없다. 하지만 높은 해상도가 꼭 필요한 경우가 있다. 그렇다고 해도 SNR이 낮으면 영상의 질이 떨어져 높은 해상도의 이점이 사라져 버린다.

표 5-1. 영상의 질을 최적화한 결과

영상을 최적화하는 방법	조정한 매개변수	결과
SNR을 최대화한다.	↑ NEX	↑ 스캔시간
	↓ 매트릭스	↓ 스캔시간(위상매트릭스)
	-	↓ 해상도
	↑ 절편두께	↓ 해상도
	↓ 수신대역폭	↑ 최소TE
	-	↑ 화학이동
	↑ FOV	↓ 해상도
	↑ TR	↓ T1강조
	-	↑ 절편개수
	↓ TE	↓ T2강조
해상도를 최대화한다. (정사각형 FOV를 가정할 경우)	↓ 절편두께	↓ SNR
	↑ 매트릭스	↓ SNR
	-	↑ 스캔시간(위상매트릭스)
	↓ FOV	↓ SNR
스캔시간을 최소화한다.	↓ TR	↑ T1강조
	-	↓ SNR
	-	↓ 절편개수
	↓ 위상매트릭스	↓ 해상도
	-	↑ SNR
	↓ NEX	↓ SNR
	-	↑ 움직임인공물

스캔시간은 최대한 줄여야 한다. 다시 말하지만 영상의 SNR과 해상도가 아무리 높아도 스캔하는 데 시간이 오래 걸려 환자가 움직여버리면 소용이 없다는 것을 명심해야 한다. 아무리 침착한 환자라도 움직일 수 있다. 환자가 테이블에 오래 누워있을수록 움직일 가능성이 커진다.

절편두께가 1 mm만 달라져도 SNR을 크게 향상시키면서도 공간해상도는 거의 감소하지 않도록 할 수 있다. 또한 FOV크기가 감소하면 주파수부호화, 위상부호화의 축을 따라 화소의 크기도 감소한다(이는 장치가 정사각형 FOV를 사용하여 동작할 경우이다). 이런 조건에서는 SNR을 조절하는 데 FOV가 가장 큰 영향을 미친다. 8 cm FOV가 아니라 16 cm FOV를 사용하는 것은 SNR을 유지하는 데 중요한 영향을 미칠 수 있다. 검사영역이 애초에 훌륭한 신호를 발생시키고(예: 뇌) 올바른 코일을 선택했다면, 일반적으로 많은 매트릭스와 적은 NEX를 사용하여 SNR과 공간해상도가 높은 좋은 영상을

표 5-2. 매개변수와 여기에 연관된 장단점

매개변수	장점	단점
TR ↑	↑ SNR	↑ 스캔시간
	↑ 절편개수	↓ T1강조
TR ↓	↓ 스캔시간	↓ SNR
	↑ T1강조	↓ 절편개수
TE ↑	↑ T2강조	↓ SNR
TE ↓	↑ SNR	↓ T2강조
NEX ↑	↑ SNR	↑ 스캔시간
	↑ 신호평균	
NEX ↓	↓ 스캔시간	↓ SNR
		↓ 신호평균
절편두께 ↑	↑ SNR	↓ 해상도
	↑ 영상범위	↑ 부분용적
절편두께 ↓	↑ 해상도	↓ SNR
	↓ 부분용적	↓ 영상범위
FOV ↑	↑ SNR	↓ 해상도
	↑ 영상범위	
	↓ 둘러겹침	
FOV ↓	↑ 해상도	↓ SNR
		↓ 영상범위
		↑ 둘러겹침
매트릭스 ↑	↑ 해상도	↑ 스캔시간(위상 방향인 경우)
		↓ 화소가 작을 경우 SNR
매트릭스 ↓	↓ 스캔시간(위상 방향인 경우)	↓ 해상도
	↑ 화소가 클 경우 SNR	
수신대역폭 ↑	↓ 화학이동	↓ SNR
	↓ 최소TE	
수신대역폭 ↓	↑ SNR	↑ 화학이동
		↑ 최소TE
큰 코일	↑ 수신한 신호영역	↓ SNR
		인공물에 민감함
		작은 FOV를 사용할 때 둘러겹침의 가능성 커짐
작은 코일	↑ SNR	↓ 수신한 신호영역
	인공물에 대해 덜 민감함	
	작은 FOV를 사용할 때 둘러겹침의 가능성 적음	

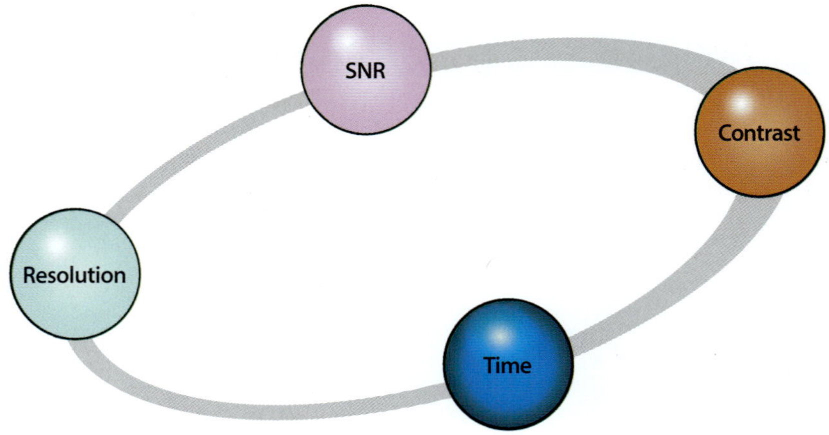

그림 5-36. 매개변수의 상호관계

얻을 수 있다. 하지만 검사영역이 애초에 낮은 신호를 발생시킨다면(예: 허파) NEX를 더 많이 선택하고 적은 매트릭스를 골라야 할 수도 있다. 이를 모두 시도하면서도 스캔시간은 최대한 짧게 유지해야 한다. 각 펄스시퀀스가 30분을 넘으면 실용성이 없다.

상호관계

자기공명영상을 획득할 때 병변의 크기와 특성에 따라 적절한 매개변수를 구현해서 영상을 획득하는 것이 가장 중요하다. 앞에서 살펴본 매개변수의 변화에 따라 영상의 질이 결정된다. 이 인자들과 이들의 상호관계가 유기적으로 연관되어 있다는 것을 알고 있어야 한다(그림 5-36).

3차원 용적영상 3D volume imaging

3차원 용적영상은 매우 작은 병변도 나타낼 수 있다는 점에서 유용하다. 이는 절편두께가 기존 영상에 비해 현저히 감소하고 절편간격이 0이기 때문이다. 기존 영상에서는 절편두께가 SNR에 영향을 미친다. 하지만 3차원 용적영상에서는 조직의 전체 용적이 여기되어 용적에는 간격이 없으며 SNR이 뛰어나다. 따라서 NEX를 적게 사용할 수 있다. 3차원 용적영상의 또 다른 중요한 장점은 획득한 데이터를 조작하여 용적 내의 조직을 원하는 면과 임의의 각도에서 마음대로 볼 수 있다는 것이다. 한편, 단점은 일반적으로 스캔시간이 비교적 길다는 것이다. 이 때문에 3차원 용적영상은 속도가 더 빠른 펄스시퀀스와 함께 사용한다. 3차원 용적영상에서는 절편부호화 slice encoding 라는 기법으로 절편을 절단한다(그림 5-37). 이것은 절편선택면에서 수행하는 또 다른 일련의 위상부호화 단계이다. 따라서 기존 펄스시퀀스에서 위상부호화 개수가 스캔시간을 증가시키는 것과 마찬가지로 3차원 용적영상에서는 절편부호화 개수 number of slice encoding 가 스캔시간에 영향을 미친다(식 5-5).

따라서 지정된 절편부호화 개수가 많아질수록 스캔시간이 길어진다. 절편부호화 개수가 많아질수록 SNR이 커지므로 NEX를 줄일 수 있다.

3차원 용적영상과 해상도

모든 면과 모든 그레이디언트 각도에서 같은 해상도를 얻으려면 각 화적소가 대칭 symmetrical (등방성 isotropic)이어야 한다. 즉, 화적소는 모든 면에서 동일한 크기를 가져야 한다. 그렇지 않다면 용적은 영상을 얻은 면 이외에서는 해상도가 낮아진다. 예를 들어 24 cm FOV와 256×256 매트릭스를 사용한 경우 각 화소의 길이는 0.9 mm (FOV/매트릭스)이다. 선택된 절편두께가 3 mm라면, 화적소를 측면에서 보았을 때 해상도가 더 낮아진다. 이런 조건일 때 화적소는 비등방성 anisotropic 이다. 때로는 절편을 다른 면에서 보기 위해서가 아니라 절편 전체의 용적영상을 획득하기도 한다. 예를 들어 뇌의 관상용적은 작은 관자엽 병변를 발견하는 데 매우 유용할 수 있다. 하지만 용적영상은 일반적으로

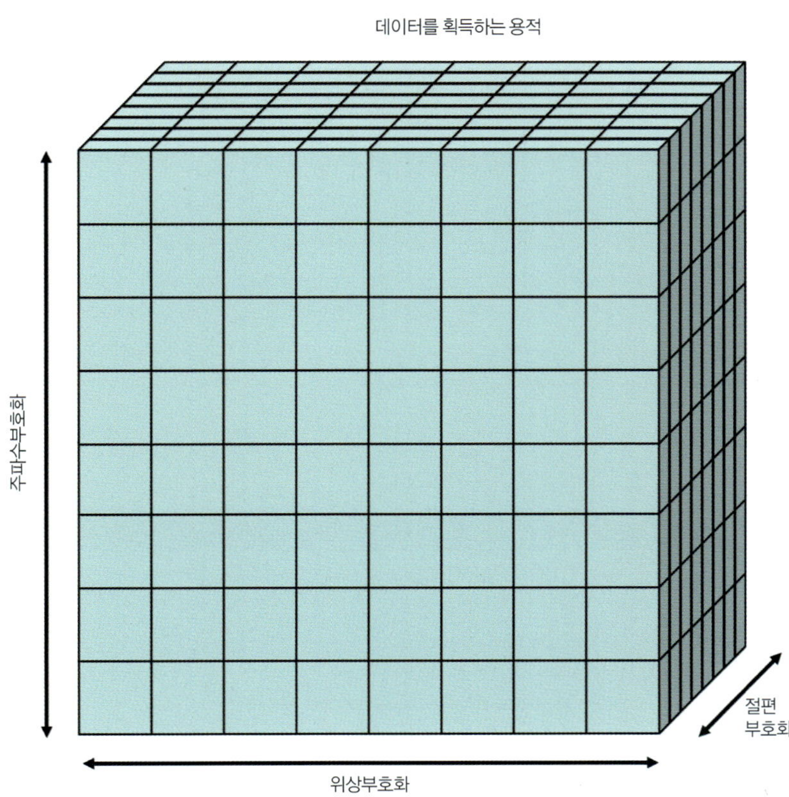

그림 5-37. 용적획득에서의 부호화

뇌를 축단면이나 관상단면에서 보는 데 사용하지 않는다. 이 경우 64개 절편개수로 3 mm 절편을 사용하면 머리를 적절히 스캔할 수 있다. 반면에 관절을 3차원 용적영상할 때에는 다른 면으로 재구성하는 것이 매우 중요한 경우가 있다. 이런 상황에서는 해부학적 구조물을 모두 포함시키기 위해 절편의 개수를 늘려야 하겠지만, 더 얇은 절편(1 mm 이하)의 등방성 화적소로 영상을 획득하는 것이 중요하다.

3차원 용적영상의 용도

용적영상은 다양한 부위에 쓰일 수 있다. 하지만 널리 쓰이는 곳은 관절, 특히 무릎의 영상화이다. 이 부위는 구조가 애매하며 정확히 면에 위치하지 않는 경우가 많기 때문이다. 용적은 영상의 평면을 가로지르는 인대 또는 기타 구조를 추적하는 데 매우 유용할 수 있다. 또한 매우 작은 병변을 살펴볼 때에도 용적을 사용해야 한다. 절편두께는 대부분의 장치에서 1 mm 미만으로 줄일 수 있다. 이렇게 하면 아주 높은 해상도를 얻을 수 있다. 관자엽이나 후두와 posterior fossa 의 병변도 용적영상에 적합하다.

병렬이미지 기법 Parallel image technique

병렬이미지 기법은 위상배열라디오주파수코일의 공간 정보를 활용하여 영상수집 시간을 현저히 단축한다. 최근 임상에서 광범위한 범위에서 적용되어 사용되고 있다.

자기공명영상 검사 중 심장 및 혈관 응용 분야에 특히 유용하다. 병렬이미지 기법의 한계는 SNR 감소와 재구성인공물 발생이 있다. 검사에 적용 시 이러한 제한 사항을 고려하는 것이 중요하다.

자기공명영상 장치 업체별 대표적 병렬이미지 기법은 표 5-3에 제시하였다.

표 5-3. 자기공명영상 장치 업체별 대표적 병렬이미지 기법

업체	용어
GE	ASSET (array spatial sensitivity encoding technique)
Philips	SENSE (sensitivity encoding)
Siemens	IPAT (integrated parallel acquisition techniques)
Siemens	GRAPPA (generalized autocalibrating partially parallel acquisition)

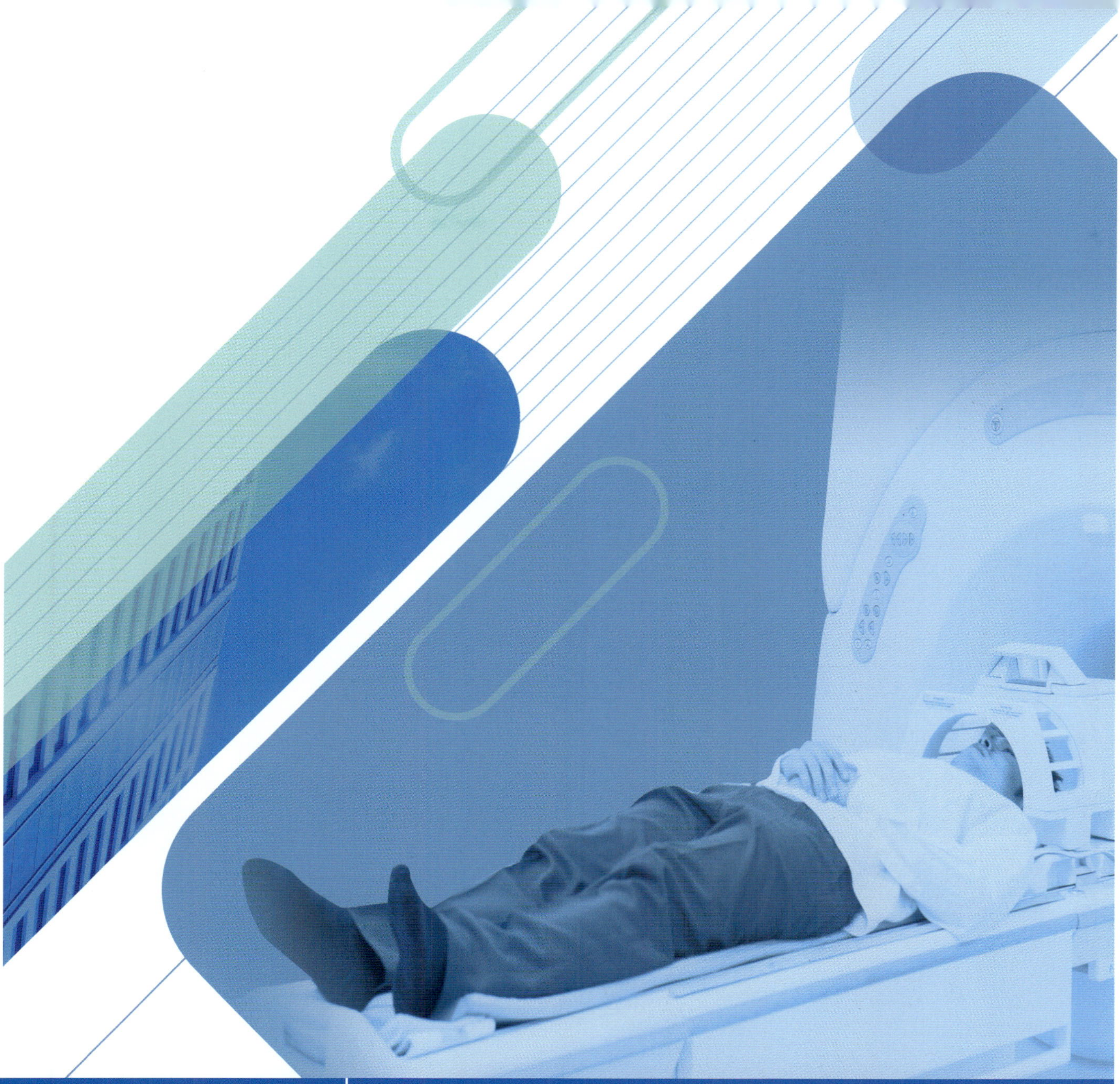

06 기기와 장치

MR 장치의 구성

자기공명영상을 생성하려면 핵 정렬, RF펄스 여기, 공간부호화, 영상형성 등의 과정을 거쳐야 한다. 강한 자기장 내에 환자를 위치시켜 RF펄스를 가하며 이때 방출하는 신호를 수집 컴퓨터를 통하여 영상으로 재구성한다. 이 과정에 필요한 하드웨어는 아래와 같다 (그림 6-1, 2).

주자석 | 저에너지(평행) 상태와 고에너지(역평행) 상태로 핵을 정렬한다. 자기장 균일을 유지하려면 보정장치가 필요하다.

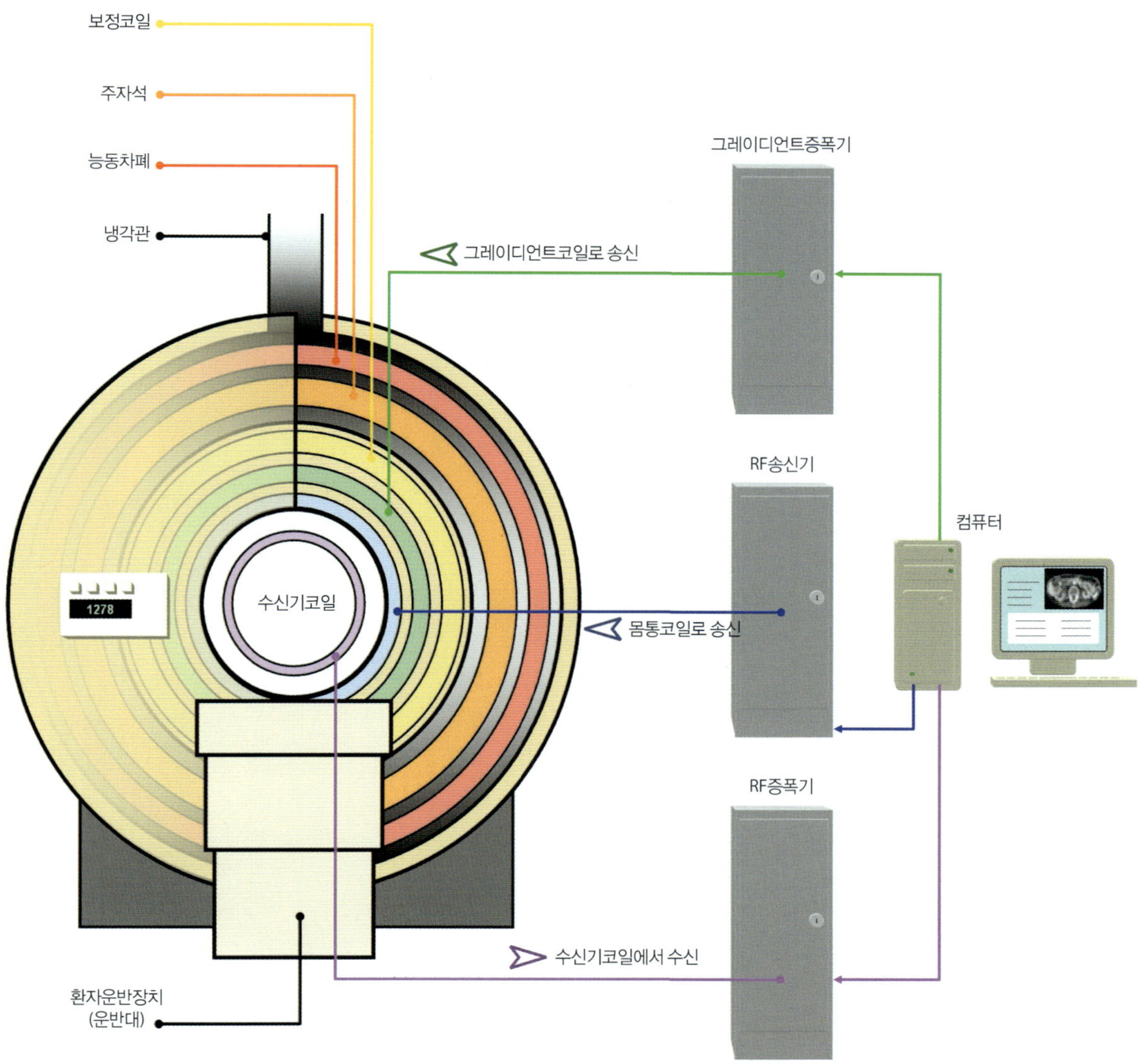

그림 6-1. 자기공명영상 장치

RF 장치 | RF펄스를 가하여 핵 여기를 일으킨다. RF 장치에는 송신기와 수신기가 필요하다.

그레이디언트자기장 | RF신호의 공간위치를 결정한다.

영상처리 장치 및 조작컴퓨터 장치 | 푸리에변환이라는 수학방정식을 사용하여 FID를 스펙트럼으로 변환하면 자기공명신호를 이해할 수 있는 형태로 바꿀 수 있다. 주 컴퓨터는 이 모든 과정을 관장하며 오퍼레이터 인터페이스 수단을 장치에 제공한다.

하드웨어에서 MR 스캐너의 구성을 살펴보면 아래와 같다.

Main magnet coil (주자석, 영구자석 또는 초전도자석)
→ Shim coil (자기장의 균일성 개선)
→ Gradient coil (공간부호화)
→ RF body coil (RF송수신)
→ Local coil (RF송수신)

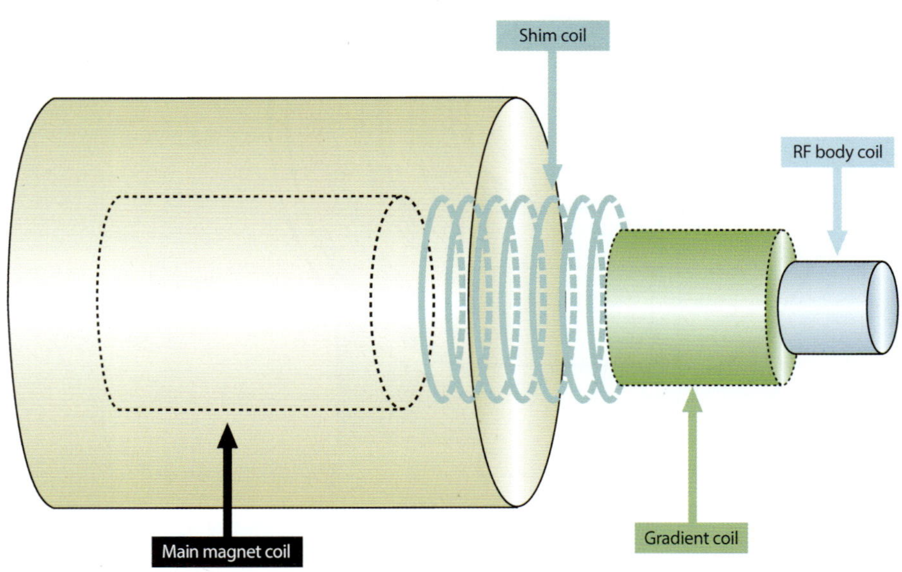

그림 6-2. 자기공명영상기기 본체 구성

정자기장의 종류

자기공명영상 장치에서 주요 구성요소로서 영상품질에 직접적인 영향을 미치는 자석은 강한 자기장을 만들어 자기공명영상을 획득한다. 자석에서 발생하는 자기장을 정자자장 static field 또는 주자기장 main magnetic field 이라 하며 1차 자기장 B_0로 나타낸다. 자기공명영상 장치에 의료용으로 사용되는 자석은 자기장 발생에 따라 영구자석, 초전도자석으로 구분한다.

영구자석

영구자석은 한 번 자기장에 노출된 이후에도 지속적으로 자성을 유지하는 강자성 물질 ferromagnetic material 을 사용한다. 강자성 물질은 철, 코발트, 니켈 등이 있으며, 영구자석의 물질은 알루미늄, 니켈, 코발트의 합금인 알니코 alnico, 주석-코발트 Sn-Co 합금, 네오디뮴-철-붕소 Nd-Fe-B 합금 등이 있다. 영구자석의 주요 장점은 지속적으로 자성을 유지하기 때문에 전원을 공급하거나 자석을 극저온으로 냉각할 필요가 없어 운용 비용이 비교적 적게 든다는 것이다. 두 개의 극이 서로 가깝고 평행한 말굽자석과 같은 모양을 유지하며 자석 사이 공간에서 자기장을 형성한다. 또한 영구자석으로 생성한 자기장은 자석의 N극에서 S극으로(바닥에서 꼭대기로) 수직으로 흐르기 때문에 사실상 장치의

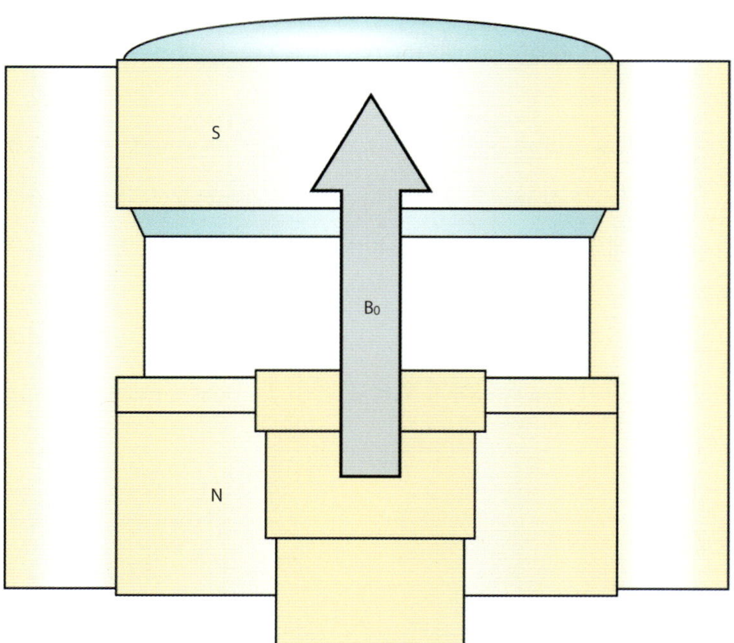

그림 6-3. 영구자석

경계 안에 가둘 수 있다(그림 6-3). 따라서 자기장이 검사실을 벗어나지 않는다. 이러한 장치는 주변영역이 거의 없다. 그러므로 MR 검사실 안에서 물체가 튀어나갈 위험에 대한 안전상의 고려를 거의 하지 않아도 된다. 이런 장치는 개방형 구성으로 설계한다. 개방형 구성은 자기장세기와 신호대잡음비 SNR 가 낮지만 폐소공포증 claustrophobia 이나 비만 환자, 운동근육골격 연구, 중재시술에 널리 쓰인다. 폐쇄형 솔레노이드 구성에서는 이런 작업을 수행하기 힘들다.

영구자석을 사용하는 자기공명영상 장치는 많은 양의 철분을 사용하여 무게가 수십 톤에 이르기 때문에 설치에 제한이 있을 수 있다. 영구자석은 약 0.15~0.4 T의 낮은 자기장 강도로 만들어지며 분광학, 화학적 이동 및 기능성 뇌 영상과 같은 자기화감수성 영상에 대해서는 비실용적이다. 영구자석의 자기장 균질성은 주변 온도에 민감하므로 실내 온도를 주의 깊게 조절해야 한다. 초기 구매 가격 및 운용 비용은 초전도자석에 비해 낮다.

전자석

전자석 MRI는 솔레노이드 또는 헬름홀츠 쌍 코일 형태를 전도체 또는 초전도체를 사용하여 제작한다. 솔레노이드전자석 solenoid electromagnet 은 원통 모양의 와이어 코일로서 평행한 전선을 여러 개 사용하지 않고 전선 하나를 둘둘 말아 마치 스프링처럼 고리를 여러 개 만든 모양이다. 전선 고리는 코일이 되며 평행하고 곧은 전선과 같이 동작한다. 전선 고리의 간격이 일정하기 때문에 자기장은 매우 균일하다. 따라서 전자석의 한쪽 끝에서 다른 쪽 끝까지 세기가 비슷한 자기장을 생성한다. 균일한 자기장은 코일 내부, 특히 중심에서 형성된다.

일반 전도체를 사용하여 제작된 형태를 저항전자석 resistive electromagnet 이라 한다. 저항전자석의 자기장세기는 전선 코일을 통과하는 전류에 따라 결정된다. 저항전자석의 정자기장 방향은 플레밍의 오른손 법칙을 따르며, 자석의 한쪽 끝에서 다른 쪽 끝으로 흐르는 자기력선을 생성한다(그림 6-4). 저항전자석 장치는 주로 전류가 흐르는 고리 모양의 코일로 이루어져 있기 때문에 영구자석보다 가볍다. 저항전자석은 구입 비용이 적게 드는 반면에 자기장을 유지하기 위해 전력을 많이 소비하므로 운용 비용이 많이 든다.

초전도자석

전도체에 전기저항이 줄어들면 전류소실도 줄어든다. 따라서 전기저항이 줄어들면 자기장을 유지하는 데 필요한 에너지도 줄어든다. 전기저항은 전선의 재료, 전선의 길이,

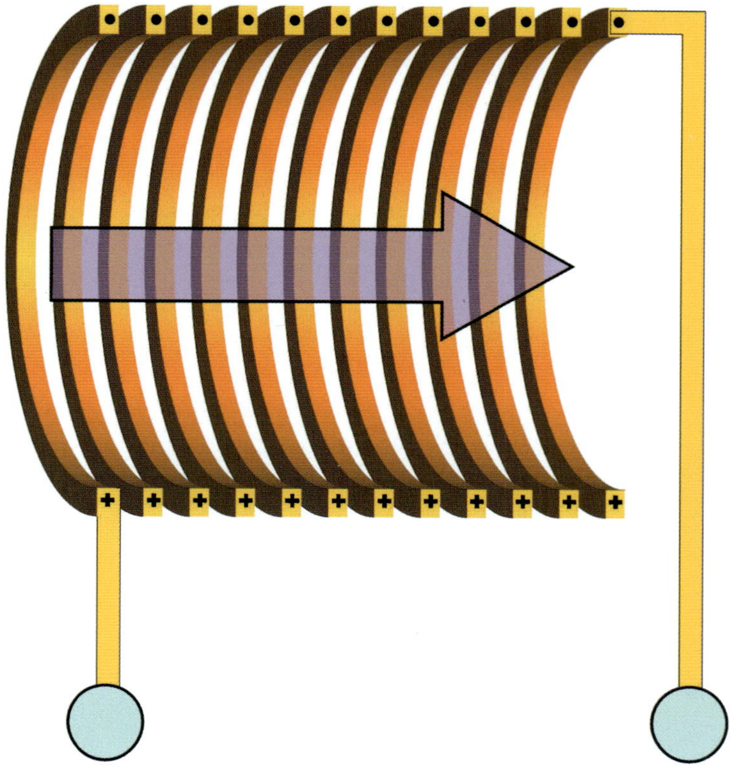

그림 6-4. 단순한 전자석

전선이 겹치는 영역에 따라 달라진다. 또한 전기저항은 전선의 온도가 증가하면 증가하여 전기가 잘 흐르지 않고, 전선의 온도를 감소시키면 저항이 작아져 전기가 잘 흐른다. 온도를 조절하면 저항을 최소화할 수 있다. 특히 초전도체 superconductor 라 하는 물질은 매우 낮은 온도에서 전기저항이 0이다. 이것을 임계온도 critical temperature 라 한다. 극저온으로 전선의 온도를 감소시켜 전기저항이 0에 가까워지는 현상을 초전도 현상 superconductivity 이라 한다. 초전도체를 사용하여 초전도자석을 만든다. MR 장치에 주로 쓰이는 재료는 니오븀 niobium 과 티타늄 titanium 의 합금이다. 이렇게 만든 초전도자석은 약 4K (-269℃, K : 켈빈온도) 이하에서 초전도성을 띤다.

처음에는 전류가 전선 고리코일을 통과하면서 자기장을 생성하거나 자기장세기를 형성시킨다(자기장형성 ramping). 그 다음 극저온액체 cryogen (일반적으로 액화헬륨을 사용) 물질로 전선을 과냉각시켜 저항을 없앤다. 이것을 극저온용기 cryogen bath 라 한다. 이것은 전선 코일을 둘러싸고 있으며 진공으로 절연한 장치 안에 들어있다. 특히 액화헬륨은 온도가 상승함에 따라 액화상태에서 기화되어 실내로 가스가 배출되는 손실이 발생할 수 있다. 이를 막기 위해 극저온 가스를 응축하기 위하는 '콜드 헤드 cold head' 라고 불리는 냉동 시스템이 작동된다. 이는 매우 안정적인 무정전전원공급장치 UPS 를 사용

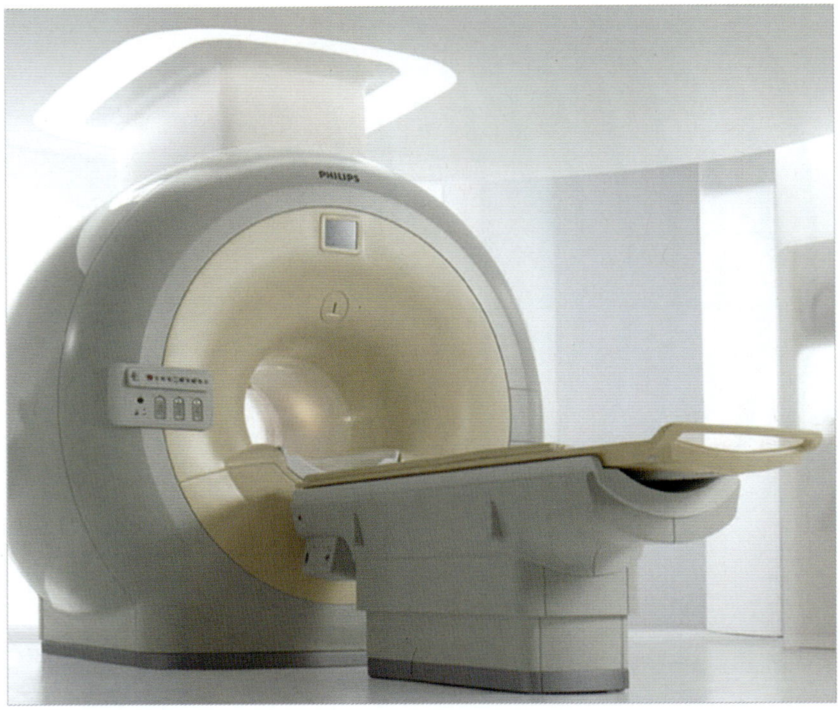

그림 6-5. 초전도자석 MRI

하여 전원이 공급된다.

자기공명영상을 생성하기 위해 사용되는 초전도자석은 (자기장이 상향 자기화된 이후) 전력을 사실상 전혀 소비하지 않고 비교적 높은 자기장세기를 발생시킨다. 저항을 완전히 제거하면 전류가 소실되지 않는다. 따라서 높은 자기장세기를 유지하기 위해 전원을 추가로 공급하지 않아도 된다. 초전도자석은 운용 비용이 비교적 적게 들지만 구입비가 매우 비싸다. 하지만 초전도 장치는 영상에 필요한 매우 높은 자기장세기인 0.5~4 T와 분광법과 고해상도 영상획득에 필요한 9 T까지 발생시킬 수 있다. 정자기장은 환자의 머리에서 발끝까지 수평 방향으로 흐른다(그림 6-5).

보정코일 Shim coil

자기공명영상 장치에서 정자기장(B_0)의 공간적 균질성은 자기공명영상 검사 시 필수적인 요소이다. 자기장의 불균일성은 영상의 왜곡 및 신호의 손실을 유발할 수 있다. MRI는 제조사의 허용오차로 인해, MRI 초전도자석의 공장 출하 시 자기장 균일도는 약 1,000 ppm이다. 장치의 균일도는 측정 용적에 따라 달라질 수 있으며, 장치 중앙의 구형 모양의 체적 diameter of spherical volume, DSV 40 cm 정도에서 균일도가 1 ppm 이하가 되어야 한다. 이렇게 해야만 기하학적 선명도를 높이고 분광지방포화를 균일하게 수행할 수 있다. 이를 위해 보정 shimming 이라는 과정을 사용한다. 이 용어는 나무쐐기(shim이라고도 한다)를 사용하여 표면을 평평하게 만드는 것을 가리킨다. MRI 장치에서 보정이란 자기장을 균일하게 만드는 것이며 금속원반/판(수동보정 passive shimming)이나 추가 솔레노이드전자석(능동보정 active shimming)을 사용한다.

수동보정의 경우 일정한 간격으로 둥근 구멍을 뚫어 각 구멍에는 둥근 금속원반을 여러 개 넣을 수 있다. 보정판 shim plate 을 넣을 수 있는 이동식 쟁반도 사용된다. 모형을 스캔하면서 최적의 자기장 균일도에 도달할 때까지 보정의 위치를 조정한다. 수동보정은 장치를 설치할 때 수행하며 자석의 물리적 위치(예: 건물이나 MRI실에 금속 물체가 가까이 있을 경우) 때문에 발생한 불균일을 보정한다.

능동보정은 작은 전자석코일을 자기공명영상 장치 내에 위치시켜 적절한 전류를 구동하여 자기장의 균일도를 조정하는 방법이다. 자기장 내부에 환자가 위치하게 되면 자기장이 불균질하게 되는데 각 환자 또는 한 프로토콜 내의 각 펄스시퀀스에 대해 장치를 보정할 수 있다. 이를 통해 환자의 체격에 상관없이 자기장을 최대한 균일하게 할 수 있다.

그레이디언트코일 Gradient coil

MRI에서 그레이디언트라는 용어는 두 가지로 사용된다. 첫 번째는 MR 장비 내에 설치되어 있는 그레이디언트코일을 의미하며, 두 번째는 MR 장치에서 자기장영역의 불균일성을 가리키는 그레이디언트자기장을 설명한다.

그레이디언트코일은 MR 장치에서 주자석 안쪽에 위치하고 있으며, 와이어를 원통형으로 감은 솔레노이드 저항전자석이다. 전류가 와이어에 흐르면 2차 자기장이 생성되며, 이 2차 자기장은 정자기장(1차 자기장)을 예측 가능한 형태(그레이디언트자기장)로 왜곡시킨다. 자기장을 선형적으로 변화시킴으로써 양성자의 위치를 공간적으로 부호화하는 데 사용된다. 따라서 그레이디언트코일의 주요 기능은 MR 신호를 공간부호화하고 그레이디언트에코를 형성한다. 그레이디언트코일이 정자기장을 선형적인 그레이디언트자기장으로 자기장세기가 어떻게 바뀌는지 이해하려면 전자석의 세기를 변화시키는 인자를 살펴보아야 한다. 이러한 인자는 아래와 같다.

1. 코일의 고리 개수
2. 고리를 통과하는 전류
3. 고리의 지름
4. 고리의 간격

앞의 세 인자(1~3)를 변화시키면 자기장이 전체적으로 일정하게 바뀌기 때문에 그레이디언트자기장이 생성되지 않는다. 코일의 고리가 한쪽 끝은 가까이 붙어 있고 다른 쪽 끝은 멀리 떨어져 있거나 코일의 한쪽 끝이 다른 쪽 끝보다 더 촘촘하게 감겨있다면 (이론적으로) 그레이디언트자기장을 형성할 수 있다. 하지만 실제로는 코일의 형태는 일반적으로 대칭형이며 3차원으로 배치하여 그레이디언트자기장을 얻는다.

그림 6-4의 단순한 전자석 코일을 통해 이러한 개념을 이해할 수 있다. 이 코일에는 전선이 같은 간격으로 12번 감겨 있으며 양쪽 끝이 전극에 연결되어 있다. 따라서 전류는 코일을 따라 한 방향으로 흐르며 자기장 방향은 플레밍의 오른손 법칙을 따른다. 이 경우 자기장의 방향은 왼쪽에서 오른쪽이다. 전류가 흐르는 방향을 나타내기 위해 관찰자 쪽으로 향하는 곳은 점으로 표시하고 관찰자에게서 멀어지는 쪽은 십자 모양으로 표시했다(점이 화살촉이고 십자 모양이 화살의 깃털이라고 생각해 보자).

코일 가운데에 제3의 전극이 들어가도록 모양을 약간 바꾸면 전극의 극성이 바뀌어 코일의 양쪽 끝에서 전류가 반대 방향으로 흐른다(그림 6-6). 이로 인해 발생하는 자기장은 세기는 같으나 방향이 반대이다.

그림 6-7은 위의 두 가지 코일을 결합한 것이다. 첫 번째 코일은 정자기장을 나타내고 두 번째 코일은 Z축 그레이디언트코일을 나타낸다. 두 번째 코일의 왼쪽에서는 B_0와 반대

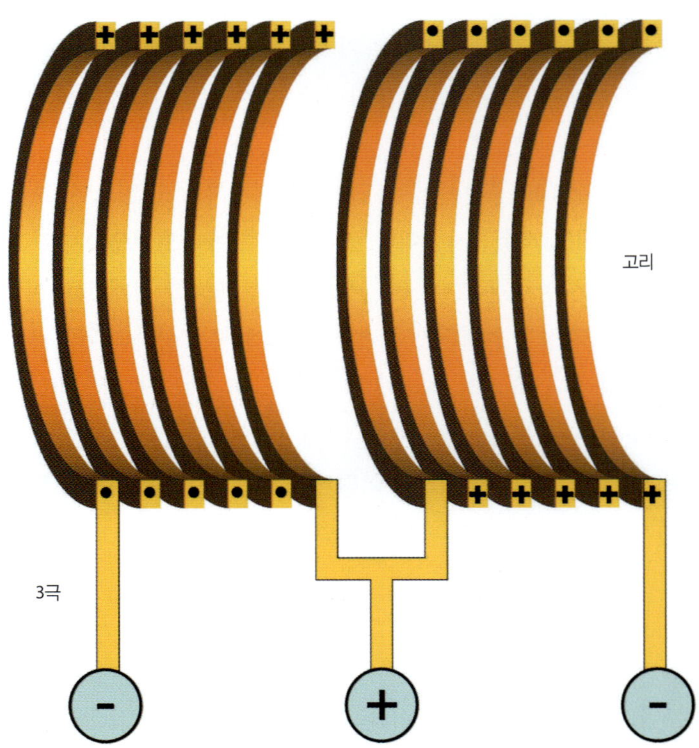

그림 6-6. 3극 전자석

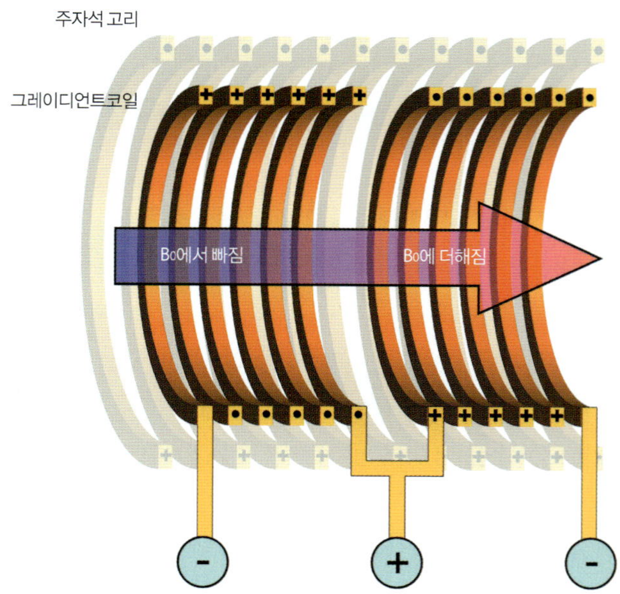

그림 6-7. 그레이디언트코일

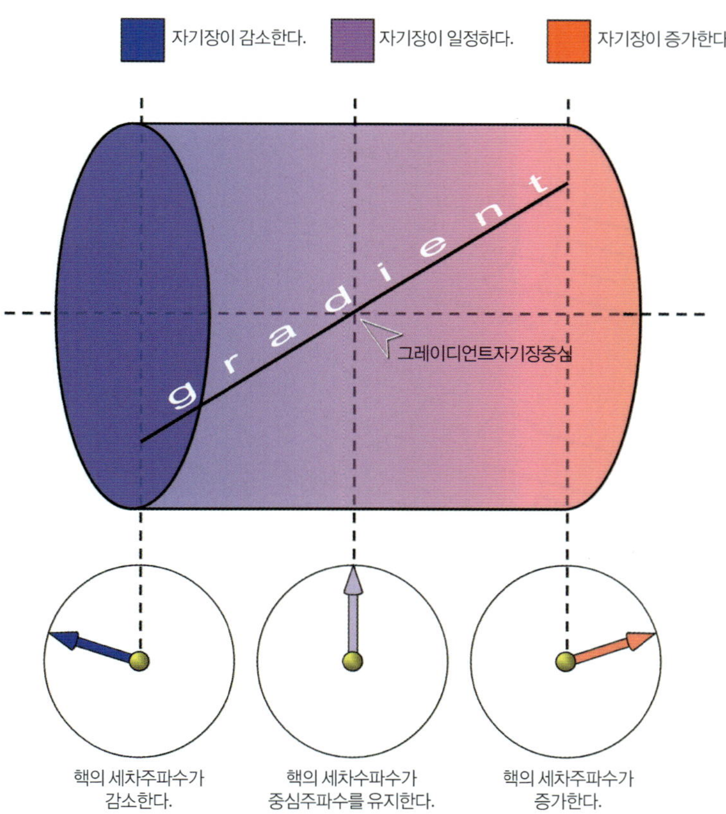

그림 6-8.그레이디언트가 자기장세기, 주파수, 위상을 바꾸는 과정

방향으로 자기장을 생성함으로써 자석 내경의 왼쪽에서 자기장을 약화한다. 두 번째 코일의 오른쪽에서는 B_0와 같은 방향으로 자기장을 생성함으로써 자석 내경의 오른쪽에서 자기장을 강화한다. 그 결과 자석 내경을 따라 Z축 방향으로 그레이디언트자기장이 발생한다.

자기장세기를 변화시키면 그레이디언트로 인해 위치에 따라 신호주파수가 달라지기 때문에 절편선택, 주파수부호화, 위상부호화 등에 사용할 수 있다(그림 6-8). 그레이디언트증폭기 gradient amplifier 는 그레이디언트코일의 세기를 키운다. 그레이디언트코일이나 그레이디언트증폭기에 문제가 있으면 자기공명영상에 기하학적 왜곡이 발생한다.

그레이디언트자기장의 세기를 나타내는 단위는 G/cm 또는 mT/m이다. 1 G/cm은 10 mT/m과 같다. 자기장의 단위는 Tesla 또는 Gauss를 사용하며, 1 Tesla는10,000 Gauss와 같다.

즉, 자기장은 1 cm마다 1 G씩 변화하거나 1 m마다 10 mT씩 변화한다. 그레이디언트자기장의 세기를 키우면(15~40 mT/m) 고속영상이나 고해상도영상을 얻을 수 있다.

MR 시스템에서는 3세트의 그레이디언트코일(X축, Y축, Z축)이 사용된다. 각 코일은 독립적인 전력 증폭기에 의해 구동되고, 각 축 방향을 따라 선형적으로 변화하는 그레이디언트자기장을 생성한다(그림 6-9).

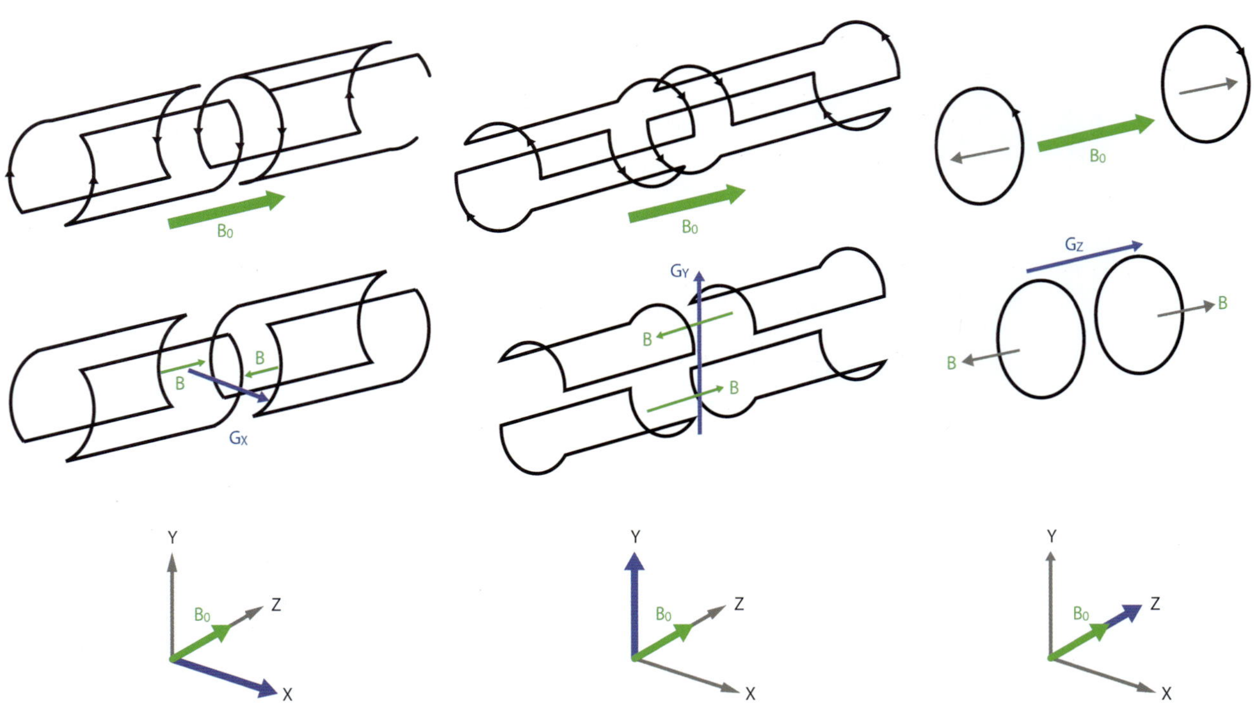

그림 6-9. 그레이디언트코일의 위치 및 형태

고속그레이디언트 장치

MR 검사시간(펄스시퀀스)에 영향을 미치는 가장 큰 요인 중 하나는 그레이디언트 전환 gradient switching 이다. 검사가 이루어지는 동안 세 그레이디언트코일은 X, Y, Z축으로 자기장을 발생시켰다 차단했다 하며 공간부호화와 신호재위상 signal refocusing 을 수행한다. 그레이디언트를 발생시킬 때마다 그레이디언트가 최대 진폭에 도달할 때까지 전원을 공급한다. 그러면 그레이디언트가 일정 시간 동안 남아 있다가 다시 같은 시간 동안 반전된다. 따라서 그레이디언트를 발생시킬 때마다 불응시간 dead time 이 생긴다. 펄스시퀀스가 이루어지는 동안 그레이디언트를 여러 번 발생시키기 때문에 획득을 수행할 때마다 낭비되는 시간이 msec씩 덧붙는다. 이렇게 낭비되는 시간을 합치면 상당한 시간이 손실되는 셈이다. 따라서 TR과 TE가 길어지고 터보인자 turbo factor 가 짧아지며 영상절편이 줄고 스캔시간이 늘어난다. 검사 속도는 그레이디언트 시스템의 성능에 따라 다르다. 강한 그레이디언트는 빠른 영상획득 또는 높은 해상도 영상을 획득할 수 있다. 또한 빠른 전환이 가능한 그레이디언트 시스템은 빠른 검사가 가능하게 된다. 그러나 그레이디언트 성능은 신경 자극에 대한 안전 문제로 인하여 제한된다. 따라서 그레이디언트 장치를 변경하면 시간을 많이 절약할 수 있다. 이를 위해서는 그레이디언트 장치의 주요 구성요소를 평가해야 한다. 그레이디언트 장치의 주요 구성요소는 아래와 같다.

- 그레이디언트진폭(단위: mT/m 또는 G/cm)
- 그레이디언트상승시간(단위: msec)
- 슬루율(단위: mT/m/s)
- 동작비율: 그레이디언트가 동작할 수 있는 시간의 비율

그레이디언트진폭 Gradient amplitude

그레이디언트진폭이란 그레이디언트의 세기를 가리킨다. 그레이디언트진폭은 일정하지 않지만 설치된 그레이디언트 장치의 출력에 따라 일반적으로 10~60 mT/m이다. 즉, 그레이디언트가 최대 진폭에 도달했을 때 이 그레이디언트의 세기는 자기장을 1 m마다 10 mT씩 변화시키거나 1 cm마다 1 G씩 변화시킨다(10 mT/m=1 G/cm). 그레이디언트진폭은 영상해상도에 직접 영향을 미친다. FOV와 절편두께를 줄이려면 그레이디언트진폭이 커야 하기 때문이다(그림 6-10).

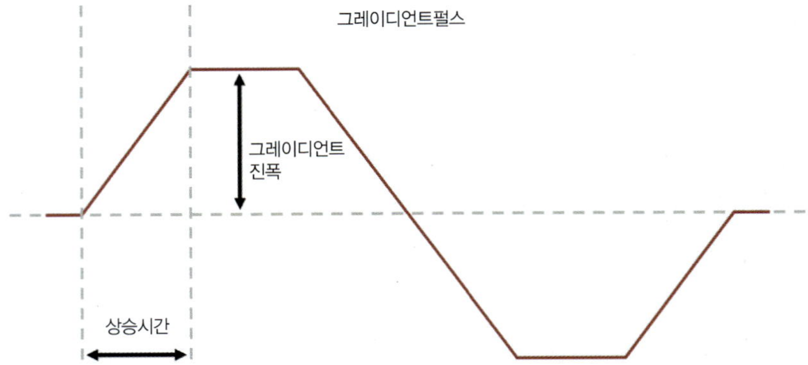

그림 6-10. 그레이디언트진폭과 상승시간

그레이디언트상승시간 Gradient rise time

그레이디언트상승시간이란 그레이디언트가 최대 세기, 최대 진폭에 도달하는 데 걸리는 시간을 가리킨다(그림 6-10). 상승시간이 줄어들면 펄스시퀀스에서 시간이 절약되어 전체 영상 검사시간이 줄어든다. 그레이디언트진폭이 크면 상승시간을 줄일 수 있다. 그림 6-11과 같이 충분한 전력을 공급하여 큰 그레이디언트진폭을 생성하면 상승시간이 줄어드는 반면 전력초과 power overshoot 가 발생한다. 또한 그레이디언트진폭이 크면 평형엽 balancing lobe 의 크기를 증가시켜 펄스시퀀스에서 시간을 절약할 수 있다. 따라서 초고속 또는 초고해상도영상을 획득하려면 그레이디언트진폭이 20 mT/m 이상이어야 한다.

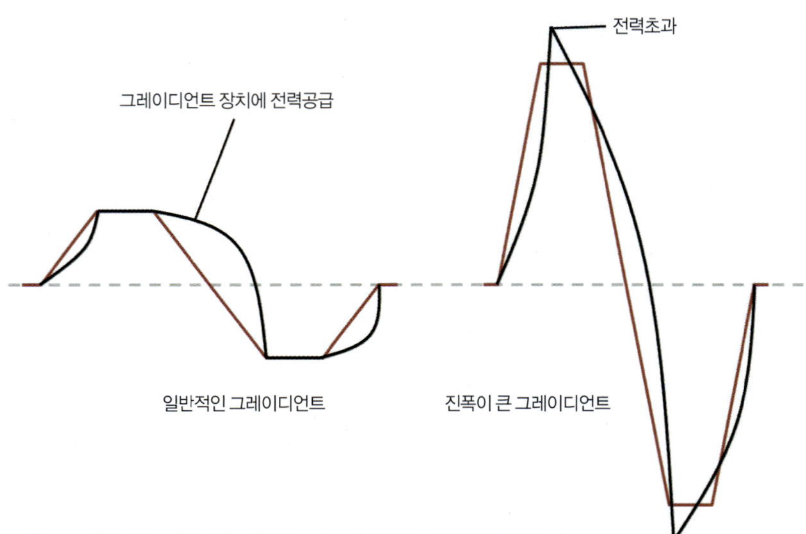

그림 6-11. 일반적인 그레이디언트 장치와 고속그레이디언트 장치의 전력공급 비교

슬루율 Slew rate

슬루율이란 거리에 따른 그레이디언트세기 변화를 가리킨다. 일반적인 그레이디언트 슬루율은 약 70 mT/m/s이다. 고속그레이디언트는 일반적으로 100~200 mT/m/s이다. 일부 연구용 장치에서는 슬루율이 240 mT/m/s에 이르기도 한다. 하지만 이것은 그레이디언트세기에 대한 FDA 지침을 초과한 것이다.

동작비율 Duty cycle

동작비율이란 펄스시퀀스를 수행하는 동안 TR 구간 중에서 그레이디언트가 최대 진폭을 유지하는 시간, 즉 동작하는 시간의 비율을 가리킨다. 동작비율이 늘어나면 슬루율도 늘어나지만 획득할 수 있는 절편개수가 감소한다. 스핀에코영상에서 일반적인 동작비율은 10%인 반면 에코평면영상 EPI 에서는 TR 구간의 50%에 가깝다. 상승시간이 크면 그레이디언트가 커지고 그레이디언트잡음으로 인해 영상획득을 수행하는 동안 잡음이 들리기 때문에 스캐너잡음 또한 증가한다. 따라서 제조사에서는 그레이디언트진폭을 키우는 한편 그레이디언트 장치를 변경하여 그레이디언트잡음을 줄였다. 이것을 무소음장치 quiet system 라 한다.

안전 및 전력에 대한 고려사항

고속그레이디언트를 발생시킬 때에는 안전과 전력에 대해 고려할 사항이 있다. 그레이디언트를 빨리 전환하면 말초신경을 자극할 수 있다. 이러한 자극은 피부 감각을 무디게 하고 근육을 수축시키며 망막섬광시 retinal phosphene 를 자극한다. 이 때문에 초고속 그레이디언트 장치 중에는 자극 문턱값에 못 미치게 동작하는 것도 있다. FDA는 그레이디언트자기장에 대해 모든 그레이디언트세기를 6 T/s로 제한하고 있다. 또한 FDA는 축방향 axial 그레이디언트자기장에 대해서는 20 mT/m/s로 제한하고 있다. 고속그레이디언트전환을 수행하려면 1,000 kW 정도의 높은 전력이 필요하다.

RF코일 Radio frequency coil

자기공명영상장치에서 핵 스핀의 공명을 일으키는 데 필요한 에너지는 라디오주파수 펄스 radio frequency pulse, RF pulse 로 나타내며 라모아방정식으로 계산할 수 있다. MRI 장치에 인체가 위치하면 자기장에 의해 자기화되고 회전하는 수소 원자핵에 동일한 RF펄스를 인가하여 공명을 일으켜야 한다. 공명 현상이 일어나면 수소 원자핵은 신호를 방출한다. 그 다음 수신기코일이 공명으로 인해 발생한 가로축자기화 성분을 검출해야 한다. RF 코일은 위치에 따라 두 가지로 구분이 된다. MRI 장치의 스캐너 내부에 고정되어 있는 RF body coil과 검사 부위에 따라 크기와 형태가 다양하여 환자의 체표면 가까이 위치하는 local coil이 있다.

RF body coil

에너지는 수소의 공명주파수로 전송되며 RF펄스라는 라디오파 형태를 지닌다. 이를 위해 RF송신기는 충분한 에너지로 주파수를 송신하여 위상 결집을 수행하고 일부 스핀을 저에너지 상태에서 고에너지 상태로 전환시킨다. 이 RF펄스는 정자기장(B_0)에 평행한 위치에서 B_0의 직각 방향으로 순자기화 벡터 net magnetization vector, NMV 를 옮긴다. 따라서 이러한 펄스를 90° RF펄스라 한다. 전류가 RF송신기코일 RF transmitter coil 이라는 전선 고리를 통과하여 진동하는 2차 자기장(B_1)이 발생하면 90° RF펄스가 생성된다. 여기를 수행하려면 2차 자기장이 정자기장에 직각으로 놓여 있어야 한다. 일반적으로 영구자석의 정자기장은 수직인 반면 솔레노이드전자석의 자기력선은 수평이다. 따라서 RF 송신기코일의 2차 자기장은 영구자석에서는 수평축으로 발생하고 솔레노이드전자석에서는 가로축, 즉 수직축으로 발생한다. 전자기 법칙에서 알 수 있듯이 이 자기장은

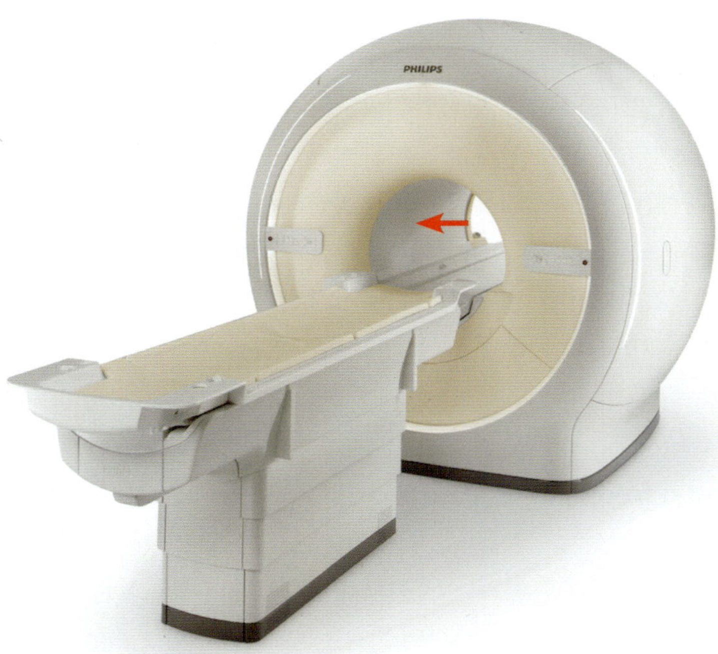

그림 6-12. RF body coil (자석 안쪽 화살표)

송신기코일에 수직으로 발생한다. 예를 들어 솔레노이드전자석을 사용하는 실제 경우 RF송신기코일은 환자의 위, 아래, 또는 옆을 향해야 한다. 이 때문에 전자석에서 사용하는 RF송신기코일은 일반적으로 원통형이다(그림 6-12).

RF body coil은 RF송수신코일이다. 송수신코일은 RF를 송신한 다음 수신 모드로 변경하여 자기공명신호를 수신한다. RF body coil은 전체 관심영역에 대해 균일한 여기를 제공하므로 효과적이다. 그러나 높은 전자파인체흡수율 full-body specific absorption rate, full-body SAR 발생과 관심영역 이외의 흥분된 조직의 신호로 인한 인공물 등이 발생할 수 있다. 자기공명신호 수신 시 관심영역과 거리가 있어서 신호의 감쇠 및 잡음의 발생이 크다. RF body coil은 주로 RF송신기 역할을 수행하므로 local coil이 수신만 가능한 경우 RF를 전송한다.

Local coil

전류가 전선을 통과하면 자기장이 생성된다. 이와 반대로 전선 고리가 진동자기장에 노출되면 고리에 전류가 유도된다. 이렇게 유도된 전류와 이로 인해 발생하는 전압이 자기공명신호를 만들어낸다. 자기공명신호를 제대로 검출하려면 수신코일을 올바른 위치에 놓아야 한다. 처음에는 수신코일이 주로 신호를 검출하는 데 쓰였다. 하지만 이제는 코일 요소가 자기공명신호를 검출할 뿐 아니라 어느 정도까지는 부호화하기도 한다. MRI 검사에서 RF송신기와 수신코일의 구성은 MRI 신호의 품질에 직접 영향을 미친다. MRI 신호의 품질 향상을 위해 대부분 수신코일은 local coil을 사용하며 여러 유형의 코일이 있다. 수신코일은 RF body coil을 송신기로 사용하여 자기공명신호만 수신하며 관심영역 이외의 신호는 최소한으로 수신하여 신호대잡음비 SNR 를 향상시킨다. 코일이 클수록 관심영역은 커지나 신호의 민감도가 낮아지며 관심영역에 코일의 위치가 가까울수록 신호가 강해지므로 SNR이 높아진다. 따라서 검사에 맞는 코일을 선택하는 것은 자기공명영상의 품질을 결정하는 데 중요한 역할을 한다. 현재 자기공명영상에서는 여러 유형의 코일이 쓰이고 있다(그림 6-13).

- 용적코일 volume coil 또는 버드케이지코일 birdcage coil
- 표면코일 surface coil
- 위상배열코일 phased array coil

용적코일 Volume coil or birdcage coil

용적코일은 인체를 모두 둘러싸며 머리영상, 팔다리영상, 전신영상에 사용할 수 있다. '새장 구성'이라는 유형의 머리코일과 몸통코일은 비교적 넓은 영역을 영상화하는 데

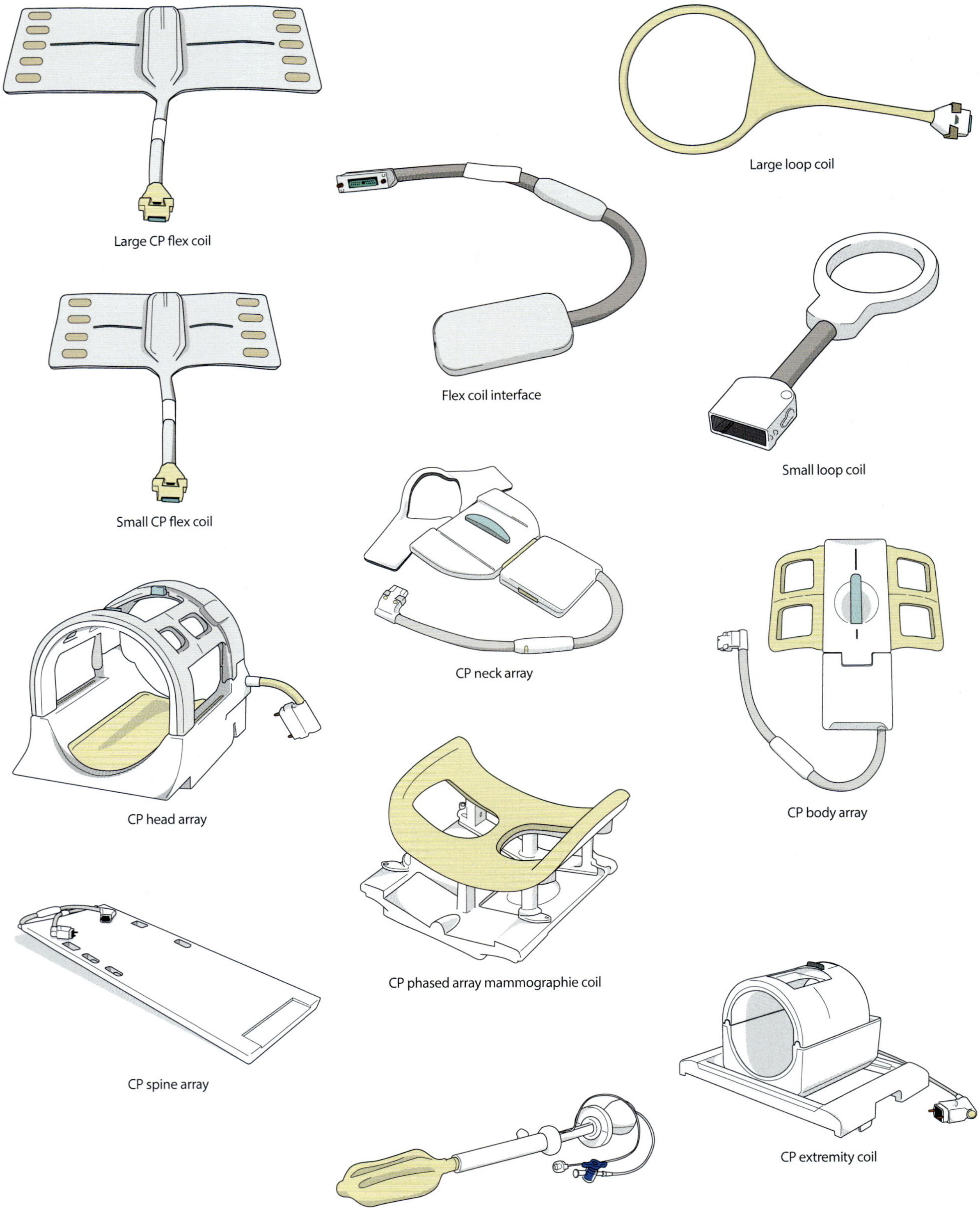

그림 6-13. Local coil

사용하며 전체 영상 용적에 걸쳐 균일한 SNR을 나타낸다. 하지만 용적코일이 넓은 영역에 걸쳐 균일한 여기를 일으키기는 하지만 면적이 넓기 때문에 다른 유형의 코일에 비해 영상의 SNR이 낮다. 구적여기 quadrature excitation 와 구적탐지 quadrature detection 라는 과정이 도입되면서 용적코일이 생성하는 신호품질이 많이 향상되었다. 이 덕분에 물리적 또는 전자적으로 서로 수직인 두 쌍의 코일을 사용하여 신호를 송신하고 수신할 수 있다. 대부분의 경우에는 구적코일을 사용하여 RF를 송신하고 자기공명신호를 수신한다.

표면코일 Surface coil

표면코일은 환자의 체표에 가까운 기관(예: 허리뼈)을 영상화할 때 SNR을 향상시키기 위해 사용한다. 일반적으로 검사하는 조직 가까이에 코일을 놓을수록 SNR이 커진다. 이는 신호를 발생시키는 조직에 코일이 가까이 있어 몸 전체가 아니라 코일 근처의 잡음만 수신하기 때문이다. 표면코일은 일반적으로 크기가 작으며 환자 옆에 손쉽게 둘 수 있는 형태이기 때문에 환자를 불편하게 하지 않으면서 영상화할 수 있다. 하지만 코일 주위 영역에 해당하는 민감용적 sensitive volume 에서만 신호가 수신된다. 이 영역은 크기가 코일 둘레와 같고 환자 인체로 들어가는 깊이가 코일 반지름과 같다.

예를 들어 지름이 10 cm인 코일을 사용할 경우, 영상화하는 조직은 길이가 10 cm이고 깊이가 5 cm이다. 따라서 코일로부터의 거리가 어느 방향으로 늘어나든 신호가 감소한다. 하지만 곧창자내코일 endorectal coil, 혈관내코일 endovascular coil, 질내코일 endovaginal coil, 요도코일 urethral coil, 식도코일 esophageal coil 과 같은 강내코일 intracavitary coil 이 도입되면서 표면코일, 즉 국소코일을 사용하여 환자 인체 깊숙한 곳에서 신호를 수신할 수 있게 되었다. 국소코일을 사용할 때에는 SNR이 향상되기 때문에 작은 조직을 효과적으로 공간부호화할 수 있는 경우가 많다. 국소코일을 사용할 때에는 국소코일이 송신기로 쓰이지 않을 경우 일반적으로 몸통코일을 사용하여 RF를 송신하며 국소코일을 사용하여 자기공명신호를 수신한다.

위상배열코일 Phased array coil

여러 개의 코일과 수신기로 이루어져 있다. 이들의 개별 신호를 결합하여 하나의 영상을 생성하면 SNR이 향상되고 적용범위가 넓어진다. RF코일이 작을수록 SNR이 향상된다. 하지만 코일이 작을수록 적용범위는 좁아진다. 제조사에서는 SNR을 높이면서도 적용범위를 넓히기 위해 작은 코일과 수신기를 여러 개 결합했다. 이것을 위상배열코일 기술이라 한다. 위상배열코일은 현재 널리 쓰이고 있다. 따라서 작은 표면코일의 장점(SNR과 해상도 향상)을 누리면서도 여기에 큰 FOV를 결합하여 인체 적용범위를 넓힐 수 있다. 일반적으로 코일을 4개, 수신기를 4개를 일렬로 연결하여 세로 방향 적용범위를 넓히거나(척추영상을 위한 선형배열) 코일을 위에 2개, 아래에 2개 배치하여 몸통을 영상화

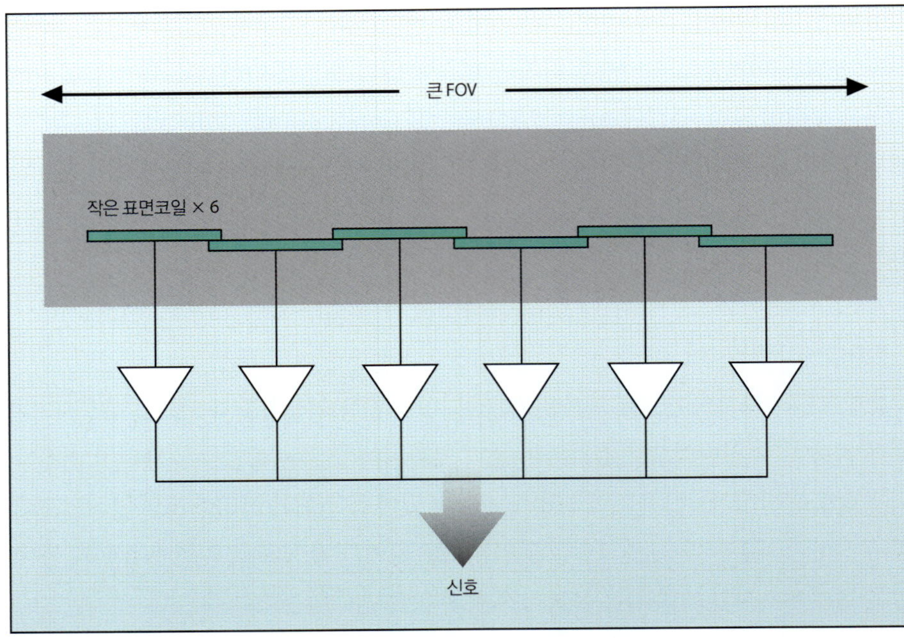

그림 6-14. 위상배열코일

한다(용적배열). 데이터획득이 수행되는 동안 각 개별 코일은 스스로 사용할 수 있는 작은 FOV에서 신호를 수신한다. 각 코일에서 내보내는 신호는 개별적으로 수신되고 처리되지만 다시 결합되어 하나의 커다란 FOV를 구성한다. 코일마다 수신기가 있기 때문에 잡음의 양은 코일의 조그만 자체 FOV에 한정된다(그림 6-14).

코일안전

RF코일을 안전하게 조작하려면 몇 가지 기본 규칙을 지켜야 한다. 코일과 장치를 연결하는 선은 전도성 물질로 이루어져야 한다. 그래야만 RF출력을 코일로 전달하고 신호를 영상처리 장치로 보낼 수 있기 때문이다. 따라서 코일은 정상 작동하는 동안 발생하는 열을 전달할 수 있다. 하지만 어떤 경우 이 열이 환자에게 화상을 입히거나 선의 절연체를 태워버릴 수 있다. 이를 방지하려면 선이 꼬이거나 환자나 자석의 내경에 닿지 않도록 해야 한다. 코일선은 정기적으로 검사해야 하며 절연체가 손상된 경우에는 절대로 사용하지 말아야 한다. 환자에게서 최적의 신호를 수신하려면 코일을 올바로 조정해야 한다. 코일을 조정하는 방식은 제조사마다 다르다.

차폐

MRI 장치를 설치할 때 주의해야 될 사항들이 있다. 건축학적인 문제, 자기공명영상에 미치는 영향, 환자나 직원의 안전 등 여러 사항들이 고려되어야 한다.

자기장 차폐

자기장의 세기가 증가하면 주변 영역의 자기장도 함께 증가한다. 자기장의 차폐는 주변 영역의 자기장으로 인한 피해를 줄이기 위해 실시하는데 검사실 전체 벽면을 철판으로 차폐하는 검사실차폐 방법과 MRI 장치 내에서 자기장을 차폐하는 방법이 있다. 장치 내에서 자기장을 차폐하는 방법은 MRI 장치에 철판을 덧붙이는 수동적 차폐 passive shielding 와 정자기장의 반대 방향으로 자기장을 형성하는 초전도코일을 배치하여 차폐하는 능동적 차폐 active shielding 가 있다(그림 6-15).

정자기장은 3차원으로 자석의 위, 아래, 옆으로 확대된다. 자기장 세기는 자석과 거리의 세제곱으로 감소하며 모든 검사 이외의 기기는 5 G선 gauss line 밖에 두어야 한다(그림 6-16).

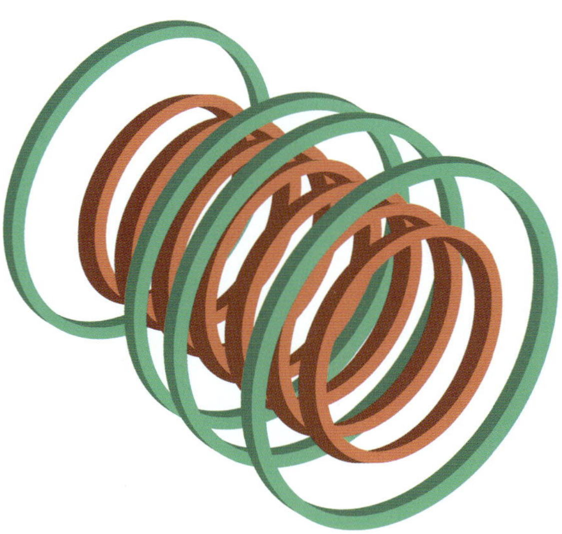

그림 6-15. 능동적 차폐. 주황색은 주자석코일(main magnet coil), 초록색은 능동차폐코일(active shield coil)이다.

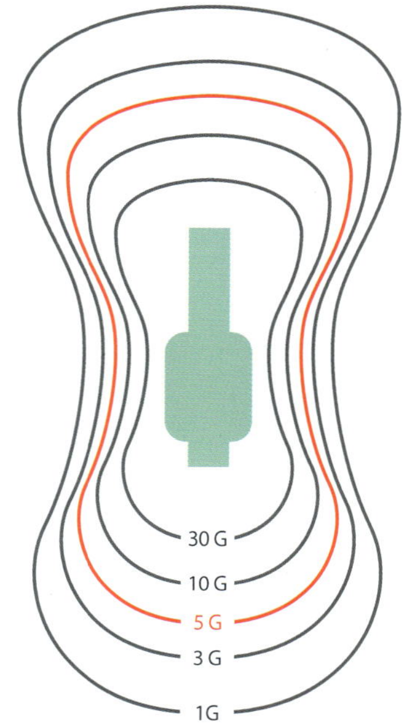

그림 6-16. 3 T MRI 자기장영역

RF펄스 차폐

MRI 검사 중 공명에 사용되는 RF파는 일상생활에서 사용되는 전파들과 동일하다. 이를 제한하지 않으면 외부 전파들이 공명주파수를 간섭하게 되어 잡음 noise 을 발생시킨다. 잡음은 영상을 획득하는 데 영향을 미치며 영상 인공물 artifact 을 발생시킨다. 검사실을 외부 전파들로부터 차단시키기 위하여 RF펄스 차폐를 실시한다. 외부 RF펄스 차폐를 위해 동판(구리, Cu)을 벽면에 설치하여 차폐한다.

주변장치

검사자 인터페이스

MRI 컴퓨터 장치는 제조사에 따라 다르다. 하지만 대부분은 아래와 같은 구성요소로 이루어져 있다.

- 확장할 수 있는 소형 컴퓨터
- 푸리에변환을 수행하는 배열처리 장치
- 배열처리 장치에서 데이터를 수집하여 영상을 형성하는 영상처리 장치
- 기초 데이터와 펄스시퀀스매개변수를 저장하는 하드디스크드라이브
- 교류전류와 직류전류를 분배하고 거르는 전원분배 장치

검사자 콘솔에서는 데이터획득과 최근 획득한 영상 확인 이외에도 전체 영상조작 기법을 조작할 수 있다. 오퍼레이터 콘솔의 기능은 아래와 같다.

- 여러 장의 영상을 동시에 확인한다.
- 영상을 동영상 cine loop 으로 확인한다.
- 3차원 용적영상을 재구성한다.

환자운반 장치

모든 장치는 유압식 침대나 기계식 침대를 사용하여 환자를 검사 테이블까지 들어 올리거나 자석 안으로 밀어 넣는다. 침대를 올리고 내리며 내경으로 넣고 뺄 때에는 일반적으로 발판이나 단추를 사용한다. 테이블은 환자에게 편안해야 하며 코일과 고정

장치를 장착할 수 있어야 한다. 또한 응급상황이 발생했을 때 환자를 내경에서 신속하게 꺼낼 수단이 준비되어야 한다. 어떤 장치는 침대를 자석에서 끌어낼 수 있도록 되어 있다. 이렇게 하면 응급상황이 발생했을 때 환자를 MR검사실에서 꺼내어 다른 운반대로 옮길 수 있다. MRI 검사실 내로 들어가는 침대는 모두 자기장의 영향을 받지 않아야 하며 금속 부품이 없어야 한다(그림 6-17).

자기공명영상 장치 냉각기

초전도자석을 사용하는 자기공명영상 장치는 초전도체를 유지하기 위하여 액체 헬륨으로 초전도체를 냉각한다. 이외에도 자기공명영상 장치는 전류의 흐름 등으로 인해 열이 발생하게 된다. 이 열을 냉각시키기 위한 냉각기 chiller 가 필요하다(그림 6-18). MRI 냉각기는 공기 또는 물을 이용하여 MRI 장치의 냉각을 위한 냉수를 공급하는 장치이다. MRI 장치 시스템에 따라 냉각기는 Cold head, Shield cooler, Shim coil, Gradient coil 등의 냉각을 위해 사용된다. 냉각기는 압축기, 증발기, 응축기, 팽창밸브 등으로 구성되어 있으며, 용매를 사용하여 저온까지 유체를 냉각시킨다.

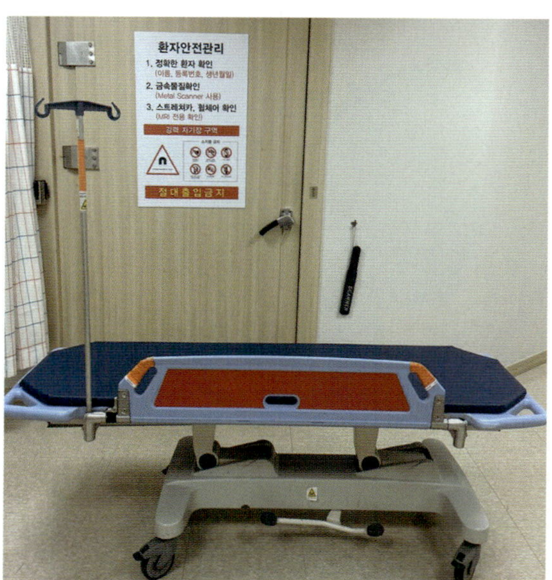

그림 6-17. 환자운반 장치

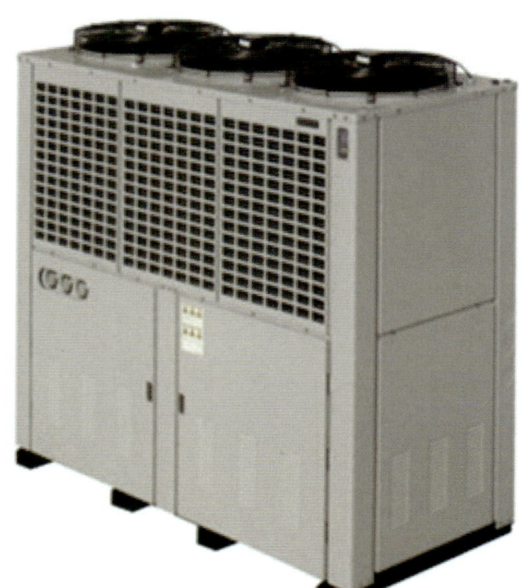
그림 6-18. 자기공명영상 장치 냉각기

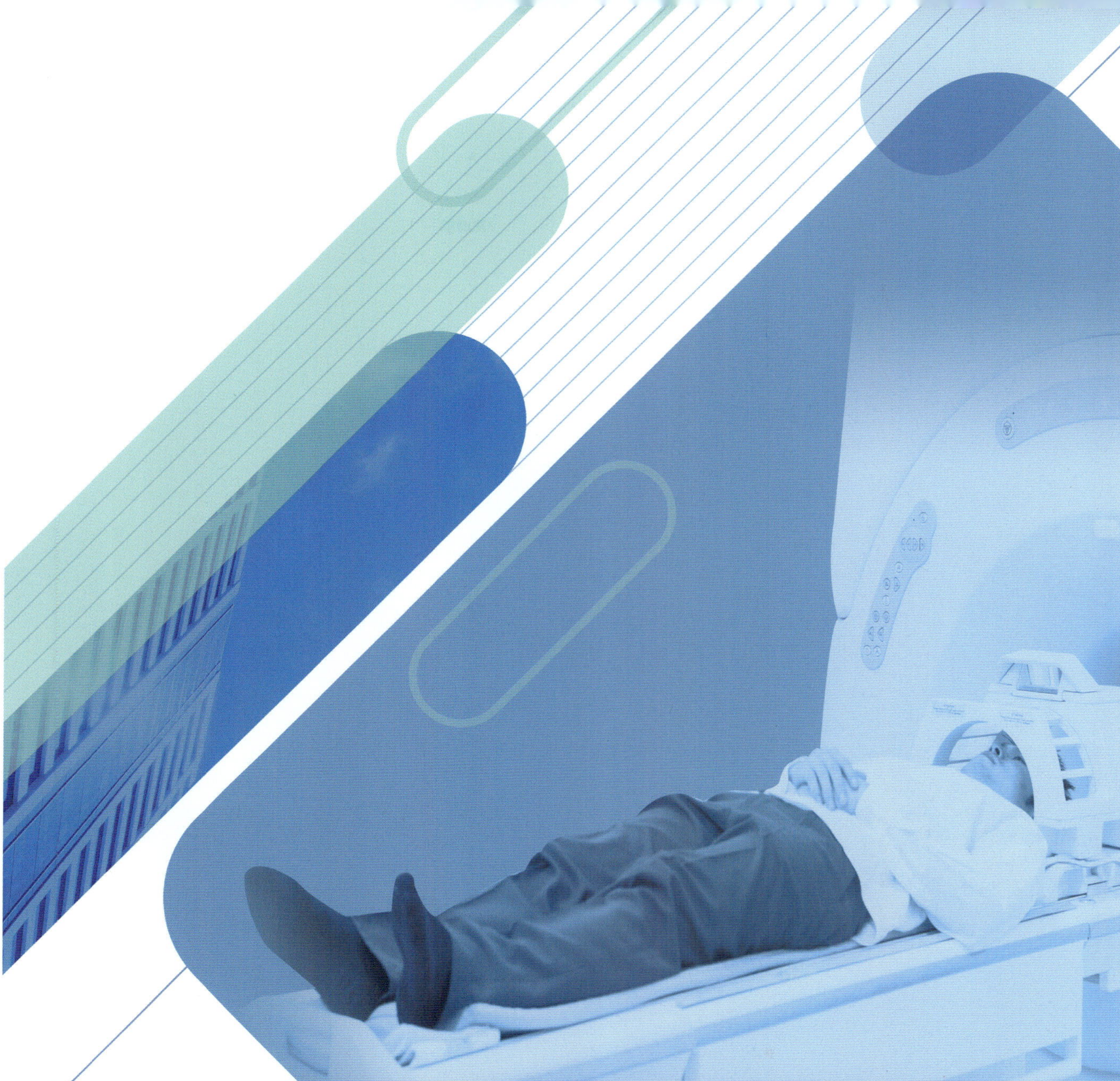

07 흐름현상 및 MRI 조영제

흐름현상 Flow phenomena

생체 내 흐름현상은 크게 두 가지로 분류할 수 있다. 특정 장기나 신체 일부를 통과하는 체액의 흐름, 즉 관류현상과 혈액이나 뇌척수액 같은 거시적인 흐름현상이 그것이다. 관류현상 perfusion phenomena 은 뇌 조직의 혈류 역학적 현상을 가돌리늄 같은 상자성체의 조영제를 몸속으로 급속히 주입하여 뇌 조직의 시간에 따른 자기화율 magnetic susceptibility 의 변화를 측정하는 방법으로 뇌 허혈증이나 종양의 진단에 이용된다.

본 장에서는 동맥, 정맥 등의 거시적인 혈액의 흐름현상에 대하여 이야기 하고자 한다.

X선을 이용하여 진단하는 영상 장치(CT, 투시 장치 등)는 조영제를 사용하여야 혈관에 대한 정보를 얻을 수 있고 조영제는 환자에게 침습적인 단점이 있다. MRI는 혈류속도가 빠른 동맥에 적용 가능하다는 제한점은 있지만 조영제의 사용 없이 혈관의 정보를 얻을 수 있는 큰 장점을 갖고 있다. 혈관 속 양성자 proton 는 고정된 조직 속의 양성자와 달리 펄스시퀀스 pulse sequence, 반복시간 time to repeat, TR, 에코시간 time to echo, TE, 숙임각 flip angle, 혈류보상 flow compensation, 심장동기화 cardiac gating 나 혈류의 속도, 혈류의 기전, 그레이디언트자기장의 세기 등 여러 가지 요소에 의해 영향을 받아 신호의 크기가 다르게 나타나는 특성이 있고, 또한 흐름 자체로 움직임에 의한 인공물을 유발할 수 있으므로 많은 주의가 필요하다.

흐름의 기전

층류 Laminar flow

혈류 흐름의 여러 가지 모양 중 포물선 형태를 띠는 흐름으로 혈관의 크기가 중간 정도이거나 작은 혈관에서 나타난다. 혈관벽과 혈액을 구성하는 여러 가지 성분의 마찰이 커서 혈관벽 쪽의 속도는 가장 느리고 혈관직경의 중심을 지나는 혈류의 속도가 최대가 된다. 이때 혈관 내에서의 속도분포는 혈액의 점성, 속도, 직경의 크기 등에 의해 좌우된다. 그림 7-1은 층류의 모양을 나타낸 모식도와 위치에 따른 신호강도의 세기를 나타낸 것이다. MRI에서의 신호강도는 스핀이 위치한 위상 phase 의 벡터합과 밀접한 관련이 있는데 혈관벽 쪽에서는 위상분산이 크므로 신호강도 signal intensity 가 떨어지고 중심부의 유체는 위상분산이 적어 고신호강도로 나타난다.

전류 Plug flow

그림 7-2는 전류에 관한 모식도이다. 전류는 혈관벽 가장자리를 제외한 모든 부분이 동일한 속도를 유지하는 가장 이상적인 형태의 흐름으로 대동맥 aorta, 대정맥 vena cava 처럼 직경이 큰 혈관에서 관찰되는데 이는 심장의 수축과 이완에 따른 압력의 영향을

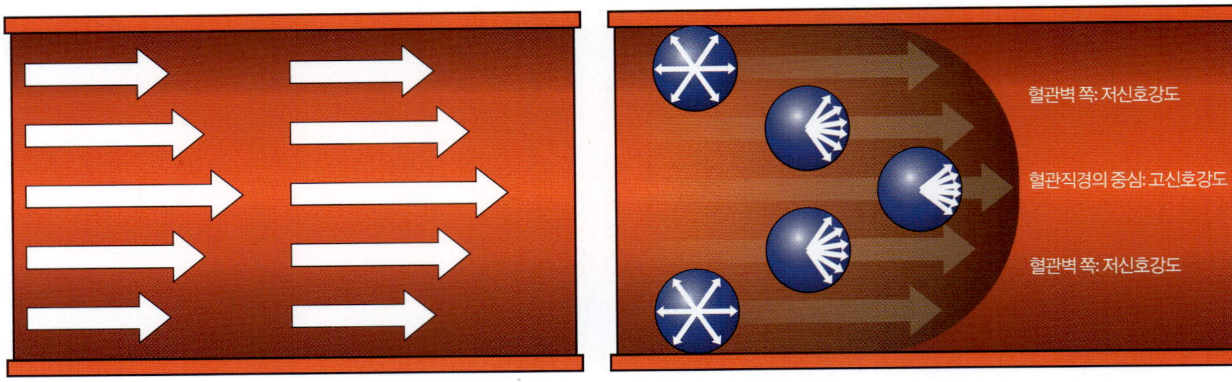

그림 7-1. 혈관 내 층류의 모양과 위상에 따른 신호강도

받아 혈류의 속도가 결정되는 불규칙한 유체의 흐름인 맥동류 pulsating flow 의 영향을 받기 때문이다.

와류 Turblent flow

와류는 혈관의 직경이 갑자기 변하면서 단면적의 변화가 관찰되고 이로 인해 혈류의 불규칙한 운동이 발생하는 혈관의 형태에서 보인다(그림 7-3). 이런 혈류의 흐름은 협착 stenosis 이나 혈관의 분기부 bifurcation 등에서 관찰되며, 혈관의 직경과 혈류의 속도에 따라 레이놀즈 수 Reynolds number, Re 를 이용하여 구분한다(식7-1).

$$Re = \rho \cdot v \cdot L/\mu \quad \ldots \text{(식 7-1)}$$

ρ: 혈액의 밀도, v: 혈액의 속도, L: 혈관의 직경, μ: 혈액의 점도

레이놀즈 수는 층류와 와류를 구분하는 기준이 되는 수치로 단위가 없고 관의 지름과 유속에 정비례한다. Re 값이 2,300보다 작으면 층류(일정한 유동이 특징)이고, 반면에

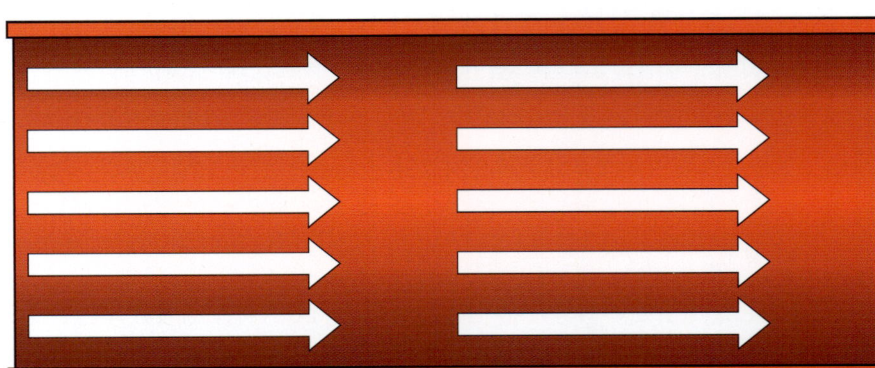

그림 7-2. 전류의 모식도

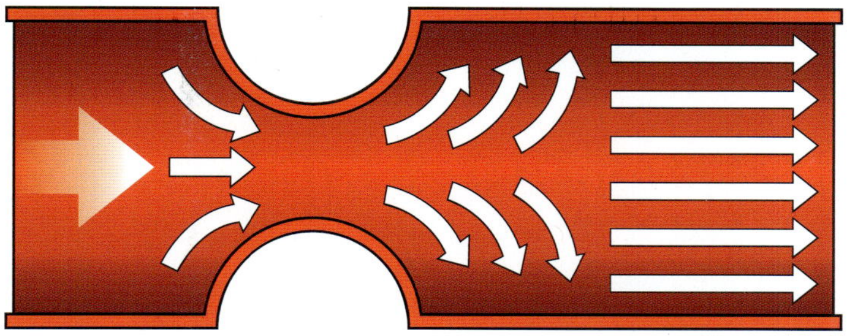

그림 7-3. 와류 모식도

4,000이 넘으면 와류를 말한다. 모세혈관은 다른 혈관들에 비해 반지름이 작고 속도도 가장 느려서 레이놀즈 수가 가장 작고 와류보다는 층류가 흐른다.

유동분지 Vortex flow

주 혈관에서 분지되는 혈관의 혈관벽 근처에서 발생되는 흐름으로 혈관직경의 변화로 인해서 와류와 같은 형태를 띤다(그림 7-4).

그림 7-5는 인체 주요 혈관별 혈류의 속도와 산소 함량에 관련한 모식도이다. 동맥은 심장박동에 직접적인 영향을 받으므로 수축기와 이완기에 따라 약간의 속도 차이가 있으며 대동맥에서 40~60 cm/s의 속도로 분포하고 모세혈관은 0.05 cm/s, 정맥은 10~30 cm/s의 속도로 분포함을 알 수 있다. 혈관별 산소함유량(SpO_2)은 동맥에서 높고 정맥으로 갈수록 낮아지며, 혈관의 총 단면적은 모세혈관이 월등히 높다.

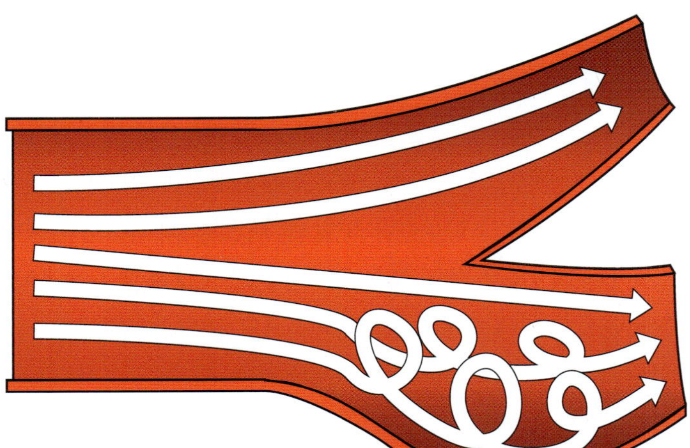

그림 7-4. 유동분지 모식도

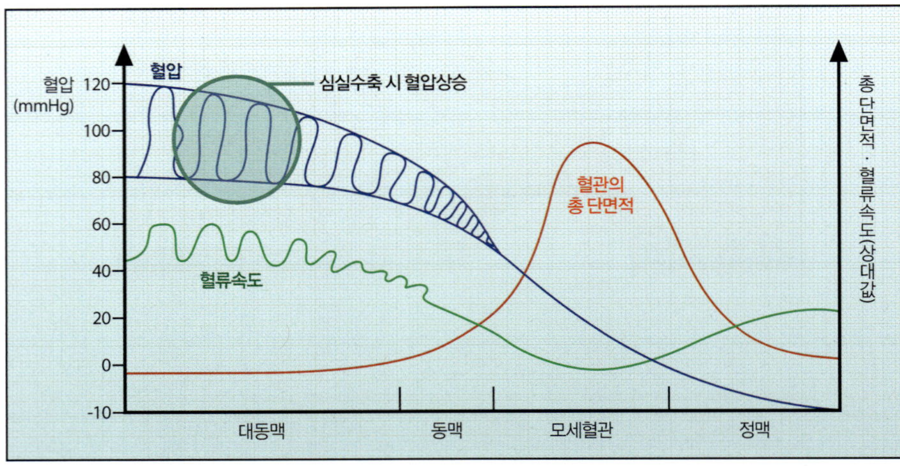

그림 7-5. 인체 주요 혈관 내에서의 혈류속도 분포

흐름현상 Flow phenomena

MR 영상에서 신호를 생성하기 위해서는 양성자가 여기펄스 excitation pulse 와 재위상펄스 refocusing pulse 에 노출되어야 하는데, 둘 중 하나라도 수신하지 못한다면 신호를 형성하지 못한다. 흐름현상에 의한 신호는 크게 두 가지로 분류할 수 있는데 이는 흐름시간효과 time of flight effect 와 위상이동효과 phase shift effect 이다.

흐름시간효과 Time of flight effect

유속신호증강 Flow related enhancement

1951년 수리얀 Suryan 은 흐르는 혈류는 정지된 조직에 비해 MR 신호가 더 크다는 사실을 발견하였다. 이를 유속신호증강효과라 하고, 이 현상은 180° 재위상화펄스를 사용하지 않고 그레이디언트재위상화 gradient moment refocusing 기법을 이용하여 재위상화되는 그레이디언트에코펄스시퀀스에서 관찰된다. RF펄스는 선택적으로 여기되지만 그레이디언트자기장은 전체에 가해지므로 여기펄스를 수신한 양성자는 절편 속 어느 위치에 있든 관계없이 재위상화되어 신호를 형성한다. 또한 90° 미만(α°)의 펄스를 이용하는 그레이디언트에코펄스시퀀스는 통상 TR이 매우 짧아서 흐르지 않는 핵은 반복된 RF를 수신하여 포화되지만, 흐르는 혈류 속 양성자는 상대적으로 RF펄스 노출빈도가 적어 신호가 더 높게 나타난다.

그림 7-6은 그레이디언트에코펄스시퀀스에서의 유속신호증강효과에 관해 설명하고 있다. 선택된 절편(ΔZ) 내에 양성자는 반복적으로 90° 미만(α°)의 펄스에 노출되면서

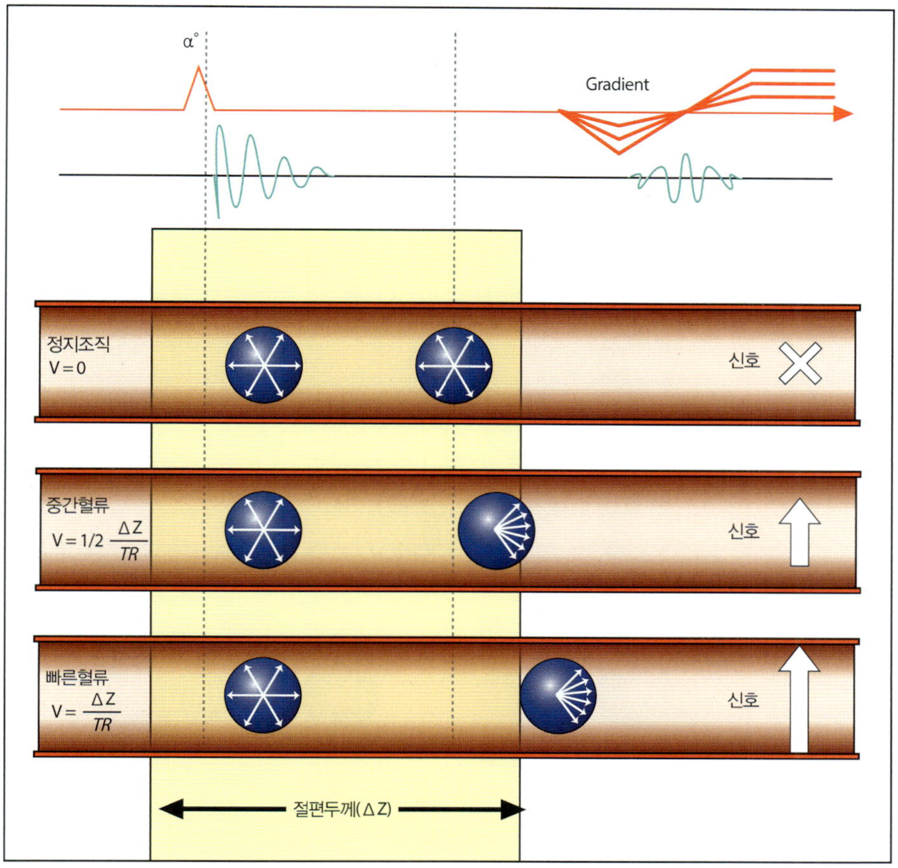

그림 7-6.
그레이디언트에코펄스시퀀스 혈류현상

포화 saturation 되지만 상대적으로 움직임이 있는 혈류 속 양성자는 펄스 노출빈도가 적어 위상분산이 덜 되어 높은 신호강도로 표현된다.

유속신호감소효과 Wash-out effect

스핀에코펄스시퀀스 spin echo pulse sequence 에서 관찰되는 현상으로 90°의 여기펄스 excitation pulse 와 180°의 재위상화펄스 refocusiing pulse 를 사용하는 스핀에코 기법에서는 모든 절편은 선택적으로 여기되고 재위상화된다. 선택된 절편 내에 정지된 조직은 두 펄스를 모두 경험하지만 혈류 속 양성자는 움직이므로 90° 펄스만으로 여기되고 재위상화펄스를 경험하기 전에 선택절편을 빠져나가므로 신호는 감소된다. 이를 가리켜 고속신호소실 high velocity signal loss 이라 하며 혈류의 속도가 빠를수록(동맥) 이런 현상은 더 심해진다.

그림 7-7은 스핀에코펄스시퀀스에서 정지된 조직 속 양성자와 움직이는 혈류 속 양성자의 위상에 대해 묘사하였는데 정지된 조직 속 양성자는 180°의 재위상화펄스에 노출되어 흩어졌던 신호가 모아지면서 벡터합이 높아지는 경향을 띠지만 움직이는 혈류는 상대적으로 180° 펄스에 노출되지 않으므로 지속적으로 위상분산이 진행되면서 신호

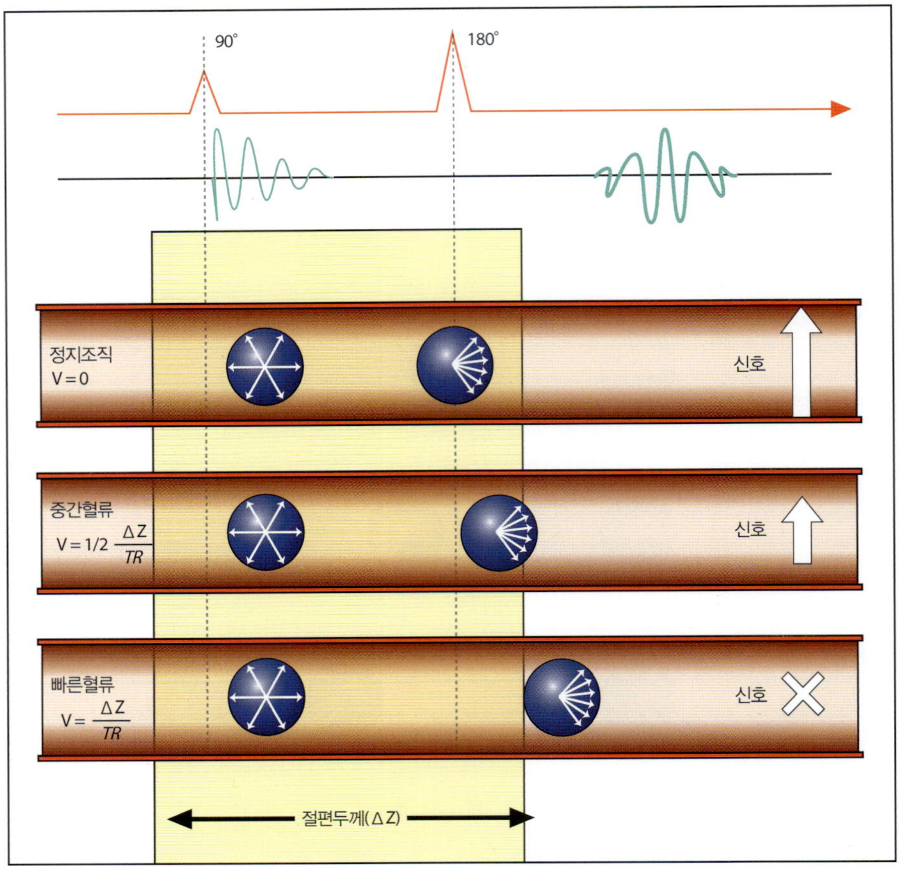

그림 7-7.
스핀에코펄스시퀀스 혈류현상

강도가 약해진다. 결국 움직이는 혈류 속 양성자는 정지된 조직 속 양성자신호보다 검게 묘사되어 black blood signal이라고도 한다(그림 7-8).

유입절편현상 Entry slice phenomenon

TR이 짧아(주로 그레이디언트에코펄스시퀀스) RF펄스를 반복해서 수신하면 양성자는 포화 satuation 된다. 선택된 절편 내에 정지된 조직 속 양성자도 반복되는 RF펄스로

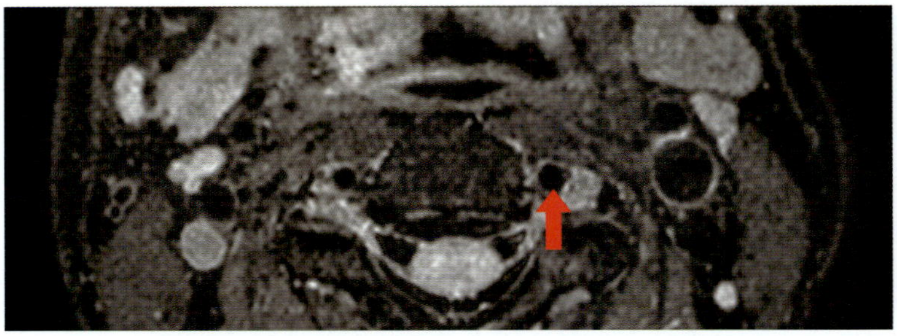

그림 7-8. 스핀에코펄스시퀀스의 척추동맥(화살표: black blood signal)

인해 포화되는데 선택절편과 수직으로 흐르는 혈류 속 양성자는 이런 포화현상을 경험하지 않으면서 정지된 조직과는 다른 신호를 생성한다. 여러 절편 중 첫 번째 절편에서 이런 현상이 가장 두드러지게 나타나는데 이를 유입절편현상이라고 한다. 즉, 선택된 절편의 유출부 신호강도가 작아지면 유입절편현상은 감소하는 것이라 할 수 있으며, 이런 현상은 절편두께, 반복시간, 흐름속도, 흐름방향 등에 영향을 받는다.

절편두께 | 일정한 속도로 흐르는 혈류 속 양성자는 얇은 절편보다는 두꺼운 절편을 통과할 때 시간이 더 많이 걸린다. 그러므로 두꺼운 절편을 통과하는 양성자는 얇은 절편을 통과할 때보다 선택절편의 유출부에서 신호감소현상이 더 심하게 발생하므로 유입절편현상은 절편두께가 두꺼울수록 더 감소하게 된다. 그림 7-9는 절편두께에 따른 신호감소현상을 설명하였는데 두꺼운 절편에서는 위상분산이 많아 낮은 신호강도를 보이는 반면, 얇은 절편일수록 위상분산이 덜되어 상대적으로 높은 신호강도를 유지함을 확인할 수 있다.

반복시간 | TR은 각 여기펄스 사이의 반복되는 시간간격이다. TR이 짧으면 RF펄스가 전달되는 비율이 증가하고 RF펄스 사이의 시간이 줄어들어 선택단면 유출부에서 신호가 감소되는 현상을 줄일 수 있다(그림 7-10).

흐름속도 | 그림 7-11은 흐름속도에 관련한 유입절편현상을 표현하였다. 절편두께가 일정한 상태에서 혈류의 속도가 빠르면(예: 동맥) 상대적으로 혈류속도가 느린 정맥

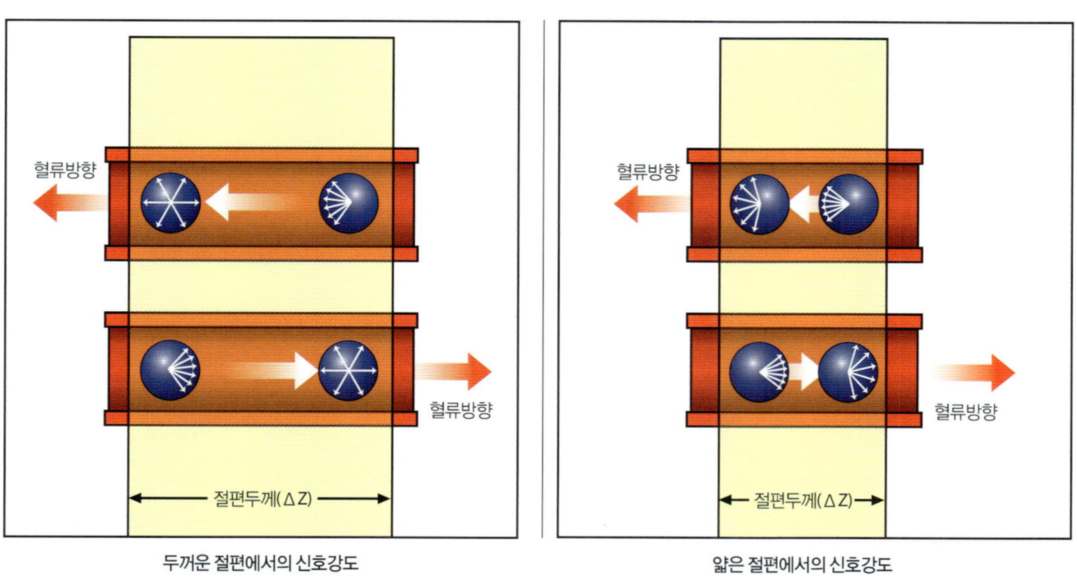

그림 7-9. 절편두께에 따른 신호강도. 왼쪽의 두꺼운 절편을 통과하는 혈류 속 양성자는 유출부에서 신호감소현상이 증가되어 양성자의 벡터합이 줄어든 반면, 오른쪽의 얇은 절편을 통과하는 양성자는 상대적으로 유출부에서의 신호감소가 덜되어 벡터합이 유지됨을 확인할 수 있다.

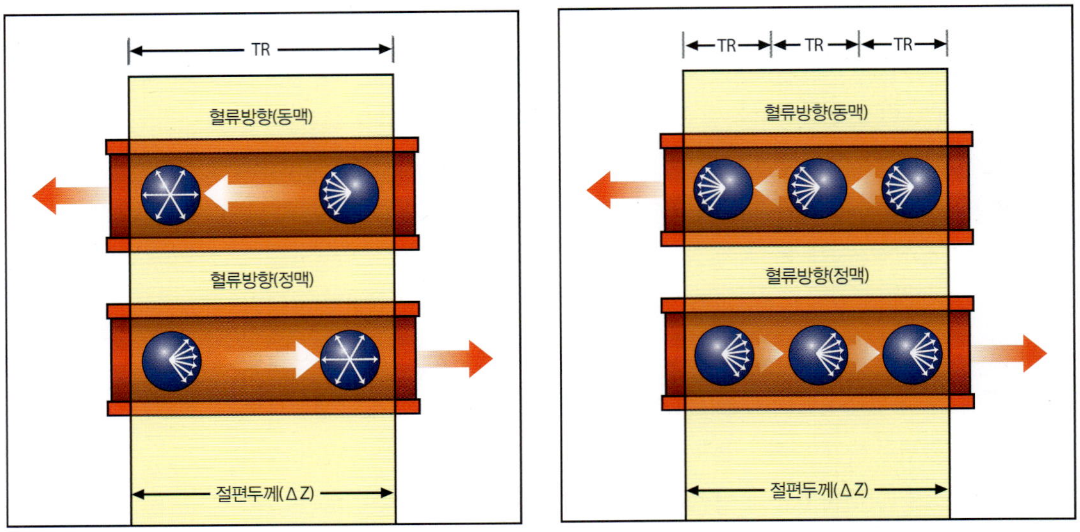

그림 7-10. TR에 따른 신호강도. 왼쪽 long TR에서의 혈류 속 양성자는 동일 절편두께를 통과하면서 상대적으로 위상분산이 진행되어 신호감소의 형태를 보이지만 오른쪽 short TR에서의 양성자는 반복되는 TR로 위상회복을 경험하면서 동일 절편 유출부에서의 신호는 상대적으로 감소가 덜하다.

혈에 비해 선택절편의 통과시간이 상대적으로 빠를 것이므로 유입절편현상은 증가하여 높은 신호강도를 보인다.

흐름방향 | 여기펄스 excitation pulse 가 선택한 절편과 같은 방향으로 움직이는 흐름을 순흐름 co-current flow 이라 하고, 반대 방향으로 움직이는 흐름을 역흐름 counter-current flow 이라 하는데, 순흐름은 혈류 속 양성자가 선택절편을 상대적으로 빠른 속도로 빠져

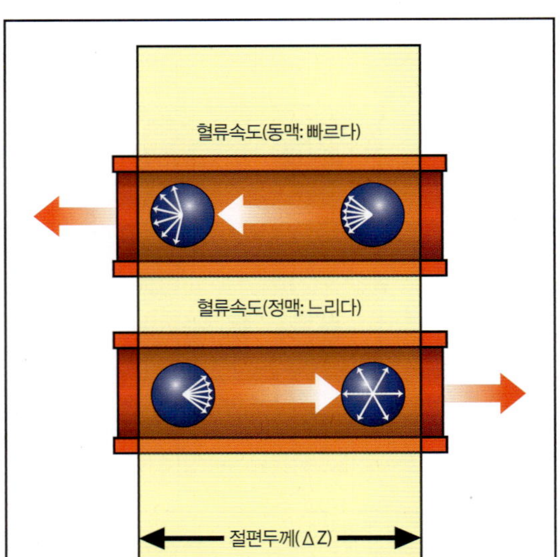

그림 7-11. 흐름속도에 따른 신호강도

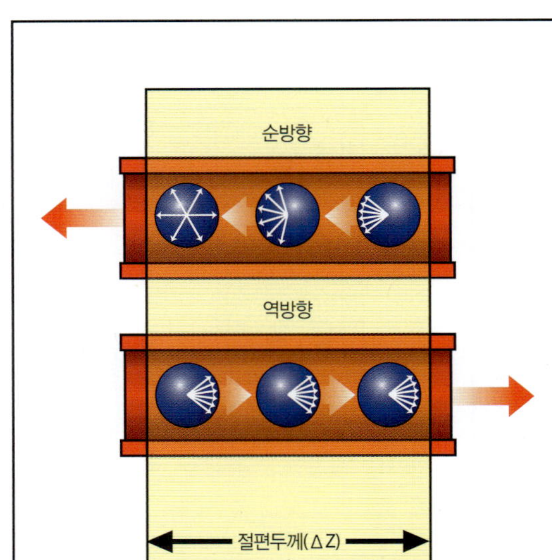

그림 7-12. 흐름방향에 따른 신호강도

나갈 수 있는 환경이어서 유입절편현상도 빠르게 감소하는 특징이 있지만 상대적으로 역흐름은 비포화상태를 오랫동안 유지하면서 여러 절편 깊숙이까지 나타날 수 있다. 이러한 현상은 바람을 등지고 걸을 때와 바람을 맞으며 걸을 때를 생각하면 쉽게 이해할 수 있다. 그림 7-12는 흐름방향에 따른 신호강도를 표현하였다. 순방향 흐름에서는 절편두께 유출부에서의 유입절편현상이 감소되는 현상을 확인할 수 있지만 역방향 흐름에서는 반대의 현상이 관찰된다.

위상이동효과 Phase shift effect

그레이디언트자기장은 양성자의 자기장세기, 세차주파수, 위상이동을 변화시키는 요인이다. 그레이디언트자기장을 따라 흐르는 혈류 속 양성자는 흐름방향과 그레이디언트자기장의 세기 등에 따라 빠른 시간 안에 양성자의 세차운동속도가 높아지거나 낮아지게 된다(식 7-2).

$$\Phi = \gamma \cdot G \cdot V \cdot \tau \cdot T \quad \ldots (\text{식 } 7\text{-}2)$$

Φ : 위상이동 정도, γ: 세차주파수, G: 그레이디언트자기장세기
V: 혈류속도, τ: 그레이디언트자기장펄스 지속시간, T: 펄스 간격

따라서 혈류에 의한 위상이동효과는 혈류의 속도가 빠를수록, 그레이디언트자기장의 세기가 클수록, 그레이디언트자기장펄스 지속시간이 길수록 커지는 것을 알 수 있다. 또한 영상화를 위한 화적소 voxel 내에서의 신호강도는 위상이동의 범위가 클수록 작아지므로 혈류의 속도가 클수록 그 화적소의 영상신호는 작아지는 것을 알 수 있다.

그러므로 위상이 같으면 정지된 조직 속 양성자에서 최대의 신호를 방출하고 위상이 흩어져 있으면 작은 신호가 나오며, 움직이는 스핀들이 어떤 형태를 띠고, 어느 방향으로 움직이느냐에 따라 신호가 달라진다.

화적소 내 정지된 스핀

그림 7-13는 화적소 voxel 내 정지된 조직의 양성자의 위상 변화에 대해 나타내고 있다. 동일 화적소 내 정지된 스핀 a, b, c, d, e가 그레이디언트자기장을 경험하면서 위상의 변화가 생기는데 a, b, c는 그레이디언트자기장이 걸려있는 방향을 기준으로 같은 위치에 있으므로 동일한 세기의 그레이디언트자기장을 경험하게 되고 시간에 따른 위상의 변화는 선형적으로 증가한다. 반면 스핀 d는 기울기가 낮은 그레이디언트자기장을 경험하면서 느리게 회전하고, 스핀 e는 상대적으로 높은 그레이디언트자기장을 경험하면서 빠르게 회전하다.

그레이디언트자기장이 –G로 바뀌는 t = T/2 이후에는 +G 그레이디언트자기장에서

경험했던 방향과 스핀이 반대로 회전하면서 스핀 d는 음극(-)의 기울기가 낮은 그레이디언트자기장을 경험하며 느리게 회전하고, 스핀 e는 높은 그레이디언트자기장을 경험하며 빠르게 회전하며 제자리로 돌아가는데 그레이디언트자기장이 끝나는 시간 T에서 위상 Φ는 스핀 a, b, c, d, e 모두 0이 되어 결국 동일한 화적소 내에서 정지된 스핀들의 위상 변화는 0이 된다(그림 7-13).

화적소 내 같은 방향 같은 속도로 움직이는 스핀

동일 화적소 내의 스핀들이 모두 같은 방향과 일정한 속도 v로 움직인다면 이들은 움직일 때마다 경험하는 그레이디언트자기장의 세기가 달라져서 세차주파수 역시 시간에 따라 변화하게 될 것이다.

그림 7-14에서처럼 각각의 스핀들이 +G에서 경험하는 그레이디언트자기장은 스핀 a, b, c가 같은 방향으로 움직이지만 기울기에 따라 위상차가 발생하고 –G 그레이디언트자기장에 다다른 순간에 각 스핀들의 위상은 반대 방향으로 바뀌면서 동위상을 형성한다. 하지만 이들 스핀은 움직임이 있으므로 정지된 스핀과는 다르게 그레이디언트자기장 기울기에 의한 가속도가 발생하여 t = 0일 때의 스핀이 경험하는 그레이디언트자기장과는 다른 세기의 그레이디언트자기장을 경험하게 된다. 그러므로 스핀들의 회전속도가 처음과는 달리 빠르고 위상도 급격하게 변화하게 되어 t = T에서 위상은 0이 되지 않게 된다.

이때 스핀 a, b, c는 같은 자장의 변화를 경험하여 같이 행동하게 되므로 모두 같은 위상을 갖게 되고 스핀 벡터합이 증가하여 신호강도는 최대가 된다.

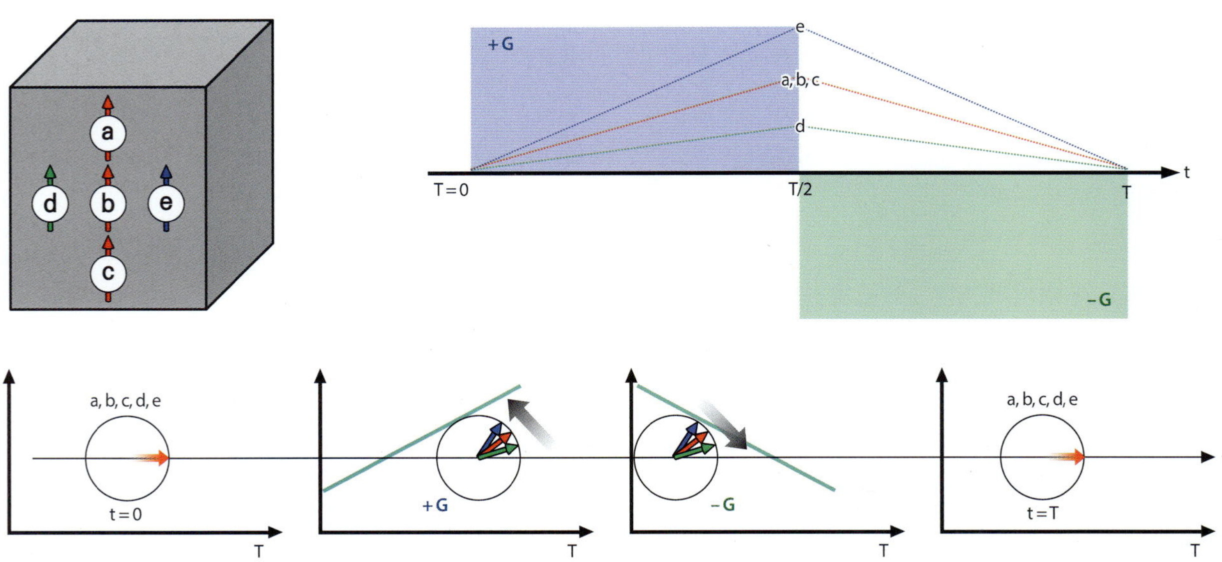

그림 7-13. 화적소 내 정지된 스핀들의 위상변화

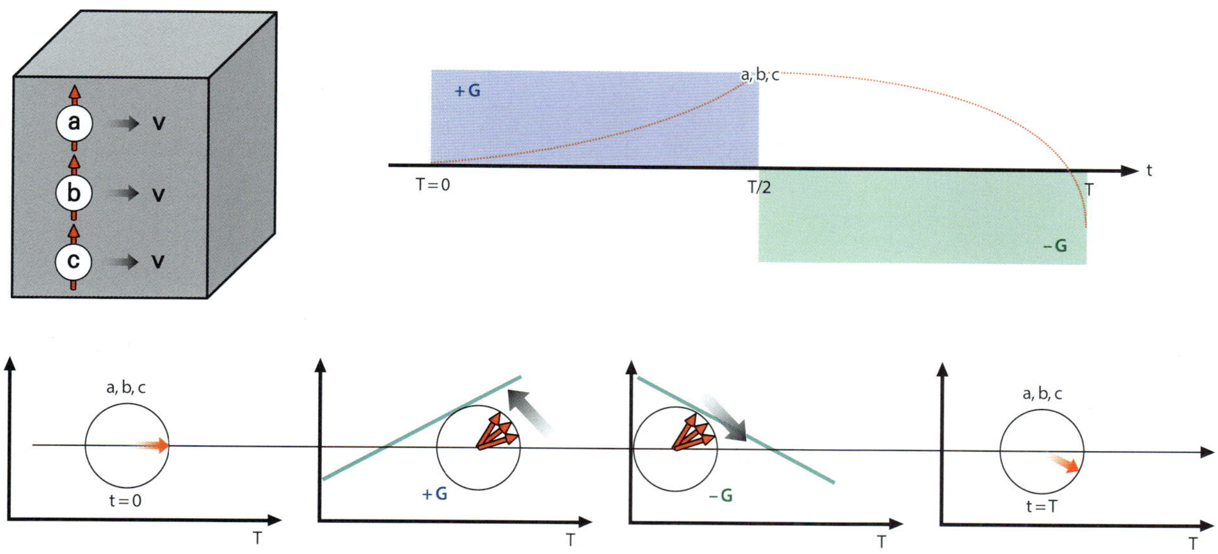

그림 7-14. 화적소 내 같은 방향과 속도로 움직이는 스핀들의 위상 변화

화적소 내 다른 방향 같은 속도로 움직이는 스핀

같은 화적소 내에서 서로 방향이 다르게 움직이는 스핀들이 존재하는 경우 좀 더 복잡한 위상 변화를 겪게 된다. 그림 7-15에서 스핀 a와 c는 서로 다른 방향으로 움직이는 스핀이고 b는 정지된 조직 속 스핀이다. b의 경우 움직임이 없는 조직 속 스핀이므로 앞서 그림 7-13에서 설명한 정지된 스핀의 양상을 띠며 t = T일 때 위상의 변화는 0이 된다.

하지만 스핀 a와 c는 각각 v와 -v의 위상을 갖게 될 것이다. 그러므로 스핀 a, c에서 나오는 신호의 합은 서로 상쇄되어 같은 방향의 스핀들에 비해 벡터합이 줄어든다. 결과적으로 서로 다른 방향으로 움직이는 스핀을 함유한 화적소에서의 a, b, c에서 나오는 신호의 벡터합은 동위상일 때보다 작게 된다.

이런 혈류의 양상은 브라운운동 Brownian motion 에 의한 확산이나 미세혈관 등이 모여서 발생하는 모세혈관 내의 관류 perfusion 등에서 관찰할 수 있다(그림 7-15).

화적소 내 위상분산

화적소 내에서 위상의 분산은 RF펄스에 의해서든 그레이디언트자기장에 의해서든 총 벡터합이 낮아 기본적으로 신호의 감소를 초래하는 요인이다. 위상이동이나 분산에 의한 신호감소효과는 기본적으로 저신호강도로 관찰되지만, TR이 심장박동수와 일치하는 경우 이완기에 영상화됨으로써 상대적으로 위상이동이나 분산효과가 감소하여 고신호강도로 관찰되기도 한다.

이처럼 실제로 인체 내의 혈류는 그 양상이 복잡하고 다양하여 혈관의 만곡이나 두께, 분지, 속도 등 다양한 요인으로 인해 복잡한 신호양상을 띠고 혈관벽과 혈류 사이에서

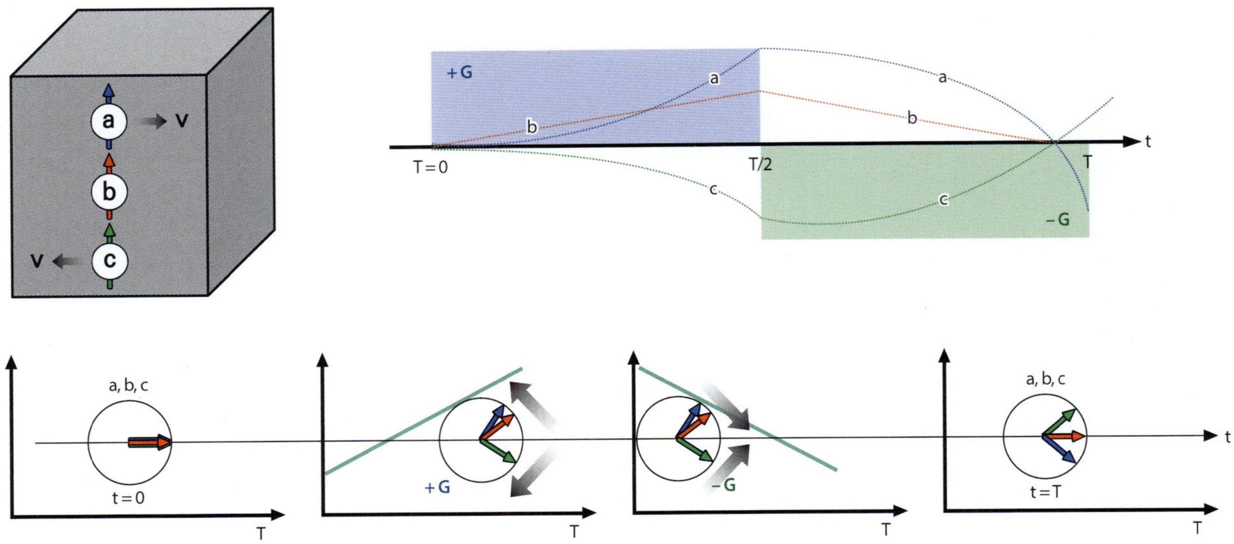

그림 7-15. 화적소 내 다른 방향 같은 속도로 움직이는 스핀들의 위상 변화

발생하는 마찰에 의한 와류 turbulent flow 에서 위상분산은 더 심하게 발생한다.

그림 7-16에서처럼 와류에서는 화적소 내에서 발생하는 흐름현상은 복잡하고 다양한 양상으로 혈류의 방향이나 속도 등을 예측할 수 없어 이후 T 시간에서 신호의 강도를 예측하기 어려운 측면이 있다.

화적소 내 탈위상(위상분산)을 감소시키고 SNR을 증가시키는 방법은 세 가지가 있다. 첫째, 매트릭스 matrix 를 증가시키거나 FOV를 감소시킴으로써 화적소 voxel 의 크기를

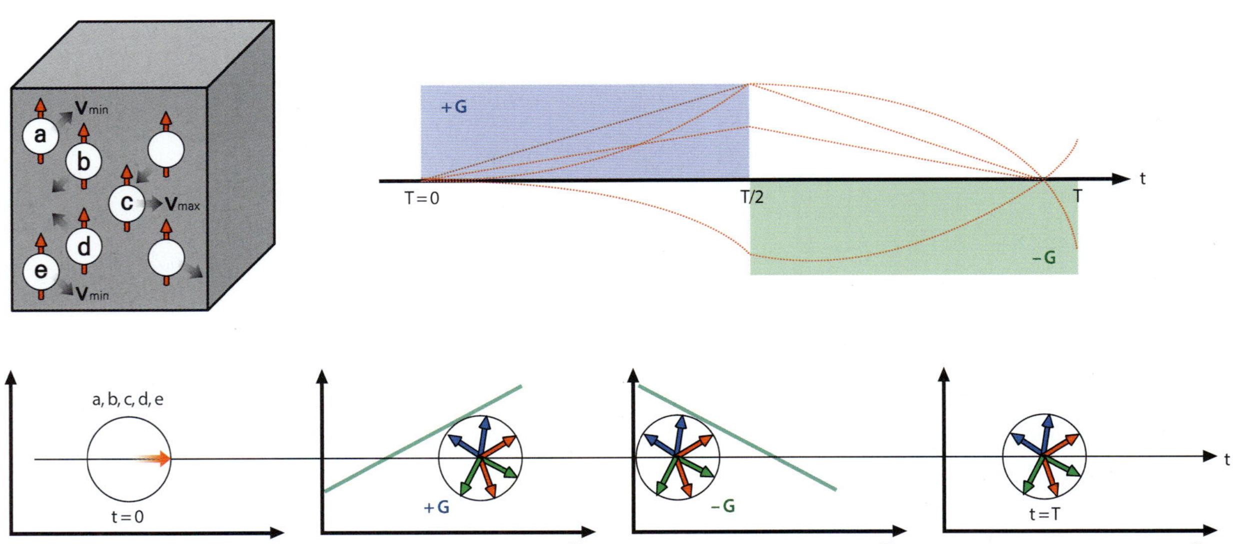

그림 7-16. 다양한 혈류방향과 속도 등으로 발생하는 위상분산

감소시켜 공간해상력을 증가시킨다. FOV를 고정한 상태에서 256 matrix에 비해 512 matrix를 사용하면 상대적인 화적소 크기가 줄어들면서 양성자 proton 의 개수가 줄어서 위상분산현상도 줄어든다. 둘째, TE를 줄인다. TE를 줄이면 양성자가 그레이디언트 자기장에 노출되는 시간이 상대적으로 줄어들면서 위상분산을 줄이는 효과가 있다. 마지막으로 유속보상 flow compensation 기법을 사용한다. 유속을 보상해주는 펄스를 추가로 사용하게 되면 위상분산에 의한 신호감소 양성자를 소거하면서 상대적으로 신호강도가 증가되는 효과를 얻을 수 있다.

흐름의 보정 Flow compensation

흐름인공물 Flow artifact

혈류 속 양성자가 발생시키는 신호강도는 매우 혼란스러운 양상을 띠고 정지된 조직의 신호에 비해 여러 가지 인공물을 유발한다. 뇌척수액과 더불어 심장박동의 영향을 받는 혈류의 주기적인 움직임이나 맥동에 의해 위상부호화 방향을 따라 일정한 간격으로 유령인공물 ghost artifact 을 관찰할 수 있다(그림 7-17, 18).

사전포화 Presaturation

사전포화펄스 presaturation pulse 는 흐르는 혈류 속 양성자에서 나오는 신호를 무효화하여 유입절편현상과 유속신호증강의 효과를 최소화한다. 영상영역 FOV 밖에 있는 조직의 용적 내에 양성자가 90° 펄스를 수신한 다음 FOV 내에 들어갈 때 역시 여기펄스를 수신하여 혈류 속 양성자가 180°까지 완전히 포화되어 자기화의 가로축 성분이 하나도 없으면

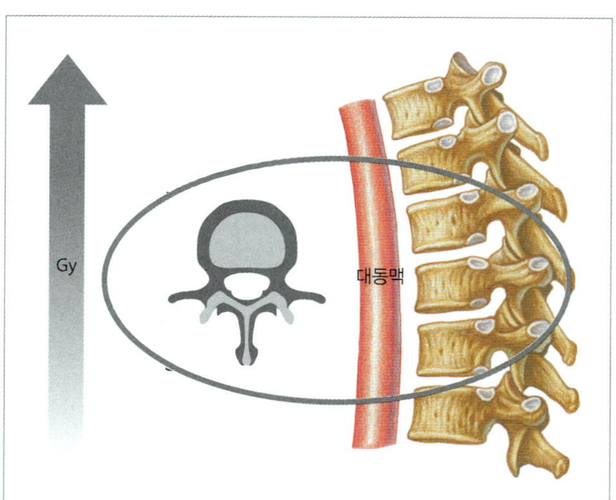

그림 7-17. 위상부호화 방향을 따라 형성된 유령인공물 모식도

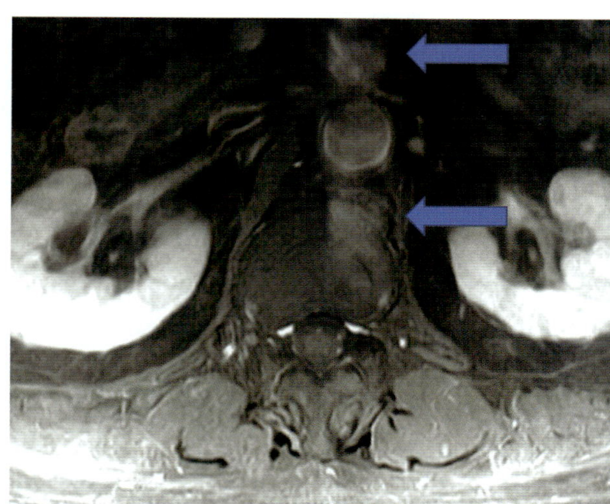

그림 7-18. 배대동맥 위상부호화 방향으로 형성된 유령인공물

신호소실이 발생한다.

이러한 사전포화펄스는 시상단면영상과 축단면영상에서는 보고자 하는 혈류와 반대 방향으로 흐르는 혈관으로부터 발생하는 신호를 억제하기 위하여 선택된 절편의 위쪽 혹은 아래쪽에 인가한다. 보통은 짧은 TR (약 500 ms), 약간의 숙임각(45°~60°), 그리고 짧은 TE (수 ms)가 사용되며, 관상단면영상에서는 빗장밑 혈관 속 흐름을 포화시키기 위해 오른쪽이나 왼쪽에 사전포화펄스를 사용하기도 한다.

그림 7-19에 뇌혈관 동맥을 보기 위해 계획한 scout 영상과 결과 영상의 예시를 제시하였다. 그림에서 볼 수 있듯 관찰하고자 하는 FOV는 대뇌동맥고리 circle of Willis 에 포함된 대뇌동맥이고, 혈류의 방향은 심장에서 머리 방향으로 올라가는 방향이므로 FOV를 지나간 후에 사전포화펄스 presaturation pulse 를 경험하게 되어 동맥혈류 내의 양성자는 고신호강도로 표현되어 오른쪽의 영상 결과를 얻게 된다.

반면 그림 7-20은 사전포화펄스 presaturation pulse 의 위치가 FOV 아래에 위치하므로 심장에서 머리 방향으로 올라가는 동맥혈이 FOV에 도달하기 전에 사전포화펄스를 경험하게 되므로 신호가 소실되어 영상에 나타나지 않고, 반대로 심장 쪽으로 내려오는 방향인 정맥혈(위시상정맥굴 superior sagittal sinus)은 FOV를 지나간 후에 사전포화펄스를 경험하게 되므로 고신호강도로 나타난다.

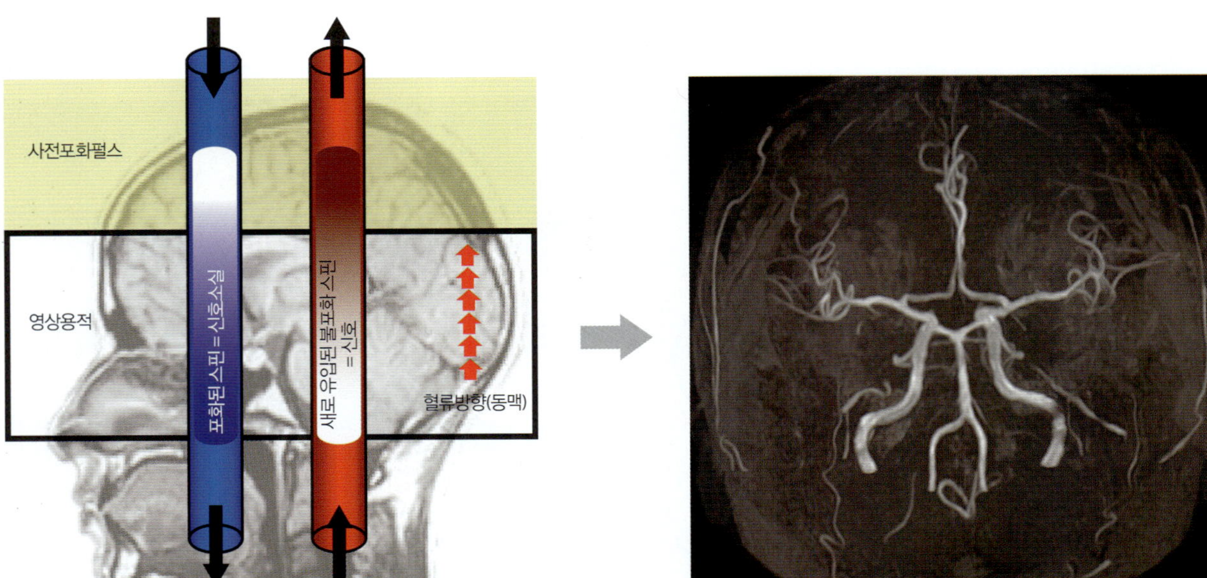

그림 7-19. 뇌동맥영상을 얻기 위한 사전포화펄스의 위치

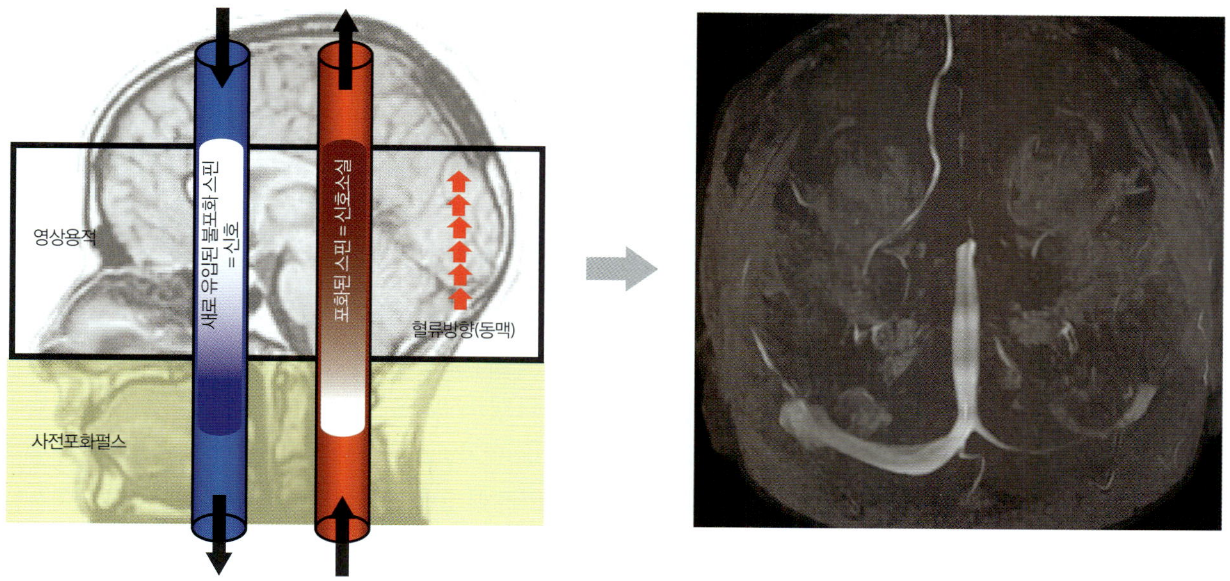

그림 7-20. 뇌정맥영상을 얻기 위한 사전포화펄스의 위치

MRI 조영제 MRI contrast media

조영제의 작용기전

조영제 contrast media 란 위장관계, 혈관계, 뇌척수강, 관절강 등에 투입하여 조직이나 혈관, 병변 등을 구분하기 용이하도록 해 주는 기능성 약품이다. 조영제를 사용함으로써 생체구조나 병변을 주위 조직과 잘 구별할 수 있게 해주어 진단적 가치를 향상시켜 준다.

X선을 이용하는 전산화단층촬영 CT 에서 조영제의 작용기전은 조영제 자체가 X선을 흡수하거나 산란하는 차이의 정도를 직접 변화시켜 의료영상에서 조직의 대조도 차이를 형성하여 영상으로 표현하지만, MRI는 조영제 자체가 신호에 영향을 미치는 것이 아니고 조영제가 생체 내에 주입되면 강력한 정자기장과 고주파 에너지에 의해 발생하는 T1, T2이완시간의 변화에서 오는 차이를 감지하여 정상조직과 비정상조직의 대조도를 증강시킴으로써 진단율을 증가시키는 간접적인 작용을 한다.

상자성체 조영제

MRI에서 자성체가 조직의 이완시간에 영향을 미친다는 것은 1946년 NMR현상 발견 당시부터 알게 되었다. 그 후, 자기장 안에 넣으면 자기장 방향으로 약하게 자기화되고 자기장이 제거되었을 때 자기화되지 않는 성질을 가진 물질인 상자성체 paramagnetic material

를 1978년 동물실험 연구에서 사용한 것을 시작으로 1981년 'Magnevist' (gadopentetetate dimeglumin)라는 최초의 MRI 조영제가 등장하였다.

신호강도는 수소밀도가 높고, T1이완이 짧고, T2이완이 길어질수록 증가하는데 T1이완(종이완)은 RF펄스를 흡수한 수소원자핵이 RF펄스를 차단하면 흡수했던 에너지를 방출하고 평형상태로 되돌아가는 과정이다. 에너지 방출은 라모아주파수와 주변조직의 분자진동수가 일치할 때 가장 빠르므로 MRI 조영제가 조직의 T1이완을 짧게 하기 위해서는 분자의 진동수와 세차주파수가 거의 일치하여야 하며 자기모멘트 magnetic moment 가 크고 수소원자핵에 가까이 접근하여야 한다.

MRI 조영제로 사용되는 상자성체의 대표적인 물질이 가돌리늄(Gd^{3+})이며 가돌리늄의 분자진동수는 양성자의 세차주파수와 일치하므로 T1이완이 빨라지고 신호강도가 증가한다(그림 7-21). 원자번호 64인 Gd^{3+}은 분자의 진동수가 세차주파수와 거의 일치하는 특징을 갖는다.

DTPA diethylenetriamine pentaacetic acid 와 같은 리간드 ligand 에 착화하여 착화화합물이 되면 더욱 큰 자기모멘트를 유지한다. 그러므로 조영제가 주입된 조직은 국소자기장의 심한 불균형으로 위상이탈이 빨라지고 T2를 단축시켜 신호강도를 줄어들게 하기도 한다(그림 7-22).

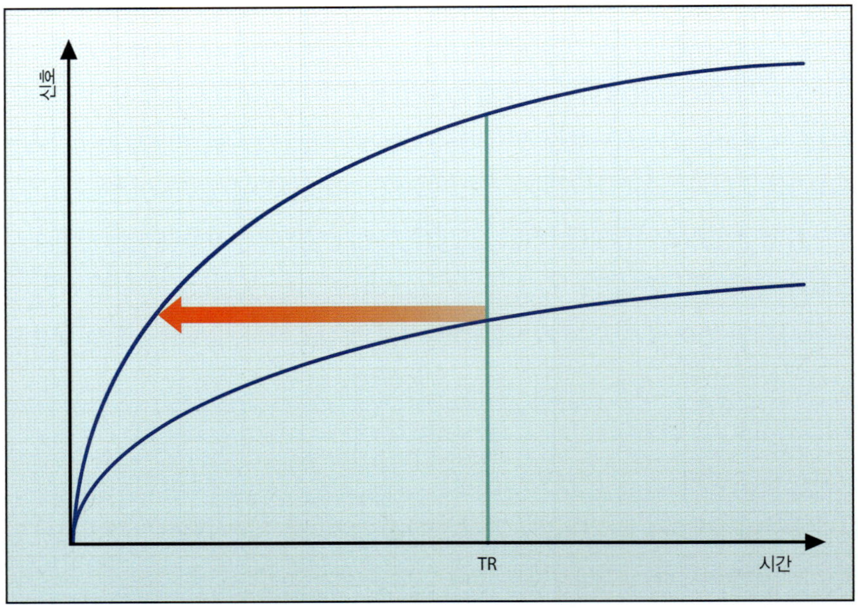

그림 7-21. 상자성체 조영제로 인한 T1이완시간의 단축(신호증가)

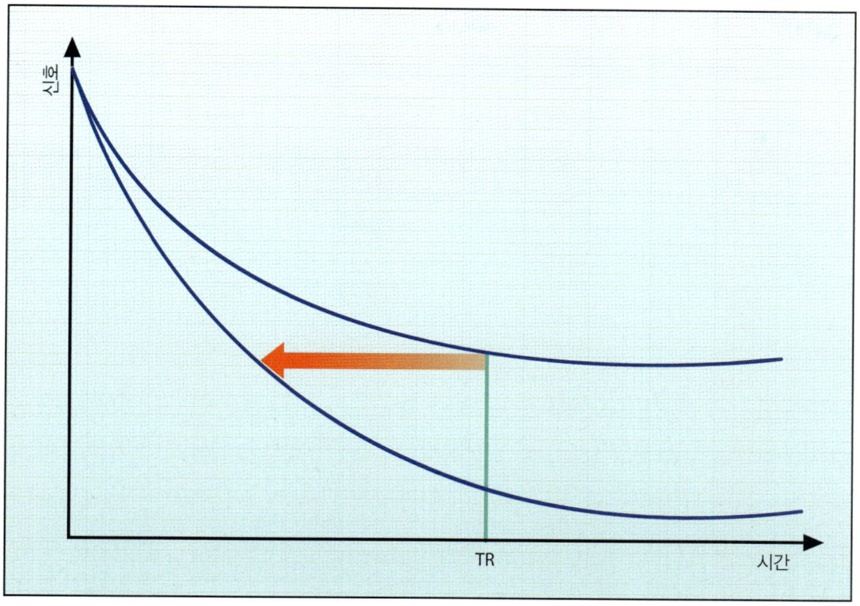

그림 7-22. 상자성체 조영제로 인한 T2이완시간의 단축(신호감소)

이완시간의 단축

T1 조영제 | T1강조영상에서는 T1이완시간이 긴 조직(물)이 검게 보인다. SNR을 높이더라도 물과 종양 둘 다 신호강도가 낮기 때문에 병소의 구분이 어려운데 T1 조영제는 혈류 공급을 받는 종양조직의 T1이완시간을 짧게 하여 대조도를 형성한다.
T1이완이 짧아지면 그 조직의 신호강도는 증가하고 이러한 효과를 일으키는 조영제를 양성조영제라고 하며 이런 물질로는 Gd^{3+}, Fe^{3+}, Mn^{2+} 등이 있다.

T2 조영제 | 산화철 같은 초상자성체 물질을 이용하면 T2붕괴시간을 줄여 T2강조영상에서 신호강도를 감소시킬 수 있다. 이처럼 T2 조영제는 수소 원자의 이완시간을 줄이므로 정상조직에서 신호강도를 감소시키고 이로 인해 양성자밀도강조영상이나 강한 T2강조영상에서 신호소실을 유발한다. 이처럼 신호강도를 감소시키는 조영제를 음성조영제라 하며 물질로는 Ho^{3+}, Dy^{3+}, Eu^{2+} 등이 있다.

MRI 조영제의 분류

현재 임상에서 사용되는 MRI 조영제는 크게 상자성체 paramagnetic material 와 초상자성체 superparamagnetic material 두 군의 조영제로 분류할 수 있다(표 7-1).
상자성체 조영제에는 가돌리늄킬레이트 gadolinium-chelate 기반의 조영제들이 속하며

표 7-1. MRI 조영제의 분류

분류		성분	특성	분자수준	적용
세포외 제제		Gd, Mn계열	T1이완증가 (양성조영제)	mmol	혈관, 조직 조영
초상자성체	SPIO	산화철 계열	T2이완감소 (음성조영제)	μmol (60~150 nm)	간세포 조영
	USPIO			μmol (10~40 nm)	표적조영 (암세포 혈관신생)

T1강조영상에서 증강(밝은)신호를 보이기 때문에 양성조영제 positive contrast media 로도 불리고 가돌리늄(Gd), 망간(Mn) 등의 상자성 전이금속이온을 이용하여 제조되며, 이온 자체의 독성이 강하기 때문에 저분자인 DTPA diethylene triamine pentaacetic acid 등의 착화화합물(예: 카르복실기)이 달려있는 생체 친화적인 고분자 착화합물을 형성하여 T1과 T2 이완시간을 줄인다. 주로 T1 조영제로 사용된다.

초상자성체 조영제는 mmol 수준의 영상이 가능한 상자성체 조영제와 달리 μmol 수준의 고감도 분자 영상이 가능하여 지금도 많은 연구가 진행 중이며 덱스트란의 유도체로 표면코팅이 되어 산화철(예: Fe_3O_4나 γ-Fe_2O_3)과 같은 초상자성 나노입자를 기반으로 합성되며 음성조영제 negative contrast media 로 구분된다. 이 제제는 양성자들이 더욱 빠르게 탈위상되어 T2이완시간을 감소시켜 영상을 획득하며 입자의 크기에 따라 50 nm보다 큰 경우인 SPIO superparamagnetic iron oxide 와 50 nm보다 작은 경우인 USPIO ultrasmall superparamagnetic iron oxide 로 분류한다.

SPIO 제제의 경우 생체 내 주입 후 간(쿠퍼세포 Kupffer cell)이나 지라와 같은 그물내피계통 reticuloendothelial system, RES 에 의해 빠른 시간 안에 축적되어 간 조영제로 사용되며 Feridex, Resovist 등이 여기에 속한다. Sinerem이나 Combidex 등과 같은 USPIO의 경우 작은 크기로 인해 SPIO에 비해 상대적으로 혈관 내 체류시간이 길어 지역적인 림프절 regional lymph node 영상, 암세포의 혈관신생 angiogenesis 에 대한 정보나 죽경화증 atherosclerosis 의 진단에 활용된다.

조영제는 인체 내 분포 및 기능에 따라 세포외 제제, 조직지향 제제, 혈액저류 제제로도 분류할 수 있다.

세포외 제제 Extracellular agents

1988년 처음 시판되기 시작한 'Magnevist' (gadopentetate dimeglumine)를 비롯해 'Omniscan' (gadodiamide), 'proHance' (gadoteridole)와 같은 가돌리늄 계열의 조영제를 세포외 제제(상자성 제제 paramagnetic agents)로 분류한다. 이 분류의 제제들은 조영제 투여 후 동맥기, 혈관저류기, 세포외기를 거칠 때 영상 시점(동맥기, 정맥기, 평형기 등)을 적절히 조절하면 매우 특이적이고 다양한 용도로 사용할 수 있다. 이들은 친수성이고, 처음에 혈관 공간에 분포하였다가 빠른 속도로 세포외 공간으로 확산되며, 주로 사구체 여과 glomerulus filtration 를 통해 소변으로 배설된다. 그림 7-23은 세포외 제제 조영제를 이용하여 검사한 영상이다. A는 조영제를 사용하기 전 영상이고 B는 사용 후 영상인데 A 영상에서 병변은 주변 정상조직과 비슷한 정도의 밝기로 관찰되지만 B 영상에서는 이완시간의 단축으로 현저히 밝게 보이며 병변의 모양과 종양 경계 tumor margin 가 보다 확실하게 관찰된다. 정상적인 뇌와 척수의 세포외 공간은 혈액뇌장벽 blood brain barrier, BBB 으로 가돌리늄 조영제가 통과하지 못하나, 종양이나 감염 등의 질병으로 BBB가 파괴되면 조영제가 뇌 실질내로 들어가 이완시간을 단축시켜 T1영상에서 밝게 나타난다.

조영제를 사용하였을 때 흔히 관찰되는 부작용은 발열, 구토, 두통, 현기증이나 주사부위 통증, 열감 등을 들 수 있으며 부작용 발현율은 0.1~2% 정도로 비이온성 요오드계 X선 조영제보다 매우 낮다. 하지만 간혹 중증의 알레르기반응이 보고되고 콩팥기능이 좋지 않은 환자 등의 경우에 응급상황 시 대책을 강구할 필요가 있으며 환자의 혈관 상태에 따라 혈관 주입시 혈관외유출 extravasation 이 발생할 수 있으니 주의가 요구된다.

조직지향 제제 Organ specific agents

세포외 제제가 비특이적이며 혈관이나 조직에 머무는 시간이 짧다는 점을 보완하여 보다 조직에 특이적으로 오래 분포하는 조직지향 제제들이 개발되었는데 상품화된 제제는 주로 국소 간병변의 진단에 사용하는 간지향 제제로 세포안으로 분포되며 영상 시간이 긴 장점이 있다.

처음 상품화된 제제는 SPIO로 분류할 수 있는 'Feridex' (ferumoxide)이다. 이 제제는 투여하기 전에 5% 덱스트로스 용액 100 mL에 희석하여 2~4 mL/min의 속도로 30분간

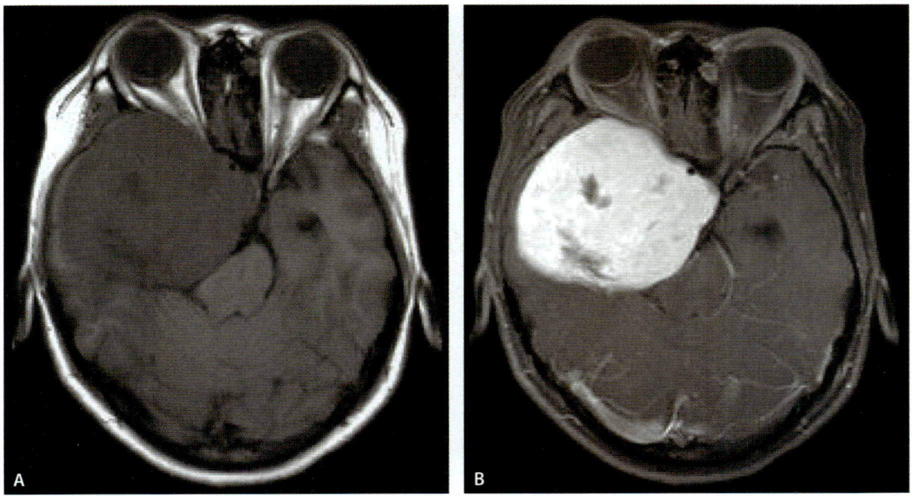

그림 7-23. 세포외 제제 조영제 사용 전(A)과 사용 후(B) 영상

정맥주입하여 사용한다. 이 약의 부작용 발현율은 10~15% 정도로 보고되어 있으며, 가장 흔한 부작용은 요통 low back pain 으로 심한 통증도 나타날 수 있다고 보고되었으며 주사속도가 빠르면 저혈압의 위험이 커지므로 주의가 요구된다. 부작용 발현율이 가돌리늄에 비해 상대적으로 높고 투여시간이 길어 현재 잘 사용하지 않고 있다.

최근에는 간 질환에 특화된 가돌리늄 기반의 T1 조영제인 'Primovist' (gadoxetic acid disoodium, Gd-EOB-DTPA)를 사용한다. 주입 초기에는 세포외 공간에 분포하고 점진적으로 간세포에 축적된 후 쓸개길(담도)을 통해 배출된다. 보통 kg당 0.025 mmol을 사용하여 50%는 콩팥을 통해 배설되고 나머지 50%는 간세포에 흡수되어 쓸개즙을 통해 배설된다. 동적조영증강은 조영제 주입 후 5분 이내에 동맥기와 문맥기 영상을 획득할 수 있으며 10~20분 후에 간 실질에 흡수되는 HBP hepato biliary phase 영상을 얻는 것이 보편적이다. 이러한 조직 조영증강효과로 인해 동적조영증강 dynamic phase enhancement 영상을

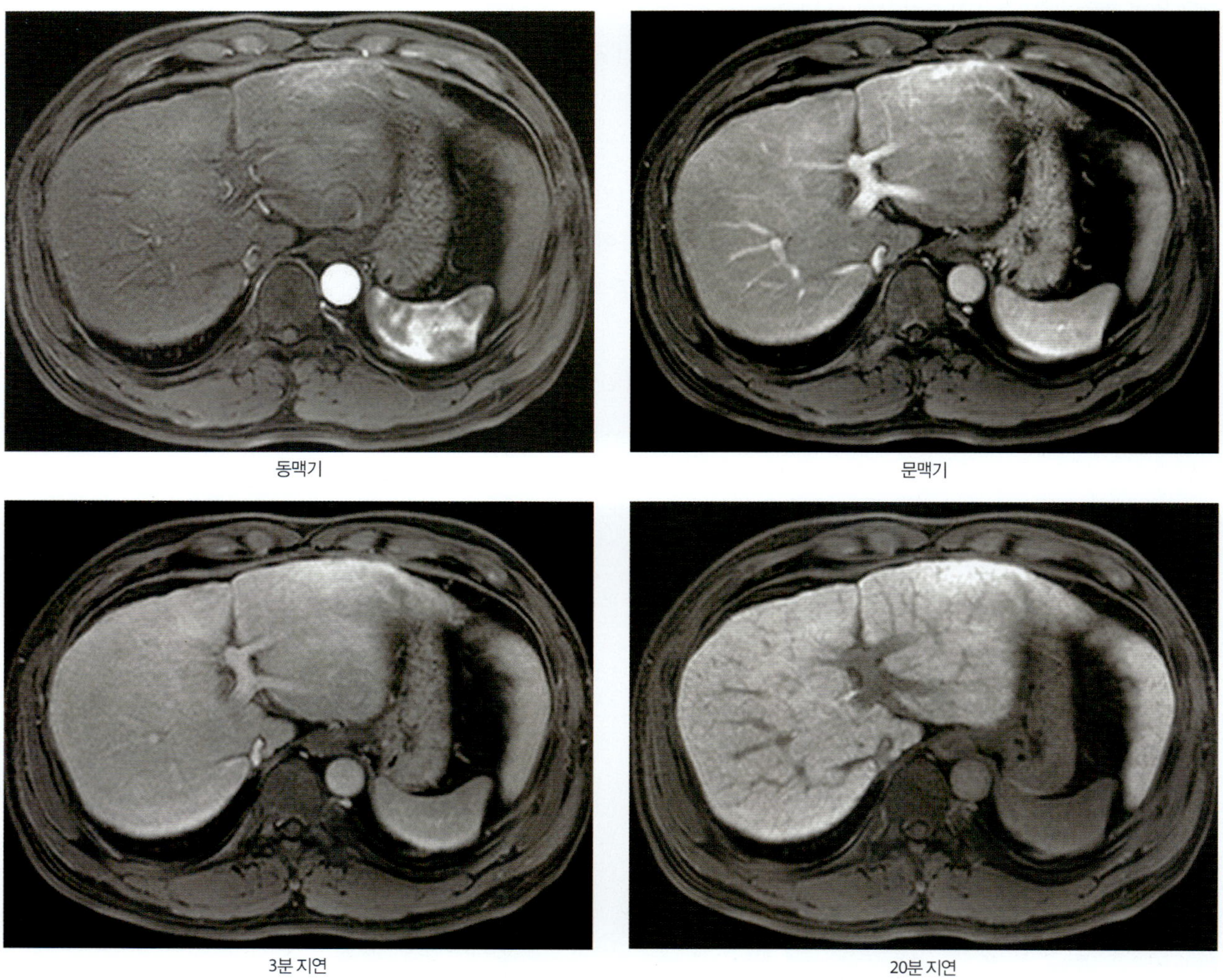

그림 7-24. Primovist를 이용한 간동적검사영상

시간대별로 확인 가능하며, 정상 간세포에 균등하게 흡수되어 정상조직과 병변조직 간의 뚜렷한 대조도 효과로 인해 질환의 탐지가 가능하다. 이로 인해 2 cm 미만의 HCC hepatic cellular carcinoma 및 전이암을 찾는 데 큰 도움이 되며 종양 경계를 보는 데도 도움이 된다. 그림 7-24는 이 제제를 이용하여 간동적검사 liver dynamic study 를 시행한 영상인데 동맥기 arterial phase, 문맥기 portal phase 와 지연영상 delay phase 에서 볼 수 있듯 동맥기에는 복부동맥의 조영증강효과가 있고 간 실질 신호강도는 어두운 반면, 지연영상으로 갈수록 동맥의 조영증강효과는 사라지면서 간 실질부의 신호강도가 강해지는 현상을 볼 수 있다.

혈액저류 제제 Blood pool agents

혈액저류 제제는 세포외 제제와 달리 이 제제들은 혈관에 머무르는 시간이 길어 충분한 시간에 걸쳐 혈관조영이 가능하고 조직관류의 연구에도 유용하게 이용할 수 있다. USPIO라 불리는 직경 10~40 nm 범위의의 산화철 입자는 큰포식세포 macrophage 에 의한 탐식효율이 낮아 혈액 내에 오래 남아있게 된다. 이들은 T1 및 T2를 비슷한 정도로 감소시켜 T1강조영상에서는 신호강도를 높이고 T2강조영상에서는 신호강도를 감소시키는 특징을 갖고 있으며, SPIO 계열의 조영제에 비해 혈관 내 체류시간이 길어 지역적인 림프절 regional lymph node 영상, 암세포의 혈관신생 angiogenesis 에 대한 정보나 죽경화증 atherosclerosis 의 진단에 활용된다.

조영제의 적용과 부작용

조영제의 적용

가돌리늄 조영제는 인체에 투여되었을 때 인체 조직 내에 존재하는 물과 결합하여 이완시간을 단축시키는 원리로 조영증강되는데, 분자량이 작아 세포외 공간에 분포하게 되므로 비특이적이며, 인체 외로 신속히 배출된다. 머리, 척수 그리고 체내 검사를 위해 가돌리늄을 임상적으로 적용하는 경우는 아래와 같다.

- 종양의 수술 전과 후
- 방사선치료 전과 후
- 감염
- 경색
- 염증
- 외상 후 질환
- 요추 디스크 수술 후

이 외에도 여러 가지 경우에서 질병을 진단하는 데 가돌리늄을 적용한다.

가돌리늄 조영제의 전처치

조영제의 전처치는 요오드화 조영제의 치료와 전처치에 준하여 시행한다.

가돌리늄 조영제 사용 검사 전 확인사항과 검사 동의서의 예시를 표 7-2와 3에 나타내었다.

가돌리늄 조영제의 부작용

가돌리늄 조영제의 유해반응 빈도는 정맥주사용 요오드화 조영제보다 발생 빈도가 적고 대부분은 경증반응으로 저절로 호전된다.

상용량의 가돌리늄 조영제(0.1~0.2 mmol/kg)를 사용했을 때 급성 유해반응의 빈도는 0.07~2.4% 정도로 연구마다 결과가 상이하며 이는 유해반응의 정의나 평가에 있어 그 빈도가 사람에 따라 달라지기 때문이다.

경증유해반응 | 구역, 구토, 두통, 가려움증 등이 있고 알레르기반응으로 의심되는 경우는 드물며 빈도는 0.004~0.7% 정도이다.

과민반응 | 발진, 두드러기, 기관지수축반응 등

표 7-2. 가돌리늄 조영제 사용 검사 전 확인사항(예시)

조영제를 사용하는 MRI검사가 예정된 피검사자는 다음의 항목 중에 해당사항이 있는지 확인하여 주시고, 해당사항이 있는 경우 담당의사에게 알려주십시오.	
조영제(요오드화 또는 가돌리늄 조영제)에 중등도 및 중증 유해반응 과거력	예 / 아니요
특정 약물에 대한 알레르기(약물이름:)	예 / 아니요
알레르기 질환	
천식 병력	예 / 아니요
신장질환, 과거 신장 수술, 신부전의 병력	예 / 아니요
eGFR 30～59 mL/min/1.73 cm^2 < 30 mL/min/1.73 cm^2	
현재 임신 또는 모유수유 중이거나 임신가능성이 있습니까?	예 / 아니요
소아입니까?	예 / 아니요
연령: 4주 미만 ____________ 1세 미만 ____________	

표 7-3. 가돌리늄 조영제 사용 동의서(예시)

본인(또는 환자)에 대한 검사의 목적 및 효과, 검사의 과정 및 방법, 검사 전후의 주의사항, 검사 중 발생할 수 있는 문제점, 검사 후 발생 가능한 증상, 시행 가능한 다른 검사방법, 검사를 받지 않은 경우 등에 대한 설명을 의사로부터 듣고 이해하였습니다.

본 검사로서 불가항력으로 야기될 수 있는 합병증 또는 환자의 특이체질로 우발적 사고가 일어날 수 있다는 것을 충분히 이해하였습니다.

환자 또는 환자 대리인의 이름: 서 명:

- 만일 검사에 따른 부작용 발생 시 의학적 처리 등의 제반 사항을 귀 병원에 위임하기로 합니다.
- 본 동의서의 인쇄된 정보를 충분히 이해했으며, 본인의 자발적인 이해에 근거하여 이 동의서에 서명하며 검사를 신청합니다.

주치의(설명의사): (서 명) 일 시:

환자성함: (서 명) 일 시:

주소:

대리인(환자의): (서 명) 일 시:

주소:

대리사유:

- 환자의 신체/정신적 장애로 인하여 약정내용에 대하여 이해를 하지 못함
- 미성년자로서 약정 내용에 대하여 이해하지 못함
- 설명하는 것이 환자의 심신에 중대한 나쁜 영향을 미칠 것이 명백함
- 환자 본인이 승낙에 관한 권한을 특정인에게 위임함
 (이 경우 별도의 위임계약서 혹은 위임장을 본 동의서에 첨부하여야 합니다.)
- 기타( )

아나필락시스반응 | 생명을 위협할 정도의 아나필락시스반응 anaphylactic reaction 은 0.001~0.01%로 매우 드물며 대부분 조영제 주입 후 30분 이내에 발생한다. 과거 가돌리늄유해반응 경력이 있는 환자에게는 급성 유해반응 발생 확률이 8배 정도 더 높으며 다른 약물이나 음식물에 대한 알레르기나 천식을 가진 사람도 위험도는 상승한다.

콩팥유해반응 | 조영제의 콩팥독성 nephrotoxicity 은 정맥주사 후 아무 이유 없이 72시간 내에 콩팥기능이 저하되는 것을 의미한다. 가돌리늄 조영제의 콩팥독성은 꽤 오래전부터 알려져 왔으며 방사선 비투과성이므로 X선을 이용한 영상의학검사에서 제한적으로 요오드화 조영제 대신 사용될 수 있다고 알려져 있다. 임상에서는 어깨관절강조영검사 시 식염수와 가돌리늄을 희석해서 관절강에 주입 후 어깨 MRI검사를 시행하는 경우가 이에 해당된다. 그러나 X선을 동일하게 감약시키는 용량에서 가돌리늄 조영제는 요오드화 조영제보다 콩팥독성이 더 심하기 때문에 X선을 이용한 영상검사,

특히 혈관의 검사에 대량으로 사용해서는 안 된다.

가돌리늄 조영제의 뇌 침착 | 최근 가돌리늄 조영제를 주입받은 환자에게 뇌 실질 내에 가돌리늄이 침착될 수 있음이 확인되었다. 이러한 가돌리늄의 뇌 실질 침착은 혈액뇌장벽 blood-brain barrier, BBB 이 손상되지 않은 정상인에서도 발생할 수 있으며 창백핵 globus pallidus 이나 치아핵 dentate nucleus 과 같은 뇌의 특정 부위에 침착되는 것으로 알려져 있다. 현재까지 가돌리늄 침착으로 인한 신경학적 이상은 보고되지 않았으나 앞으로 침착 기전 및 임상적 의의에 대해서 광범위한 추가 연구가 필요하다.

요오드화 조영제 유해반응이 있는 경우 | MRI 조영제와 CT용 요오드화 조영제는 서로 화학구조 및 성질이 다르기 때문에 한 조영제군에서 유해반응이 발생하더라도 다른 조영제군에 유해반응이 똑같이 나타날 확률은 매우 낮다. 가돌리늄 조영제와 요오드화 조영제 간에는 서로 교차반응이 없는 것으로 생각되기 때문에 요요드화 조영제에 심한 알레르기반응이 발생했더라도 가돌리늄 조영제는 안전하게 사용할 수 있다.

신원성전신섬유증 | 신원성전신섬유증 nephrogenic systemic fibrosis, NSF 은 급성콩팥손상(급성신부전)환자나 중증 만성신부전 환자에게 가돌리늄을 투여할 경우 발생할 수 있으며, 매우 드물지만 치명적일 수 있으므로 상당한 주의가 요구된다. 가돌리늄은 MRI검사에 꼭 필요한 원소이지만 독성이 심하므로 가돌리늄만을 단독으로 사용하면 위험하므로 킬레이트와 결합된 형태로 체내에 존재하여야 한다. 신원성전신섬유증 발생의 가장 널리 알려진 가설은 콩팥기능이 손상된 환자에서 가돌리늄 이온이 킬레이트와 결합된 상태로 존재하지 않고 킬레이트로부터 유리되는 것으로 인해 발생하는 것으로 알려져 있다. 가돌리늄 화합물에 노출된 후 수개월 후에 시작되고 빠르게 진행되는 경향이 있으며 증상은 다음과 같다.

- 피부가 붓고 팽팽해진다.
- 피부가 굳고 단단해지는 증상은 팔과 다리에서 시작되지만 얼굴이나 머리로 전파되지는 않는다.
- 피부가 나무처럼 딱딱하게 느껴지고 오렌지색 껍질 모양과 지나친 색소로 검게 된다.
- 타는 듯한 아픔, 가려움증, 심한 통증을 유발한다.
- 피부가 두꺼워지면서 활동을 억제하게 되고 관절의 유연성을 상실한다.
- 흔치 않으나 물집이나 궤양이 발현될 수 있다.

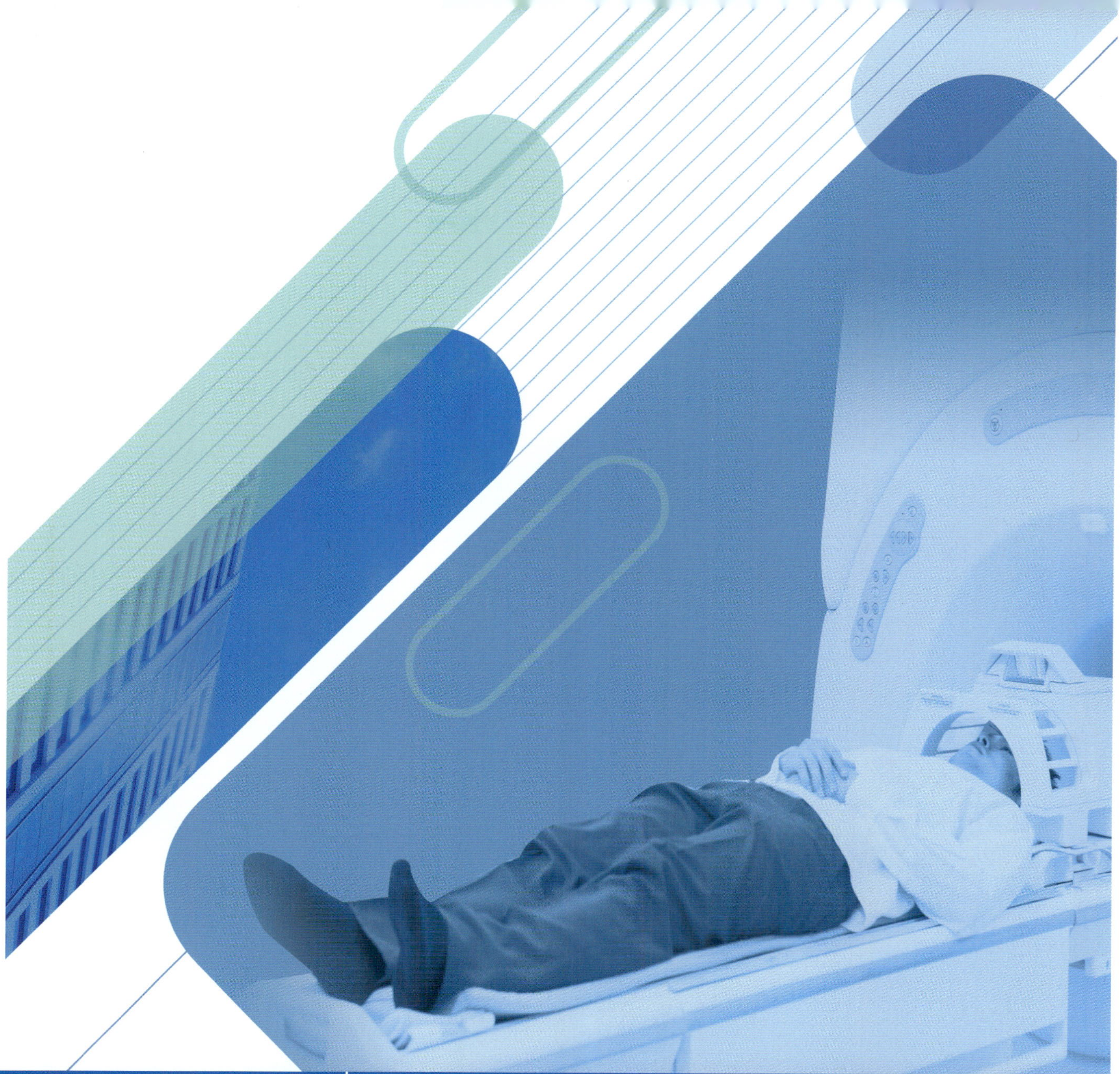

08 자기공명혈관영상

자기공명혈관영상

자기공명혈관영상은 비침습적으로 혈관 자체의 묘사뿐 아니라 기능적인 정보까지 제공하여, 혈관의 형태와 혈액 열학적 검사가 가능하다.

혈액은 흐르고 있기 때문에 일반적인 방법으로는 혈액의 흐름을 영상화하기에는 한계가 있다. 다시 말해 정지된 조직의 MR 신호는 TR, TE 그리고 T1, T2, 스핀밀도를 알면 영상화가 가능하지만 흐르는 혈액의 경우 유속이라는 추가적인 조건이 들어가 일반적인 방법으로 영상화하기 어렵다.

또한, 유속은 베르누이의 원리 Bernoulli's principle 에 의해 혈관의 단면적에 따라 달라지기 때문에 다양한 유속을 가지게 되어 영상화하기 더욱 어렵다.

유속을 가지는 혈류를 영상화하기 위해선 흐르는 혈류의 신호를 극대화시킬 수 있는 매개변수나 옵션을 추가하여 혈류의 신호는 강하게 하고 정지된 조직의 신호는 약하게 하면 된다. 이러한 매개변수와 옵션을 조정하여 혈류의 신호를 강하게 하는 방법은 크게 세 가지가 나눌 수 있다.

첫 번째, 주위 조직의 신호강도를 낮춘다.

두 번째, 신호강도의 차를 두어 감산 subtraction 한다.

세 번째, 혈관에 외부물질을 주입한다.

자기공명혈관영상은 신호원에 따라 내인성 신호 intrinsic signal, 즉 조영제를 사용하지 않고 영상을 얻는 방법과 외인성 신호 extrinsic signal, 즉 조영제를 사용해서 영상을 얻는 방법이 있다(표 8-1).

내인성 신호를 이용한 방법은 다시 진폭 amplitude 을 이용한 방법과 위상이동 phase shift 을 이용한 방법으로 나눌 수 있는 데 진폭을 이용한 방법은 우리가 일반적으로 접하는 흐름시간 time of flight, TOF 기법과 위상이동을 이용한 위상대조도 phase contrast, PC 기법을 사용한다. 외인성 신호를 이용한 방법은 조영증강 contrast enhancement, CE 기법을 사용하는 것이다.

표 8-1. 자기공명혈관영상의 분류

신호	혈류신호	혈류현상	펄스시퀀스	혈류신호	기법
내인성 신호	진폭	신호증강	그레이디언트에코	밝음	흐름시간 (TOF)
		신호소실	스핀에코	어두움	유속신호감소 (Wash out)
	위상이동	신호증강	그레이디언트에코	밝음	위상대조도 (PC)
외인성 신호	조영제	신호증강	그레이디언트에코	밝음	조영증강 (CE MRA)

내인성 신호를 이용한 자기공명혈관영상

흐름시간 자기공명혈관조영술 Time of flight MRA, TOF-MRA

흐름시간 자기공명혈관조영술은 그레이디언트에코영상으로 유속신호증강 flow related enhancement 을 이용한 것으로, 정지된 스핀의 세로축자기화를 조작하여 혈관 대조도를 얻는다. TOF-MRA는 흐름을 증가시키기 위해 그레이디언트에코펄스시퀀스를 그레이디언트재위상화와 병용해 이용한다. TOF-MRA에서는 TR이 정지된 조직의 T1 시간보다 짧게 주어지기 때문에 T1 회복은 방지된다. 이렇게 정지된 스핀은 억제되지만 완전히 자기화된 새로운 움직이는 스핀으로부터의 유입 효과가 발생해 높은 혈관신호가 발생한다. 그러나 TR이 너무 짧은 경우에는 움직이는 스핀은 정지된 스핀과 함께 억제될 것이고, 그렇게 되면 혈관 대조도는 감소된다.

동맥 흐름에서 나온 신호를 평가하기 위해서는 정맥 흐름방향으로 사전포화펄스를 적용하는 것이 좋다. 예를 들어 목의 목동맥을 검사하기 위해서는 사전포화펄스를 영상용적 imaging volume 보다 더 위에서 적용하여 정맥이 유입되어 발생하는 신호를 포화시킨다(그림 8-1).

TOF-MRA는 FOV와 절편에 수직으로 흐르는 흐름에 가장 감도가 높다. FOV에 수평인 (혹은 영상용적 내에 있는) 흐름은 유속이 TR에 비해 느리면 정지된 조직과 함께 포화될 수 있다. 또한 FOV 내 흐름을 가진 혈관은 시간이 지나면서 T1 회복이 발생하나 영상용적 내에서 스핀은 아래로 흐르기 때문에 어느 정도 흐르는 스핀의 포화를 보일 수 있다. 이런 현상은 혈관신호의 감소로 이어진다.

TOF-MRA의 다른 단점은 일부 주변 조직의 신호가 높다는 것으로, 지방처럼 짧은 T1이완시간을 가진 조직에서는 특히 신호강도가 높다. 그런 예로, 안구후방의 지방조직은 T1이완시간이 짧기 때문에 눈확 orbit 에서 신호강도가 높다. 이런 현상은 지방과 물에서 나온 신호가 위상에서 벗어나 서로를 상쇄할 수 있는 범위까지 TE를 선택하여 최소화할 수 있다. 그러나 화적소 내 탈위상화, 후속적인 위상잔상 phase ghosting, 신호소실을 최소화하기 위해서는 TE는 비교적 짧게 유지해야 한다.

이런 높은 신호강도를 해결하기 위한 다른 방법으로는 자기화전달대조도 magnetization transfer contrast, MTC 로 알려진 옵션이 있다. 이 옵션에서는 영상펄스시퀀스에 RF 펄스를 가하여 뇌 회색질 조직에서 발견되는 고분자에서 나온 신호를 억제한다.

이 두 방법이 모두 원치 않는 배경신호를 최소화하는 데 유용하고, TOF-MRA나 증강뇌영상에서 뇌 조직, 병터 부위의 혈관 구조와 같은 구조를 억제하여 조영증강 후의 뇌영상을 얻는 데 이용될 수 있다. 또한 T1회복시간이 짧은 메트헤모글로빈 methemoglobin 과 같은 혈액 성분도 TOF-MRA에서 밝게 나타난다. 이로 인해 TOF-MRA 영상에서 아급성 출혈과 혈류를 구별하는 데 문제가 될 수 있다.

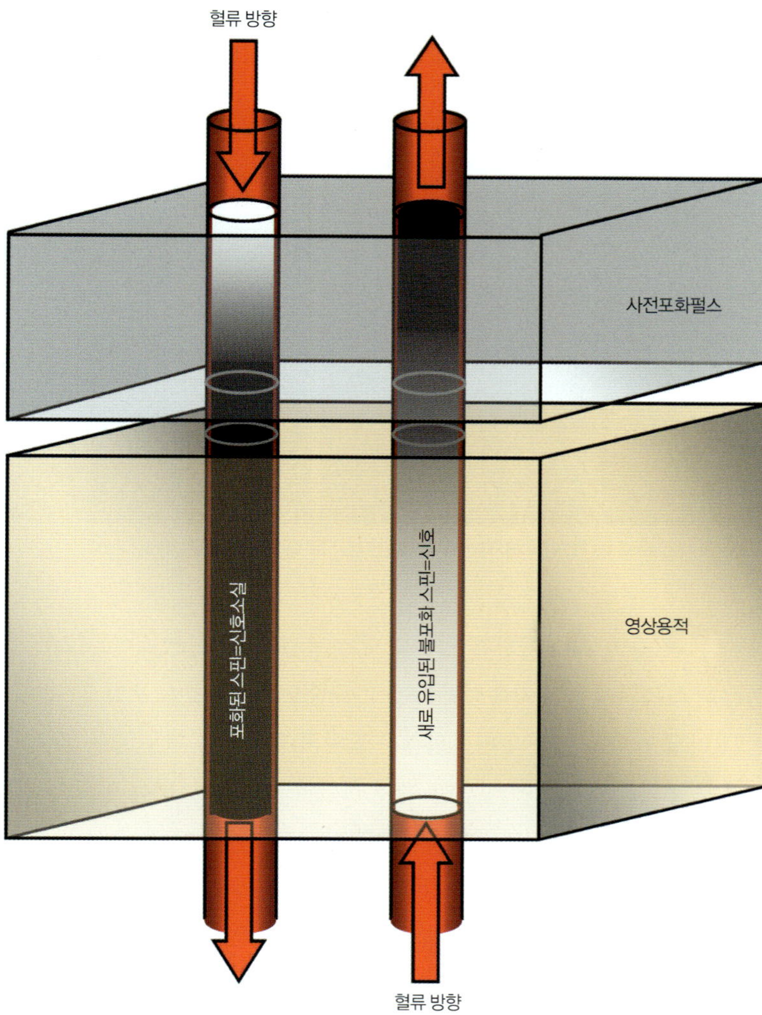

그림 8-1. 영상용적 내의 흐름

혈관신호를 높이기 위한 다른 방법은 자기장세기를 증가시키는 것이다. MRI에서의 신호대잡음비 SNR 은 자기장세기에 직접적으로 비례한다. 즉 자기장세기가 두 배가 되면 SNR도 두 배가 된다. MRI에서와 마찬가지로 MRA에서도 자기장세기를 높이면 SNR과 대조도대잡음비 CNR 도 현저히 높아진다. MRI와 MRA에서 초고자기장스캐너 ultra-high field scanner 를 늘리면 3.0 T 이상으로 영상 장치의 자기장세기가 더 높아져 혈관신호(SNR과 CNR)는 커진다(그림 8-2).

TOF를 효율적으로 얻기 위해서는 몇 가지 중요한 매개변수들이 있다.

- 반복시간 TR
- 에코시간 TE
- 숙임각 flip angle
- 화적소크기 voxel size

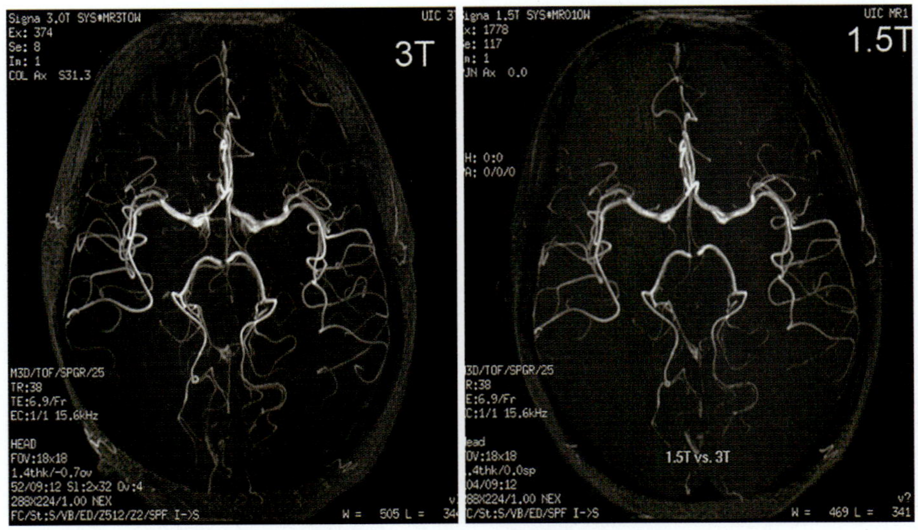

그림 8-2. 3 T (왼쪽)와 1.5 T (오른쪽)에서 TOF-MRA 축단면 영상. 3 T 영상에서 SNR과 CNR이 더 크다.

TR은 조직의 T1이완시간보다 짧게 설정해야 한다. 그래야 조직의 양성자 스핀이 충분히 회복되기 전에 지속적인 RF를 가해줌으로써 신호를 포화시킬 수 있기 때문이다.

TR이 짧을수록 영상의 획득시간은 짧아지게 되지만 너무 짧은 TR을 사용하면 혈류 신호도 포화되기 때문에 신선한 혈류 스핀이 유입될 수 있는 정도의 시간을 사용하게 되며, 일반적으로 25~70 ms 정도의 TR 값을 사용한다.

그림 8-3에서 TR이 25 ms일 때와 50 ms일 때를 비교해 보면 중요 혈관들은 다 잘 보이지만 50 ms일 때 주변 혈관이 더 잘 보이는 것을 확인할 수 있다. 하지만 50 ms로 할 경우 시간은 증가하게 된다.

TE 값은 최대한 짧게 하게 되면 양성자 스핀들의 위상이 분산되는 것을 최소화시켜 주게된다. 지방신호 감소에 더 효과적인 탈위상영상을 선택하게 된다.

숙임각은 배경조직 억제의 중요한 인자로서 3D TOF에서는 20°~35°, 2D TOF에서는 45°~60°를 사용한다.

그림 8-4를 보면 숙임각을 크게 했을 경우 배경 억제가 훨씬 더 잘 되어 보인다. 하지만

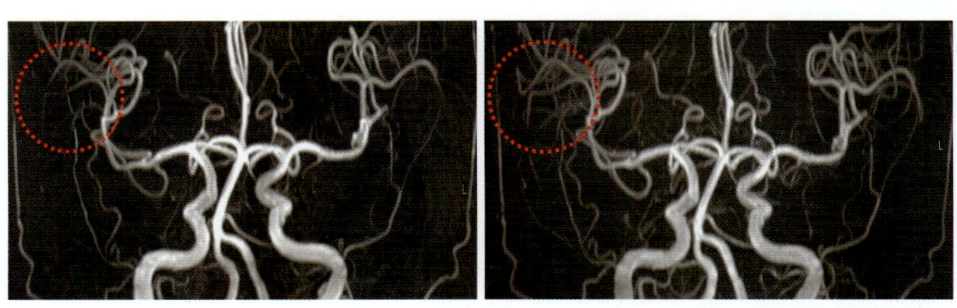

그림 8-3. TR에 따른 혈류신호의 변화

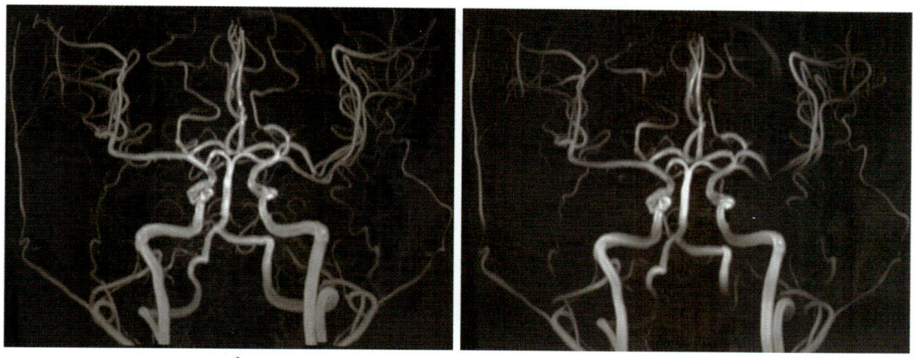

그림 8-4. 숙임각에 따른 혈관 변화

말초혈관들도 포화되기 때문에 숙임각이 큰 것이 무작정 좋다고 할 수 없다.

화적소크기도 작게 할수록 작은 혈관까지 관찰할 수 있다. 2D보다는 3D에서 화적소크기를 작게 할 수 있어 2D TOF보다는 3D TOF가 유리하다.

2D TOF-MRA와 3D TOF-MRA의 비교

TOF-MRA는 2D 절편 slice 을 이용한 2D TOF-MRA 와 3D 용적 volume 을 이용한 3D TOF-MRA로 구분할 수 있다. 2D 영상은 각 절편마다 신호를 얻는 것이고, 3D 영상은 전체용적에서 한 번에 신호를 얻는 것을 말한다.

2D TOF-MRA는 절편으로 구성되었기 때문에 매 절편에서 유속신호증강 flow related enhancement 이 일어난다. 또한 2D TOF 검사는 2D 그레이디언트에코펄스시퀀스를 이용하여 1~3 mm 두께, 20~30 ms TR, 50°~70° 숙임각으로 영상을 획득한다. TOF 영상획득 시 혈관의 방향과 절편이 수직이 되어야 한다. 이와 같은 이유로 목동맥영상 획득 시 축단면영상으로 TOF 영상을 획득한다.

목동맥영상 획득 시 반대편에서 흐르는 목정맥도 TOF 영상에 나오게 된다. 이렇게 되면 정맥오염이 생기기 때문에 동맥의 영상을 진단하는 데 어려움이 발생한다. 따라서 그 전에 사전포화펄스를 적용하여 목정맥 혈류의 신호를 미리 포화시켜 목정맥의 신호를 제거한다.

맥박 그리고 맥박에 의한 혈관 움직임은 2D TOF 영상에 영향을 미치게 된다. 그렇기 때문에 절편의 선택과 주파수부호화에 있어서 혈류의 보상이나 심장동조 cardiac triggering 은 맥박에 의한 인공물을 줄이는 데 많은 도움이 된다. 2D TOF에서 맥박에 의한 인공물 외에 신경을 써야 할 부분은 복잡한 혈류 패턴이다. 이러한 복잡한 혈류 패턴은 협착증 stenosis 에서 발생하게 되는데 이는 신호의 저하로 이어진다. 그렇기 때문에 2D TOF는 2 mm 이하의 두께에서 많이 사용한다. 위와 같이 2D TOF의 이러한 단점을 보완하면서 좀 더 얇은 두께로 영상획득이 가능한 것이 3D TOF 영상이다.

3D TOF-MRA는 용적으로 구성되어 있기 때문에 처음의 신호강도는 높지만 뒤로

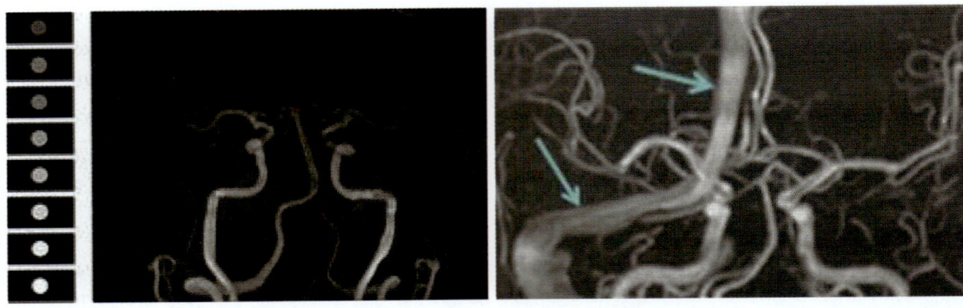

그림 8-5. 3D TOF 제한점

갈수록 RF를 많이 맞아 포화되는 현상이 발생한다.

이러한 현상을 유입절편현상 entry slice phenomenon 이라 하며 어떤 단면적 내에 유입되는 쪽은 신호가 그림 8-5와 같이 강하고 유출되는 쪽은 RF에 포화되어 신호가 약하게 되는 것이다.

이러한 현상은 영상에서 두 가지 문제점을 일으킨다.

하나는 유출되는 쪽의 혈류가 포화되어 신호강도를 감소시키는 문제이며, 다른 하나는 유입되는 혈관이 모두 나타나기 때문에 동맥과 정맥이 동시에 나오는 문제이다(그림 8-5).

유출되는 쪽의 혈류가 포화되어 신호강도를 감소시키는 문제를 해결하기 위해서는 그림 8-6처럼 MOTSA Multiple Overlapping Thin Slab Acquision 방식을 이용한다.

MOTSA 방식이란 3D TOF에 2D TOF를 접목시킨 기법으로 신호강도가 높게 유지될 정도만 용적을 얇게 하여 중첩시켜 유속신호증강효과를 받게 한다.

하지만 아무리 용적을 얇게 하여도 용적 안에서 RF를 여러 번 경험하는 스핀들이 존재하기 때문에 유입부와 유출부의 신호강도 차이가 발생하여 베니션블라인드인공물 Venetian blind artifact 이 발생한다.

베니션블라인드인공물을 극복하기 위해 그림 8-7과 같은 TONE Tilted Otimized Non-saturation Excitation 펄스를 사용한다. TONE펄스는 스캔절편 처음과 끝의 숙임각을 다르게

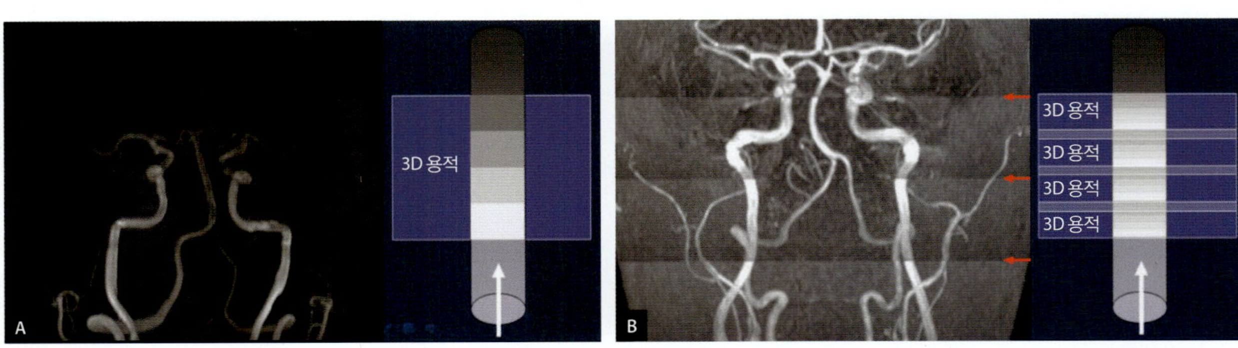

그림 8-6. 3D TOF에서의 (A) 단일용적과 (B) MOTSA기법의 비교. (B) MOTSA기법의 영상에서 베니션블라인드인공물(화살표)이 나타난다.

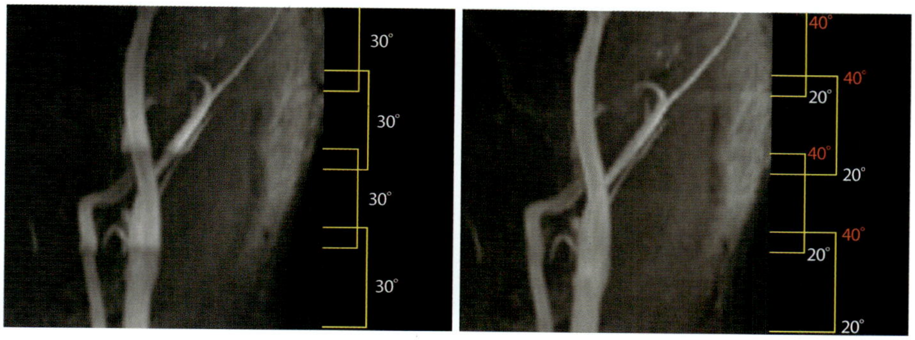

그림 8-7. TONE펄스

인가하여 처음과 끝의 신호강도가 비슷하게 만들어 주는 기법이다. 숙임각을 크게 하면 고정조직이 더 포화되어 배경조직에 비해 상대적으로 혈관이 밝게 보이게 된다.

최근 3D TOF 기법에서는 MOTSA 기법과 TONE을 조합하여 사용하고 있다.

또한, 동맥과 정맥이 모두 나타나는 문제는 사전포화 방법을 사용해 해결할 수 있다. 그림 8-8처럼 뇌의 위쪽에서 아래로 내려오는 정맥 혈류신호를 포화시키기 위해 스캔 절편 위쪽에 사전포화펄스를 걸어주어 정맥신호를 제거한다. 오른쪽 두 영상은 사전포화펄스를 인가하지 않았을 때 동맥과 정맥의 신호가 모두 강조되어 보이는 영상(위쪽)과 아래쪽은 사전포화펄스를 인가하여 정맥신호를 제거하였을 때를 비교해주는 영상이다.

또한 사전포화펄스는 TOF에서는 혈관선택에 이용되기도 한다. 즉 정맥을 사전포화시켜 동맥조영술을 만들 수도 있고, 동맥을 사전포화시켜 정맥조영술을 만들 수도 있다.

그러나 TOF는 혈류속도가 느릴 경우 포화되어 포착하기 굉장히 어렵기 때문에 정맥조영술은 TOF기법보다는 PC 기법을 사용하여 영상을 획득한다.

TOF의 제한점은 검사시간이 비교적 길어 움직임인공물 motion artifact 이 발생할 가능

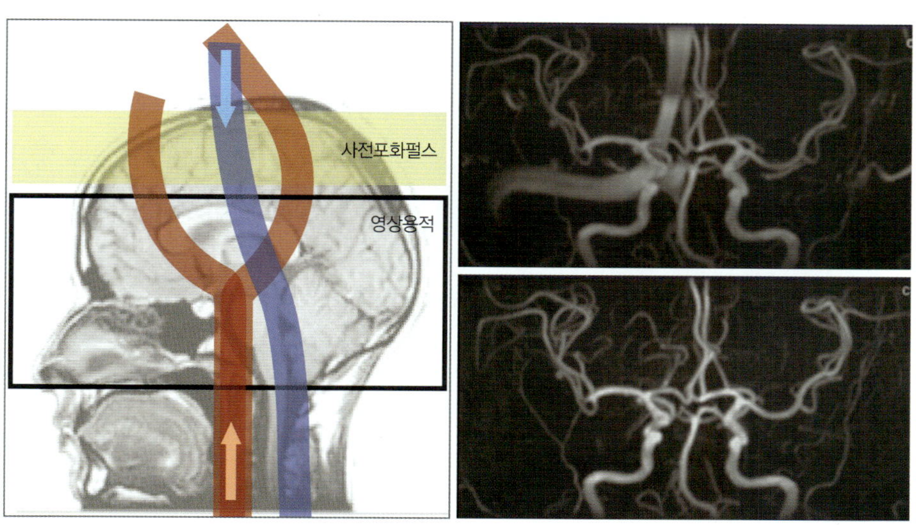

그림 8-8. 사전포화펄스

표 8-2. TOF-MRA별 장점과 단점

	장점	단점
TOF-MRA	- 적당한 영상시간(매개변수에 따라 다르지만 약 5분) - 느린 흐름에도 민감함 - 화적소 내 탈위상화에 민감하지 않음	- T1 효과에 민감함(짧은 T1 조직이 밝기 때문에 출혈영역이 혈관으로 오인될 수 있음) - 절편 내 흐름의 포화(조직의 FOV나 용적 내의 흐름이 모두 주변 조직과 함께 포화될 수 있음)
2D TOF-MRA	- 포괄 범위가 넓음 - 느린 흐름에도 민감함	- 해상도가 낮음 - 절편 내 흐름의 포화
3D TOF-MRA	- 작은 혈관에서도 해상도가 높음 - 높은 SNR	- 절편 내 흐름의 포화 - 포괄 범위가 좁음 - 베니션블라인드 인공물(환자가 호흡하거나 움직이면서 억제되어야 할 조직이 절편 내로 들어가거나 나오면서 발생)

성이 높으며, 절편에 수평으로 나가는 혈관의 경우 절편내포화 in-plane saturation 효과로 인해 혈관이 안 보인다는 제한점이 있다(표 8-2).

MRA 영상 재구성

MRA 영상에서 얻은 데이터를 재구성하는 방식은 영상에서 혈관 구조를 인식하는 방식을 결정하는 데 큰 역할을 한다. TOF-MRA 영상 데이터를 재구성하기 위한 한 방법은 최대강도투사 maximum intensity projection, MIP 이다. 이 방법에서는 투사 광선이 데이터 용적을 통과해 지나므로 데이터가 2차원 평면으로 투사된다. 이 투사 영상의 각 화소 pixel 는 데이터 용적의 모든 선상에 있는 화소와 수학적인 상관관계가 있다. 투사화소 projection pixel 는 용적 데이터를 통과하는 투사 광선이 검출하는 최대 강도를 부여한다. 광선이 찾아내는 그 다음 강도는 그보다 낮은 신호강도에 부여된다. 여러 투사 각도에서 이런 과정을 반복하여 얻은 영상은 혈관 구조를 3차원적으로 인지할 수 있도록 결합된다. 이 MIP 기법은 광선추적알고리즘 ray tracing algorithm 이나 깊이큐잉 depth queuing 을 이용한다. 광선추적알고리즘을 이용해 영상을 얻으므로, 관찰자와 가장 가까운 혈관 구조는 가장 먼 구조보다 더 밝게 보인다. 때문에 관찰자는 영상 데이터에서 깊이를 인지할 수 있다(그림 8-9). MRA 영상을 재구성하는 또 다른 방법은 SSD shaded surface display 기법이다. 이 기법은 빛이 구조 위에서 빛나는 것처럼 표시가 나타나는 방식으로 영상 데이터를 재구성한다(빛이 구조를 통과하면서 빛나는 MIP 기법과는 반대이다). 그 결과로 혈관 구조의 3차원적인 모습을 나타내게 된다. 주변 조직의 방해 없이 CE-MRA 영상을 시각화하기 위해서는 감산 기법을 이용한다. 이 기법은 조영증강 없이 영상을 획득한 다음 조영증강 중에 얻은 영상은 감산한다. 그 결과 남게 되는 영상은 주변 신호가 없는 혈관신호이다(그림 8-10).

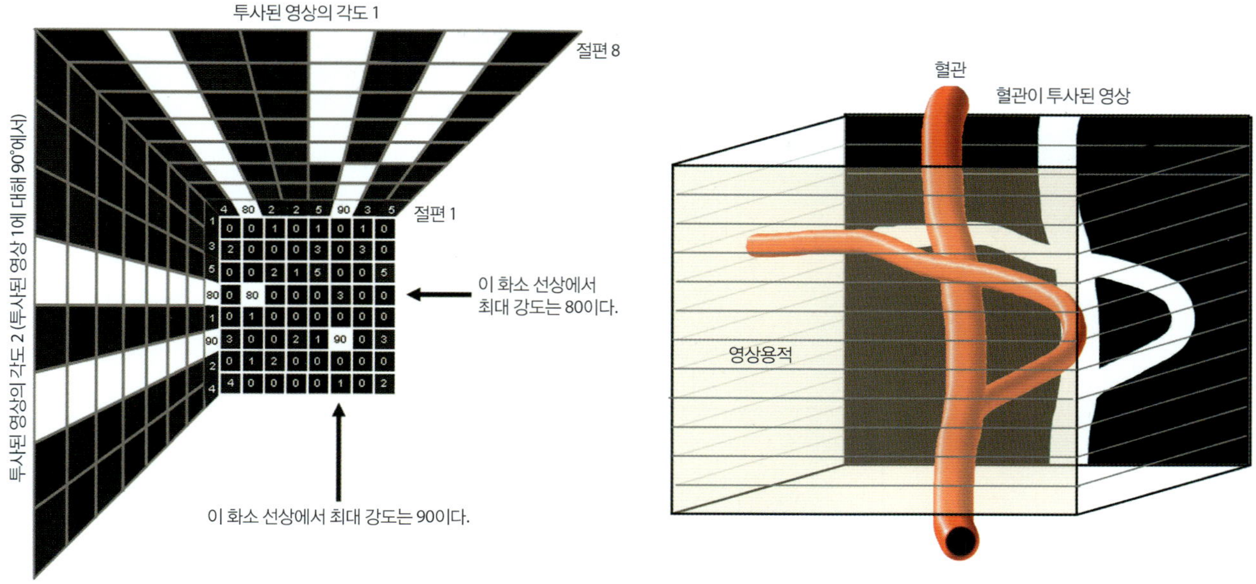

그림 8-9. MIP 재구성

위상대조도 자기공명혈관조영술 Phase contrast MRA, PC-MRA

TOF 기법이 세로축자기화에 의한 차이에 원리를 두고 있다면 PC 기법은 가로축자기화에 의한 차이에 원리를 두게 된다.

MRI 영상의 장점은 혈관의 형태학적 검사뿐만 아니라 기능검사가 가능하다는 점이다. PC-MRA는 혈관의 고유한 운동에 민감한 검사로 혈류의 정량화가 가능하다는 장점이 있다. PC-MRA를 이용하면 혈류의 영상화와 정량화를 할 수 있다. 심장검사에서 심장과 관련된 혈관의 병리학적 검사가 가능하며, 혈관뿐만 아니라 뇌척수액의 흐름 및 심

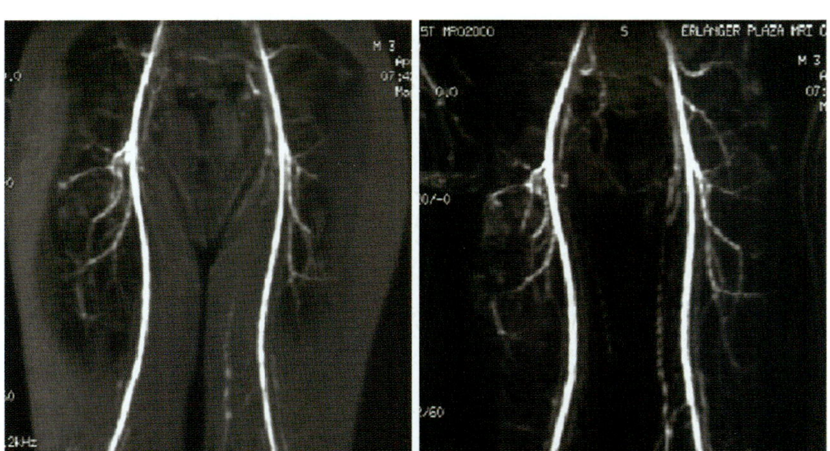

그림 8-10. 감산하지 않은 영상(왼쪽)과 감산한 영상(오른쪽)

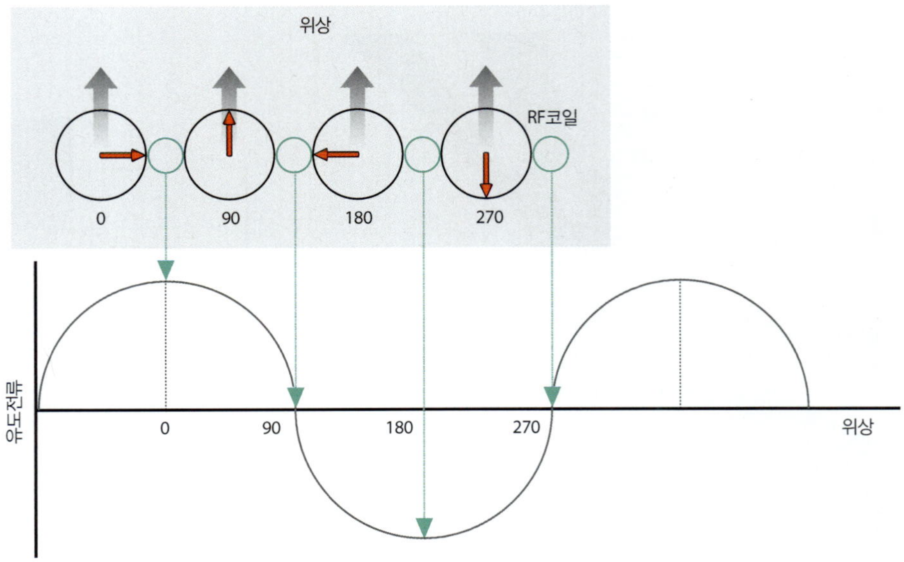

그림 8-11. 위상변화에 따른 신호강도 차이

장벽의 움직임검사에도 적용되고 있다

PC-MRA의 기본개념은 그림 8-11과 같이 세차운동하는 스핀을 코일에서 봤을 때 스핀이 돌아가면서 자기장을 느끼게 되고 자기장의 변화가 생긴다는 것은 렌츠의 법칙 Lenz's law 에 의해 전류가 유도된다고 보게 된다. 즉 스핀이 코일에 가깝게 위치할 때의 신호강도와 코일에서 멀어질 때의 신호강도에 차이가 나타나게 된다. 이 위치들이 위상에 해당되며 PC 기법에서 이 위상의 변화 정도를 이용해서 선택적인 신호를 얻게 되는 것이다.

PC 기법은 그림 8-12와 같이 스핀에 양극 그레이디언트 bipolar gradient, 즉 서로 크기가 같은 반대 극성의 그레이디언트를 가해 주었을 때 발생하는 위상이동의 차이를 이용한 영상 기법이다.

정지된 조직에서의 위상변화는 양극 bipolar 그레이디언트가 걸렸을 때 완전히 재위상화 refocusing 되어 강한 신호를 내지만 움직이는 조직은 양극 그레이디언트가 걸렸을 때 움직이는 속도가 반영되어 위상의 차이가 발생하게 된다. 즉 정지된 조직의 스핀들은 한 방향으로 재위상화 되어 강한 신호를 나타내지만, 움직이는 스핀들은 속도로 인해 여러 방향으로 위상이 흩뜨러져 신호가 감소하게 된다. 일반적으로 양극 bipolar 그레이디언트를 양극/음극(+/-)과 음극/양극(-/+)을 차례로 전환시켜 두 개의 데이터를 획득하고 감산 subtraction 하게 된다. 감산으로 움직임이 없는 정지된 조직의 스핀들의 신호는 제거되고 흐르는 혈액의 스핀들만 신호가 나타나게 된다. 흐르는 혈액의 스핀들은 양극/음극(+/-)과 음극/양극(-/+)일 때 위상차가 존재하므로 혈액의 속도와 방향정보를 알 수 있다.

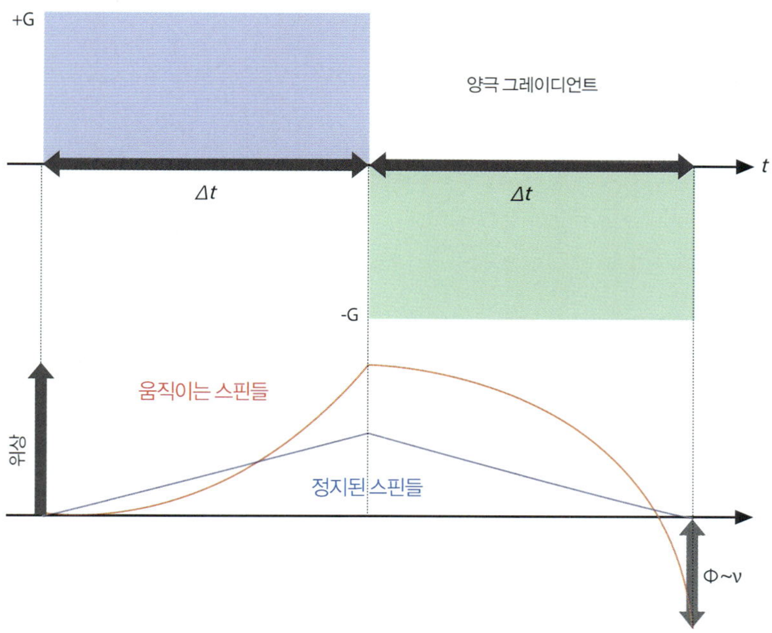

그림 8-12. 양극 그레이디언트

PC 기법에서는 이렇게 양극 그레이디언트를 걸어주었을 때 다양한 위상차를 가지는 스핀들 중 우리가 보고자 하는 속도와 방향으로 움직이는 스핀들, 즉 특정한 위상차를 가지는 스핀들의 신호를 영상으로 보여주게 된다.

그렇다면 혈류의 스핀 위상차가 얼마나 되고 어느 정도의 위상차를 가지는 스핀을 영상화할지 결정하기 위해서는 속도부호화 velocity encoding, VENC 를 알고 있어야 한다.

VENC란 추정되는 최대혈류속도를 표현하는 단위로, 보고자 하는 혈류의 속도를 예측하여 혈류스핀의 최대 위상차에 해당하는 양극 그레이디언트를 걸어주게 된다.

따라서 보고자 하는 혈류의 스핀 위상차에 부합하는 VENC 값을 설정하게 되면 혈류와 조직의 대조도는 최대가 된다. 목표로 하는 혈관에 맞는 적절한 VENC 값을 설정해 준

온목동맥	100~120 cm/sec
척추동맥/뇌바닥동맥	30~45 cm/sec
시상정맥굴	10~30 cm/sec
콩팥동맥	45~60 cm/sec
팔/다리의 동맥	10~30 cm/sec
손/발의 동맥	5~10 cm/sec
중간대뇌동맥	62 cm/sec
앞대뇌동맥	52 cm/sec
뒤대뇌동맥	42 cm/sec
바깥엉덩동맥	119 cm/sec
대동맥(가슴)	100~150 cm/sec

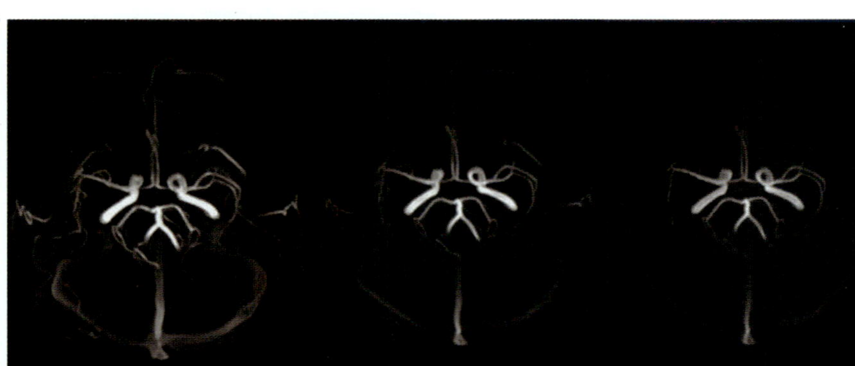

그림 8-13. VENC 값

다면 원하는 혈관 영상을 볼 수 있다(그림 8-13).

하지만 VENC 값을 최대혈류속도보다 너무 높게 설정하면 혈류신호가 어둡게 나타나고 반대로 VENC 값을 최대혈류속도보다 조금 낮게 설정하게 되면 빠른 혈류신호들이 역위상에 있는 것처럼 표현되어 신호가 검게 나타나며 VENC 값을 더 낮게 설정하면 신호소실 부위가 더 많아지게 된다.

PC 기법이 위상차를 영상으로 얻는 기법이다보니 VENC 값을 적절하게 설정하였더라도 혈류의 움직임에 따라서 정확한 혈관영상을 표현하지 못할 수도 있다.

그림 8-14처럼 정맥굴 양쪽으로 나누어지는 혈관이 좌우 혈류의 위상차가 서로 다르게 되면 한쪽 혈관은 표현이 안 되는 경우도 발생한다.

2D PC-MRA와 3D PC-MRA

PC-MRA는 2D나 3D 영상획득 전략으로 얻을 수 있다. 2차원 영상 기법은 만족할 만한 영상획득시간(1~3분)과 흐름방향 그리고 정보를 제공한다. 2D PC-MRA 영상획득에서 위에서 아래 방향으로 부호화된 흐름의 경우, 머리로부터의 흐름은 희게 보이는 반면 다리로부터의 흐름은 검게 보인다. 하지만 2D 영상획득은 재구성될 수 없거나 다른 평면에서는 볼 수 없는 경우가 있다는 단점이 있다. 3D 영상은 2D 영상보다 더 우수한 SNR과 공간해상력을 제공하며 수많은 영상 평면에서 모두 영상을 재구성할 수 있다.

그러나 3D PC-MRA에는 TR, NEX, 위상부호화 단계의 수, 절편의 수, 선택된 흐름 부호화 축의 수가 늘어나면 영상획득시간도 증가한다는 단점도 있다. 이런 이유로 검사시간이 15분 이상 소요된다(표 8-3).

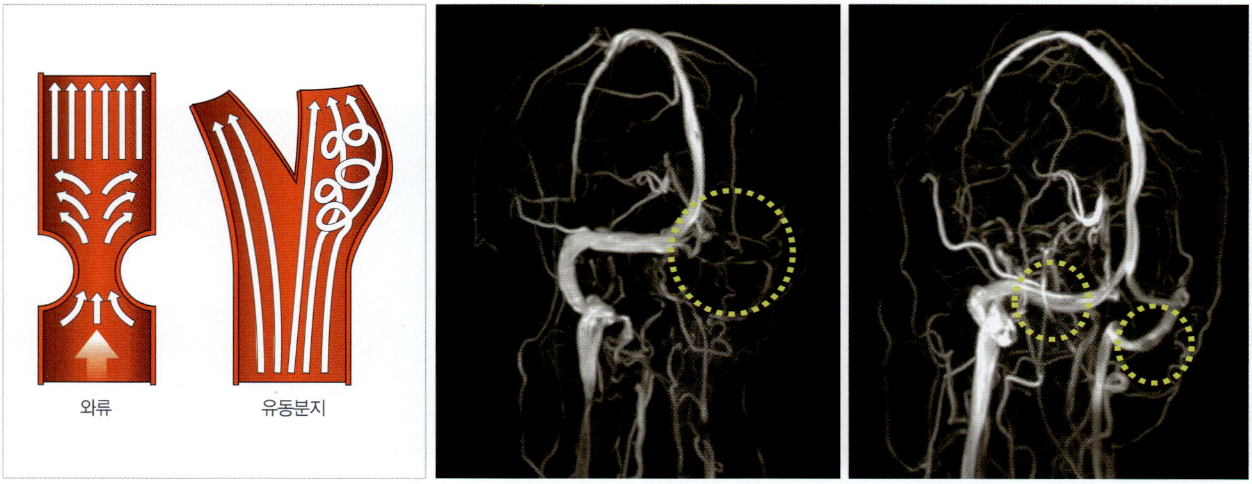

그림 8-14. PC-MRA의 제한점

표 8-3. PC-MRA의 장점과 단점

펄스시퀀스	- 다양한 혈관속도에 민감함 - FOV 내의 흐름에 민감함 - 감소된 화적소 내 탈위상화 - 배경신호 억제 증가 - 자기강도영상과 위상영상
혈류신호	- 3D에서는 영상화할 때 시간이 더 걸림 - 와류에 더 민감함

외인성 신호를 이용한 자기공명혈관영상

조영증강 자기공명혈관조영술 Contrast enhanced MRA, CE-MRA

고화질의 영상을 얻기 위해서는 검사하고자 하는 영역을 가장 잘 표현할 수 있는 면이 어디인지 잘 선택해야 한다. 예를 들면 오름대동맥 ascending aorta 과 내림대동맥 descending aorta, 대동맥활 aortic arch 을 적절하게 표현하기 위해서는 시상단면이 최적이며, 콩팥동맥과 대동맥을 검사하려면 관상단면이 더 좋다. 이런 문제는 위상 내 흐름에 민감하다는 것으로 이 문제를 극복하기 위한 방법으로는 3D T1 그레이디언트에코펄스시퀀스와 가돌리늄의 급속주입 bolus injection, 동적영상 dynamic imaging 을 병용하는 것이다. 적용범위가 좁다는 단점을 극복하기 위해서는 포함범위를 확보하기 좋은 가장 적절한 면에서 영상을 획득해야 한다.

더 침습적인 방법이기는 하지만 또 다른 방법으로는 3D T1 그레이디언트에코펄스시퀀스 후에 조영제를 빠르게 주사(급속주입)하는 것이다. 이 방법에서는 가돌리늄 gadolinium 제제 조영제를 빠르게 주사하고 동적 영상 rapid dynamic imaging 펄스시퀀스 후에 3D 그레이디언트에코펄스시퀀스를 사용한다. 이런 펄스시퀀스는 일반적으로 동맥기 arterial phase 에 맞추어 이루어지고 다음으로는 혈관계의 중간위상과 정맥기 venous phase 도중에 영상을 얻기 위해 몇 번 더 반복한다.

조영제가 혈관 내에 주입되면 혈액 스핀들의 T1 값은 짧아지게 된다. 따라서 조영제 주입 후 T1 효과를 강조하기 위해 TR과 TE를 최대한 짧게 설정하여 조영제가 주변 조직으로 퍼지기 전 영상을 획득한다(그림 8-15).

보통 CE- MRA 영상을 얻으려면 1분 정도 걸리고 혈액은 이보다 속도가 훨씬 빠른데 영상을 얻을 수 있는 이유는 K공간을 채우는 방식에 있다.

K공간의 중심은 영상의 신호강도를 담당하고 바깥쪽은 영상의 해상도를 담당하게 된다(그림 8-16). 이 두 부분이 합쳐지면 우리가 보는 영상이 되는 것이다.

따라서 동맥기 arterial phase 에서 K공간의 중심을 채우고 정맥기 venous phase 에서는 K공간의 바깥쪽을 채우면 혈액의 속도가 빨라도 영상이 가능한 것이다.

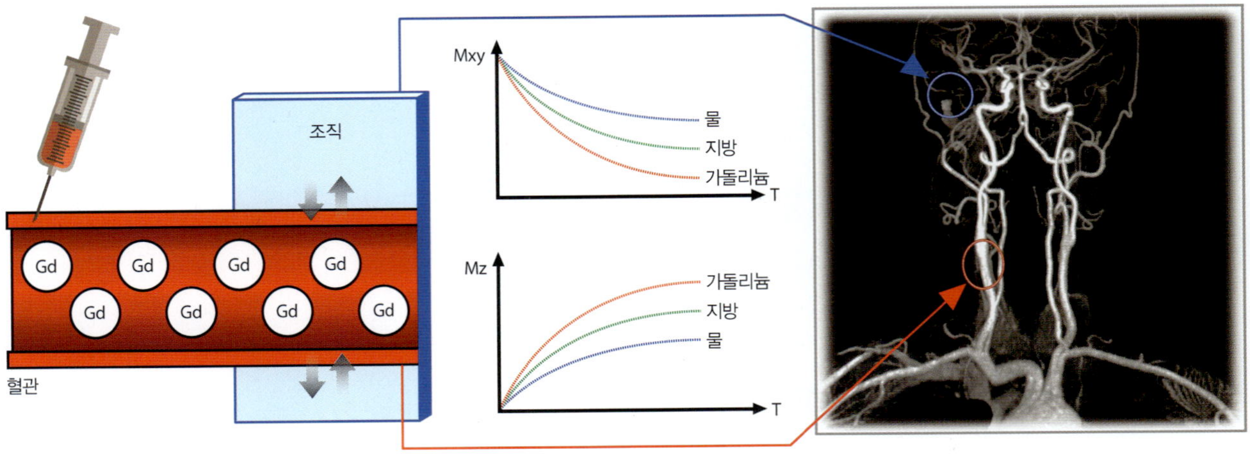

그림 8-15. 조영제 주입에 따른 신호강도 변화

CE-MRA 검사는 3D그레이디언트에코펄스시퀀스로 영상을 획득한다. 이 기법은 빠른 속도, 짧은 TE, 그리고 T1강조영상을 획득할 수 있기 때문이다.

보통 CE-MRA의 TR은 5 ms 이하이며, TE는 1~2 ms, 총 영상획득시간은 10~30초 정도로 다른 검사에 비해 호흡에 의한 영향에 덜 민감하다.

CE-MRA 검사에서 K공간의 중심에 정확히 동맥기를 채우기 위해선 급속주사시간 bolus timing 이 중요하다.

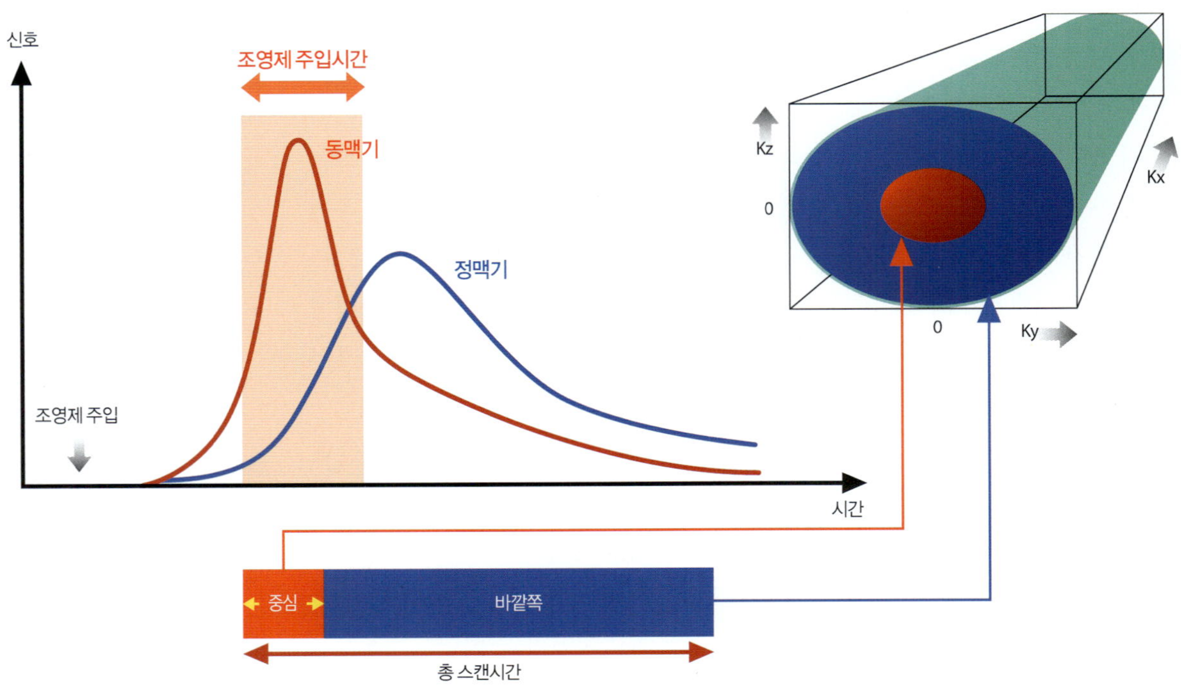

그림 8-16. CE-MRA에서 K공간을 채우는 방식

급속주사시간 bolus timing 을 적용하기 위한 대표적인 방법에는 세 가지가 있다.

- Test bolus
- MR Fluoroscopy
- Time resolved (Multiphasic CE-MRA)

Test bolus 기법은 CE-MRA를 획득 전 약간의 조영제를 실제 주입과 같은 속도로 주입하여 test bolus 영상을 얻은 후 관심영역 region of interest, ROI 을 설정하여 시간강도곡선 time-intensity curve 를 구한 뒤 정확한 조영제 피크타임 peak time 을 산출하는 방법이다(그림 8-17).

가장 정확한 방법이지만 추가 조영제가 필요하고, 검사시간이 증가한다는 단점이 있으며, test bolus 시 들어가는 약간의 조영제가 콩팥 등으로 퍼져 배경신호를 증가시키기도 하며 환자가 팔을 움직일 경우 빗장밑정맥 subclavian vein 등이 test bolus 때와 달리 펼쳐지거나 굽어지게 되어 정확도가 떨어질 수도 있다.

MR Fluoroscopy 기법은 2D그레이디언트펄스시퀀스를 이용하여 관심영역의 영상을 1초 이내로 계속 획득하다가, 특정 혈관에 조영제가 차게 되면 투시를 멈추고 CE-MRA 영상을 획득하는 방법이다(그림 8-18).

이 기법은 실시간으로 진행되며 환자의 질환에 따른 차이를 줄일 수 있다는 장점이 있지만 검사자에 따라 영상이 달라지는 제한점이 있다.

Time resolved (Multiphasic CE-MRA) 기법은 조영제가 주입되는 시점부터 조영제가 혈관을 통과하는 과정을 연속적으로 얻어 동맥부터 정맥까지 순차적으로 계속 영상화하여 보여주게 된다. 이 기법을 위해서는 기존 CE- MRA보다 더 짧은 시간에 혈관 영상을

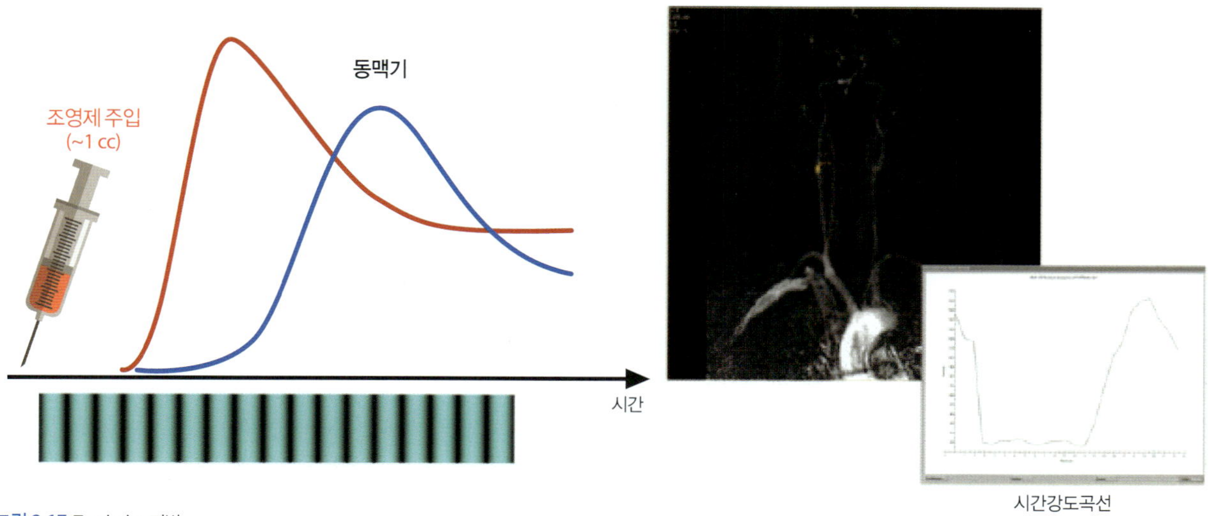

그림 8-17. Test bolus 기법

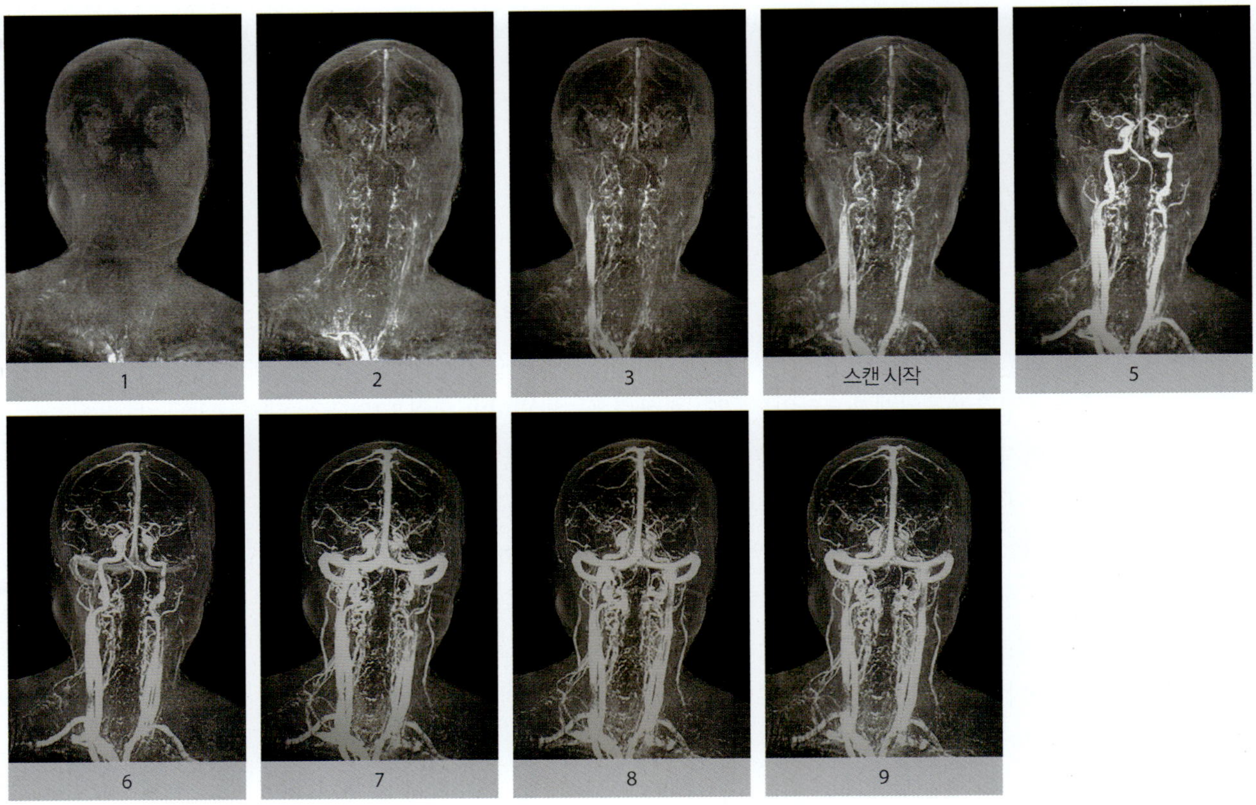

그림 8-18. MR Fluoroscopy 기법

얻게 된다. 보통 2초 단위로 혈관상을 연속적으로 얻게 되는데, 이를 위해서 K공간을 채우는 방법이 좀 더 응용된 방식을 이용하여 매우 짧은 시간 동안 연속적인 영상을 획득하게 된다.

장치회사마다 명칭과 방식은 조금은 다르지만 개념은 비슷하다. K공간의 중심영역, 즉 혈관 영상부분은 연속적인 스캔으로 계속 채우게 하고 나머지 영역은 매번 채우는 것이 아니라 한 번 얻어서 여러 위상에 동일하게 적용하여 K공간 전체를 채워서 영상화하게 된다. 이렇게 하면 1~2초 단위로 혈관 영상을 연속적으로 얻을 수 있게 되는 것이다.

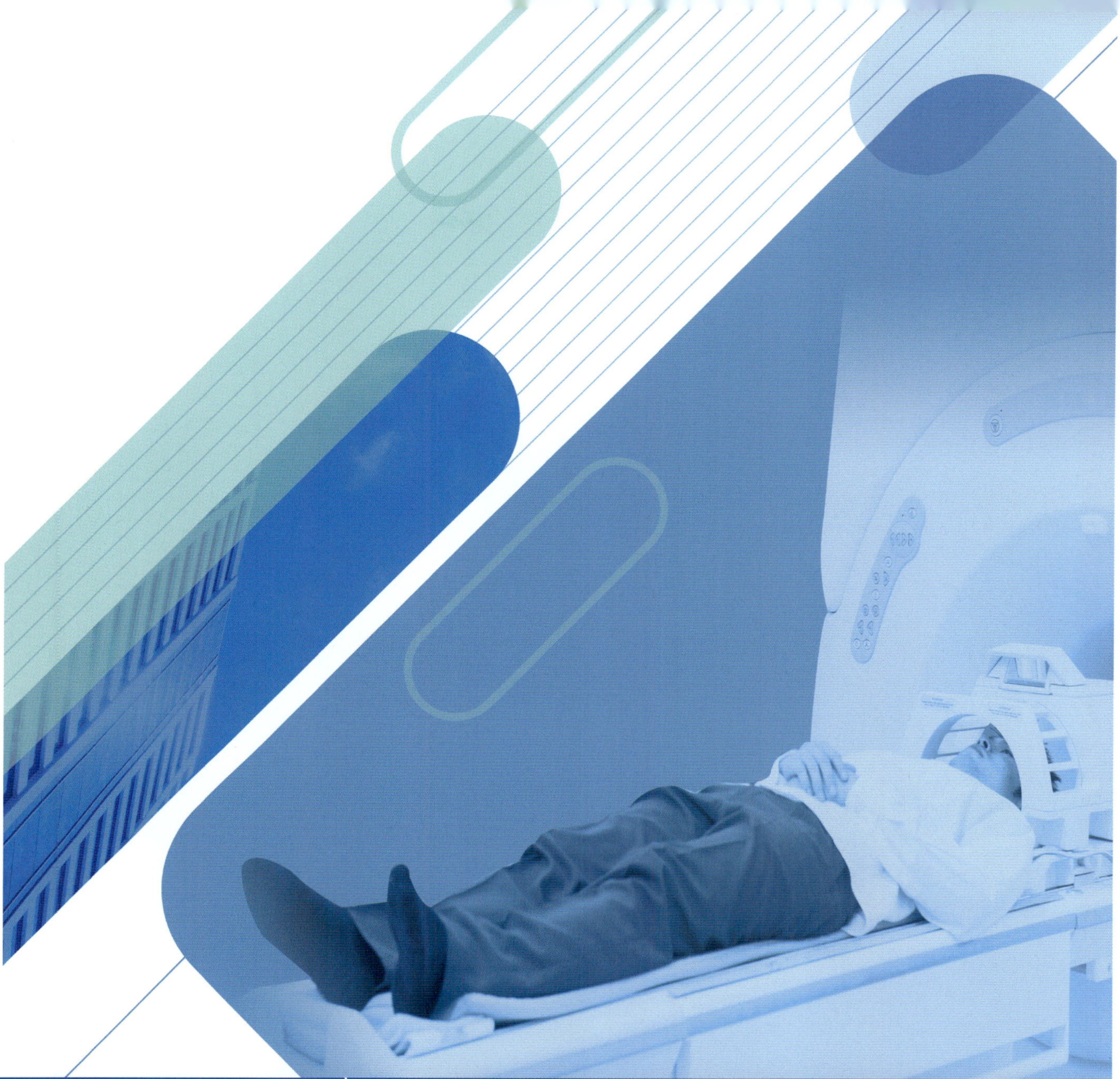

09 자기공명 응용기법

개요

이전 장들에서는 MRI의 기초를 위한 배경이론과 펄스시퀀스, 영상 매개변수 및 구성에 대하여 설명하였다. 현재의 MRI는 영상획득을 위한 시스템 하드웨어와 소프트웨어 기술의 비약적인 발전을 디딤돌 삼아 다양한 방법을 적용한 응용기법의 형태를 제공하고 있다. 이러한 응용기법들은 단순히 해부학적 구조물의 영상화에 그치지 않고, 인체의 생리적 physiologic 또는 기능적 functional 변화를 평가할 수 있는 도구로 사용할 수도 있다. 예컨대 확산강조영상, 관류강조영상, 기능적 자기공명영상, 자기공명분광분석 기법 등은 대표적 응용기법의 사례이다.

응용기법을 통해 제공되는 생리적, 기능적 정보로는 세포나 조직 내 물 분자의 확산 정도, 텐서 기법을을 이용한 신경섬유 추적지도, 혈류량과 혈류용적, 혈관과 조직 사이에서 혈장의 투과율, 신경세포의 활성화 정도, 특정 조직의 대사산물 분석 등을 확인할 수 있다. 이번 장에서는 이러한 응용기법에 대한 기초이론과 그 적용에 대하여 기술하고자 한다.

자기공명 확산강조영상과 확산텐서영상
Diusion weighted imaging and diffusion tensor image, DWI & DTI

확산 Diffusion

확산이란, 밀도나 농도의 차이 때문에 일어나는 분자의 미세하며 불규칙적인 무작위 random 운동상태를 의미한다. 즉 용액 내 용매의 분자가 농도 차이에 의해 고농도에서 저농도 쪽으로 이동하는 현상이다. 간단한 예로 물로 채워진 유리컵 속에 설탕 덩어리를 떨어뜨렸을 때 녹아서 퍼져나가는 현상과 같은 것이다(그림 9-1). 그러나 농도 차이가

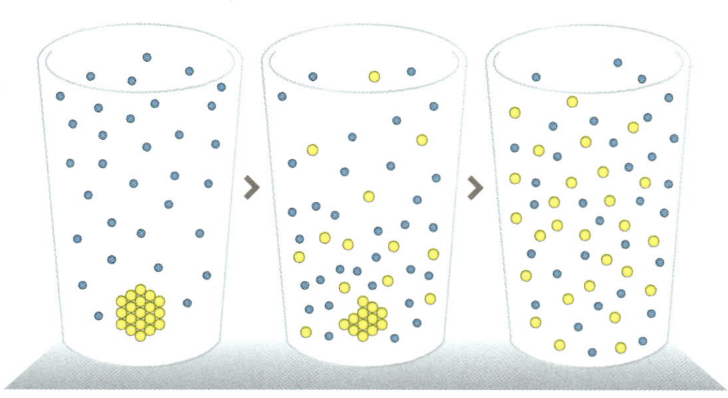

그림 9-1. 용액 내에서 용매 분자의 확산현상

없는 물에서도 물 분자 자체가 가지고 있는 역학적 에너지의 상호작용으로 인하여 불규칙한 움직임을 갖게 되는데 이러한 현상을 브라운운동 Brownian motion 이라 하며, 이러한 경우를 물의 자신확산 self diffusion 이라 한다. 확산의 결과 분자는 공간상에서 위치가 변하게 된다.

확산은 확산현상이 일어나는 공간의 물리적 구조, 온도, 점도 등에 영향을 받게 된다. 일반적으로 고체 solidity 보다는 액체 liquidity 의 물질 구조, 저온보다는 고온의 상태, 고점도보다는 저점도 상태에서 확산이 잘 일어나게 된다. 이러한 확산의 정도 level 를 수치적으로 표현한 것을 확산계수 diffusion coefficient 라고 하며, 확산계수가 클수록 확산이 잘 이루어진다고 해석할 수 있다. 인체 내에서 물 분자의 확산은 앞서 설명한 브라운 운동에 의한 자신확산, 즉 확산되는 방향에 제한이 없는 상태인 등방성 확산 isotropic diffusion 이 일어나기보다는 인체를 구성하고 있는 다양한 조직 구조물에 의해 – 예를 들어 신경섬유, 근섬유, 세포막, 거대단백세포 등 – 특정한 방향으로만 확산되는 제한확산 restricted diffusion, 즉 확산의 방향이 제한받는 비등방성 확산 anisotropic diffusion 이 주로 일어나게 된다. 그림 9-2는 확산의 형태를 간단히 표현하였다.

확산강조영상의 원리

확산강조영상 DWI 은 인체 내에서 일어나는 물 분자의 확산 정도를 계수화하여 영상신호로 표현하는 것이다. 인체 내에서 확산에 의한 물 분자의 위치변화는 자기공명에서 원자핵(스핀 spin)의 위상전이 phase dispersion 를 유도하여 자기공명 영상신호를 미세하게 감소시킨다. 1960년대 스테스칼 Stejskal 등은 90°와 180° RF펄스를 이용하는 스핀에코펄스

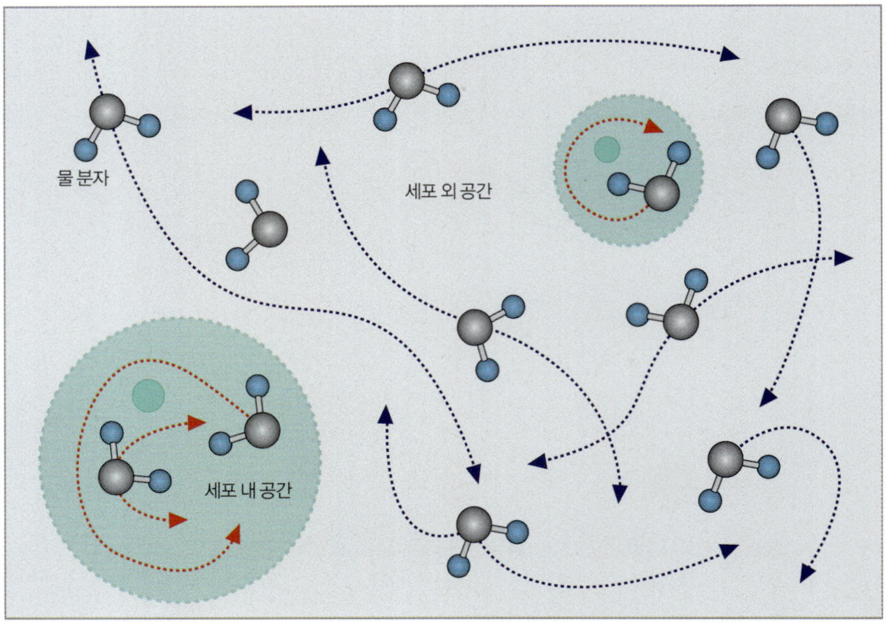

그림 9-2. 세포 구조 등에 의해 확산의 방향이 제한된 물 분자와 구조물 밖의 공간에서 자유로운 방향으로 확산되는 물 분자의 형태

시퀀스 spin echo pulse sequence 에서 180° RF펄스 전후에 강한 그레이디언트자기장을 각각 추가하여 확산에 의한 미세한 신호의 차이를 증폭시켜 영상화가 가능하게 함으로써 DWI의 기본 원리를 제시하였다.

강한 그레이디언트자기장을 가해주면 화적소 voxel 내에서 확산이 잘되는 조직은 위상전이가 심해져 신호가 감소하게 되고, 확산이 잘되지 않는 조직의 경우에는 신호감소가 두드러지지 않는다. 이때 가해주는 그레이디언트자기장의 강도와 시간의 적분값에 따라 DWI에서 확산의 정도가 결정되는데 이를 확산 그레이디언트계수 gradient factor (b-value, b-factor)라고 한다. b-factor는 그레이디언트자기장의 세기(G), 각각의 그레이디언트자기장이 가해지는 시간(δ), 그레이디언트자기장 간 시간(Δ), 회전자기비율(γ) gyromagnetic ratio 에 의해 결정된다(그림 9-3).

b-factor가 커질수록 분자의 위상차가 커지므로 확산의 정도가 강조된 영상을 얻을 수 있으며, DWI의 신호강도는 b-factor와 조직의 확산계수 diffusion coefficient 에 따라 달라진다(그림 9-4).

일반적으로 물 분자의 확산계수는 2.5×10^{-5} cm^2/s 정도이지만 인체 내에서는 세포막이나 거대 단백질 분자 등에 의한 움직임의 제약이 발생하기 때문에 용액 내에서처럼 완전한 확산이 이루어지지 않고 제한적 확산이 주로 일어난다. 이러한 차이로 인해 DWI에서는 조직 내 물 분자의 자유로운 확산은 저신호강도로, 제한된 확산은 고신호강도로 나타나게 된다(그림 9-5).

앞서의 설명처럼 실제 DWI에서 얻어진 조직의 확산계수는 원래 확산이 의미하는 무작위적인 형태가 아니라 제한적 범위 내의 조직에서 일어나는 확산을 반영하게 되는데, 여기에는 제한적 확산과 더불어 조직의 움직임, 심장의 박동, 모세혈관 내 혈류, 환자의 움직임 등의 영향을 받게 된다. 이러한 요소들이 반영된 계수를 겉보기 확산계수 apparent diffusion coefficient, ADC 라고 한다.

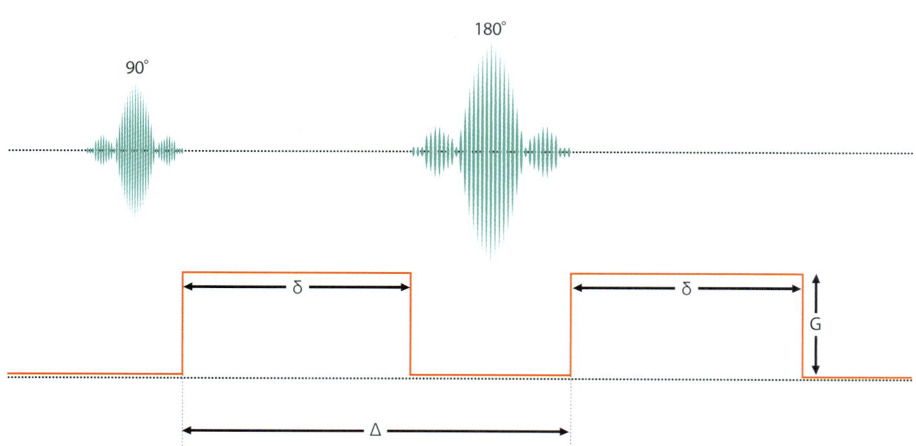

그림 9-3. 확산강조 그레이디언트자기장을 더한 스핀에코펄스시퀀스

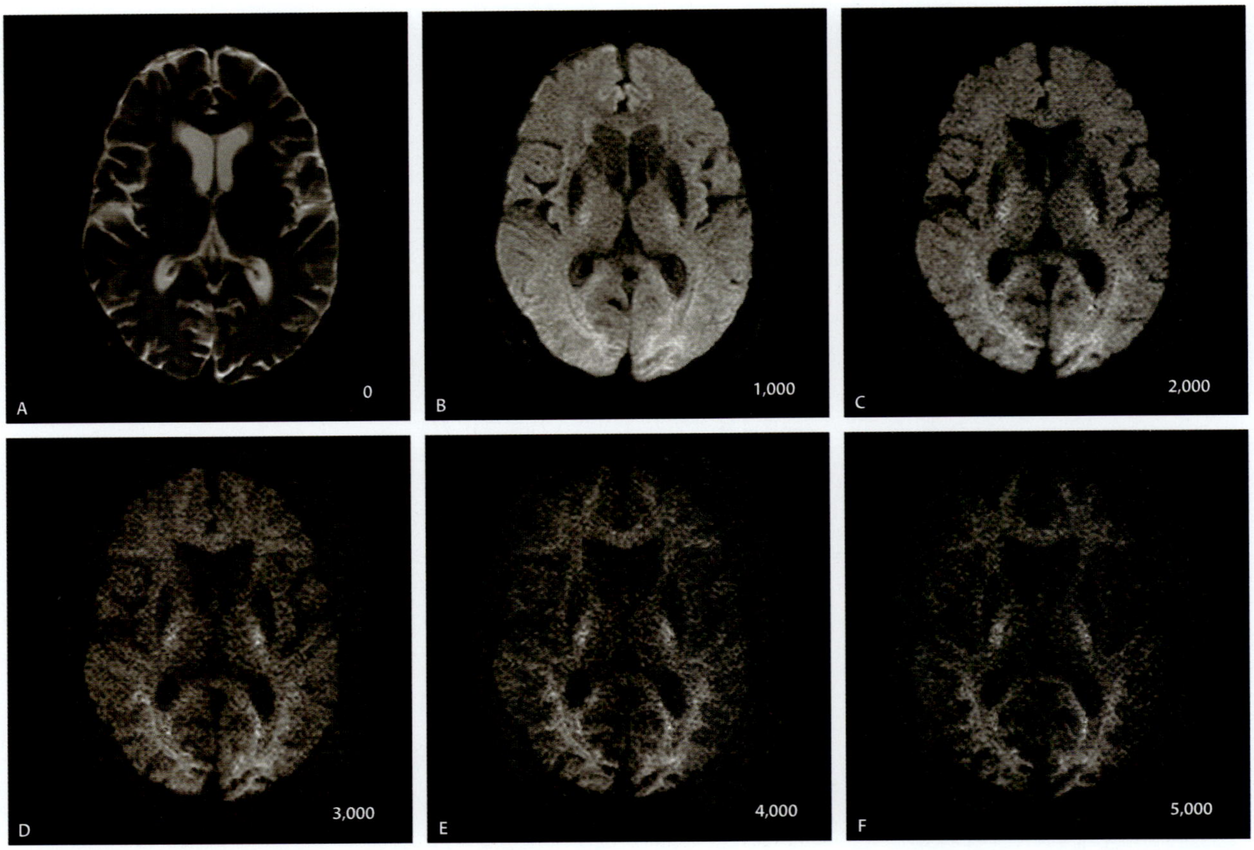

그림 9-4. b-factor에 따른 뇌조직의 신호강도 변화

특정 조직의 겉보기 확산계수를 측정하려면 최소 2회 이상 서로 다른 b-factor를 적용한 후, 이를 신호강도 대 b-factor의 관계에서 나타나는 직선의 기울기로 구할 수 있다. 측정된 겉보기 확산계수를 각각의 영상 화소별로 적용하여 ADC map 영상을 생성할 수 있는데, 이때 T1, T2 이완 및 양성자밀도 proton density 효과가 모두 배제되고 오직 조직 내 물 분자의 확산에 의해서 영상의 대조도가 결정된다. 따라서 ADC map 영상에서는 실제 확산계수가 높은 조직은 고신호강도로 표현되고, 낮은 조직은 저신호강도로 표현된다(그림 9-6).

앞에서 설명했듯이 DWI는 물 분자의 미시적 움직임과 더불어 체동 body movement 등에 의한 거시적 움직임에 매우 민감한 영향을 받는다. 따라서 고속으로 영상을 획득할 수 있는 에코평면영상 echo planar imaging, EPI 기법을 적용하여 영상화를 하게 되면 움직임에 의한 인공물의 영향을 최소화할 수 있다.

임상적으로 주로 급성뇌경색 acute cerebral infarction, 종양 tumor 의 악성도 및 전이, 농양 abscess 의 감별, 골절의 구별 등 다양한 질환에 응용하여 사용할 수 있다. 대표적으로 급성 뇌경색의 경우 DWI를 통해 신속한 진단적 정보를 얻을 수 있다. 허혈 ischemia 이나 혈관

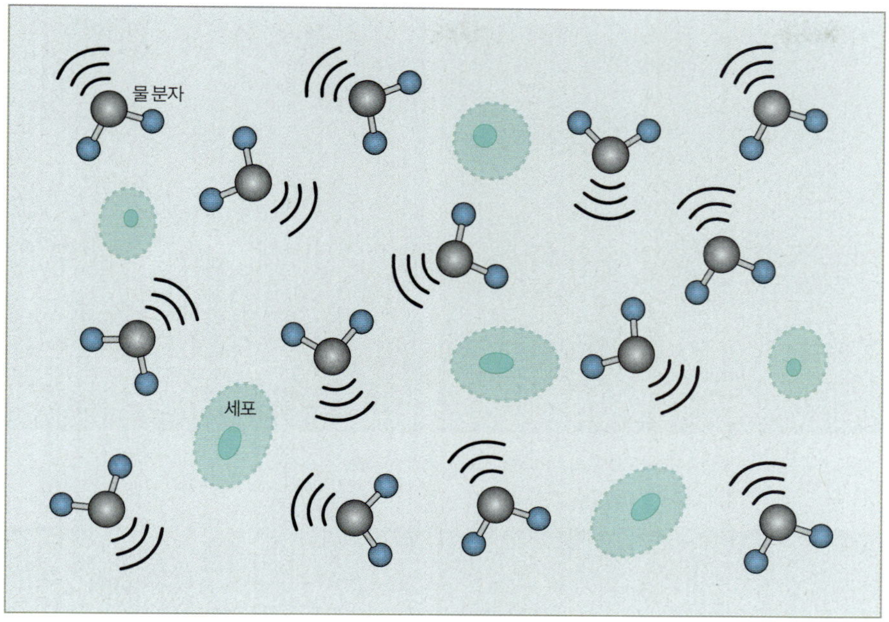

자유로운 확산 ⇒ 저신호강도

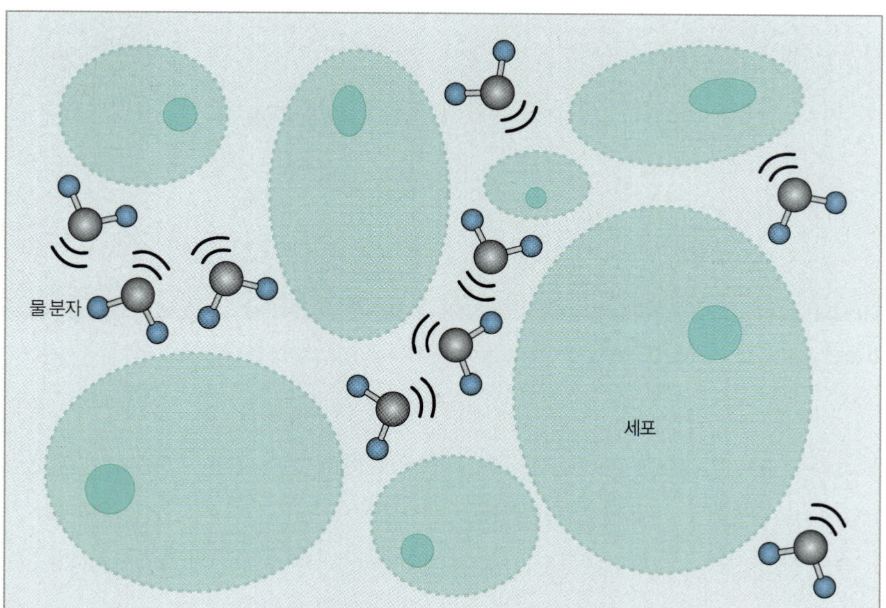

제한된 확산 ⇒ 고신호강도

그림 9-5. 조직의 상태에 따른 물 분자의 확산 차이와 확산강조영상에서 신호강도의 변화

폐색 occlusion 이 발생하였을 경우 뇌조직 내 세포독성부종 cytotoxic edema 으로 인하여 확산 현상이 감소하게 되는데, 이는 DWI에서 고신호강도의 영역으로 나타나고 ADC 영상에서는 저신호강도로 나타나게 된다(그림 9-7).

일반적인 T1 또는 T2강조영상에서는 일정시간이 경과해야만 병소의 정확한 평가를 할 수 있는 반면, DWI에서는 경색이 발생한 수 분 이내에 이러한 변화를 관찰할 수 있다.

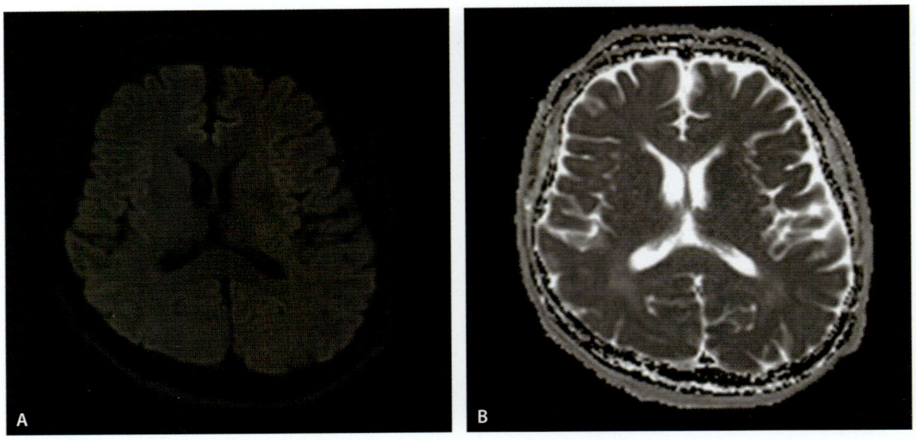

그림 9-6. b-factor 1,000을 적용한 뇌의 확산강조영상과 ADC map. (A) DWI, (B) ADC map

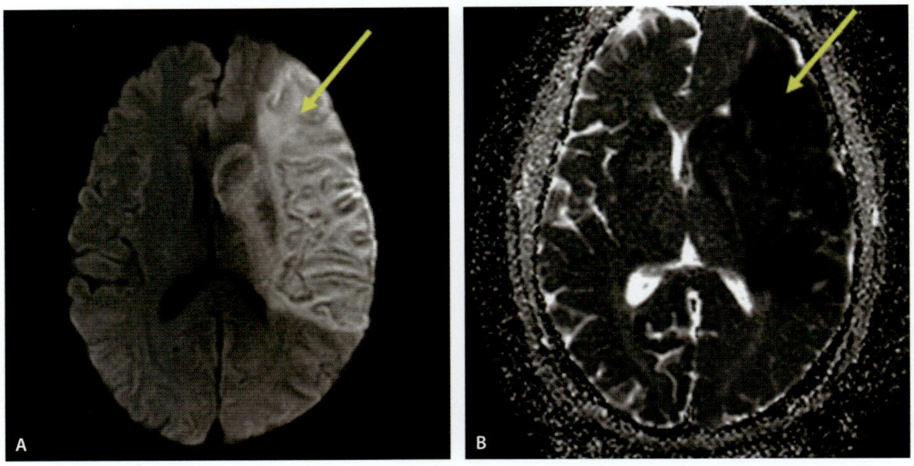

그림 9-7. 뇌경색으로 인한 확산강조영상의 고신호강도영역(A)과 ADC map에서의 저신호강도영역(B)

하지만 뇌경색이 발생한 지 오랜 시간이 지나게 되면 뇌조직 내 확산의 정도가 회복되어 DWI에서 신호강도의 차이를 관찰하기 어렵게 된다.

간혹 정상조직임에도 불구하고 매우 긴 T2이완시간을 가진 조직에서는 DWI에서 고신호강도로 나타나는 경우가 있는데 이를 T2 발광 효과 T2 shine through effect 라고 한다. 이러한 경우에 ADC map 영상에서는 정상적인 신호강도를 나타낸다. 따라서 ADC 영상에서 정상 신호강도인지 저신호강도인지의 구분을 통해 실제 병소의 유무로 인한 확산의 감소를 평가할 수 있다.

확산텐서영상의 원리

텐서 tensor 란, 스칼라 scalar 와 벡터 vector 의 개념을 다차원 공간까지 확장한 것으로 3차원 공간에서의 물질의 상태 변화를 표현할 수 있는 물리량의 개념으로 설명할 수 있다.

DWI를 간단히 정의하면 MRI 장치를 이용하여 인체 내 물 분자들의 자신확산 self diffusion 을 계수화하여 그 정도를 영상화한 것이다. 앞서 확산에 대한 설명에서 언급하였듯이 물 분자가 어느 방향으로나 제약 없이 같은 확률로 확산되는 경우를 등방성 확산 isotropic diffusion 이라 하고, 확산되는 공간의 구조와 같은 제약으로 인해 어느 특정 방향으로만 확산이 잘 이루어지는 경우를 비등방성 확산 anisotropic diffusion 이라고 한다. 또한 인체 내 물 분자들은 단순히 용액 내에 존재하는 형태가 아니기 때문에 세포막이나 거대 단백질 분자 등에 의해 확산의 움직임에 제약을 받게 되는데 이를 제한확산 restricted diffusion 이라고 한다(그림 9-8).

예를 들면 인체의 뇌 백색질 white matter 에는 신경섬유다발 nerve fiber bundle 이 있는데 이 안에서 물 분자는 자유롭게 확산하지 못하고 신경섬유의 주행과 평행한 방향으로는 잘 확산되나 다른 방향으로는 확산의 움직임이 상당한 제약을 받게 된다. 이러한 특성을 갖는 조직 내에서 물 분자의 비등방성 확산은 본질적으로 텐서 tensor 의 물리적 성상을 갖게 된다.

DTI는 인체 내에서 물 분자의 확산 특성을 다차원 공간의 개념으로 표현하기 위해 DWI에 얻게 되는 x, y, z의 3좌표 축 확산정보 이외의 여러 방향의 확산계수를 구하여 영상화하는 방법이다. 즉 MR 영상의 기본 단위인 화적소 voxel 내의 확산력(eigenvalue)과 확산방향(eigenvector)을 정량화하여 비등방성 확산텐서량을 영상화하는 것이다. 이는 DWI 획득 시 x, y, z의 3방향 좌표 축 확산 그레이디언트자기장과 더불어 최소한 xy, xz, yz 축의 그레이디언트자기장을 추가한 6축 이상의 영상을 얻게 되면 표현이 가능하다(그림 9-9).

DTI 영상에서는 화적소마다 고유 확산텐서의 일정 방향으로 동일한 색을 입혀 텐서의 방향을 색으로 구분할 수 있는 색지도 color orientation map; eigenvector map 를 만들 수 있다(그림 9-10).

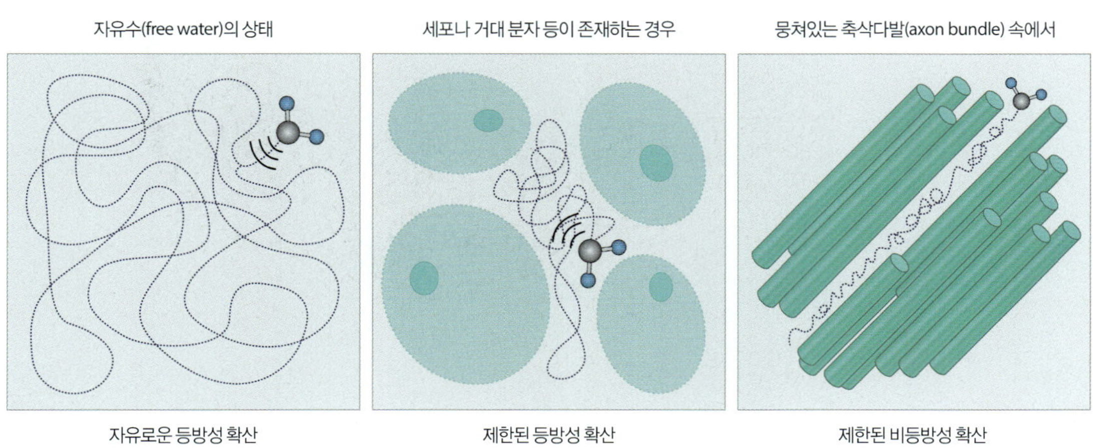

그림 9-8. 물 분자의 환경적 조건에 따른 확산의 궤적

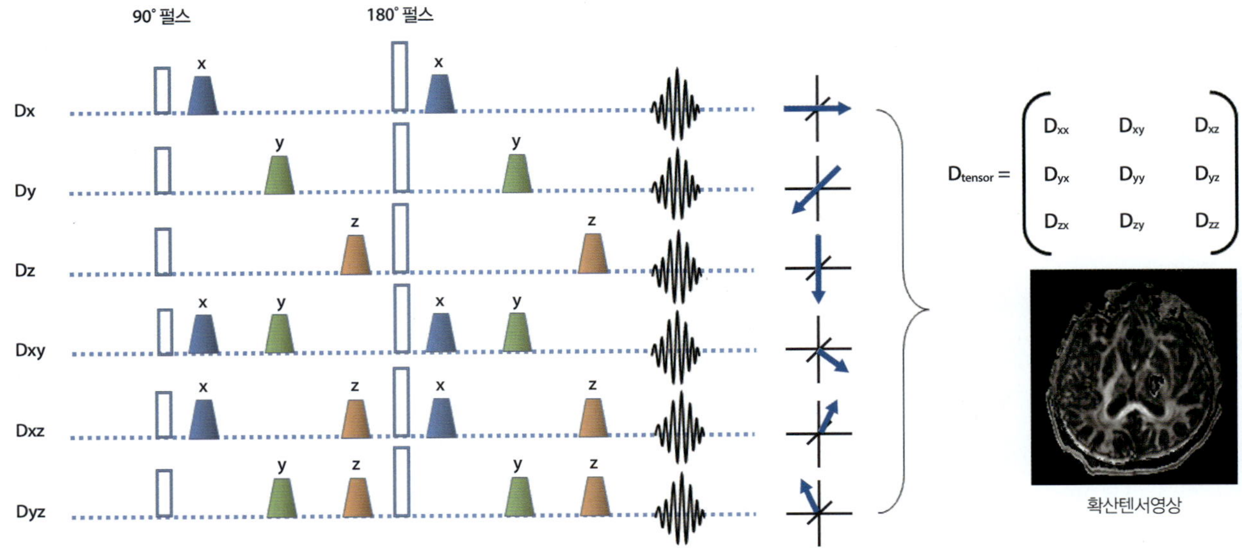

그림 9-9. 6방향의 확산 그레이디언트자기장과 이를 통해 얻어진 각 방향의 확산계수를 종합하여 표현한 확산텐서영상(DTI)

또한 화적소 간 확산텐서의 연결성을 이용하여 신경섬유의 주행을 입체적으로 표현할 수 있는데 이를 신경섬유추적지도 tractography; fiber tracking map 라고 한다(그림 9-11).

DTI는 뇌 백색질의 구조적 상태를 반영하는 만큼 이와 관련된 질환의 연구에 활발히 응용되고 있으며, 신경섬유추적지도를 이용하여 뇌 병변부위와 신경섬유와의 관계, 침범 정도와 증상, 환자들의 수술 전 계획이나 수술 후 예후를 예측하거나 대처하는 데 도움을 줄 수 있다.

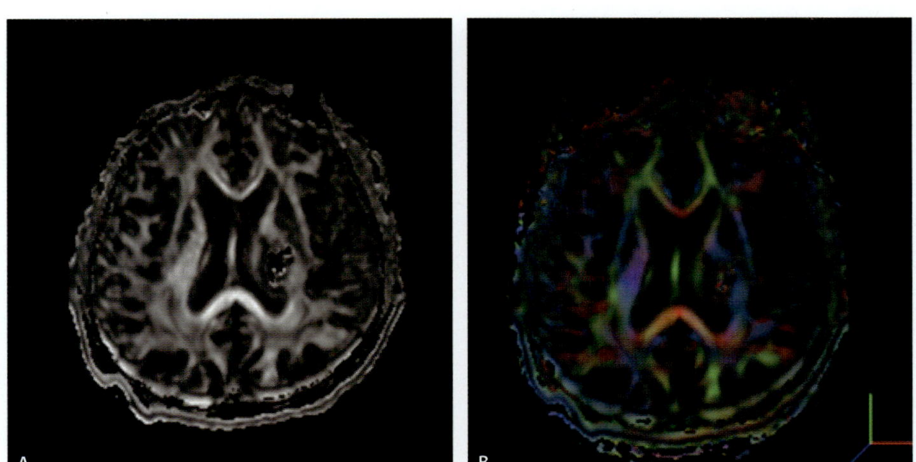

그림 9-10. Fractional anisotropy map (FA map) 영상(A)과 FA map에서 확산텐서의 방향에 따라 색을 입힌 색지도(color orientation map) 영상(B)

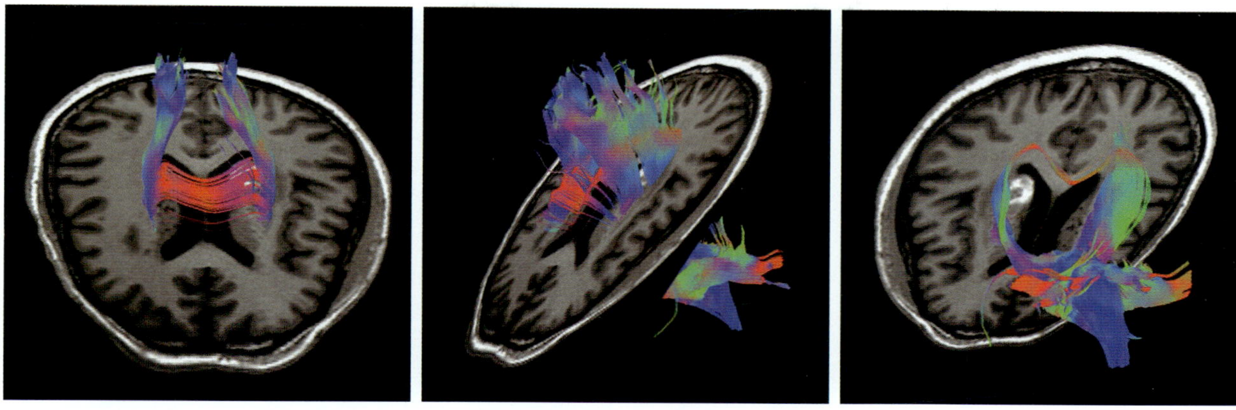

그림 9-11. 확산텐서영상을 이용한 신경섬유추적지도. 확산텐서의 방향(색 구분)을 연결하여 신경섬유의 주행 방향을 표현

자기공명 관류강조영상 Perfusion weighted imaging, PWI

인체 내에서 관류 perfusion 는 혈액에 의해 조직으로 산소와 영양 성분 등이 전달되는 상태, 즉 혈액이 모세혈관을 통해 조직이나 세포의 실질 parenchyma 로 전달되는 상태를 의미한다. 이러한 상태를 평가하는 자기공명 관류강조영상 PWI 은 혈류역학적 hemodynamics 특성의 정량적, 정성적 측정과정에서 적용되는 기술적 방법에 따라 외인성 exogenous 방법과, 내인성 endogenous 방법으로 분류할 수 있다.

외인성 관류강조영상 Exogenous PWI

외인성 PWI는 혈관 내에서 조영제의 흐름을 시간의 변화에 따라 지속적으로 영상화하여 얻게 된다. 즉 조영제에 의한 자기화율 효과에 따라 신호증가(T1이완시간 감소) 또는 신호감소(T2이완시간 감소)의 효과를 이용하게 되는 것인데, 전자를 역동적 조영증강 dynamic contrast enhanced, DCE 또는 bolus passage 방법이라 부르며, 후자를 역동적 자기화율강조조영증강 dynamic susceptibility contrast, DSC 또는 bolus tracking 방법이라고 부른다.

DCE의 경우, 혈관 내로 주입된 조영제는 혈장영역으로 들어온 후 체내 물 성분과 혼합되어 단시간 내에 평형상태를 유지하며 콩팥을 통해 배출되거나 혈관외세포외영역 extravascular extracellular space, EES 으로 유입된다. 이때 조영제가 유입된 조직의 T1 값이 감소하여 결과적으로 T1강조영상에서 신호강도를 증가시키는 효과를 나타내게 되며, 이러한 신호강도 증가의 비율과 양을 관류상태의 변화로 표현하게 된다(그림 9-12).

DCE는 약물동역학적 pharmacokinetics 으로 이중구획모델 two compartment model 로서, 혈관에서 EES로 유입되는 조영제의 비율을 투과율 permeability 의 정도로 설명하기 위하여 – DCE에서 사용되는 투과율 permeability 은 혈류의 순환 과정 중 모세혈관 단위에서 일어

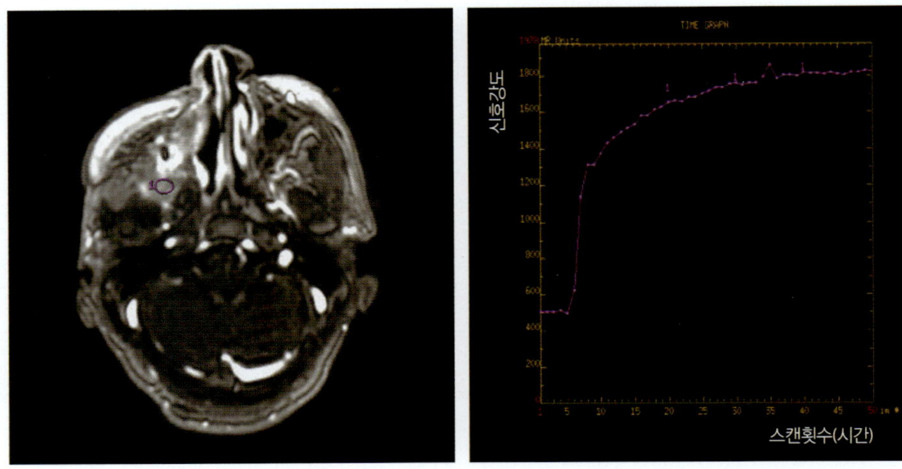

그림 9-12. 관심영역 내 상자성체 조영제의 유입에 의하여 T1강조영상에서 시간 경과에 따른 신호강도의 변화

나는 물질의 투과성 또는 삼투성을 의미한다 – K_{trans}, K_{ep}, V_e, V_p 등의 개념을 사용한다(그림 9-13).

K_{trans}는 조영제가 혈류에서 EES로 전달되는 비율을 의미하고, K_{ep}는 반대로 조영제가 EES에서 혈관으로 전달되는 비율을 의미한다. V_e는 단위조직당 EES의 용적을, V_p는 혈장의 용적을 말한다. 이러한 개념은 DCE 영상에서 조영제 주입 후 시간 경과에 대한 신호의 변화를 시간강도곡선 time-intensity curve 으로 표현한 후 이를 통해 구할 수 있다(그림 9-14).

DSC의 경우, 주입된 조영제가 영상영역으로 처음 통과할 때 국소자기장의 비균일성

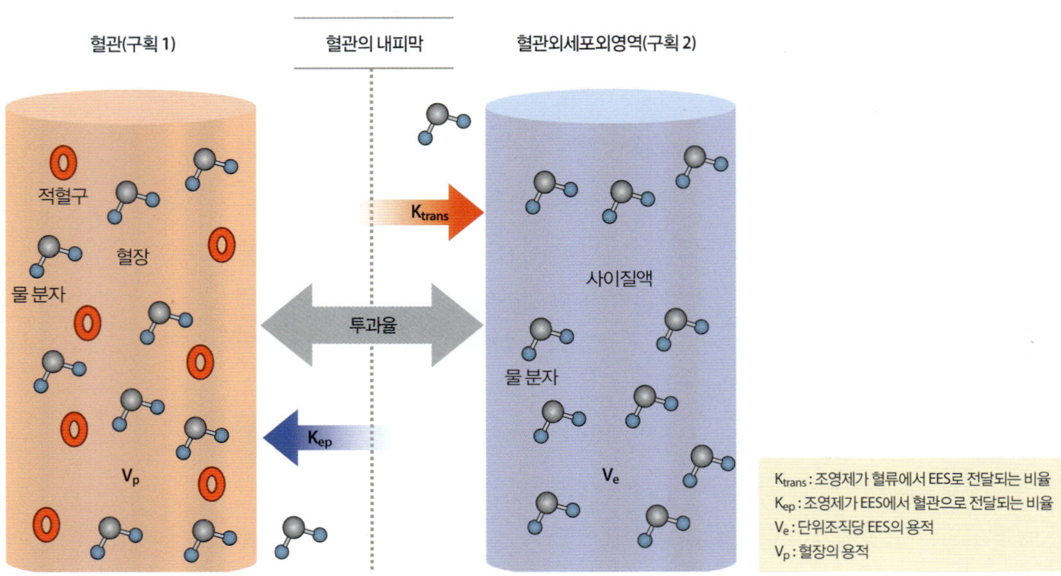

그림 9-13. 조영제가 혈관과 혈관외세포외영역(EES)을 이동(투과)하는 약물동역학적 이중구획모델과 관련 개념

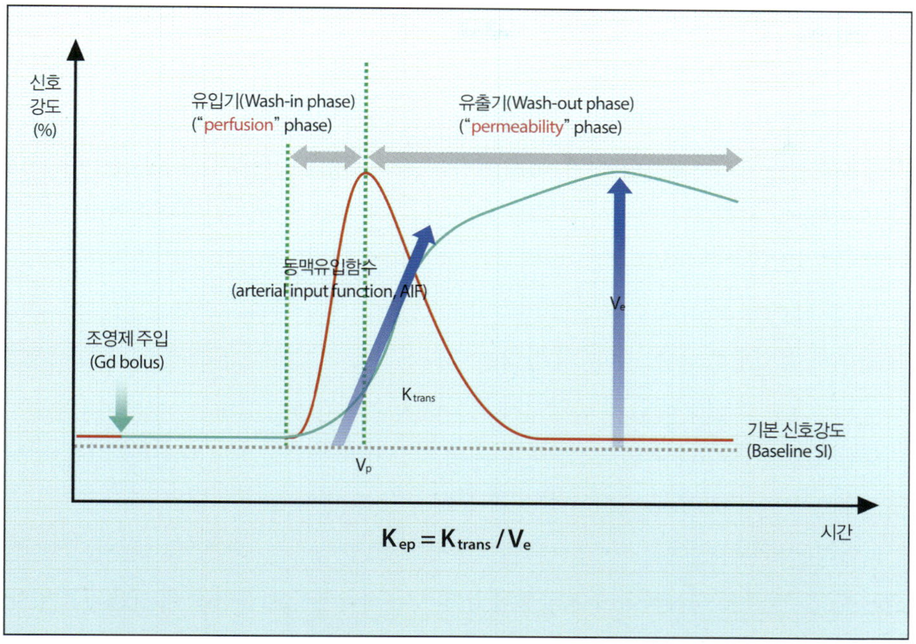

그림 9-14. DCE의 결과, 시간강도곡선 및 투과율(permeability)의 설명을 위한 관련 개념

inhomogeneity 을 초래하여 자기화율 magnetic susceptibility 이 증가하게 되고 T2나 T2*이완율의 변화가 일어나 신호가 감소하게 된다. 따라서 T2강조영상에서 신호강도를 감소시키는 효과를 나타내게 되며, 이러한 신호강도 감소의 비율과 양을 관류상태의 변화로 표현하게 된다(그림 9-15).

상자성체 조영제에 의한 신호감소 효과는 매우 짧은 시간에 이루어지기 때문에 영상화를 위해서 주로 에코평면영상 EPI 기법을 주로 사용하게 된다.

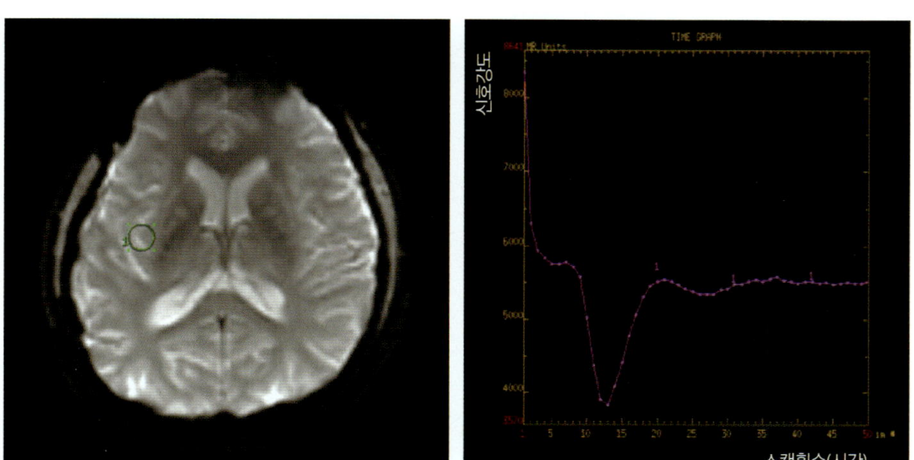

그림 9-15. 관심영역 내 상자성체 조영제의 통과에 의하여 T2강조영상에서 시간 경과에 따른 신호강도의 변화

DSC는 약물동역학적으로 단일구획모델 one compartment model 로서, 혈관을 통해 특정 조직을 통과하는 조영제의 비율을 관류의 정도로 설명하기 위하여 rCBV, rCBF, MTT, TTP 등의 개념을 사용한다.

rCBV regional cerebral blood volume 는 국소 뇌혈류량으로 뇌의 단위영역을 통과하는 혈액의 총량, 즉 동맥, 정맥, 모세혈관이 차지하는 혈관의 용적으로 면적을 의미하고, rCBF regional cerebral blood flow 는 국소 뇌혈류로 단위시간당 단위영역을 통과하는 혈류량을 의미한다. rCBV를 MTT로 나눈 값이다. MTT mean transit time 는 평균통과시간으로 혈류의 동맥 유입부터 정맥으로 유출되기까지 걸리는 평균시간을 의미하며, TTP time to peak 는 최대 조영시간으로 조영제 주입 후 조영제가 최고 농도가 되기까지 걸리는 시간을 의미한다. 이러한 개념은 DSC 영상에서 조영제 주입 후 시간 경과에 대한 신호의 변화를 시간강도 곡선 time-intensity curve 으로 표현한 후 이를 통해 구할 수 있다(그림 9-16).

외인성 PWI는 임상에서 주로 뇌경색 cerebral infarction, 허혈증상 ischemia 및 뇌종양 tumor 의 혈관성 vascularity 을 평가하여 병변의 종류와 병기의 정확성을 이해하는 데 사용되고 있다. 그림 9-17은 정상조직(붉은 선)과 병터(초록 선) 및 병터주변조직(노란 선)에서 시간에 따른 조영제 농도를 비교한 것이다.

특히, 허혈성뇌경색 ischemic cerebral infarction 의 경우에서 DWI와 PWI를 함께 비교 평가하게 되면 허혈성 반음영 ischemic penumbra 영역을 쉽게 확인할 수 있기에 경색에 의한 가역적 뇌손상 reversible necrosis 부위와 비가역적 뇌손상 irreversible necrosis 부위에 대한 적절한 치료 시기와 방법의 결정에 도움을 줄 수 있다(그림 9-18).

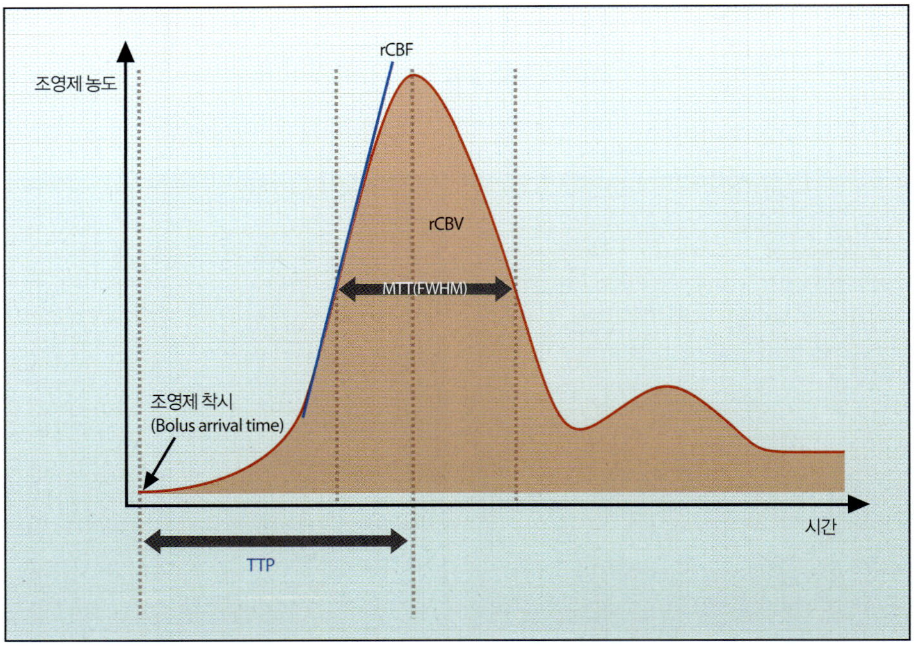

그림 9-16. DSC의 결과, 조영제 농도곡선 및 관류 정도의 설명을 위한 관련 개념

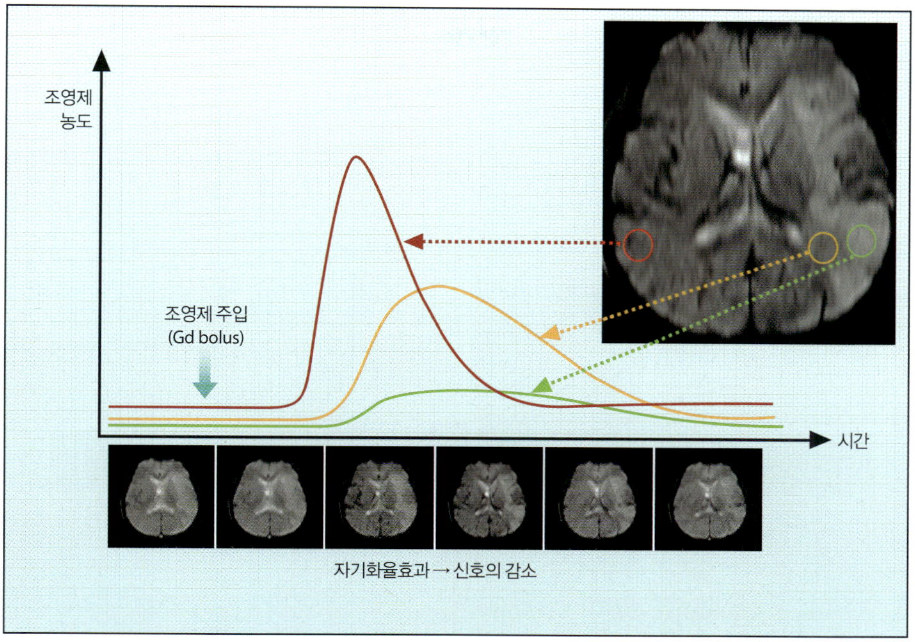

그림 9-17. 조직의 관류상태에 따른 조영제 농도 변화와 영상신호의 차이

내인성 관류강조영상 Endogenous PWI

내인성 PWI는 조영제 주입 등의 침습적 invasive 행위 없이 체내의 혈액을 추적자 tracer 로 이용하는 동맥스핀표지 arterial spin labeling, ASL 방법을 이용하고 있다.

ASL 방법은 인체의 혈액 중 동맥 혈액 내 양성자 proton 의 세로축자기화 longitudinal magnetization 성분을 RF펄스를 이용하여 변화시켜 영상화하는 방법이다.

ASL 방법은 일반적으로 두 번의 영상획득과정을 거치게 된다. 먼저 혈액에 특정 RF펄스를 가하지 않은 상태에서 영상(control or reference image)을 얻게 된다. 그 다음에 혈액을 특정 RF펄스로 자기화시켜 영상(labelling or tagging image)을 얻어낸다(그림 9-19).

이렇게 획득된 두 영상에서의 신호의 차 signal difference 가 혈액의 관류 정도에 비례해서 나타나는 과정을 최종적으로 표현하게 되며 이를 통해 혈류량의 정보를 알 수 있게 된다

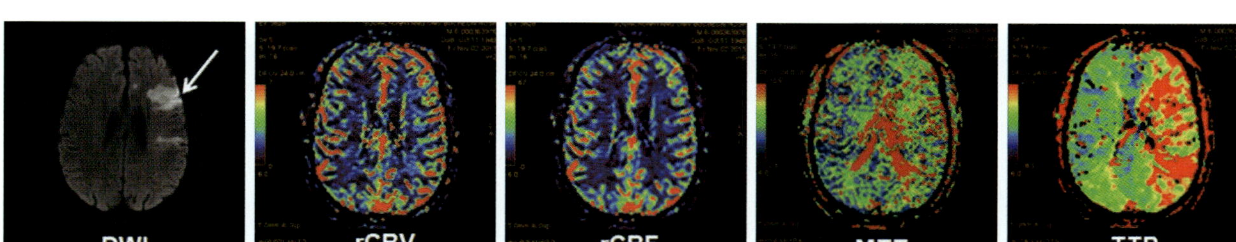

그림 9-18. 뇌경색 환자의 DWI, DSC 영상. 중간대뇌동맥(middle cerebral artery, MCA)폐색에 의한 뇌경색 환자에서 DWI와 DSC 영상(rCBF, TTP)을 통해 허혈성 반음영영역을 확인할 수 있다.

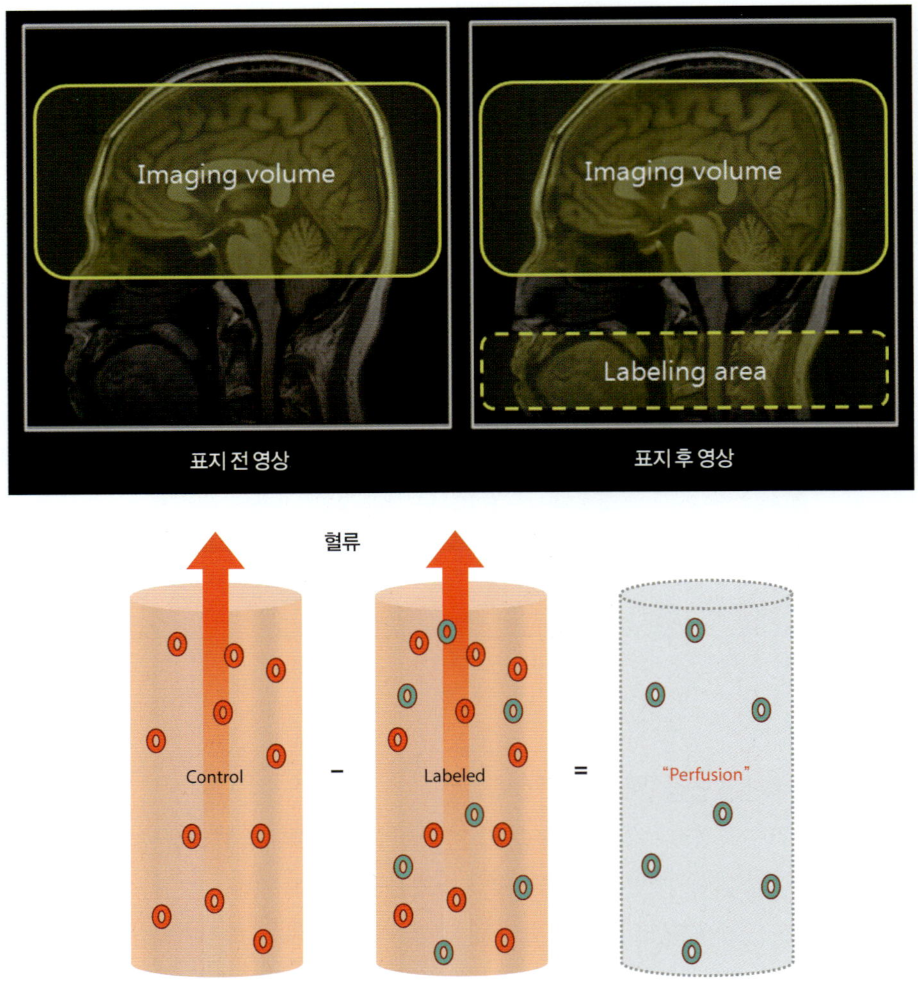

그림 9-19. ASL 방법을 이용한 관류량 측정의 기본적인 영상화 개념

(그림 9-20).

표지 전·후 두 영상의 감산을 통해 얻어지는 신호강도의 차이는 보통 1~2% 정도이며, 여기에는 혈중 헤마토크리트 hematocrit 수치 증가에 따른 혈액의 T1 증가 및 혈액과 조직의 T1 값, 표지 혈액이 영상영역으로 이동하는 시간(arterial transit time, ATT)을 포함한 혈류 속도 같은 다양한 변수에 영향을 받는다.

ASL 방법을 혈액을 표지하는 기술적 관점에서 분류한다면 크게 순간동맥스핀표지 pulsed ASL, PASL, 연속동맥스핀표지 continuous ASL, CASL, 가성연속동맥스핀표지 pseudo continuous ASL, pCASL, 혈류속도선택동맥스핀표지 velocity selective ASL, VSASL 의 4가지 방법으로 구분할 수 있다.

임상적으로 ASL 방법은 주로 뇌혈관의 관류를 평가하는 데 이용되고 있으며, 혈전용해술 등 중재적 시술 후 재관류의 정도를 확인하는 데 사용할 수 있다. 또한 콩팥이나

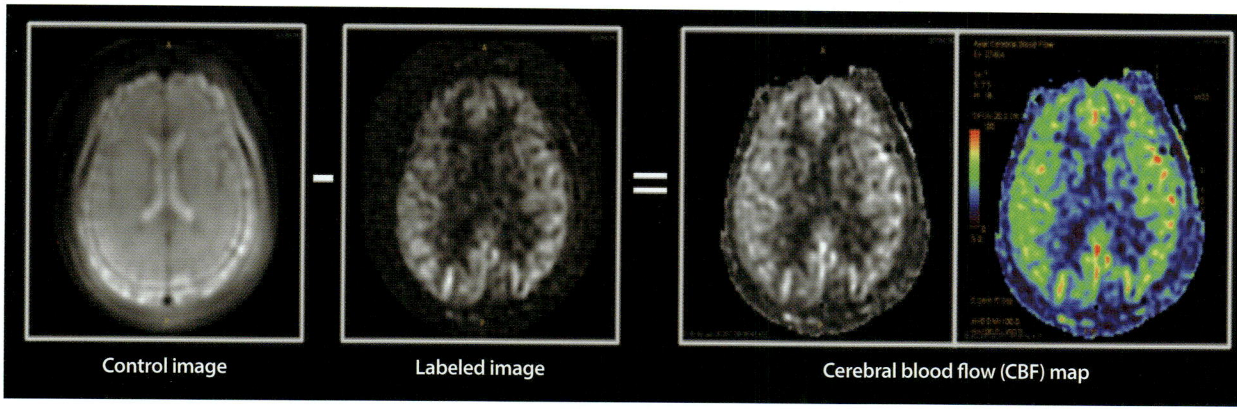

그림 9-20. ASL 방법을 이용한 CBF map의 생성

근육 등의 관류 평가에도 적용할 수 있다(그림 9-21).

ASL 방법은 조영제의 주입 없이도 혈류량을 정량적으로 평가할 수 있어 사용빈도가 증가하고 있으며, 조영제에 의한 콩팥독성이 문제가 되는 콩팥기능저하 환자(예: 신원성 전신섬유증 nephrogenic systemic fibrosis, NSF), 소아, 임산부 등의 대상에 안정적이며 반복적으로 적용할 수 있다.

ASL 방법은 반복적인 영상을 빠르게 획득하기 위하여 EPI 기법을 주로 사용하기 때문에 출혈부위 hemorrhagic region, 석회화 calcification, 공기와 조직의 경계면 air-tissue interface, 금속 이식물 metallic implants, 상자성체 조영제 주입 등에 의한 자기화율에 영향을 많이 받아 인공물을 발생시키기 때문에 잘못된 측정 결과를 나타낼 수 있다. 또한 표지 전 · 후 영상의 차이를 감산하는 원리를 갖고 있기 때문에 검사과정에서 환자의 움직임이 적절히 통제되지 못할 경우에도 관류량의 평가에 오차가 생기게 된다.

PWI의 종류별 특징은 표 9-1에 정리하였다.

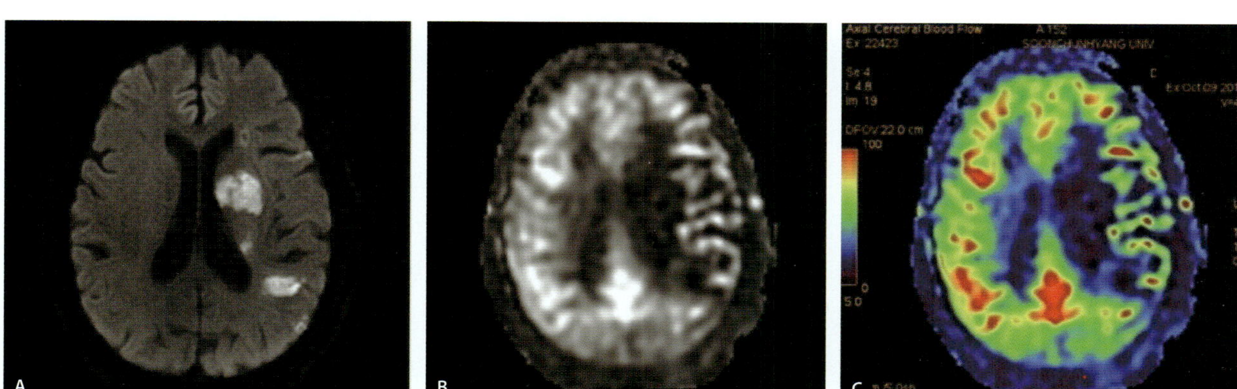

그림 9-21. 중간대뇌동맥의 폐색에 의한 뇌경색 환자의 DWI 및 ASL 영상의 병소부위. (A) DW, (B, C) ASL (rCBF map)

표 9-1. PWI의 방법에 따른 특징의 비교

	DCE	DSC	ASL
이완	T1	T2/T2*	혈액의 T1
조영 물질	가돌리늄 계통	가돌리늄 계통	혈액과 반전펄스
영상 효과	투과율 (혈관, EES)	자기화율 (혈류량)	혈액의 T1이완 (혈류)
측정 지표	K_{trans}, K_{ep}, V_p, V_e	rCBF, rCBV, MTT, TTP	CBF
영상 변수	TR < 0.5 s TE ~10 ms FA 20° 스캔시간 3~9 min	TR < 2 s TE ~35 ms FA 60~90° 스캔시간 1~2 min	TR 3~4 s TE 15 ms FA 90° 스캔시간 3~5 min
주요 장점	BBB 투과율의 평가	영상화 경험 축적 신속한 영상화	조영제 불필요
측정 오차	조직과 혈액의 T1 및 동맥유입함수(AIF)의 정확한 계산	조영제의 유출 효과	낮은 SNR

기능적 자기공명영상
Functional magnetic resonance imaging, fMRI

기능적 자기공명영상은 1992년 오가와 Ogawa 등에 의해 혈액 내 헤모글로빈 hemoglobin 의 산소 결합 정도에 따라 T2*이완이 달라진다는 기술적 가능성이 처음 보고된 이후, 이를 시각 및 인지 실험에 적용한 실험결과들이 발표되면서 뇌의 활성도를 시각적으로 표현하는 방법으로써 많은 연구기관에 의해서 기초 신경과학 연구에 활용되고 있는 영상화 방법이다. fMRI를 통해 기존의 전산화단층촬영 computed tomography, CT 이나 MRI 등의 해부학적 영상정보로는 해결할 수 없었던 뇌의 인지기능, 뇌혈류 정보 등의 정보 제공을 통해 관련 문제의 해결에 도움을 줄 수 있게 되었다.

fMRI는 혈액 내 헤모글로빈의 산소함유 정도에 따른 T2*의 변화를 기반으로 하는 혈액산소농도의존 blood oxygen level dependent, BOLD 효과를 이용하는 방법이 현재 가장 널리 이용되고 있는 기본원리이다. 신경세포가 활성화될 때 그 주위 국소부위에서 혈류량이 증가하는데 그 증가량이 신경세포의 산소소모 증가량보다 훨씬 많게 된다. 따라서 활성화된 신경세포 주위의 모세혈관에는 산소를 운반하는 헤모글로빈 중에서 산소와 결합된 산소헤모글로빈 oxyhemoglobin 의 비율이 증가하고, 산소가 없는 탈산소헤모글로빈 deoxyhemoglobin 의 비율은 오히려 감소한다. 산소헤모글로빈은 주변자기장에 영향을 끼치지 않는 반면 탈산소헤모글로빈은 주변자기장에 영향을 끼쳐 자기장의 균일성을 저하시키고 자기공명영상에서 T2*신호를 감소시킨다. 따라서 신경활성이 일어나는 부위에서 탈산소헤모글로빈의 비율이 감소하게 되면 T2*신호는 반대로 증가하게 된다(그림 9-22).

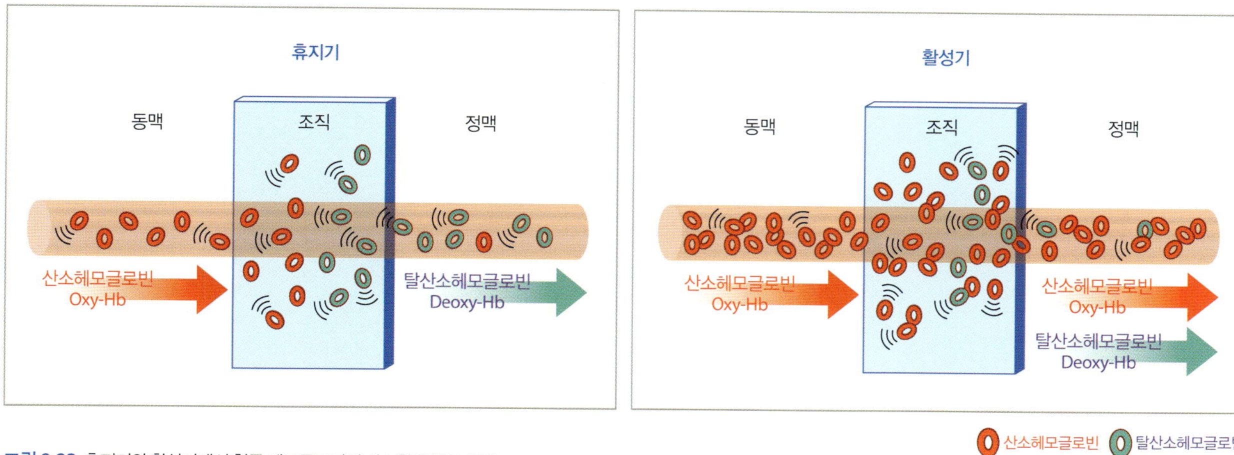

그림 9-22. 휴지기와 활성기에서 혈중 헤모글로빈의 산소함유 정도 변화

fMRI에서는 이러한 차이를 영상화하게 되는데, 이와 같이 국소부위 혈중 산소포화 수준에 따라 변화하는 MR 신호의 변화를 BOLD 신호라고 한다.

BOLD를 이용한 fMRI는 보통 뇌에 자극이 가해지지 않은 휴지기 resting state 와 자극이 가해지는 활성기 activation state 로 구분하여 이들의 신호강도 signal intensity, SI 차이를 측정하게 된다.

$$SI(\%) = \frac{(SI_{act} - SI_{rest})}{SI_{rest}} \times 100(\%)$$

활성기에는 시각이나 청각에 의한 자극을 주거나 손발의 운동이나 인지능력이 필요한 행위를 – 이를 패러다임 paradigm 이라 한다 – 유도하는데, 이에 맞추어 신호의 증가가 일어나는 부위를 찾아 활성화된 뇌 부위로 표시한다(그림 9-23).

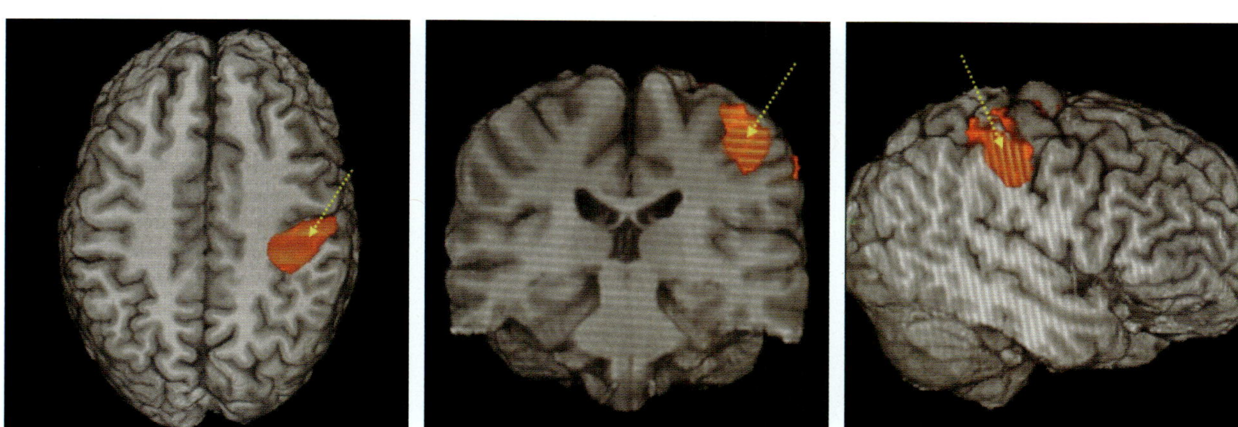

그림 9-23. 손을 움켜쥐는 행동을 패러다임으로 시행한 경우에 관찰되는 뇌의 운동영역 활성화 부위

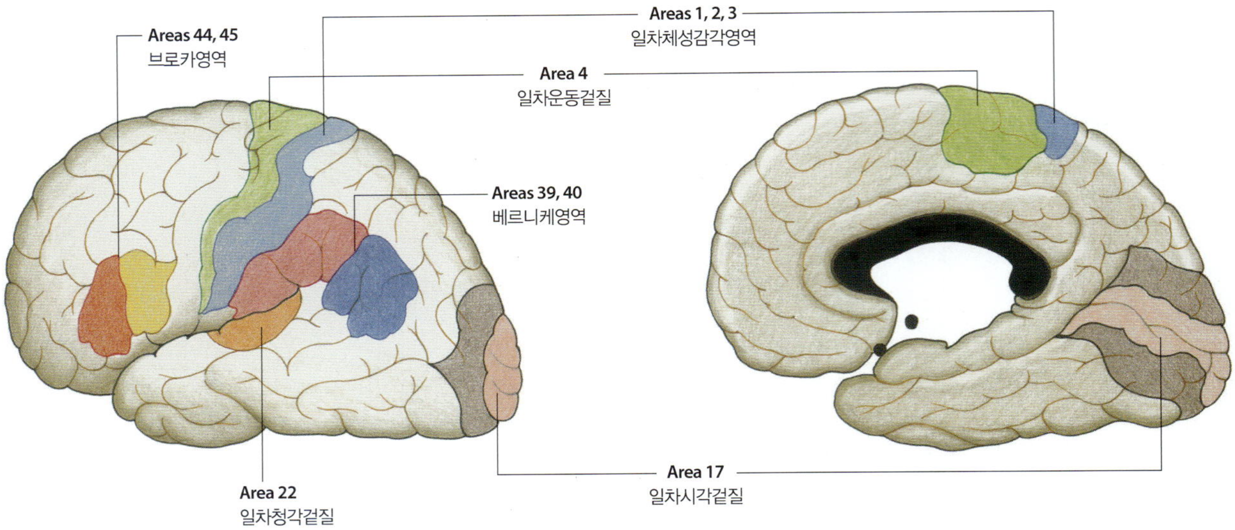

그림 9-24. 브로드만에 의해 고안된 대뇌겉질의 세포구조 지도

하지만 이러한 과정은 매우 정교한 통제하에 이루어져야 한다. 그러기 위해 fMRI 검사 시에는 사전에 피검사자에 대한 파악과 뇌의 활성화를 유도하려는 적절한 패러다임의 결정, BOLD 영상의 획득 과정, 영상자료의 분석과 통계적 방법 등이 적절하게 구성되어야 한다.

fMRI의 시행과 각종 패러다임의 수행을 통한 활성화 부위의 평가를 위해서는 대뇌겉질의 세포구조와 관련된 기능의 차이에 대한 이해가 수반되어야 한다. 이에 대한 이해를 위하여 1900년대 초 브로드만 Brodmann 에 의해 고안한 대뇌의 기능 지도인 브로드만영역 Brodmann area 을 바탕으로 시각영역 visual area, 운동영역 motor area, 체성감각영역 somatosensory area, 언어영역 language area 등 뇌의 기능적 해부학에 대한 지식이 필요하다(그림

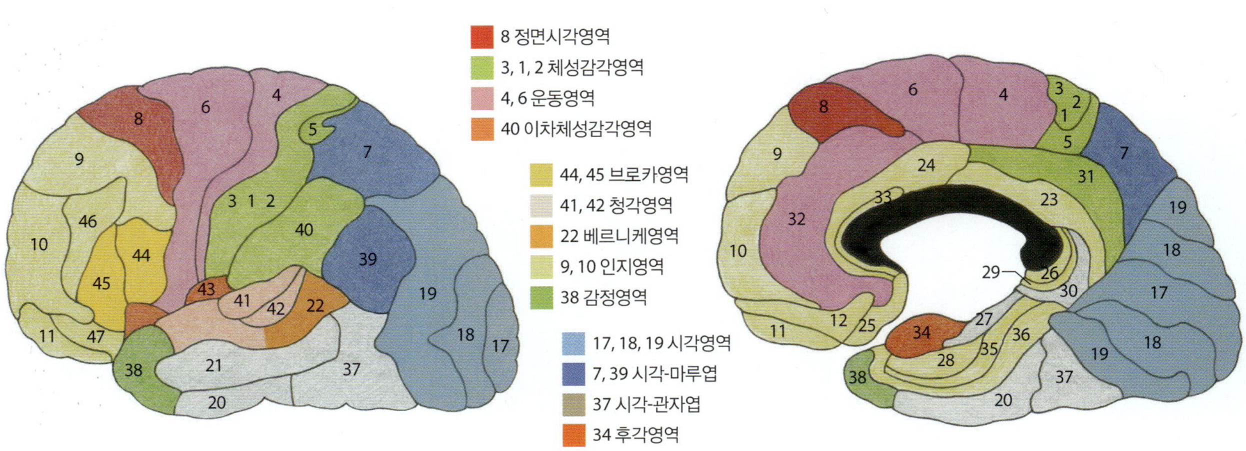

그림 9-25. 기능에 따라 색으로 분류된 브로드만영역

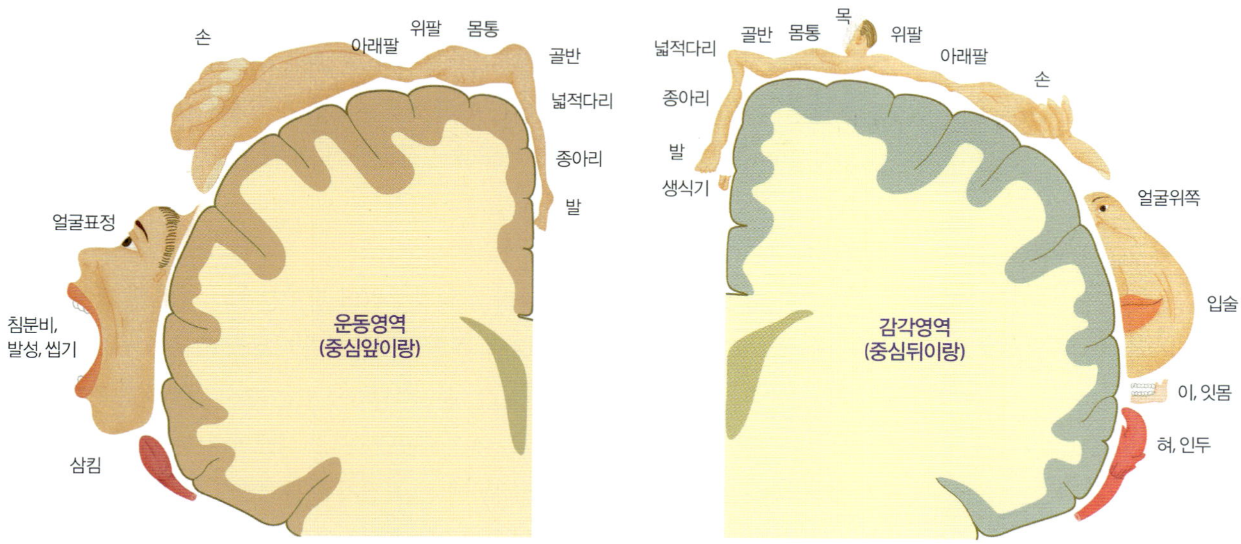

그림 9-26. 작은 인체 모형으로 표현한 운동영역(motor area)와 감각영역(somatosensory area)

9-24~26).

BOLD를 이용한 fMRI는 휴지기와 활성기의 매우 작은 T2*신호의 차이를 민감하게 반영하는 것이 관건이다. 이를 위해서 고자기장의 MRI 영상화 장치와 긴 TE를 갖는 그레이디언트에코 기법을 적용하는 것이 보다 유리하다. 또한 EPI처럼 매우 빠른 속도로 영상을 획득할 수 있는 기법으로 T2*신호를 연속적으로 측정하면서 뇌의 활성화에 따라 변화하는 BOLD 신호를 추적하여 기록하는 것이 중요하다고 할 수 있다.

fMRI는 신경학적으로 뇌의 기능적 활동을 평가할 수 있는 도구로써의 가능성을 충분히 보여주고 있으며, 외과적 수술 계획에 앞서 수술 부위의 결정과 그 경로를 판단함에 있어서도 유용한 정보를 제공할 수 있다.

자기공명 분광법 Magnetic resonance spectroscopy, MRS

자기공명 분광법은 영상의학 분야에서 다뤄지는 MRI의 기본이 되는 기법으로, 1940년대 펠릭스 블로흐 Felix Bloch 와 에드워드 퍼셀 Edward Mills Purcell 에 의해서 핵자기공명현상 nuclear magnetic resonance, NMR 이 연구된 이후 분광분석을 통한 물질의 분자구조 규명에 주로 이용되었다. 이후 MRS 기법의 발전과 더불어 이를 응용하여 인체 내 조직의 대사산물에 관한 정보를 제공하는 임상적 목적으로도 이용할 수 있게 되었다.

MRS는 강한 자기장 내에서 특정 원자를 여기 excitation 시키는 고유한 라디오주파수 radio frequency, RF 를 가해주면 그 원자에서 에코 echo 신호가 나오는데, 이 신호를 푸리에변환

Fourier transform 과정을 거쳐 주파수별 스펙트럼 spectrum 을 얻어 분석하는 방법을 말한다. 기본원리는 화학이동 chemical shift 과 J-결합(스핀-스핀결합)현상을 배경으로 한다. 이 두 가지 현상을 통해 여러 물질에서 나오는 주파수 스펙트럼의 위치와 모양이 달라지고, 이를 분석하여 구성물질의 종류와 그 농도를 측정할 수 있게 된다.

화학이동 Chemical shift

동일한 원자라도 분자의 구조에 따라서 원자주위의 전자분포가 다르게 되며, 단일 분자 내에서도 그 분자를 구성하는 원자핵 주위 전자분포가 다르기 때문에 NMR 현상에 따른 공명주파수가 달라진다. 예를 들어, 물 분자(H_2O)에 있는 수소 원자핵과 지방 분자(-CH2)에 있는 수소 원자핵의 주위에는 전자 분포가 서로 다르게 된다. 물 분자에서는 전자와의 친화력이 높은 산소 원자핵 주위에 전자(전자 구름 electron cloud)가 둘러싸이는 반면, 수소 원자핵에는 전자가 둘러싸이지 않게 되어 외부자기장에 그대로 노출됨에 따라 외부자기장의 공명주파수보다 더 높은 주파수를 갖게 된다. 하지만 지방 분자(-CH_2) 내수소 원자는 외부자기장을 상쇄하는 전자에 둘러 싸여 물 분자에서의 경우보다 3.5 ppm 낮은 주파수를 갖게 된다. 이렇듯 원자 간 전자의 분포에 따라 외부자기장과 다른 주파수를 갖게 되는 것을 화학이동 chemical shift 이라고 한다. 화학이동에서 수소 원자핵의 주파수별 신호 크기와 해상도는 외부자기장의 세기에 의해 달라진다. 외부자기장의 크기가 커질수록 신호 크기는 증가하고 해상도는 좋아진다.

J-결합 J-coupling or spin-spin coupling

J-결합은 동일한 분자 내에서 주위 전자의 존재로 인하여 인접한 두 원자핵 사이에서 생기는 상호작용으로 하나의 신호가 여러 개로 분리되어 나타나는 것을 말한다. 주위 전자로 인하여 원자핵 간 에너지의 수준 차이가 생기게 됨에 따라 결과적으로 한 물질의 주파수신호가 여러 개로 미세하게 갈라지는 주파수분리 fine-line splitting frequency separation 현상이 발생한다. 이렇게 분리된 주파수 간의 넓이를 J-결합상수 J-value 라고 하며 Hz로 나타낸다. J-결합은 간섭되는 원자핵의 수에 따라 2개 또는 3, 4개 이상으로 주파수분리가 되며, 화학이동현상과는 달리 외부자기장의 크기에 영향을 받지 않는다.

MRS에서 사용되는 원자핵으로는 ^{1}H, ^{13}C, ^{15}N, ^{19}F, ^{23}Na, ^{31}P 등이 있는데, 임상적으로는 주로 인체 내에 가장 풍부하게 존재하는 ^{1}H과 또는 ^{31}P을 이용한 MRS가 시행되고 있다. 특히 뇌와 관련한 임상적 연구 및 분석에는 특히 ^{1}H MRS가 많이 이용되고 있다.

MRS는 특정부위를 구성하고 있는 분자의 종류와 함유(양) 정도를 스펙트럼의 피크 peak 신호로 나타낸다. 즉, 스펙트럼의 가로축으로 나열되어 있는 각 피크의 위치(ppm으로 표시; parts per million)는 분자의 화학적 종류를 나타내고 각 피크의 높이 또는 크기는 그 양을 나타낸다. 그림 9-27은 뇌 ^{1}H MRS의 결과이다.

그림 9-27에서 볼 수 있는 뇌의 ^{1}H MRS에서는 2 ppm에 나타난 피크는 N-아세틸아스파르테이트(NAA) N-acetylaspartate 라는 대사물질의 종류를 가리키며, 피크의 신호가 클수록 NAA의 함유 정도가 많다는 것을 의미한다. 정상적인 뇌는 NAA, 크레아틴(Cr) creatine, 콜린(Cho) choline, 마이오이노시톨(mI) myo-inositol, 글루타민/글루탐산염(Glx) glutamine/glutamate 등의 대사물질 등을 비교적 특징적인 위치에서 관찰할 수 있기 때문에 이를 비정상적인 부위와 비교하여 관련 정보를 이해할 수 있다.

뇌의 수소(^{1}H) MRS

정상 성인에서 뇌 대사물질의 경우 특징적으로 N-아세틸아스파르테이트(NAA) N-acetylaspartate 가 2.03 ppm, 크레아틴복합물질(Cr) creatine and phosphocreatine 은 3.03 ppm, 콜린화합물(Cho) choline, phosphorylcholine and glycerophosphorylcholine 이 3.23 ppm에서 항상 일정한 피크로 쉽게 관찰된다.

NAA는 거의 모든 신경세포 neuron 에 존재하는 물질로서, 살아있는 정상적인 신경세포에 분포되어 있기 때문에 신경세포 표지자 neuronal marker 역할을 하며, 지방 및 단백질 합성에 관여하는 것으로 알려져 있다. Cho은 신경전달물질 neuronal transmitter 인 아세틸콜린 acetylcholine 을 생산하는 화합물과 세포막 cell membrane 의 주성분인 인지질 phospholipid 의 성분으로서 세포막의 합성에 관여한다. Cr은 에너지 대사에 관여하는 것으로 알려져 있다. 표 9-2는 인체 조직에서 이용할 수 있는 대표적인 수소 원자핵의 스펙트럼 위치와 의미를 보여준다.

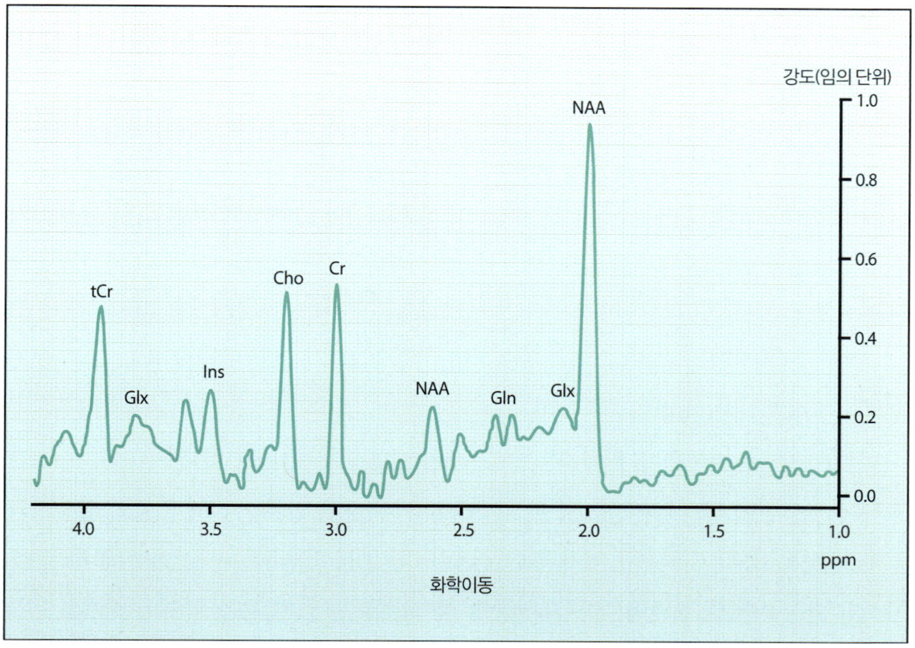

그림 9-27. 뇌의 ^{1}H MRS의 결과

표 9-2. 인체 조직에서 사용 가능한 특정 수소와 양성자 스펙트럼

스펙트럼의 종류(대사물질)	약어	역할	스펙트럼상의 위치(ppm)
N-acetylaspartate	NAA	신경세포 표지물질	2.0
Lactate	Lac	혐기성해당작용의 산물	1.3
Choline	Cho	세포막에 존재	3.2
Creatine	Cr	에너지 대사에 관여하여 ATP 생성	3.0
Lipid	Lip	세포 붕괴의 결과	0.9, 1.3
Myo-inositol	ml	신경아교세포 표지물질	3.5, 3.6
Glutamine/Glutamate	Glx	신경전달물질	2.1, 3.8

뇌의 수소(H_1) MRS로 측정한 각 대사물질은 주로 NAA/Cho, NAA/Cr, Cho/Cr, lactate, glutamin, glutamate,myo-inositol, lipid 등의 비율로 평가한다. 이를 통해 여러 가지 뇌질환의 감별 진단과 종양의 악성도 malignancy 등을 평가하는 데 유용하다. 예를 들어, 뇌종양 중 악성도가 높을수록 NAA/Cr 비율은 감소하고 Cho/Cr 비율은 증가한다. 종양 내부의 괴사가 심할수록 젖산 lactate 및 지질 lipid 피크를 관찰할 수 있다.

- NAA의 감소는 종양세포 침투를 나타낸다.
- Cho의 상승은 종양의 성장을 나타낸다.
- Lactate의 변화는 무산소 상태를 나타낸다.
- Lipid의 상승은 종양의 괴사를 나타낸다.

임상적으로 MRS를 적용하는 방법에는 크게 나누어 볼 때, 일정 부분으로 특정된 조직에서 분석 스펙트럼을 얻는 단일화적소기법 single voxel spectroscopy, SVS 과 여러 부분에서 동시에 분석하는 다중화적소기법 multi voxel technique; chemical shift imaging, CSI 의 두 가지 형태로 분류할 수 있다.

단일화적소기법(SVS)

SVS 기법은 스펙트럼을 측정하기 위한 단일화적소의 선택 시 3차원 방향으로 서로 교차하는 절편에 해당하는 화적소를 이용하게 되는데, 주파수별 스펙트럼의 해상도가 높아 화적소 내 각 대사물질의 구별이 쉬우며, 분석에 소요되는 시간이 비교적 짧다. 하지만 화적소 밖의 영역에 대한 대사물질 정보는 알 수 없기 때문에 여러 곳에서 분석 정보가 필요할 경우 각 부위별로 분석 과정의 반복이 필요하다. 이런 경우 시간이 매우

오래 걸리게 되어 현실적으로 어려운 부분이 있다. SVS 기법에는 짧은 에코시간 short echo time 을 이용한 자극에코획득방식 stimulated echo acquisition mode, STEAM 과 긴 에코시간 long echo time 을 이용한 점분해분광스핀에코법 point resolved spectroscopy spin echo, PRESS 의 두 가지 형태가 있다. 그림 9-28은 SVS 기법을 이용한 화적소 내의 스펙트럼 분석을 보여주고 있다.

다중화적소기법(CSI)

CSI 기법은 넓은 영역을 여러 개의 화적소로 구분하여 동시에 분석할 수 있고, 이를 바탕으로 각 대사물질의 농도 정보를 영상으로 구성한 대사영상 metabolic imaging 을 얻을 수 있다. 하지만 자기화율 효과 magnetic susceptibility effect 및 와전류 eddy currents 의 영향으로 인한 분석 정보에 왜곡이 발생하기 쉽고 SVS에 비해 상대적으로 분석 시간이 오래 걸린다.

그림 9-29는 CSI기법을 이용한 다중 화적소에 대한 여러 스펙트럼 분석 중에서 특정 화적소의 스펙트럼 형태를 보여주고 있다.

MRS를 이용한 측정 및 분석의 일반적인 과정은 다음과 같다.

*일반적인 자기공명영상 검사 준비 이후

① SVS 또는 CSI 기법별화적소 volume of interest, VOI 설정을 위한 참고용 자기공명영상 reference image 의 획득

② 전체 자기장의 균일도 보정 global shimming

③ VOI 설정 - SVS 또는 CSI 기법별

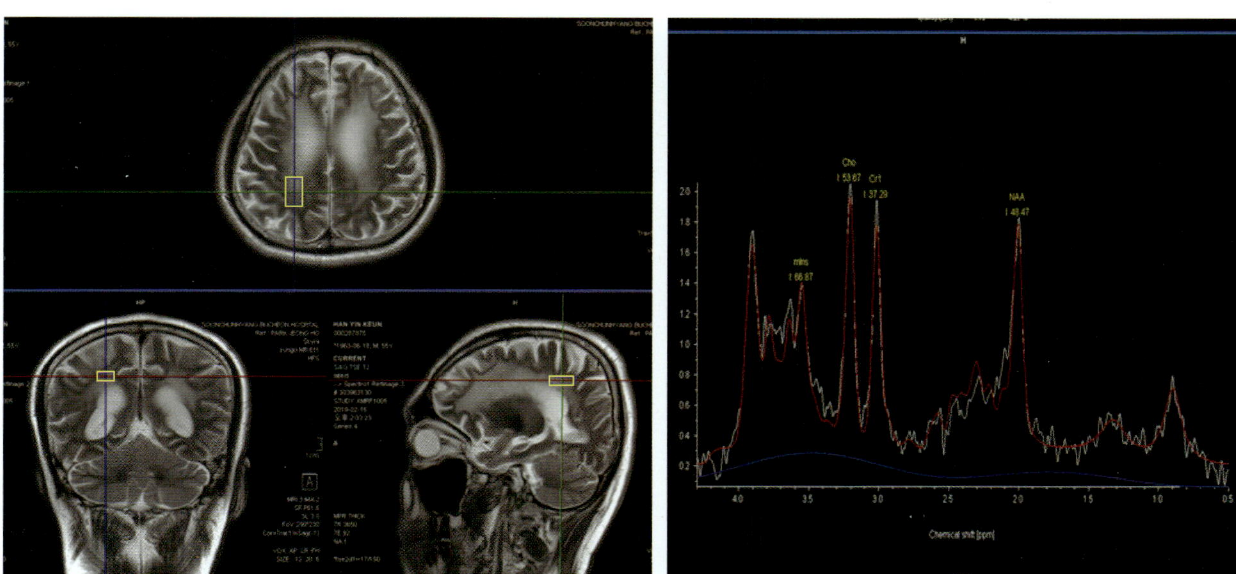

그림 9-28. 단일화적소기법을 이용한 MRS

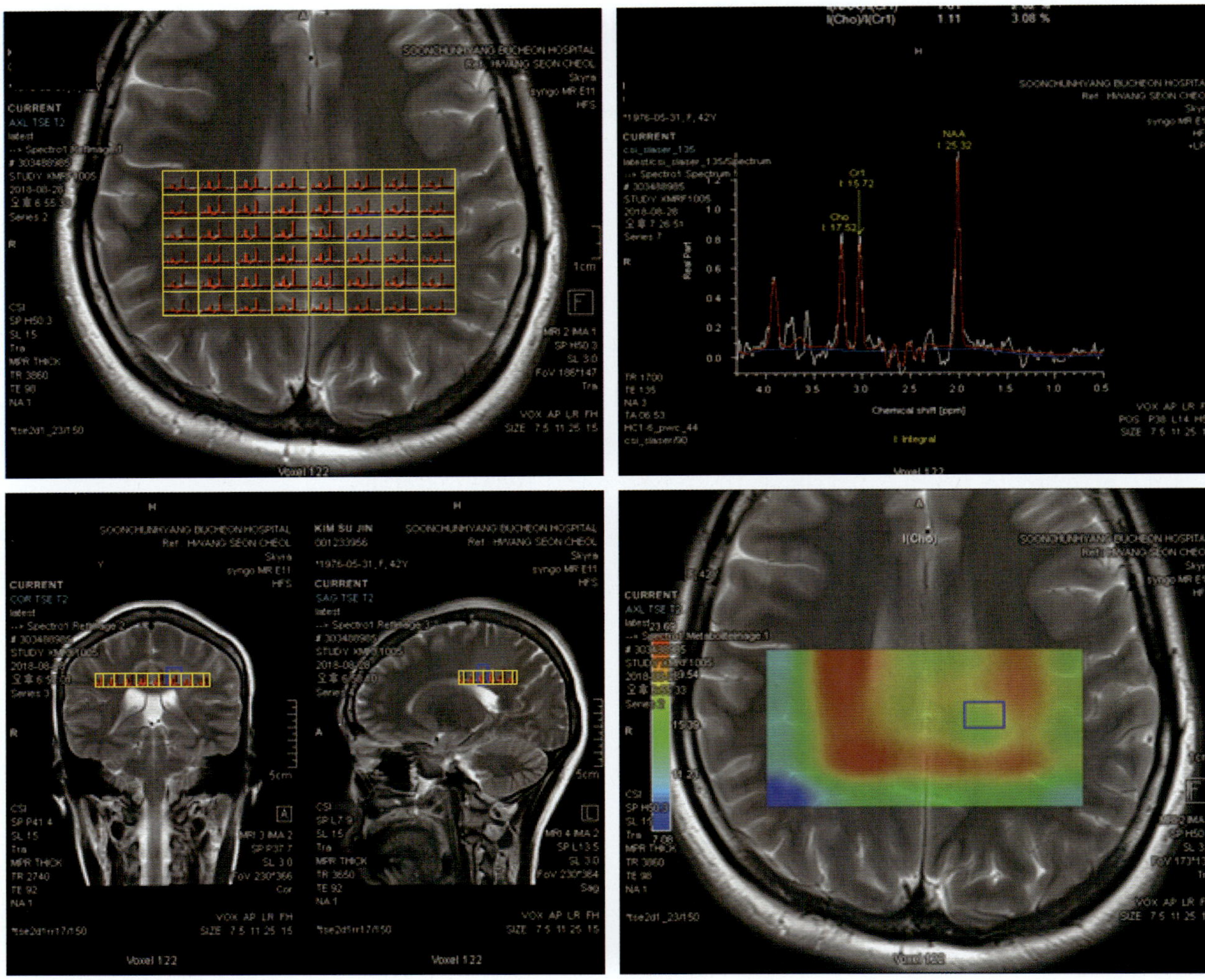

그림 9-29. 다중화적소기법을 이용한 MRS

④ 국소자기장의 균일도 보정 local shimming

⑤ 영상매개변수의 결정

⑥ 물신호의 억제 water signal suppression

⑦ 스펙트럼 측정

⑧ 스펙트럼 처리, 분석, 표시

의학적 입장에서 MRS는 '병든 세포의 대사과정은 정상세포와는 서로 다를 것이며, 병든 세포의 대사과정 역시 병의 원인이나 유발기전에 따라 특이성을 가질 것'이라는 병리 · 생리학적 사실에 기반을 둔 것이며, 세포단위의 대사물질에 관한 분자생화학적인 정보를 비침습적 non-invasive 으로 제공할 수 있는 거의 유일한 방법이다. 따라서 병의 진행 과정에서 조직의 형태 morphological 및 해부학적 anatomical 변화에 앞서 생화학적 biochemical

변화를 미리 인지하여 진행과정 추적 및 적절한 치료방법의 적용에 도움을 줄 수 있다.

MRS는 일반적으로 다음의 임상적 목적으로 사용된다.

- MRI와 함께 보다 명확한 진단을 내리고자 할 때
- 병기 및 치료 계획을 세우기 위해
- 생검의 위치 유도
- 예후를 판정하기 위해
- 치료 이후의 평가 등

임상적 목적의 MRS는 많은 연구를 바탕으로 뇌질환에 특화되어 적용되고 있지만 유방, 전립샘, 간 등의 병기를 정하는 데도 유용하게 사용될 수 있다. 일례로 그림 9-30은 대표적 간 liver 질환의 하나인 간지방증 hepatic steatosis 의 평가를 위해 조직 생검 없이 MRS의 지질 피크를 분석하여 간 내 지방의 함유 비율을 측정하고 있는 과정을 나타내고 있는 영상이다.

점차적인 MRS 기술의 발달과 이를 바탕으로 많은 연구가 진행된다면 다양한 병에 대해 임상적 이해와 평가에 도움을 줄 수 있을 것이다.

중재적 자기공명영상 Interventional MRI, iMRI

임상의학 분야에서 중재적 영상의학 interventional radiology 은 최소의 침습적 시술과정을 이용하여 진단과 치료라는 소기의 목적을 가능하게 하고 있다. 경우에 따라서는 외과적 수술에 비하여 환자의 빠른 회복과 적은 합병증, 의료비용의 감소 등 다양한 장점과 특징

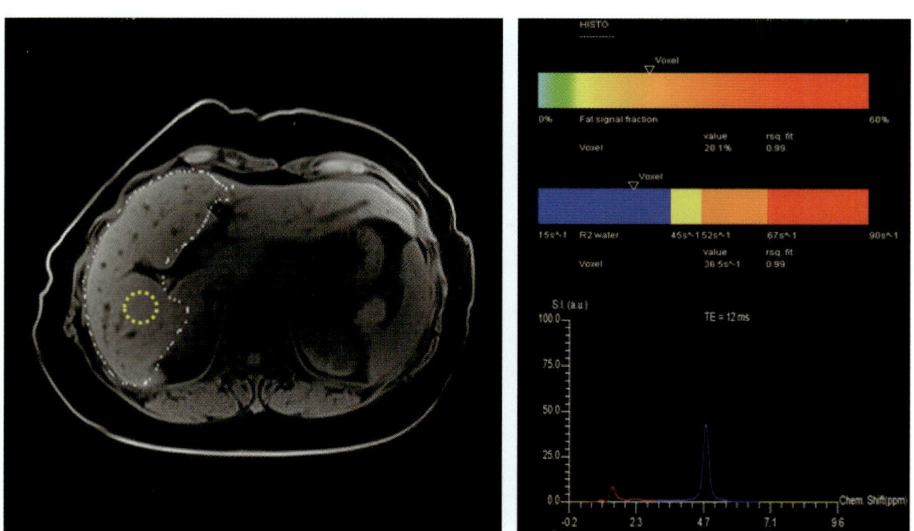

그림 9-30. 간지방증의 정도를 알기 위하여 간 조직 내부 VOI의 지방 함유 비율을 분석하는 MRS 과정

들로 인하여 그 이용과 적용 범위가 꾸준히 증가하고 있다. 하지만 시술과정에서 그 정확성을 높이기 위하여 참고할 수 있는 영상정보에는 상당한 제약이 있다. 예를 들어 X선을 이용한 영상은 연부조직의 대조도 묘사가 쉽지 않고, 내시경 endoscopy 을 병행한 시술의 경우 조직의 표면만을 관찰할 뿐 그 하부 조직의 상태는 관찰이 어렵다.

MRI는 X선을 이용한 영상 장치들에 비해 연부조직의 대조도가 우수하며, 확산, 관류, 혈류나 심장의 기능 같은 생리학적 특징을 영상화할 수 있는 장점이 있다. 중재적 시술과정에서 이러한 부분에 대한 도움을 받고자 고안된 것이 중재적 자기공명영상 interventional MRI, iMRI 이다.

iMRI는 일반적인 중재적 시술의 과정과 목적을 바탕으로 MRI가 가지고 있는 영상학적 장점을 더하여 그 효과를 증가시키는 개념으로서, 실시간으로 연부조직의 상태를 관찰할 수 있는 MR fluoroscopy (MRF)가 가능할 정도로 빠른 영상획득 기술의 개발로 다양한 임상적 상황 및 연구적 목적으로 적용할 수 있게 되었다(그림 9-31).

현재 iMRI는 다음과 같이 임상적으로 조직 생검, 종양 제거술, 혈관 중재적 시술 등에 적용되어 사용되고 있다.

- 유방 조직 생검 tissue biopsy | 양성 · 악성의 사전 감별, 생검 부위의 공간적 위치 파악 용이
- 종양 열치료 tumor ablation | MR guided focused ultrasound surgery (MRgFUS)를 자궁, 유방, 간, 콩팥, 전립선, 뇌 등에 적용 가능하며, 치료 과정에서 조직 대조도를 통한 치료 효과의 확인이 가능
- 신경외과적 뇌종양 절제술 neurosurgical tumor resection | 외과적 수술 시 종양 조직의 최대 절제 및 신경학적 결손의 최소화를 위한 절제 조직의 영상 대조도를 실시간으로 확인
- 혈관 중재적 시술 endovascular intervention | 고속 그레이디언트자기장을 이용한 MRF 유도하 중재적 시술 수행

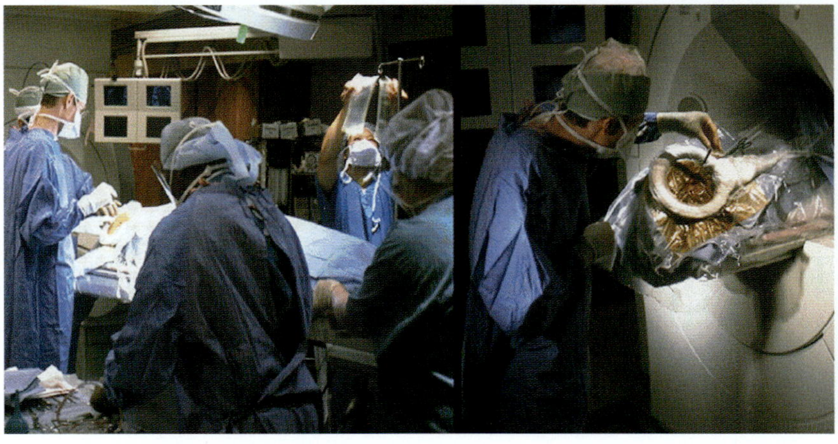

그림 9-31. 중재적 마그넷 시스템(interventional magnet system)

• 정형외과적 수술 orthopedic surgery | 관절 수술 시 운동학적 기능의 확인 및 교정

iMRI는 시술과정 및 그 정확도와 효과를 실시간으로 관찰할 수 있는 효과적인 방법이며, 환자와 시술자로 하여금 이온화 방사선의 노출로 인한 피폭을 최소화할 수 있기 때문에 반복적인 중재적 시술이 필요한 환자나 소아의 경우에는 보다 안전하고 유용한 방법이라 할 수 있다. 따라서 앞서 설명한 임상 적용 이외에도 다양한 연구를 바탕으로 그 적용 대상을 넓혀 가고 있다. 다만 iMRI 시스템의 설계 구조나 설치 형태에 따라 다양한 임상 적용에 있어 제한이 있을 수 있으며, 시스템의 이용에 대한 접근성 및 비용은 iMRI의 적용에 장애물로 여겨지고 있다. 더불어 MR 영상화를 위해 정자기장과 RF펄스에 노출되는 시술자들의 생물학적 영향에 대한 평가가 아직 완벽하게 이해되진 않았으며, 그레이디언트자기장이 가해지는 동안 발생하는 소음에 대한 차음 대책과 시술자들 간의 의사소통 방법, 자기장 내에서 안정적으로 작동할 수 있는 환자 감시 장치 및 중재적 시술 도구의 준비도 반드시 필요하다. 또한 시술도구로 인한 영상의 인공물 artifact 발생도 최소화하여야 한다.

아직은 여러 가지 기술적인 제한점으로 인하여 보편적인 iMRI 적용에 제약이 있지만 기술의 발달과 많은 연구를 바탕으로 멀지 않은 미래에는 중재적 영상의학에서 중요한 역할을 수행할 수 있을 것이다.

자기공명 탄성영상 Magnetic resonance elastography, MRE

자기공명 탄성영상은 인체의 장기나 조직을 촉진 palpation 과 같은 감각적이며 상대적인 방법인 아닌 물리적 방법을 이용하여 수치화하는 방법으로서, 인체의 특정 조직의 표면에 기계적 진동 mechanical vibration 을 전달하여 조직 내부로 전파되는 진동의 속도와 변화 정도를 자기공명 장치를 이용하여 영상화하는 것을 말한다.

MRE의 기본원리는 탄성도 elasticity; modulus 를 측정하고자 하는 특정 조직에 기계적 진동을 가하면 조직 내부에 미세 진동이 일어나게 되고, 이 진동은 조직을 통과하면서 그 경도 stiffness 에 따라서 진행 속도가 달라지는데 이러한 차이를 MRI로 영상화하는 것이다.

MRE를 수행하기 위해서 몇 가지 필수적인 요소가 필요하다. 하드웨어적 요소로는 기계적 진동을 전단파 shear wave (40~120 Hz)의 형태로 만들어 내는 장치 active driver 와 이 진동을 조직의 표면을 통해 전달하는 장치 transducer; passive driver 가 필요하다(그림 9-32).

소프트웨어적 요소로는 조직에 주어지는 기계적 진동의 파장과 맞추어 자기공명영상을 획득할 수 있도록 motion sensitizing gradient가 적용된 위상대조 phase contrast 펄스시퀀스와 진동의 전달 정도를 영상화하여 전단파영상 shear wave image 과 경도지도 stiffness map 를 재구성할 수 있는 후처리 프로그램이 필요하다(그림 9-33).

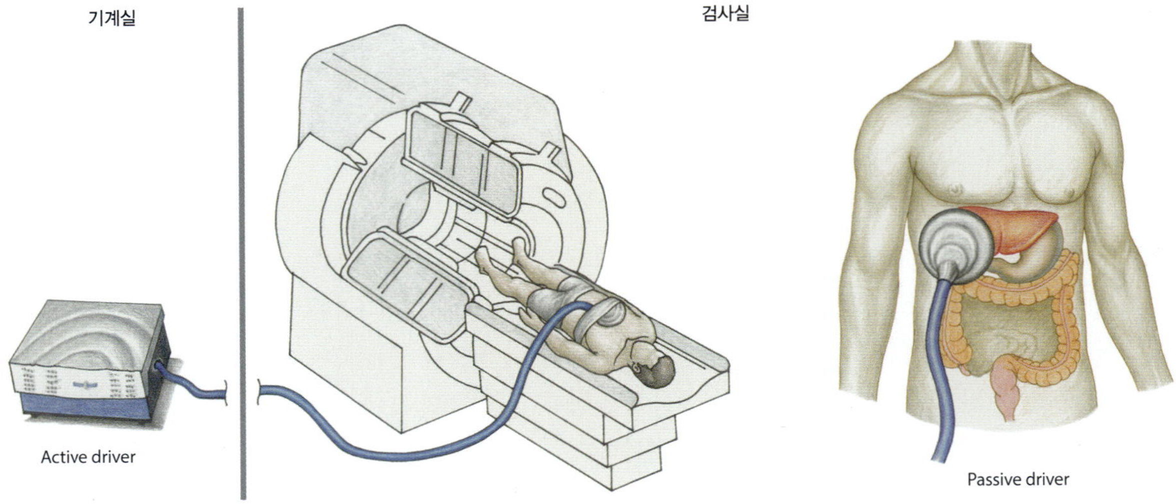

그림 9-32. 자기공명 탄성영상을 위한 전단파(shear wave)의 전달 과정 모식도(RESOUNDANT사)

MRE를 이용하여 다양한 조직의 탄성도를 영상화할 수 있지만 임상적으로는 간의 경화 정도를 평가하는 데 주로 사용되고 있다.

간의 섬유화 fibrosis 가 진행되면 결국 간경화증 liver cirrhosis 으로 이어지게 된다. 일반적으로 원인감염 → 간염 → 간섬유화 → 간경화 단계로 이어지게 되며, 단계가 진행될수록 회복이 어려워지게 된다. 따라서 간경화의 이전 단계에서 조기 평가를 위해 혈액 검사, 간 조직 생검, 초음파를 이용한 방법이 사용되고 있는데 이 방법들은 각각 정확성의 감소, 침습적 과정으로 인한 고통과 국소적인 평가, 비만이나 복수 ascites 환자와 초기 섬유화의 구별 능력 감소 등의 제약이 있다. 반면에 MRE는 비침습적인 검사 과정과 간 전체 조직의 경화 정도에 대한 직관적이며 수치적인 평가가 가능하여 임상적 도구로서 관심이 증가하고 있다. 하지만 높은 비용과 긴 검사시간, 숙련된 검사기술의 습득이 필요하며,

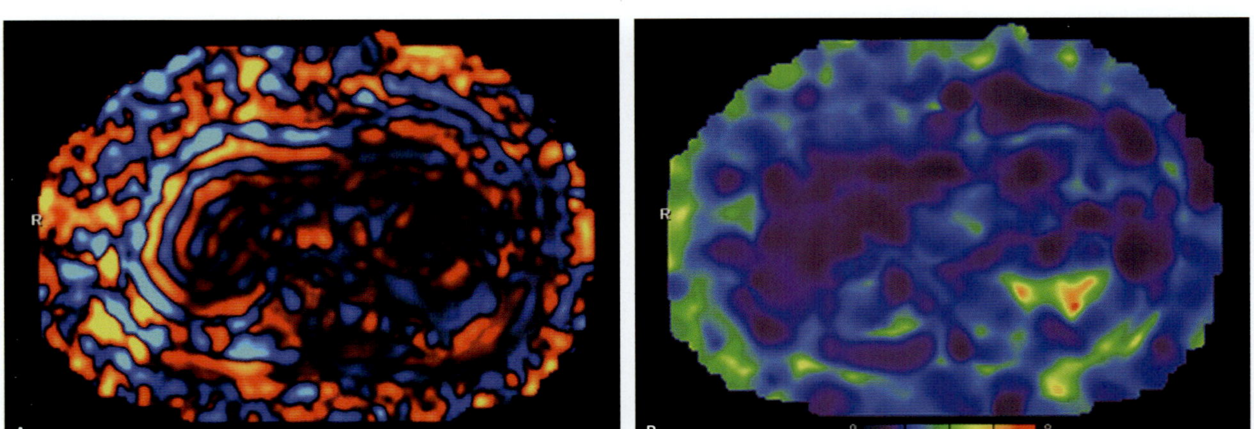

그림 9-33. 자기공명 탄성영상(MRE). 탄성도 평가를 위해 재구성된 전단파영상(A)과 경도지도(B)

간 내 철분 침착 iron overload 및 지방간 fatty liver, 폐쇄황달 obstructive jaundice, 혈관의 울혈 engorgement, 문맥고혈압 portal hypertension 등이 있는 경우 검사 결과가 부정확해질 수 있다는 제한점도 있다.

현재 MRE는 다양한 연구를 통하여 간뿐만 아니라 유방이나 뇌 조직의 특성을 정량적으로 측정하거나 양성 및 악성 종양의 감별진단, 종양의 재발 유무의 평가 등 그 적용범위를 넓혀 나가고 있다.

초고자기장 자기공명영상 Ultra high field MRI, UHF MRI

초고자기장 MRI 시스템은 통상적으로 임상에서 진단목적으로 사용되고 있는 0.5~3.0 T MRI 시스템의 자기장세기를 넘어 4.0 T를 초과하는 자기장의 세기를 가지고 있는 MR 시스템(보통 7.0~11.7 T)을 통칭하는 의미로 사용된다. 보편적으로 상용화되어 있는 1.5 T 또는 3.0 T 등의 MR 시스템보다 월등히 높은 신호대잡음비 SNR 와 해상도를 바탕으로 하는 정보의 제공이 가능하기 때문에 진단에 제한적이었던 미세 병소나 기능적인 부분에 대한 연구가 활발히 진행되고 있다.

국내에서도 일부 의료 기관이나 연구소 등을 통해 7.0 T 이상의 UHF MRI 시스템이 도입되어 임상 질환의 해부학적 변형에 대한 관찰과 발생 기전의 규명 가능성 및 UHF MRI의 보편적 적용을 위한 시스템 개선 연구가 활발히 진행되고 있다.

아직까지는 UHF MRI 보편화를 위해서 자기화율 효과에 의한 영상의 왜곡, SAR의 관리, 불균질자기장, 각종 펄스시퀀스의 최적화 과정 등과 같이 인체영상으로의 적용을 위한 임상 자료수집과 개선 및 분석 과정, 안전성에 대한 연구가 많이 필요한 상황이다.

현재는 주로 뇌 분야에서 높은 신호감도와 해상도를 바탕으로 하는 fMRI와 혈관영상 및 미세 구조의 관찰에 대한 연구가 활발히 수행되고 있다. 하지만 UHF MRI에 대한 많은 연구자들의 관심과 기술의 발전에 힘입어 차츰 더 다양한 분야에서 응용되어 활용할 수 있을 것이다.

자기공명영상과 양전자방출 단층영상의 융합

MRI는 다양한 원리 및 영상 변수를 바탕으로 하여 영상의학 기기 중 해부학적 구조물의 특징을 가장 잘 묘사할 수 있는 대조도와 해상도를 가진 영상화 방법이다. 반면에 양전자방출 단층영상 positron emission tomography, PET 은 양전자를 방출하는 방사성 동위원소를 임상적 목적에 맞는 생화학적 물질과 결합시켜 인체 내부로 주입 in-vivo 한 후 그 분포와 대사과정을 수치화하여 영상화하는 방법으로서, 영상 자체의 해부학적 정보는 그다지 많지 않지만 여타 영상의학 기기에서는 표현하기 어려운 생체 내 생화학적 현상을 비교적 간단한 방법으로 정확하게 정량화할 수 있는 영상을 제공할 수 있다. 이러한 관점에서 두 가지 영상화 방법의 단점을 보완하고 장점을 극대화시키고자 하는 방법으로 고안된 것이 MRI와 PET을 융합한 형태인 MR-PET이다.

MR-PET 융합 영상 기기는 PET에서 얻어진 병태 · 생리학적 분자영상 정보를 고해상도 MRI의 해부학적 영상과 융합함으로써, 각각의 영상만을 단독적으로 이용하여 확인하기 어려웠던 미세 구조물의 변화까지 측정할 수 있다. 예를 들면, 알츠하이머치매 Alzheimer dementia 환자에서 해마 hippocampus 부위 세부영역에서의 포도당 대사를 구분하여 측정할 수 있고, 파킨슨병 Parkinson's disease 에서는 흑질 substantial nigra 의 해부학적 영상과 도파민 전달체의 분포 복합영상을 획득할 수 있다. 이를 이용하여 임상증상의 다양성과 그 관계를 평가하고 조기 진단의 기술 개발로 응용할 수도 있다. 특히 최근에는 fMRI에 PET을 융합시켜, 혈류역학 hemodynamics 과 포도당 대사 glucose metabolism, 그리고 분자영상 molecular imaging 들을 융합한 융합영상기술 fusion imaging 이 새로운 분자 과학에 근거한 뇌 과학 연구의 새로운 방법으로 제시되고 있다(그림 9-34).

여러 의료장비 회사들을 통해서 MR-PET 장비들이 출시되고 있는데, 획득 방법에 따라 MRI와 PET의 구성요소를 하나의 갠트리 gantry 안에 배치하여 동시에 검사하는 일체형 simultaneous system 과 MRI와 PET이 각각의 갠트리 내에 배치되어 시간차를 두고 검사하는 순차형 sequential system 기기 형태로 분류할 수 있다. 전자의 형태에서는 자기장 내에서도 안정적으로 작동할 수 있는 PET 검출기 시스템의 구비가 필수적이며, 후자의 형태에서는 영상획득 시간차에 의한 오류나 왜곡을 최소화할 수 있는 교정 registration 프로그램의 사용이 필요하다.

아직까지는 이러한 기술적 보완점들과 제한된 적응증, 높은 비용 등으로 인하여 MR-PET의 보편화에는 한계가 있지만, 향후 기술의 발달을 전제로 보다 심도 있는 정보를 제공하는 임상적 도구로서의 발전 가능성은 매우 크다고 볼 수 있다.

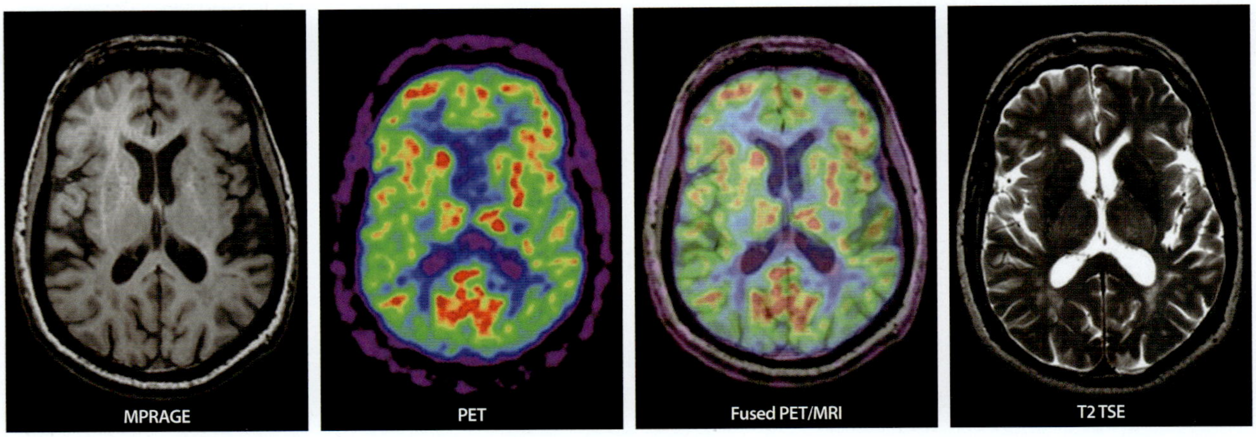

그림 9-34. 정상 성인에서 ^{18}F-FDG를 이용한 In-vivo PET 영상과 MRI의 융합영상(fusion image)

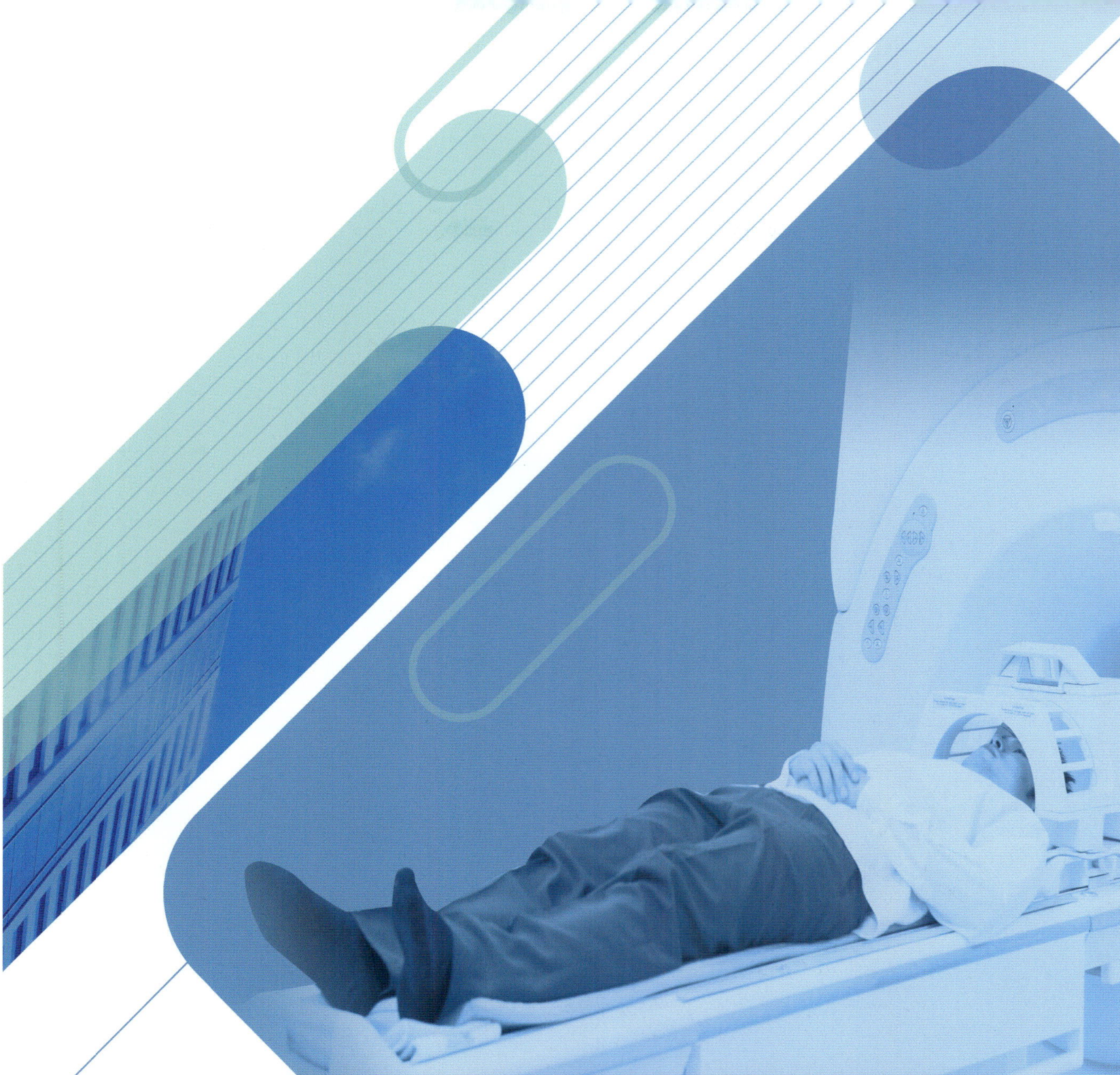

10 자기공명영상 인공물

개요

인공물 artifact 이란 오류로 인하여 영상의 왜곡이나 허상이 나타나는 것을 말한다. 인공물은 실제로 있는 것을 없는 것처럼 보이게도 하고 없는 것을 있는 것처럼 보이게도 한다. 인공물은 정확한 진단을 방해하고 영상의 품질을 저하시킬 뿐만 아니라 원활한 검사 진행을 방해하는 요인이다. 그러나 한편으로는 인공물을 통하여 검사 기법의 오류나 검사장비의 이상을 알 수 있기 때문에 검사장비의 관리에 도움이 되기도 한다. 따라서 검사자(방사선사)는 인공물이 발생할 만한 상황을 미리 방지하고 검사한 영상에서 인공물의 발생 여부를 잘 관찰하여야 한다. 인공물이 발생하면 먼저 그 종류를 구별하여야 한다. 그러나 자기공명영상은 인공물의 종류가 다양하기 때문에 그것을 구별하는 것도 쉽지 않다. 인공물의 특징과 발생한 상황을 알고 있다면 인공물의 종류를 구별할 수 있다. 또한 인공물이 발생한 원인을 알고 있다면 인공물을 제거 remove 하거나 감소 reduce 시킬 수 있다.

둘러겹침인공물 Aliasing or wrap around artifact

둘러겹침 aliasing 이란 서로 다른 지점의 신호가 주파수나 위상이 같아서 겹쳐져 보이는 현상이다. 자기공명영상은 신호가 발생한 위치를 구별하기 위하여 그레이디언트자기장을 사용한다. 그레이디언트자기장을 사용하면 자기공명신호의 위치를 서로 다른 주파수와 위상으로 구분할 수 있다. 만일 어떤 오류로 인하여 서로 다른 지점에서 발생한 신호가 같은 주파수나 위상을 갖고 있다면 마치 한 곳에서 발생한 신호처럼 나타나 구별할 수 없을 것이다. 둘러겹침인공물은 이처럼 서로 다른 지점의 신호가 같은 주파수나 위상을 갖게 될 때 나타나는 현상이다. 둘러겹침인공물은 검사부위 object 보다 영상영역 field of view, FOV 이 작을 때 발생한다. 이것은 그레이디언트자기장의 작동범위와 관련이 있다. 그레이디언트자기장은 신호의 주파수와 위상을 다르게 하기 위해서 사용하는데 FOV 안에서만 작동하는 것이 아니라 FOV 밖에서도 작동한다. 따라서 FOV 밖에서 발생한 신호 중에 FOV 안의 신호와 주파수나 위상이 같은 곳이 필연적으로 발생한다(그림 10-1).

예를 들면 한 바퀴가 400 m인 운동장에서 같은 시간 동안 100 m를 달린 사람과 500 m를 달린 사람은 같은 지점에 있는 것처럼 보인다. 운동장을 일직선으로 펼치면 100 m에서 있는 사람과 500 m에 서 있는 사람은 쉽게 구별된다. 하지만 운동장을 돌 때는 같은 곳을 지나는 상황이 발생하여 같은 거리를 달린 것으로 착각을 일으킬 수 있다. 이와 마찬가지로 FOV 한쪽 끝에서 다른 쪽 끝까지를 운동장 트랙이라고 했을 때 FOV 밖에

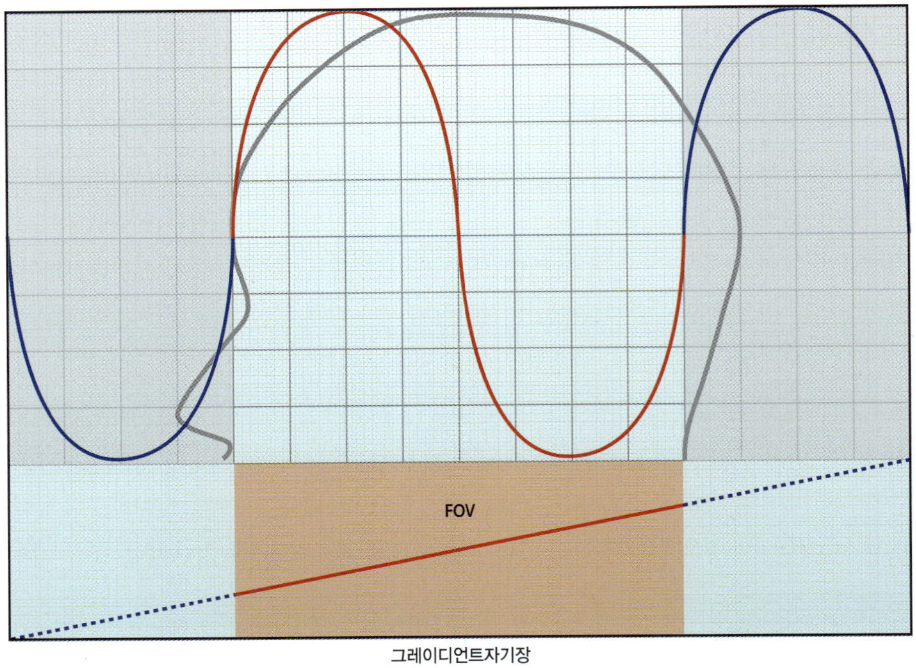

그림 10-1. 그레이디언트자기장과 둘러겹침현상

있는 신호도 운동장 트랙 어느 지점에는 존재하기 때문에 발생하는 현상이다. 만일 FOV 밖에 아무 것도 없으면 신호가 겹쳐진다고 해도 상관이 없지만 FOV 밖에 무언가가 있으면 FOV 안의 신호와 겹쳐지게 된다(그림 10-2).

둘러겹침인공물은 일반적으로 위상부호화 phase encoding 방향으로 발생한다. 이론상으로는 주파수부호화 frequency encoding 방향으로도 둘러겹침인공물이 발생할 수 있다. 하지만 실제 필요한 데이터보다 수신대역폭을 더 많이 획득하는 oversampling 기법이나 필요 없는 대역의 신호를 소거해 버리는 band pass filter 기법을 사용하기 때문에 주파수

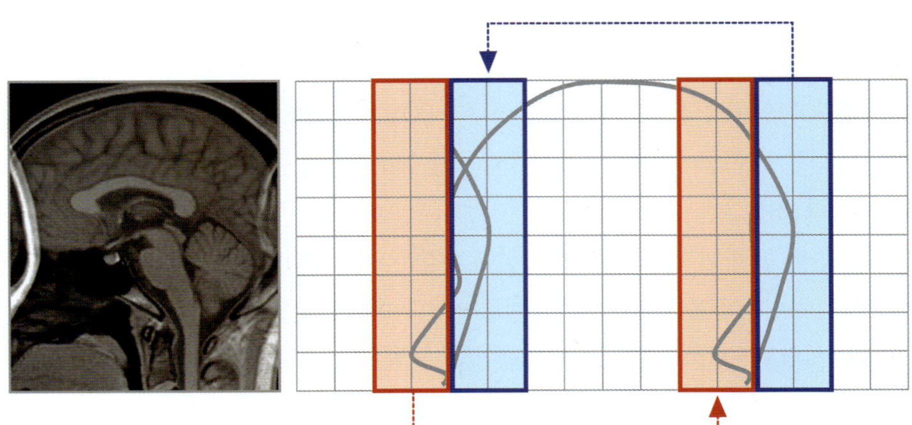

그림 10-2. 둘러겹침인공물의 원인

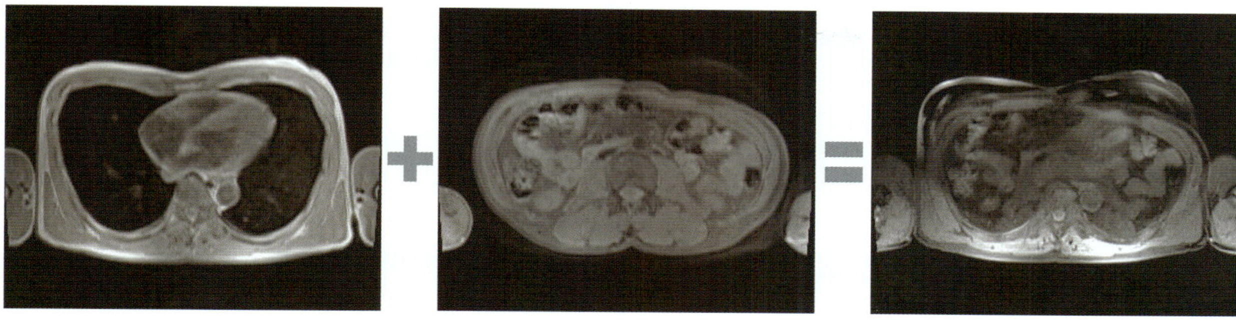

그림 10-3. 3D 둘러겹침인공물

부호화 방향으로는 둘러겹침인공물이 발생하지 않는다.

3D 펄스시퀀스에서는 절편선택 방향으로도 둘러겹침인공물이 발생한다(그림 10-3).

해결책 | 둘러겹침인공물을 해결하는 가장 쉬운 방법은 FOV를 피사체보다 더 크게 하는 것이다. FOV 밖에 아무 것도 없으면 신호가 겹쳐질 것도 없기 때문에 둘러겹침인공물이 발생하지 않을 것이다. 그러나 이 방법은 관심영역 region of interest, ROI 의 크기가 축소되고 해상도가 낮아지는 단점이 있다. 특히 크기가 작은 부위를 검사하기에는 적절하지 못한 방법이다.

해결책으로 가장 많이 사용하는 방법은 검사 데이터를 oversampling하는 것이다. 검사할 FOV보다 실제 더 넓은 영역에서 데이터를 얻어서 FOV를 제외한 영역을 영상에서 삭제 discard 하는 방법이다. 그러나 이 방법은 넓은 영역에서 데이터를 획득해야 하기 때문에 위상부호화 방향으로 매트릭스 matrix 가 증가하여 검사시간이 길어진다는 단점이 있다. 반면 데이터를 더 많이 획득하기 때문에 신호대잡음비 SNR 가 증가한다는 장점도 있다.

표 10-1. 둘러겹침인공물

둘러겹침인공물	
현상/특징	FOV 밖의 구조물이 FOV 안의 구조물과 겹쳐서 보인다.
	위상부호화 방향으로 발생한다.
발생원인	FOV < 피사체
	FOV 밖에서 그레이디언트자기장의 작동
해결책	FOV 증가
	Oversampling
	위상부호화 축방향 변경
	공간선택포화펄스의 이용

그 밖에도 길이가 긴 축보다 길이가 짧은 축을 위상부호화 방향으로 사용하는 축방향 변경, FOV 밖의 신호를 공간선택포화펄스 spatial selective saturation pulse 를 이용하여 포화시키는 방법 등이 있다(표 10-1).

화학이동인공물 Chemical shift artifact

화학이동인공물은 물과 지방의 화학적 환경 차이로 인해 발생하는 인공물이다. 물 분자는 산소와 수소가 결합을 이루고 있으며 전자친화력이 강한 산소주위로 전자구름이 형성되어 수소 양성자는 덜 차폐되어 있게 된다. 하지만 지방은 탄소와 수소의 결합으로 탄소보다 전자친화력이 강한 수소주위로 전자구름이 형성되어 보다 더 차폐되어 있게 된다. 그 결과 지방의 수소 양성자는 물의 수소 양성자보다 3.5 ppm 낮은 세차주파수를 갖게 된다. 이러한 세차주파수 차이는 정자기장(B_0)에 비례한다. 예를 들어 1.5 T에서 세차주파수 차이는 약 220 Hz (3.5 ppm × 63.87 MHz)이고, 3.0 T에서 세차주파수 차이는 약 440 Hz (3.5 ppm × 127.74 MHz)이다. 즉 1.5 T MRI에서 지방은 물에 비해 220 Hz 낮은 주파수로 세차운동을 하게 되며, 이로 인해 화학이동인공물이 나타나게 된다. 이러한 화학이동인공물은 한쪽은 신호감소로, 다른 쪽은 신호증가로 나타나며 이 인공물은 주파수부호화 방향으로만 생긴다(그림10-4).

지방 분자에서 발생한 신호는 원래 위치보다 주파수가 낮은 지점에 표시된다. 이로 인해 원래 지방신호가 사라진 부위(신호소실, 노란색 화살표)에는 무신호 signal void 로

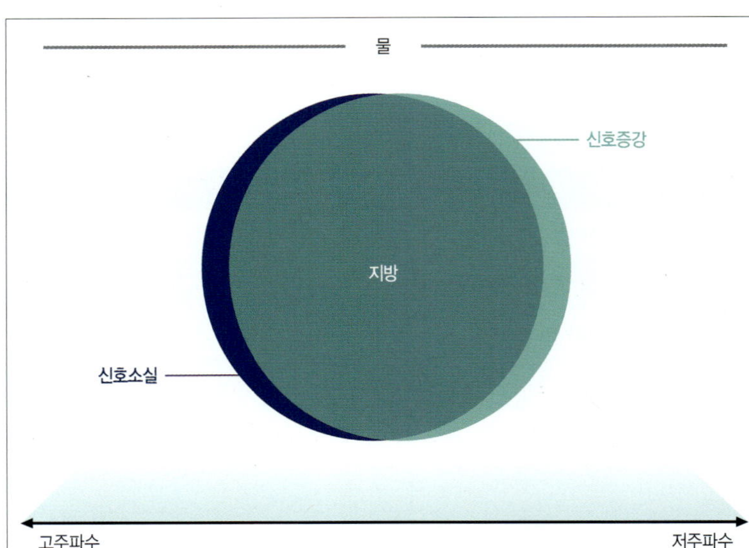

그림 10-4. 화학이동인공물의 원인

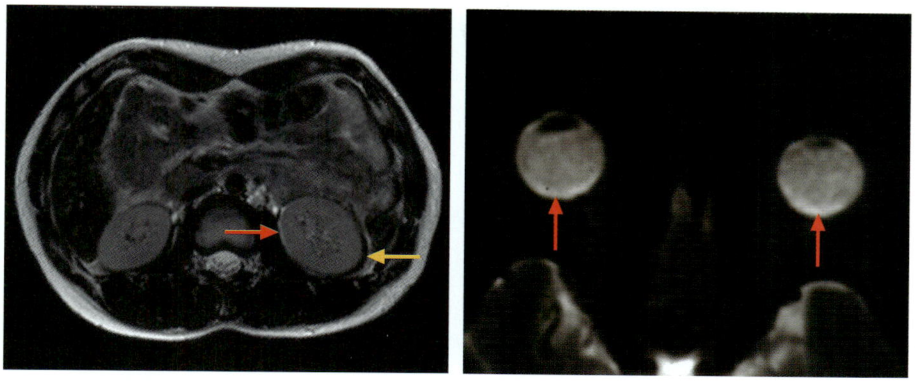

그림 10-5. 화학이동인공물

나타나고 지방신호가 옮겨간 부위(신호증강, 빨간색 화살표)는 원래 위치에 있던 신호에 지방신호가 더해져서 고신호로 나타난다(그림 10-5). 화학이동인공물은 동위상일 때 발생하며 초승달 모양으로 나타난다. 화학이동현상으로 인해서 지방의 신호가 다른 주파수 위치에 잘못 기록되었다는 의미로 화학적이동 오기록인공물 chemical shift misregistration artifact 라고도 한다.

해결책 | 화학이동에 의한 주파수 차이는 고자기장에서 더 크게 나타난다. 저자기장 장비에서 검사하면 화학이동인공물이 줄어든다. 수신대역폭 receive bandwidth 을 크게 하면 화학이동인공물이 발생하는 범위를 줄일 수 있다. 그러나 수신대역폭을 크게 하면 SNR이 감소하는 단점이 있다. 지방신호를 없애는 지방소거기법을 사용하면 화학이동인공물을 줄일 수 있다(표 10-2).

표 10-2. 화학이동인공물

화학이동인공물	
현상/특징	지방신호가 낮은 주파수 위치에 표시된다.
	초승달 모양
원인	물과 지방의 화학적 환경 차이로 인한 세차주파수 변화
해결책	저자기장 검사 장비에서 검사
	수신대역폭 증가
	지방소거 기법 사용

움직임인공물 Motion artifact

자기공명영상에서 말하는 움직임의 주체는 양성자이다. 양성자가 RF펄스 에너지를 흡수하여 자기공명신호를 방출하는 사이에 양성자의 위치가 변하는 것을 움직임 motion 이라고 한다. 움직임이 없는 양성자는 흡수한 에너지를 원래 위치에 자기공명신호로 나타낸다. 반면 움직임이 있는 양성자는 원래와 다른 곳에 자기공명신호를 표시한다. 따라서 양성자가 이동한 곳은 신호가 크게 나타나고 양성자가 원래 있던 곳은 신호의 공백이 발생한다.

움직임인공물은 영상의 흐림 image blurring 이나 유령인공물 ghost artifact (잔상)으로 나타난다. 움직임인공물의 특징은 움직임이 발생한 방향과 상관없이 위상부호화 방향으로 인공물이 발생한다는 것이다(그림 10-6). 그 이유는 위상부호화 방향으로 데이터를 획득하는 시간이 길기 때문이다. 주파수부호화 방향으로 데이터를 획득하는 시간은 매우 짧지만(msec) 위상부호화 방향으로 데이터를 획득하는 시간은 수 초에서 수십 초이기 때문이다.

같은 움직임이더라도 카메라의 셔터속도가 느릴 때 사진이 더 흐려지는 경우와 같다.

움직임은 크게 규칙적(주기적)인 움직임과 불규칙한(비주기적) 움직임으로 구분할 수 있다.

규칙적인 움직임 Periodic motion

환자의 규칙적인 움직임은 주로 심장이나 혈류, 뇌척수액 CSF 에서 발생한다. 이것은 스스로 통제할 수는 없지만 발생주기가 일정하여 예측이 가능하다. 움직임이 발생하는

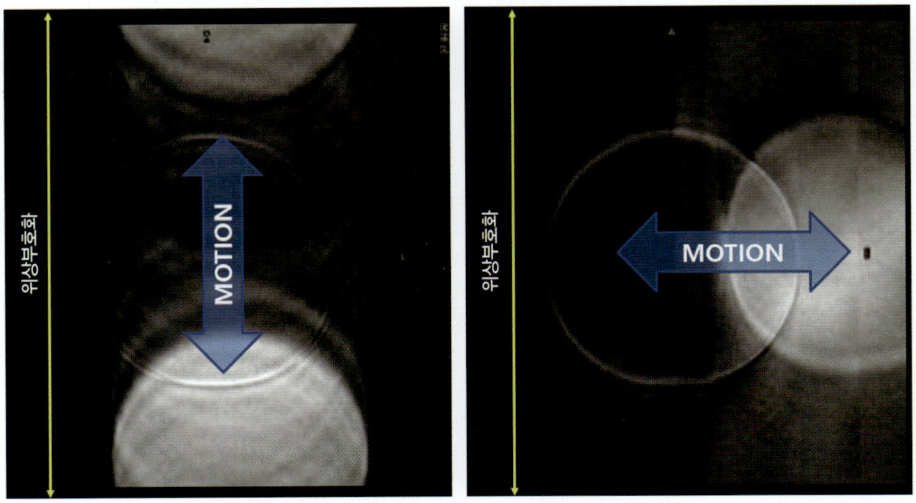

그림 10-6. 움직이는 방향과 관계없이 움직임인공물은 위상부호화 방향으로 발생

시기를 예측하여 포착하면 움직임이 없는 것처럼 표현할 수 있다.

괘종시계의 시계추로 예를 들어 보자. 시계추는 좌우로 계속 움직이지만 움직이는 범위가 정해져 있고 일정한 주기를 갖고 있다. 가령 시계추가 왼쪽 끝에서 있을 때에 맞춰서 사진을 반복해서 찍으면 마치 움직이지 않는 것처럼 보일 것이다. 움직이는 타이밍과 촬영하는 타이밍을 맞추는 것이다. 이처럼 타이밍을 맞추는 것을 동기화라고 한다.

심장의 움직임은 심전도 ECG 를 이용하여 동기화할 수 있다. 심전도의 PQRST파의 주기성을 이용하여 데이터를 획득하는데 이러한 방법을 동기화 gating 이라고 한다. 심장의 동기화에는 전향적인 방법 prospective gating 과 후향적인 방법 retrospective gating 이 있다. 우선 전향적인 방법은 심전도의 R파에서 그 다음 R파까지의 시간을 반복시간 TR로 하여 데이터를 반복적으로 얻는 방법이다. 이 방법을 유발 기법 triggering 이라고 하는데 주기적으로 나타나는 R파를 포착하여 K공간을 채우는 방법이다. 다음으로 후향적인 방법은 심전도의 한 주기의 모든 데이터를 한꺼번에 획득하여 각 주기에 맞는 데이터를 조합하여 영상으로 만드는 것이다. 전향적인 방법은 심장영상의 정지상 still image 을 보는 데 유용하고 후향적인 방법은 심장의 움직임을 보는 동영상 cine 검사에 유용하다.

혈류의 움직임은 주로 신호소실 signal void 의 형태와 맥동성 유령인공물 ghost artifact 의 형태로 나타난다. 혈류신호의 소실은 주로 TR이 긴 검사에서 나타난다. 검사할 절편에 RF펄스를 인가하여 여기 exciting 된 혈류가 에코 echo 를 획득할 때 절편 밖으로 사라지면 혈류가 있던 곳에는 아무 신호도 나타나지 않는 것이다. 맥동성 유령인공물은 주로 큰 혈관에서 나타난다. 맥동성 유령인공물은 본래 혈관의 모양과 유사하며 본래 혈관이 있었던 곳은 신호의 감소가 나타나고 유령인공물이 발생한 곳은 신호의 증가가 나타난다. 또한 위상부호화 방향으로 발생하는 움직임인공물은 등간격 equal interval 으로 나타나는 특징이 있다. 이 간격은 TR과 관계가 있는데 TR이 길수록 간격이 넓게 나타난다. 유령인공물의 개선책으로 절편에 혈류가 유입하기 전에 혈류신호를 포화시키는 방법이 있다. 공간선택포화펄스 spatial selective saturation pulse 를 사용하여 혈액신호를 미리 포화시켜서 검사할 절편에서 혈관의 신호를 나타내지 않게 하는 것이다. 그 이유는 혈액 자체에 신호가 없기 때문에 유령인공물도 발생하지 않을 것이기 때문이다. 실제로는 유령인공물을 줄일 수는 있지만 완벽하게 제거하지는 못한다.

뇌척수액의 움직임에 의한 움직임인공물은 본래 위치의 신호소실이나 다른 위치의 신호증가로 나타난다. 이것은 병변 lesion 처럼 보이기 때문에 개선이 필요하다. 개선책으로 흐름보상 flow compensation 또는 그레이디언트재위상화 gradient moment rephase 기법을 사용할 수 있다.

불규칙한 움직임 Random motion

규칙적인 움직임과 달리 불규칙한 운동은 동기화를 이용해서 해결하기가 어렵다. 장운동이나 안구의 움직임, 경련 등과 같이 발생 주기가 일정하지 않고 움직이는 방향도 일정하지 않은 움직임을 불규칙한 움직임 random motion 이라고 한다. 이러한 불규칙한 움직임에 의한 움직임인공물을 개선하기 위해서는 크게 두 가지 방법이 있다. 먼저 움직임 자체를 줄이는 방법을 사용하는 것이다. 고정대를 사용하거나 진정제를 사용하여 움직임을 최소화하는 것이다. 장운동과 같이 고정대를 사용하지 못하는 경우에는 장운동 억제제(진경제)를 사용할 수도 있다. 어쩔 수 없이 움직임이 있는 상태에서 검사를 해야 하는 경우에는 움직임의 영향을 영상에서 최소화할 수 있는 방법으로 검사해야 한다. 우선 움직임이 심한 방향을 주파수부호화 방향으로 바꾸는 것이다. 움직임인공물이 발생하는 방향이 위상부호화 방향인 것을 역으로 응용하는 것이다(그림 10-7). 다른 방법으로 빠른 검사 기법을 사용할 수 있다. EPI 펄스시퀀스와 같은 빠른 검사 기법을 사용하면 움직임인공물을 줄일 수 있다. 일반적인 고속스핀에코 fast spin ehco 기법을 사용할 때는 2 NEX 이상으로 검사하면 움직임인공물을 흐리게 만들 수도 있다(표 10-3).

자기화율인공물 Magnetic susceptibility or metallic artifact

자기화율 magnetic susceptibility 이란 어떤 물질이 자기장 안에서 얼마나 자기화 magnetism 되는지를 나타내는 것이다. 물질이 자기장 안에서 자석처럼 행동하는 능력을 측정한 것이다. 자기화되는 성질을 갖는 물체를 자성체라고 한다. 자성체의 종류에는 반자성체,

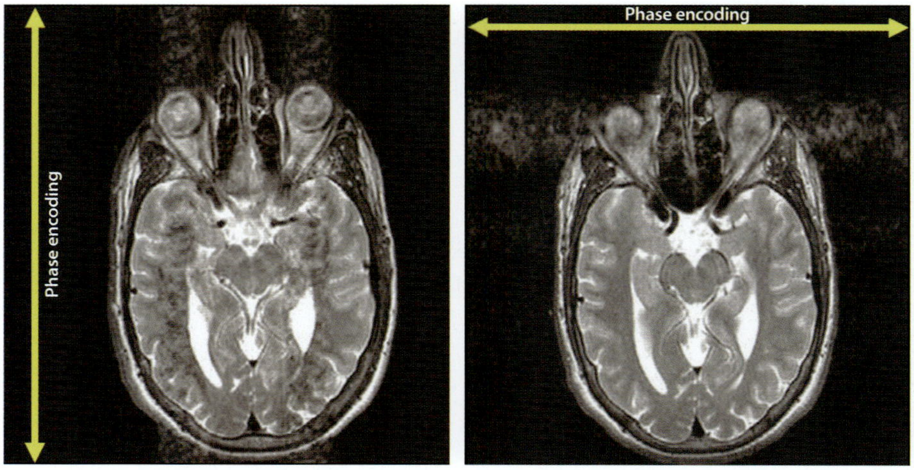

그림 10-7. 움직임인공물은 위상부호화 방향으로 발생

표 10-3. 불규칙한 움직임에 의한 움직임인공물

불규칙한 움직임인공물	
현상/특징	움직임의 패턴이 없다.
	위상부호화 방향으로 나타난다.
원인	움직임에 의한 영상의 흐림과 유령인공물(잔상)
해결책	고정대, 진정제 사용
	장운동 억제제 사용
	위상부호화 축방향 변경
	빠른 검사기법 사용
	2 NEX 이상으로 영상획득

상자성체, 강자성체 등이 있다. 반자성체의 종류에는 근육 muscle, 지방 fat, 뇌 brain 와 뼈의 겉질 bone cortex 등이 있다. 반자성체는 외부자기장과 반대 방향으로 약한 자기장을 만들어 그 주위의 국소자기장을 약하게 변화시킨다. 반면 강자성체의 종류에는 철, 코발트, 니켈 등이 있다. 강자성체는 외부자기장과 같은 방향으로 강한 자기장을 만들어 그 주위의 국소자기장을 강하게 한다. 이로 인해 반자성체와 강자성체가 만드는 국소자기장의 변화로 주변 양성자의 신호강도와 위치가 왜곡된다.

자기화율인공물 magnetic susceptibility artifact 은 자성체 자신이 직접 나타나는 것이 아니라 자성체의 자기화율에 영향을 받은 양성자가 간접적으로 나타나는 것이다. 자성체에 의하여 자기장의 왜곡이 발생하면 그 영향으로 주위에 있는 양성자의 세차주파수가 달라지고 주파수부호화 방향으로 신호의 이동 shift 이 발생한다. 또한 불균일한 자기화율로 인해 가로축자기화의 탈위상이 촉진되어 신호가 감소한다. 만일 양성자 주위에 강자성체가 있으면 세차주파수가 높아져서 신호가 원래 발생한 위치보다 주파수가 더 높은 곳에 표시된다. 치아교정기, 의치, 보청기, 머리핀, 수술용 클립, 지퍼, 마스카라 등과 같은 강자성체 물질은 자기화율인공물의 원인이 되는 대표적인 사례이다. 이러한 강자성체는

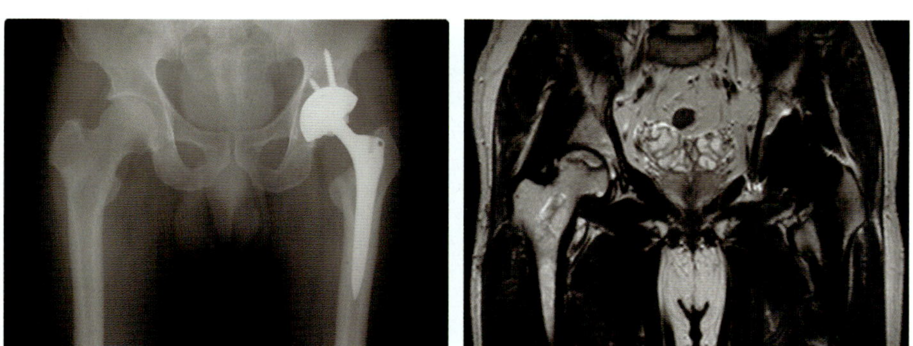

그림 10-8. 금속 삽입환자에서의 자기화율인공물

MRI 영상에 비정상적인 신호강도와 심한 왜곡을 발생시킨다(그림 10-8).

자기화율인공물은 완전하게 제거할 수는 없지만 적절한 방법을 사용하면 감소시킬 수 있다.

해결책 | 자기화율인공물이 발생할 만한 물질을 제거하는 것이다. 머리 핀, 틀니 등과 같이 제거할 수 있는 금속물질을 검사 전에 제거한다.

제거할 수 없는 금속물질은 영상인자 image factor 를 조절하여 자기화율인공물을 줄일 수 있다. 수신대역폭 receive bandwidth 을 넓히고, 짧은 TE를 사용하면 탈위상을 줄여서 자기화율인공물을 줄일 수 있다.

그레이디언트펄스시퀀스 대신 스핀에코펄스시퀀스를 사용한다. 스핀에코펄스시퀀스에 사용되는 180° 펄스는 자화율 차이로 인한 위상변화를 부분적으로 보정할 수 있기 때문이다. 지방소거 기법이 필요한 경우에는 fat saturation 기법보다 STIR 기법을 사용한다(그림 10-9, 표 10-4).

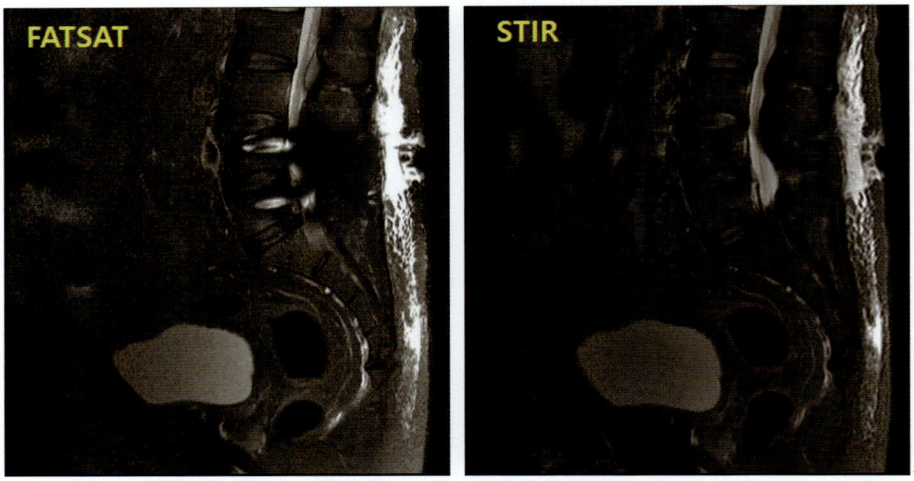

그림 10-9. 금속 이식물이 있는 환자의 검사에서 지방소거 기법의 비교(fat saturation과 STIR)

표 10-4. 자기화율인공물

자기화율인공물	
현상/특징	신호강도의 변화와 신호위치의 왜곡
원인	자성체에 의한 국소자기장 왜곡
해결책	그레이디언트에코보다 스핀에코를 사용한다.
	TE를 가능한 짧게 한다.
	Receive bandwidth를 넓게 한다.
	절편두께를 얇게 한다.
	Fat saturation 기법보다 STIR 기법을 사용한다.

교차간섭인공물 Cross talk artifact

교차간섭인공물은 영상절편의 겹침이 있거나 인접 영상절편의 여기 RF펄스에 직간접적으로 반복 노출될 때 발생한다. 다른 영상절편의 RF펄스에 미리 노출되면 세로축자기화가 포화되어 정작 자신의 절편에 RF펄스를 인가해도 사전포화효과 presaturation effect 때문에 영상이 어둡게 나타나는 현상이다(그림 10-10). 여기 RF펄스를 인가하기 전에 다른 RF펄스에 노출되면 세로축자기화가 줄어든다. 세로축자기화가 포화되면 이 현상을 사전포화효과라고 한다. 사전포화효과로 세로축자기화가 줄어들면 여기 RF펄스 이후에 변환되는 가로축자기화도 줄어든다. 사전포화효과로 교차간섭인공물이 발생한 부위는 신호가 어둡게 나타난다. 교차간섭인공물은 허리뼈의 4~5번 위치의 축단면 영상에서 많이 발생한다(그림 10-11).

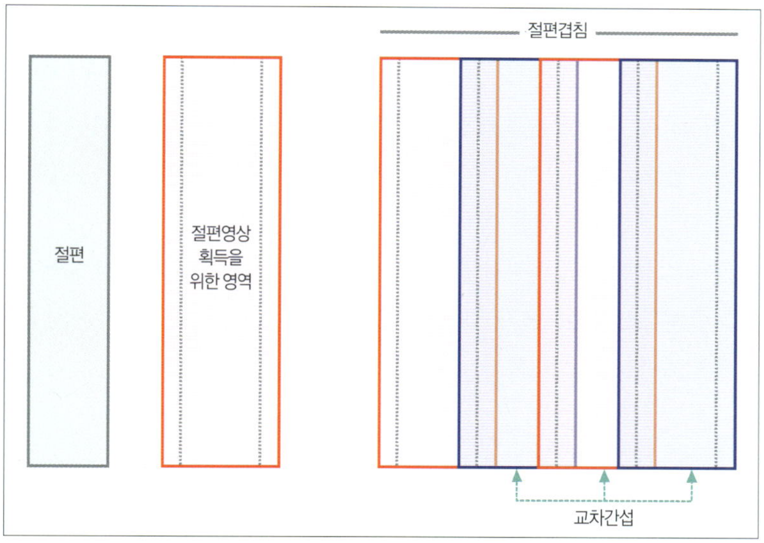

그림 10-10. 교차간섭인공물의 원인

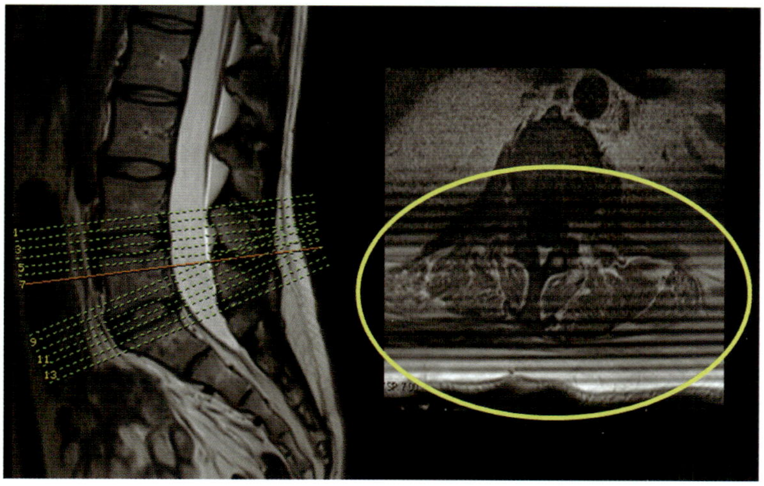

그림 10-11. 교차간섭인공물

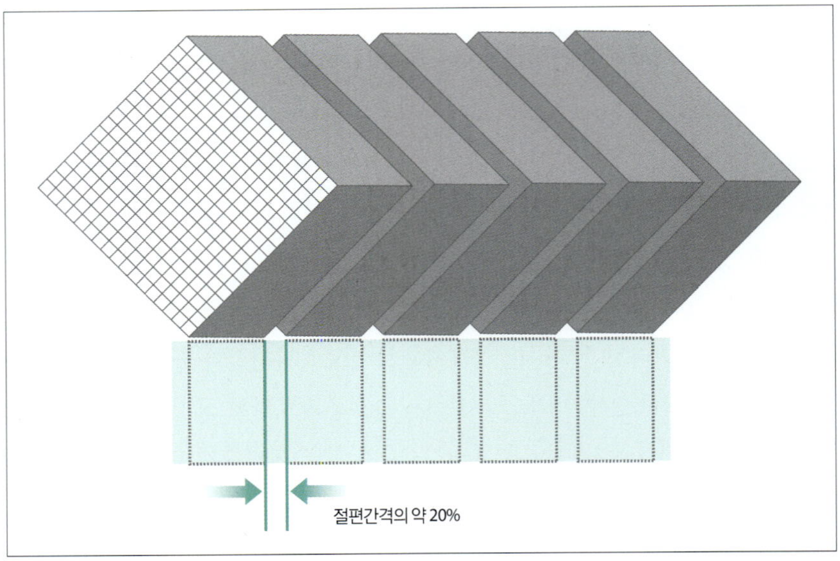

그림 10-12. 교차간섭인공물의 해결책(절편간격의 적용)

해결책 | 가능하면 영상절편의 겹침을 피한다. 절편간격 slice gap 을 절편두께 slice thickness 의 10~20% 정도로 둔다(그림 10-12). 절편간격을 사용할 수 없을 때는 절편삽입획득 interleaved acquisition 으로 영상을 획득한다(그림 10-13).

영상절편의 겹침이 불가피하다면 TR을 길게한다. 이것은 인접 영상절편의 여기 RF 펄스에 노출되더라도 세로축자기화가 회복될 수 있는 시간을 만들어서 사전포화효과가 사라지게 할 수 있다(표 10-5).

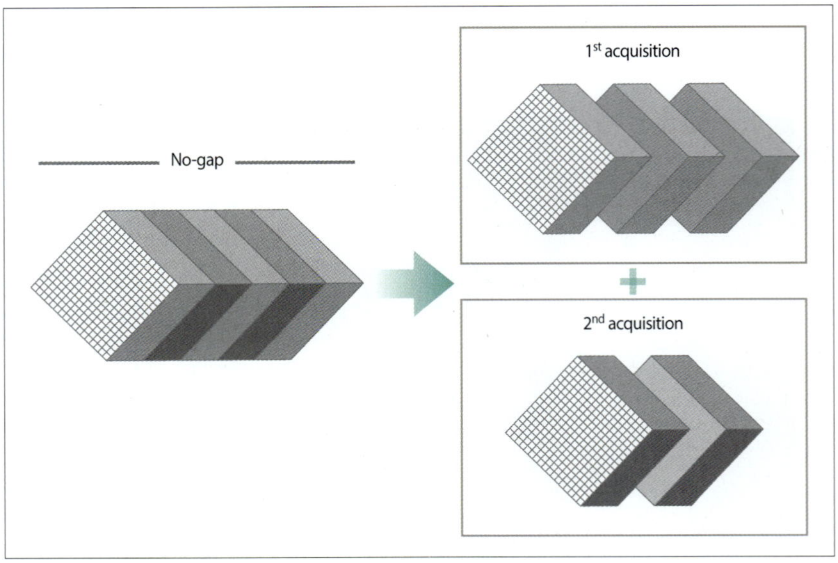

그림 10-13. 교차간섭인공물의 해결책(절편삽입획득)

표 10-5. 교차간섭인공물

교차간섭인공물	
현상/특징	절편이 겹쳐진 부위에 검은색 줄이 생긴다.
원인	영상절편의 겹침
	실제 RF펄스 프로파일의 불완전성
해결책	영상절편의 겹침을 피한다.
	영상절편의 간격(slice gap)을 둔다.
	절편삽입획득을 사용한다.
	TR을 길게 한다.

절단인공물 Truncation or Gibbs or ringing artifact

자기공명영상은 신호가 발생한 위치를 구별하기 위해서 서로 다른 주파수와 위상으로 공간에 좌표를 매긴다. 자기공명신호는 다양한 주파수와 위상의 신호가 섞여 있는 복잡한 파동의 복합체이다. 이 복잡한 신호로부터 일정한 수의 화소 pixel 로 이루어진 영상을 만들기 위해서는 아날로그신호를 디지털신호로 변환 analog to digital convertor, ADC 해야 한다.

이때 아날로그신호를 표본추출 sampling 하는 과정에서 공간해상도의 제약 등으로 인하여 신호로부터 얻은 데이터의 일부를 잘라내야 한다. 이 과정에서 고주파영역의 신호가 생략된다. 이렇게 생략된 고주파영역의 신호는 영상에서 주로 세부적인 detail 묘사를 담당하는 정보를 갖고 있다. 따라서 영상에서 세부적인 묘사가 부족해진다.

절단인공물은 어둡고 밝게 반복하는 검은 띠 모양으로 나타난다. 주로 경계물의 대조도 차이가 큰 부위에서 나타난다. 이 모양이 병변 lesion 처럼 보이므로 주의해야 한다. 주파수부호화 방향과 위상부호화 방향에서 모두 나타날 수 있다. 하지만 실제 검사에서는 직사각형 매트릭스 rectangular matrix 를 사용하여 위상부호화 방향의 매트릭스가 더 적기 때문에 절단인공물은 위상부호화 방향으로 발생한다(그림 10-14).

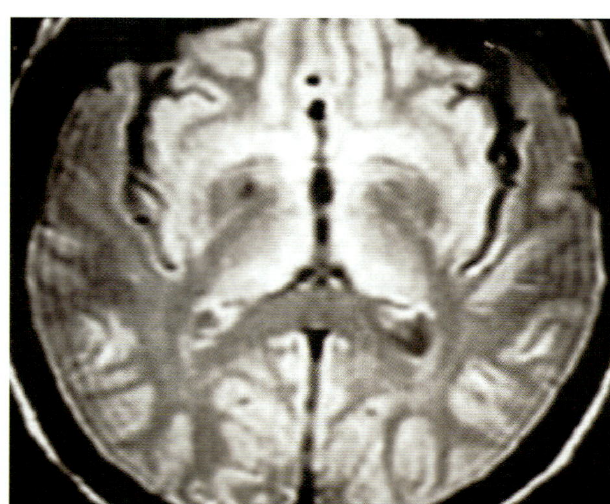

그림 10-14. 절단인공물

해결책 | 위상부호화 매트릭스를 높이면 고주파영역의 신호를 얻을 수 있으므로 인공물을 줄일 수 있다. 또한 지방소거 기법을 사용하면 경계면의 대조도가 낮아지므로 절단인공물을 줄일 수 있다(표 10-6).

표 10-6. 절단인공물

	절단인공물
현상/특징	대조도가 큰 경계면에서 검은 띠 모양으로 나타난다.
	주로 위상부호화 방향으로 나타난다.
원인	공간해상도 제약으로 인한 고주파신호 성분의 생략
해결책	공간해상도를 높인다.
	경계면의 대조도를 낮추기 위해서 지방포화 기법을 사용한다.

얼룩말무늬인공물 Zebra stripes or moire pattern artifact

얼룩말무늬인공물은 얼룩말의 줄무늬와 비슷하게 보이기 때문에 생긴 이름이다. 이 인공물은 그레이디언트에코 기법을 사용하고 FOV가 넓은 경우에 발생한다. 얼룩말무늬인공물은 둘러겹침인공물 aliasing artifact 과 불균질한 자기장 magnetic field inhomogeneity 이 원인으로 발생한다(그림 10-15, 표 10-7).

해결책 | 자기장의 불균일에 영향을 덜 받는 스핀에코 spin echo 기법을 사용한다.

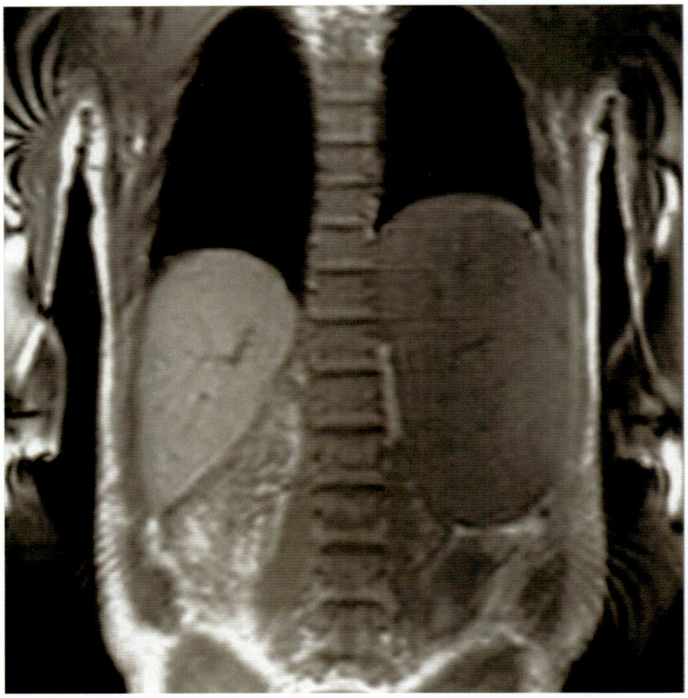

그림 10-15. 얼룩말무늬인공물

표 10-7. 얼룩말무늬인공물

얼룩말무늬인공물	
현상/특징	영상의 가장자리에 얼룩말무늬처럼 영상의 왜곡이 발생
원인	외부자기장의 불균일성과 넓은 FOV에서의 둘러겹침인공물의 중복 효과
해결책	스핀에코 기법을 사용한다.

지퍼인공물 Zipper artifact

마치 지퍼 zipper 처럼 생긴 모양 때문에 지어진 이름이다(그림 10-16). 지퍼인공물이 발생하는 가장 많은 경우는 RF 차폐 RF shield 에 문제가 발생했을 때 자기공명신호에 외부 RF가 혼입되어 발생한다. 이때 발생하는 인공물의 방향은 위상부호화 방향이며 혼입된 외부 RF의 주파수 frequency 에 따라서 줄이 가는 위치가 다르다. 지퍼인공물이 발생하는 다른 원인으로는 전송 RF transmit RF 가 그레이디언트 gradient 를 거치지 않고 바로

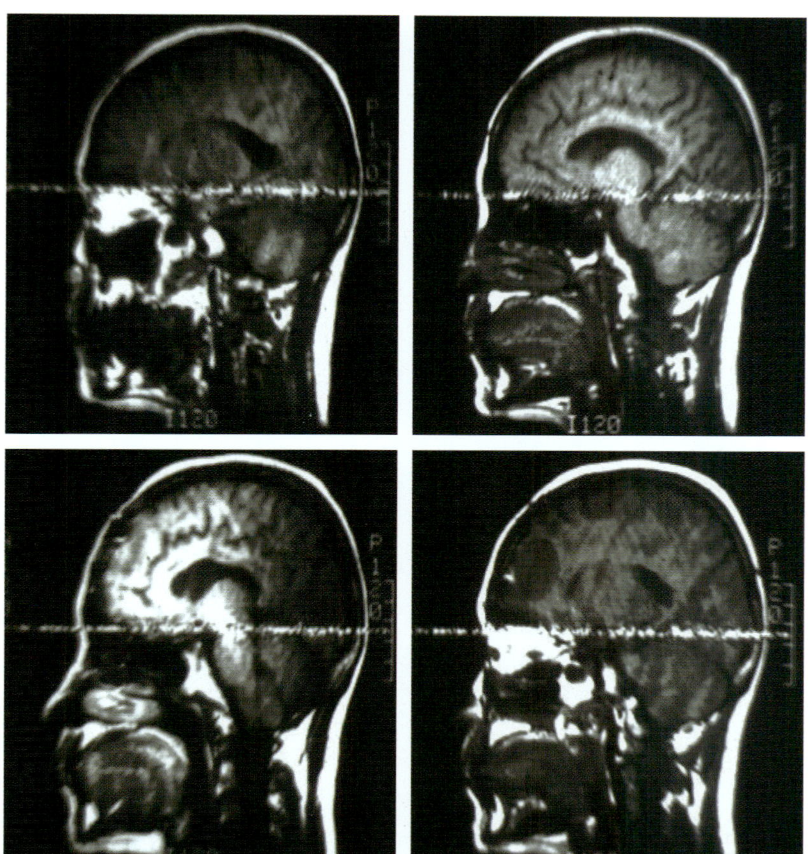

그림 10-16. 지퍼인공물

표 10-8. 지퍼인공물

지퍼인공물	
현상/특징	지퍼무늬의 인공물이 발생
	해당 검사영상에 모두 나타남
원인	외부 RF의 혼입이나 검사실 내에서 발생한 간섭전파의 혼입
해결책	검사실 문을 비롯한 RF 차폐
	검사실 내의 장비 등을 점검

수신되는 경우이다. 이 경우에는 수집대역의 중심주파수와 같은 RF가 수신코일에 직접 감지되었기 때문에 주파수가 0인 지점에 위상부호화 방향으로 인공물이 나타난다(표 10-8).

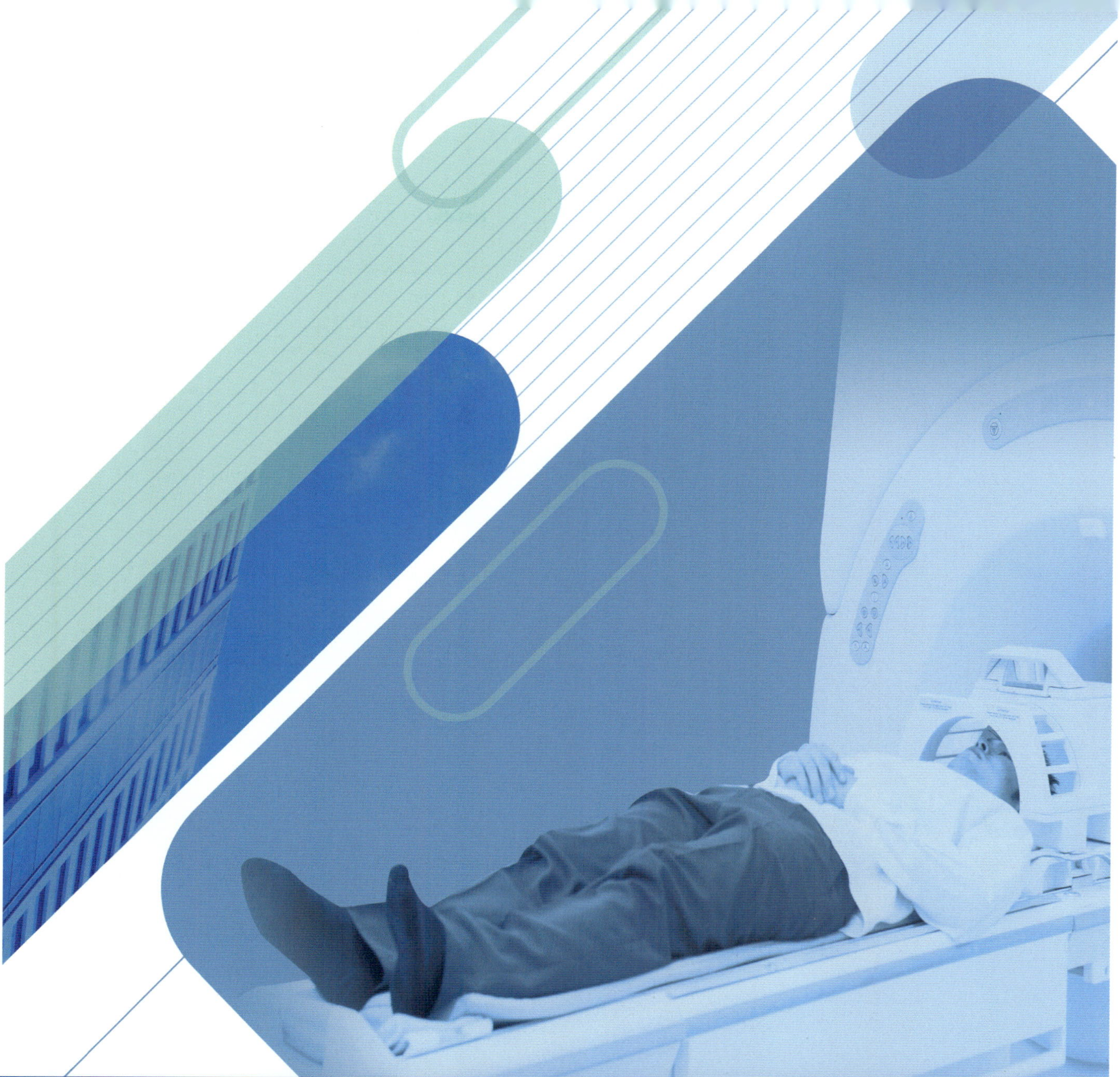

11 MR의 안전성

지금까지는 MR 과다 노출로 인한 장기적인 생물학적 유해영향은 보고되지 않았다. 그러나 자기공명영상검사 과정을 개별적으로 평가한 결과 자기장, 그레이디언트자기장, RF 자기장에서 몇 가지 가역적인 영향이 관찰되었다. 자기공명 안전성에 관한 대부분의 연구는 안전에 관한 문헌들이 처음으로 나왔던 미국에서 수행되었다. 1982년 2월, 미국 식품의약국 food and drug administration, FDA 은 병원의 임상시험심사위원회 investigational review board, IRB 에 임상 NMR 검사에 따른 전자기 노출 위험을 평가하기 위한 지침서를 배포했다. 그 이후로 전자기로 인한 잠재적인 위험과 위험성을 평가하기 위한 지침서까지 나왔다. 장기적으로 MR이 미치는 생물학적 영향을 논의하기 위해서는 영상화 과정의 모든 요소를 다 고려해야 한다. 이런 요소는 아래와 같다.

- 정자기장(B_0 혹은 1차 자기장 primary magnetic field 이라고도 한다.)
- 시변자기장 time varying magnetic field (시간에 따라 변동하는 자기장)
- RF 자기장(RF코일로 생성되며, 2차 자기장 혹은 B_1 자기장이라고도 한다.)

모든 환자와 직원은 검사실로 들어가기 전에 반드시 선별검사를 받아야 한다. 국제 MR 안전위원회인 자기공명 안전, 교육, 연구협회 institute for magnetic resonance safety, education, and research, IMRSER 에서 권고하는 바에 따르면 이런 선별검사는 '훈련받은 전문가'에 의해 시행되어야 하며 모든 사람이 한 번 이상 선별검사를 받아야 한다(한 번은 선별검사 질문지에 답하고, 또 한 번은 구두 인터뷰를 통해). 국제자기공명의과학회 international society of magnetic resonance in medicine, ISMRM 와 자기공명 안전, 교육, 연구협회는 MR 검사실에 출입하는 모든 사람이 지침으로 사용할 수 있도록 선별검사 질문지를 내놓았다. 이 선별검사 질문지는 www.mrisafety.com을 방문하면 온라인상에서도 쉽게 얻을 수 있다. 이 선별검사 질문지를 해당 국가의 언어로 번역하여 사용한다(별첨 1). 그 외 미국영상의학회 American College of Radiology, ACR 에서 제시된 가이드라인을 통해 MR 환경에서의 안전에 대한 용어정의 및 표준절차를 확인할 수 있다(별첨 2).

정자기장 Static magnetic field

정자기장은 핵을 정렬시킨다. 솔레노이드 전자석에서는 자기장이 보통 수평이고 영구자석에서는 자기장이 일반적으로 수직이다(그림 11-1). 정자기장은 변치 않는 자기장이다. 과거 FDA에서는 임상 영상에서 사용하는 정자기장세기를 2 T 이하로 제한하였다. 이 제한은 2004년 7월 이후로 생후 1개월 이상 유아에 대해서는 4 T로, 어린이와 어른에 대해서는 8 T로 상향조정되었다. 연구 목적을 위해서는 더 높은 자기장세기도 허용된다.

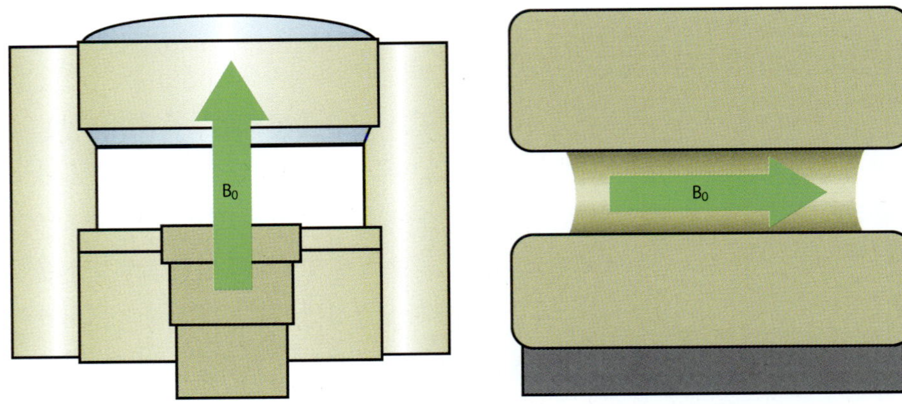

그림 11-1. 영구자석 시스템과 초전도 시스템에서의 정자기장 방향

정자기장의 생물학적 영향

현재, 사람을 대상으로 사용되는 가장 강력한 MR 시스템은 9.4 T이지만, 더 높은 자기장세기(예: 11 T 이상)의 MR 시스템의 개발도 계획되어 있다. 최근 9.4 T에서 노출된 자원자, 환자 및 검사자를 대상으로 한 생리학적 연구결과에서 단기간에 노출되었던 자원자나 환자는 건강의 위험이 밝혀지지 않았으나, 검사자의 경우 감각이상 증상과 안뜰 기능 vestibular function 을 평가하기 위한 연구에서 모든 참가자들에서 감각이상 증상을 나타내었다. 하지만 연구자들은 이러한 감각이상 증상을 경험한 검사자들이 장기간의 안뜰기관 vestibular organ 의 손상이나 다른 변화가 발생했는지 여부는 불분명하다고 결론지었다. 정자기장에 단기간 노출되었을 때 생물학적 조직에 미치는 영향에 대한 정보는 광범위하며, 이러한 연구들에는 세포의 성장 및 형태 변화, 세포 재생 및 기형 발생, DNA 구조 및 유전자 발현, 혈액뇌장벽 blood brain barrier 의 투과성, 신경 활동, 인지 기능 및 행동, 심혈관 역학, 혈액학적 지표, 온도 조절, 일주기 리듬, 면역 반응성, 시각 및 청각 정보의 신경학적 처리 및 기타 생물학적 과정 등이 포함되어 있다. 이 연구의 대부분은 정자기장에 노출되었을 때에는 유해한 생체 영향을 일으키지 않는다고 결론 내렸다. 고립된 세포나 기관에 대해서 정자기장이 잠재적으로 해로운 영향이 있다는 보고가 있었지만 과학적 사실로 확증되지 못했다. 일반적으로 MR 시스템에서 발생한 심각한 부상 및 사망자는 MR 환경에서 부주의하게 취급된 산소 탱크, 휠체어, 동맥류 클립 등의 강자성체와 관련되어 있다. 정자기장에 장시간 노출되었을 때의 영향은 이론적으로 피험자의 병리학적 변화를 가져올 수 있는 다양한 물리적 메커니즘이 있으나 이러한 메커니즘의 정량적인 분석에서는 장기적인 생체 변화는 의미 있는 결과를 나타내지 않았다.

편향력 및 회전력

편향력과 회전력은 자기장 내에 있는 모든 강자성체에 작용한다. 이러한 힘의 강도는 강자성체의 총 질량, 구성 물질, 자기장 내에서 물체의 정렬 상태에 따라 영향을 받는다. 편향력은 자기장에서 공간 그레이디언트 spatial gradient 가 가장 큰 위치인 보어 bore 의 입구에서 가장 크다. 공간 그레이디언트는 거리당 자기장 강도의 변화(dB/dx)로 표현되며, 시간당 자기장 강도의 변화(dB/dt)로 표현되는 시변자기장과 혼동되어서는 안 된다. 편향력은 '미사일효과 missile effect'라고 하는 자석 magnet 쪽으로 물체를 강하게 잡아 당기는 움직임을 만들어내며, 이로 인해 환자와 MR 종사자에게 심각한 신체 상해가 초래될 수 있다. 미사일 효과를 일으키는 대부분의 물체는 산소 실린더, 침대, 의자 또는 환자가 지니고 있는 의료 장비와 같이 환자의 외부에 있다(그림 11-2). 따라서 이러한 가능성을 최소화하기 위해 MR 검사 이전에 환자 및 모든 장비는 엄격하게 선별검사가 이루어져야 한다.

또한 MR 장치 주변에 5 가우스선 gauss line 을 바닥에 표시하여 강자성체나 확인되지 않은 의료 장치 및 의료 장치 삽입 환자, 자기장에 의해 손상될 수 있는 장치(신용카드, 하드 디스크 등)의 접근을 통제해야 한다. 5 G선은 일반인에게 자기장 노출이 안전한 수준으로 간주되는 구역이며, 동시에 강자성체가 엄격하게 금지되는 한계선이다(그림 11-3).

회전력은 자기장 강도가 가장 큰 위치에서 가장 크며, 이 힘은 물체의 긴 축을 정자기장과 평행하게 정렬시키기 위해 금속 물체를 회전시키게 된다. 이러한 회전력은 금속 물체가 인체의 중요한 기관이나 구조물의 옆에 위치할 경우 인접 구조물을 손상시키는

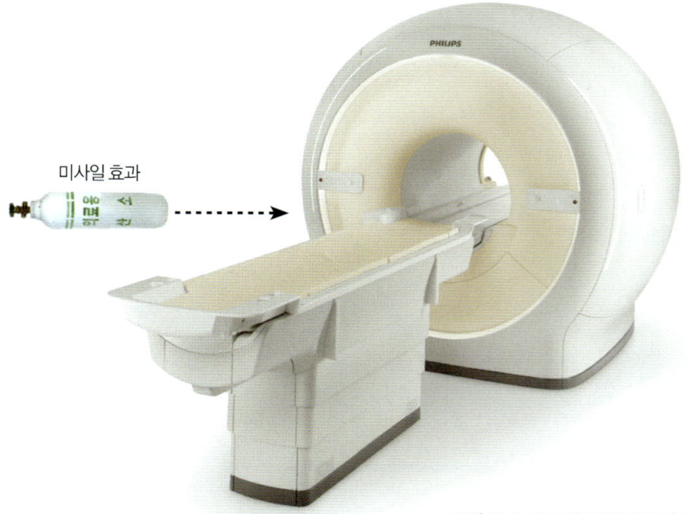

그림 11-2. 정자기장의 편향력에 의한 미사일 효과

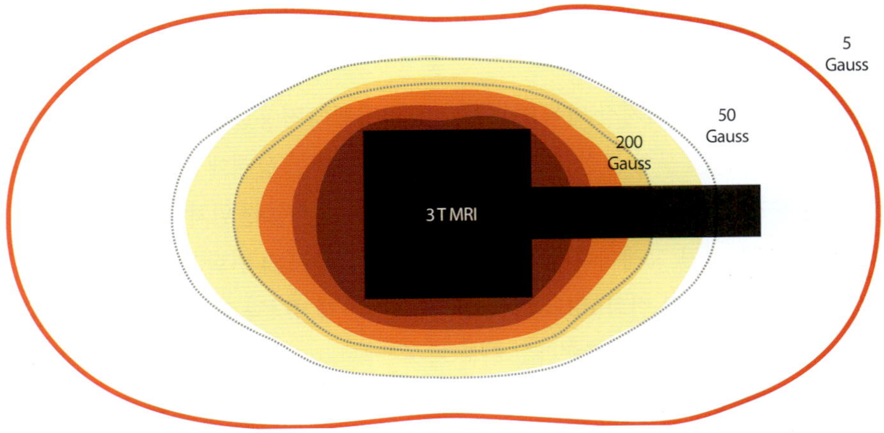

그림 11-3. MR 장치 주변의 가우스선(Gauss line)

심각한 상해를 일으킬 수 있다. 따라서 이러한 치명적인 사고를 예방하기 위해서는 MR 적합성 compatibility 을 정확하게 확인해야 한다(그림 11-4). 주의해야 될 인공삽입물은 두개내동맥류 클립 intracranial aneurysm clip 과 눈확내 intraorbital 금속성 이물질이 있다. 현재 대부분의 두개내동맥류 클립은 'MR 환경에서 안전'으로 분류되지만, 항상 검사 전에 MR 적합성이 확인되어야 한다. 눈확내 이물질이 강자성체로 의심되는 경우에는 머리뼈 X선검사 또는 이전 영상의 검토를 통해 금속 물체의 존재 여부를 반드시 평가해야 한다.

또한 인공박동조율기 artificial pacemaker 와 삽입형세동제거기 implantable cardioverter-defibrillators 는 일반적으로 'MR환경에서 안전하지 않음'으로 분류되어 MR 검사를 금지해 왔다. 그러나 최근 인공 박동조율기 및 삽입형 세동제거기의 제조업체는 MR 검사를 위한 가이드라인을 제공하고 있으며, MR 검사 전후에 장치에 대한 점검과 검사 중 환자에 대한 모니터링을 통해 MR 검사가 안전하게 시행되었다는 연구결과들을 바탕으로 MR 검사가 금기시 되었던 인식이 변화되고 있다. 그 외 주의해야 될 삽입형 인공 장치들은 인공와우 cochlear implant, 신경자극기 neurostimulator, 혈관내 스텐트, 정형외과용 고정 장치,

그림 11-4. MR 적합성 마크. 왼쪽부터 MR 안전, MR 조건부, MR 위험을 나타낸다.

심장판막, 치과용 기기 및 재료, 음경 임플란트, 안과용 임플란트, 외과용 클립, 약물 주입용 펌프 등이 있다.

렌츠의 힘 Lenze forces

렌츠의 힘은 비강자성 금속에 작용하는 비교적 작은 힘이며, 움직이는 자기장으로부터 유도된 전류에 의해 초기 자기장의 반대 방향으로 2차적인 자기장을 생성하게 된다(그림 11-5). 일반적으로 렌츠의 힘에 의해 물체의 상태변화를 나타내지는 않으나 비강자성 금속 물체가 자기장에 반대 방향으로 일시적으로 잡아당겨지는 효과를 유발할 수 있다. 렌츠의 힘은 운동의 속도와 관련이 있으며, 비강자성체가 자석 방향으로 천천히 이동할 경우 비강자성체의 속도를 감소시키게 된다. 이러한 현상은 MR 자기장에 놓여 있는 금속 인공판막에서 나타날 수 있으며, 인공판막의 움직임이 정상보다 다소 느리게 동작하게 된다.

그레이디언트자기장 Gradient magnetic field

모든 MR 시스템에는 그레이디언트코일이라고 하는 일종의 저항 권선이 장착되어 있다. 그레이디언트는 자기장세기에서 위치종속변이 position dependent variation 를 제공하며 RF여기펄스가 가해지는 도중과 사이사이에 펄스의 전달과 중지를 조절한다. 이 그레

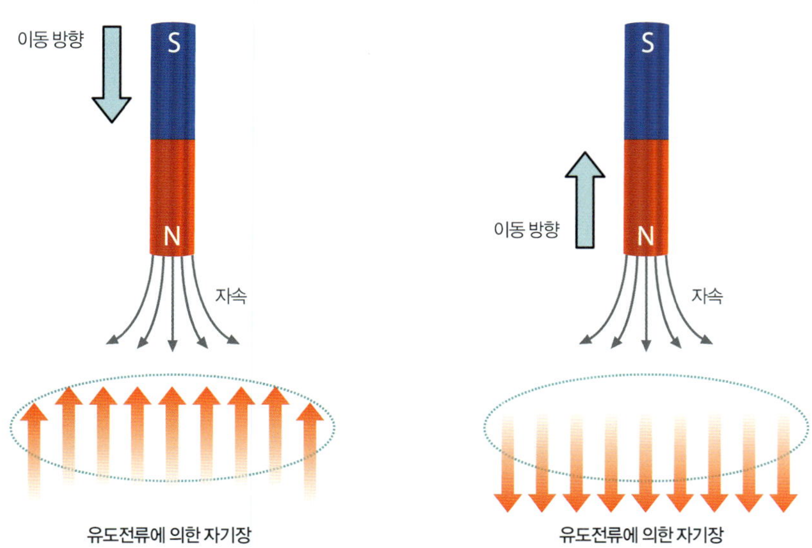

그림 11-5. 렌츠의 힘. 자석의 움직임에 의해 유도된 전류는 자기장의 반대 방향으로 자기장을 형성한다.

이디언트의 목적은 방출된 RF신호에 담긴 공간정보를 부호화하기 위한 것이다. 그레이디언트자기장은 영상을 획득하는 동안 가동과 중지를 반복한다. 이렇게 그레이디언트자기장이 가동과 중지를 반복하면서 시변자기장 time varying magnetic field 이 형성된다.

시변자기장 Time-varying magnetic field, TVMF

많은 연구에서 전력 변압기와 고압선 주변에 존재하는 시변자기장의 생물학적인 영향을 조사한 결과 건강에 미치는 영향은 그레이디언트자기장의 세기가 아니라 유도전류가 야기하는 자기장의 변화였다. MR 검사 시 인체에서 유도체로 작용할 수 있는 것은 신경, 혈관, 근육이 있다. 패러데이 전자기유도법칙 Faraday's law of electromagnetic induction 에 따르면 어떤 전도체에서든 자기장의 변화는 전류를 유도할 수 있다. 유도된 전류는 재료의 전도성과 자기장의 변화율에 비례하는데, MR에서는 체내의 박동기간, 파동 모양, 반복 양상, 전류의 분포 같은 요소에 의해 영향을 받는다. 특히 말초조직은 자기 중심에서 상대적으로 멀리 떨어져 있어 그레이디언트의 진폭이 더 크게 나타나므로 유도전류의 양이 더 많다.

시변자기장에 의해 발생할 수 있는 생물학적인 영향은 가역적인 시력 변화, 비가역적인 심장 잔떨림, 세포의 생화학적인 변이와 골절 결합의 변화 등이 있다. 특히 그레이디언트가 급격하게 변화하는 에코평면 echo planar 기법을 이용한 MR 검사 중 환자는 경미한 피부 감각 mild cutaneous sensation 과 불수의적인 근육 수축 등을 경험할 수도 있다. 망막의 인 phosphate 이 시변자기장의 유도로 자극될 때 시각적인 영향이 발생할 수 있는데, 이때 빛이 번쩍인다거나 '눈에서 별이 반짝'이는 느낌을 받을 수 있다. 시변자기장에 대한 FDA의 제한은 패러데이 전자기유도법칙과 같은 단위로 나타내며, 패러데이 방정식은 다음과 같다(식 11-1).

$$\frac{\Delta B}{\Delta T} = \Delta V \quad \ldots (\text{식 } 11\text{-}1)$$

ΔB: 자기장의 변화(그레이디언트 변화로 야기), ΔT: 시간의 변화, ΔV: 전압의 변화

FDA는 그레이디언트자기장에 대해 모든 그레이디언트세기를 6 T/s로 제한하고 있다. 따라서, 이 경우 ΔB는 6 T이고 T는 1초이다. 또한 FDA는 축방향 axial 그레이디언트자기장에 대해 20 mT/m/s로 제한하고 그레이디언트 상승시간을 120 μs로 제한했다. EPI 펄스시퀀스는 영상을 획득하는 동안 강한 그레이디언트를 급속하게 바꾸기 때문에 시변자기장의 영향이 클 우려가 있다. 2004년 7월 이후로 이런 그레이디언트세기에 대한 제한이 강화되어 심한 불편감이나 통증을 일으키는 신경자극을 야기할 수 있는 그레이

디언트세기는 허용되지 않는다.

신경자극 Nerve stimulation

자기장이 전류에 의해 유도될 수 있는 것처럼, 반대로 자기장은 전류를 유도할 수 있다. 유도전류는 그레이디언트의 변화 속도에 영향을 받는다. 자기장에 의해 유도된 전류의 양은 일반적으로 매우 적지만, 에코평면영상과 같은 single-shot기법에서는 신경의 탈분극 임계치를 초과하게 되어 말초신경의 자극을 유발하게 된다. 이로 인해 환자는 감각이상 또는 무의식적인 근육 수축을 경험할 수 있다. 따라서 FDA에서는 일반적으로 허용되는 말초신경자극의 임계치를 초과하지 않도록 그레이디언트자기장의 변화율을 제한하고 있다. 이러한 제한에 따라 제조업체는 자기장의 변화율을 제한하는 제어 모드를 제공하고 있으며, 이 모드는 dB/dt 단위로 측정된다.

청각소음 Acoustic noise

영상획득 중에는 그레이디언트코일을 통과하는 전류로 인해 회전력 torque 이 발생되고 코일에 진동을 유발하게 되어 상당한 청각소음이 발생한다. FDA에서는 140 dB을 초과할 수 있는 펄스시퀀스의 사용을 제한하고 있으며, 청력보호 장치를 사용한 후에도 99 dB을 초과하는 시퀀스에 대해서는 환자에게 경고를 하도록 권고하고 있다. 대부분의 시스템이 소음 수준을 권고된 안전 지침 이내로 설정하고 있지만 여전히 소음은 가역적이거나 비가역적인 영향을 끼친다. 이런 영향에는 의사소통 장애, 불쾌감, 일시적인 청각 소실이 있지만 청각 손상에 취약한 사람에게서는 영구적인 청각 소실이 발생할 수도 있다. 적은 비용으로 청각 소실을 예방할 수 있는 방법은 귀마개 착용이다. 청력을 보호하기 위해 모든 환자에게 귀마개나 헤드폰을 제공할 것을 권고한다. 더 비용이 많이 드는 방법으로는 소음방지장치나 소음상쇄 장치가 있고, 이는 소음을 감소시켜 검사자와 환자 간에 의사소통을 용이하게 해준다. 또한 영상획득 중에 발생하는 그레이디언트 소음을 크게 감소시킨 더 조용한 그레이디언트 시스템을 개발하고 있다.

RF 자기장 Radio frequency magnetic field

MR 검사 중에는 수소 원자핵이 진동자기장 oscillating magnetic field 의 영향을 받게 되어 RF에 노출된다. 이 전자기방사선 electromagnetic radiation 은 자석내경 안 환자를 감싸고 있는 RF코일에서 발생한다. RF펄스를 배가시키기 위해서는(90° 펄스에서 180° 펄스로) 동력은 네 배가 필요하다. 고속스핀에코시퀀스는 180° RF펄스시퀀스를 사용하기 때문에 RF의 영향에 노출될 우려가 크다.

전자파인체흡수율 Specific absorption rate, SAR

RF펄스가 인체에 가해지면 핵은 에너지를 흡수하여 여기 상태가 되며, RF펄스가 차단되면 핵은 이완되면서 흡수한 에너지를 주변 격자로 내놓게 된다. 즉 인체의 RF 에너지 흡수에 의해 체온이 상승하게 된다. RF 흡수는 SAR란 용어로 나타내며, 인체가 흡수하는 에너지의 양으로 W/kg 단위로 표현된다. SAR는 유도전기장, 동작비율 duty cycle, 조직밀도, 전도성 등의 다양한 변수에 영향을 받으며, SAR가 허용된 수치를 넘지 않도록 감시하기 위해서는 환자의 체중을 정확히 기록해야 한다. FDA에서는 SAR를 전신 15분간 4 W/kg, 머리 10분간 3 W/kg, 머리나 몸통 5분간 8 W/kg, 팔과 다리는 5분간 12 W/kg으로 제한하고 있다(표 11-1). 표 11-2는 국제전기기기술위원회 International Electrotechnical Commission, IEC 에서 제공되는 MR의 SAR 제한기준이다. 최저 수준은 '정상작동모드 normal operating mode'이며, 높음 수준은 '1단계 통제모드 first-level controlled mode'이다. 1단계 통제모드에서는 의료감독이 필요하다.

이전 연구들의 결과에 따르면 권고 수치의 10배로 노출된 환자의 경우에서도 피부와 몸에 체온 상승은 있었지만 심각한 유해 작용은 없었다. 체온이 상승하면서 혈압과 심박수도 약간 증가했다. 이런 영향들이 중대한 것은 아니지만 체온조절계통에 이상이 있는 환자는 MR에 적당하지 않다. 또한 열을 발산할 수 있는 능력이 없는 신체부위(눈확, 고환)는 개별적으로 평가해야 한다. 표준 펄스시퀀스에서 체온상승은 크지 않았으나, 각막의 온도는 0~1.8°C까지 증가되는 것으로 나타났다.

조직 가열의 정도는 RF펄스의 강도와 주파수에 따라 달라진다. 스핀에코펄스시퀀스는 조직을 자기화시키기 위해 90°와 180°의 강한 RF펄스를 사용하게 되며, 고속스핀에코펄스시퀀스는 매우 빠르게 강한 RF펄스를 인가한다. 따라서 스핀에코와 고속스핀에코펄스시퀀스에서는 더 큰 RF의 세기를 전달하게 되어 결과적으로 높은 SAR와 조직의

표 11-1. FDA의 SAR 제한기준

영역	용량	시간(분)	SAR (W/kg)
전신	평균 이상	15	4
머리	평균 이상	10	3
머리 또는 몸통	조직 g당	5	8
팔과 다리	조직 g당	5	12

표 11-2. IEC의 SAR 제한기준

작동모드	전신(W/kg)	머리(W/kg)	최대 심부 체온(℃)
정상작동모드(normal operating mode)	2	3.2	0.5
1단계 통제모드(first-level controlled mode)	4	3.2	1

가열을 유발하게 된다. 반면 그레이디언트에코펄스시퀀스는 상대적으로 작은 RF펄스를 사용하므로 빠르게 RF펄스가 인가되더라도 SAR가 낮고 조직의 가열이 적다. 하지만 흐름시간 자기공명혈관영상 time of flight MR angiography, TOF-MRA 과 같은 그레이디언트에코펄스시퀀스는 매우 빠르게 RF펄스가 인가되므로 높은 SAR가 발생하게 된다. 일반적으로 SAR를 감소시키기 위한 방법은 다음과 같다.

- 반복시간의 증가: 스캔시간을 증가시킨다.
- 숙임각의 감소: 영상의 대조도대잡음비 또는 신호대잡음비를 변화시킨다.
- 절편개수의 감소: 스캔시간을 증가시킨다.
- 다중에코 기법에서 에코 수의 감소: 스캔시간을 증가시킨다.
- 검사실 내부의 온도와 습도의 조절
- 높은 SAR 펄스시퀀스 사이에 낮은 SAR 펄스시퀀스를 삽입하거나, 높은 SAR 후 쉬는 시간을 갖는다.
- MR 장치의 환기 시스템을 가동한다.

RF 안테나 효과

RF 자기장은 전도고리 conductive loop 에서 유도된 전류로 인해 환자에게 심각한 화상을 입힐 수 있다. ECG 도선과 표면코일 surface coil 과 같은 MR에서 쓰이는 도구는 극도의 주의를 기울여 사용해야 한다. 표면코일을 사용할 때 MR 검사자는 어떤 전기적인 유도 물질도 물질 자체나 환자에게 '전도고리'를 형성하지 않도록 세심하게 주의를 기울여야 한다. 절연되지 않은 케이블에 의해 휴지나 옷이 인화될 수 있다. 송신코일과 수신코일을 함께 두면 심각한 열로 인한 상해가 발생할 수도 있다. 엔지니어는 RF 자기장의 표면코일이 제대로 기능하고 있는지 정기적으로 확인해야 한다.

뉴욕과학협회 New York academy of science 는 'NMR의 생물학적 영향과 안전성 측면 Biological effects and safety aspects of NMR' 을 발표했던 한 컨퍼런스에서 MR 시스템에 사용한 전선은 전기적으로도 열에도 절연되어야 한다고 권고했다.

금속 삽입물과 상호작용

능동적 삽입물 Active implant 에 대한 MR 적합성

심장리듬치료기기 Cardiac implantable electronic device, CIED

심장리듬치료기기는 박동조율기 pacemaker, 이식형세동제거기 implantable cardioverter defibrillator, ICD, 이식형심장재동기 cardiac resynchronization therapy, CRT, 이식형심장리듬모니터 insertable cardiac monitor, ICM 등을 포함하며(그림 11-6), 일반적으로 MR 위험 장치로 분류되어 왔다. 이와 같은 장치들이 MR 환경에 노출될 경우 장치나 전극의 위치 변화, 전극에서의 발열현상, 장치의 오작동 등의 문제를 유발할 수 있다. 2007년 이전까지 박동조율기를 가지고 있는 환자의 MR과 관련된 사망사고는 전 세계적으로 17건 정도 보고되었다. 하지만 2012년 처음으로 MR 조건부 conditional 박동조율기가 국내에 허가된 이후로 최근에는 3 T에서도 검사가 가능한 장치들이 보급되고 있다. 따라서 심장리듬치료기기들은 이제 절대적으로 금기로 분류될 수 없다.

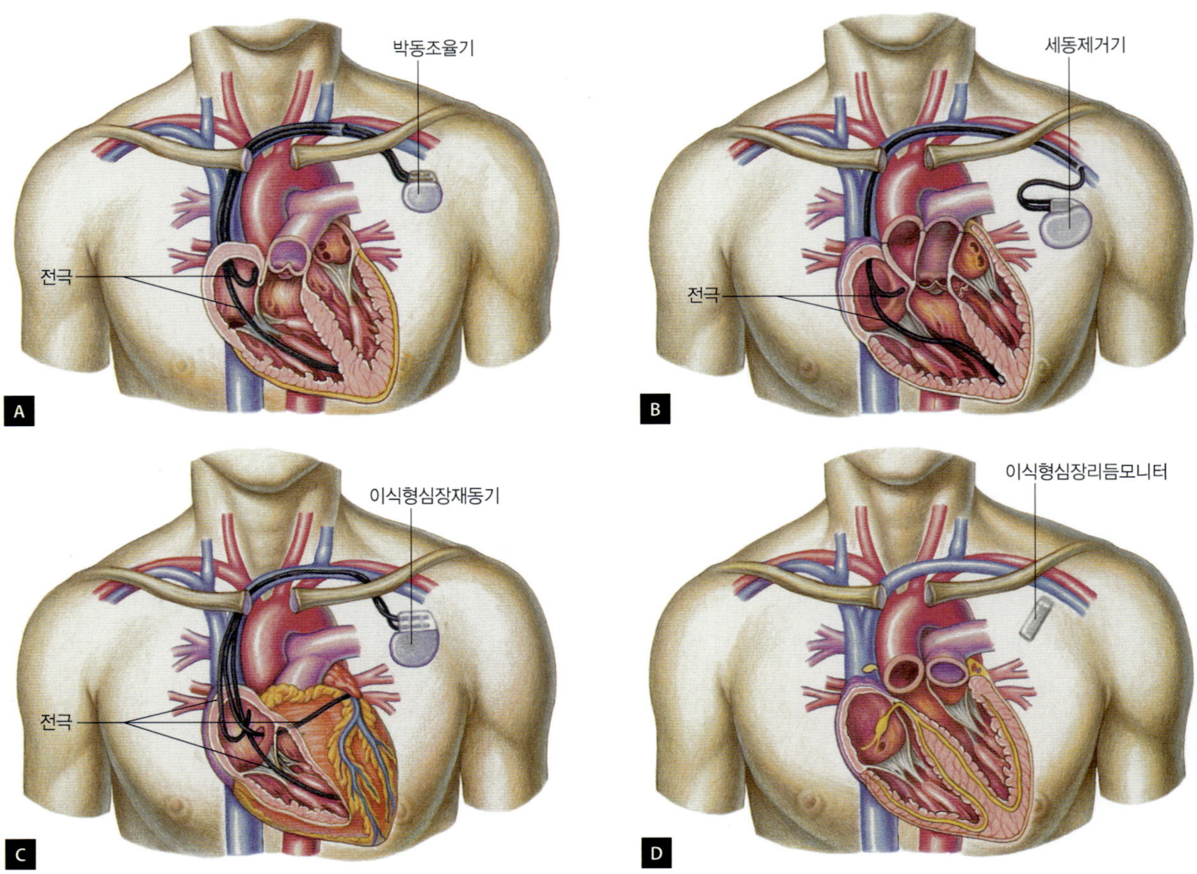

그림 11-6. 심장리듬치료기기. (A) 박동조율기, (B) 이식형세동제거기, (C) 이식형심장재동기, (D) 이식형심장리듬모니터

MR 조건부 MR conditional 란 앞에서 설명한 바와 같이 'MR 환경에서 조건부 안전'이다. 즉 장치의 제조사에서 가이드하고 있는 특정한 조건하에서만 검사가 가능하다. 따라서 MR 검사를 위해서는 가이드라인의 세부조건을 반드시 확인해야 하며, 조건에 부합하는 스캔 매개변수, 스캔 가능범위, 코일 제한, 스캔 지속시간 등을 정확하게 설정한 후 검사가 이뤄져야 한다. 이러한 검사가능 조건은 장치의 제조사 및 제품에 따라 상이하지만 일반적으로 기기의 상태를 MR 모드로 변경해야 하며, 정자기장 1.5 T 또는 3.0 T, 그레이디언트 슬루율 gradient slew rate 200 T/m/s 이하, 전신 SAR 2.0 또는 4.0 W/kg 이하, 머리 SAR 3.2 W/kg 이하, 전신 스캔 가능 또는 흉부 부위 스캔 제한 등이 있으며, 검사 진행 중에는 환자의 상태를 파악하기 위해 심전도 모니터링을 반드시 시행해야 한다. 또한 환자와 심장기기 장치에 대한 검사 전후의 상태점검을 위해서는 순환기내과와 연계한 검사 절차가 사전에 마련되어야 한다.

지금까지 설명한 내용들은 심장리듬치료기기가 MR 조건부인 경우일 때 고려해야 하는 사항들이며, MR 위험인 경우에는 어떠한 경우에도 MR 검사를 시행할 수 없다. 따라서 안전한 검사를 위해서는 반드시 MR 적합성을 확인해야 한다.

인공와우 Cochlear implant

인공와우는 감각신경성 난청의 환자에게 이식되는 장치로 외부장치와 내부장치로 구성되어 있다(그림 11-7). 외부장치는 모두 MR 위험 장치이며, 사용자에 의해 쉽게 제거가 가능하므로 MR 환경에 노출되기 전에 제거되어야 한다. 내부장치의 중심에는 자석 magnet 으로 된 구조물이 위치하고 있어 MR의 강한 자기장에 노출되면 자석의 움직임(뒤틀림, 끌어당김 등)을 초래할 수 있기 때문에 환자 안전에 중요한 문제이다.

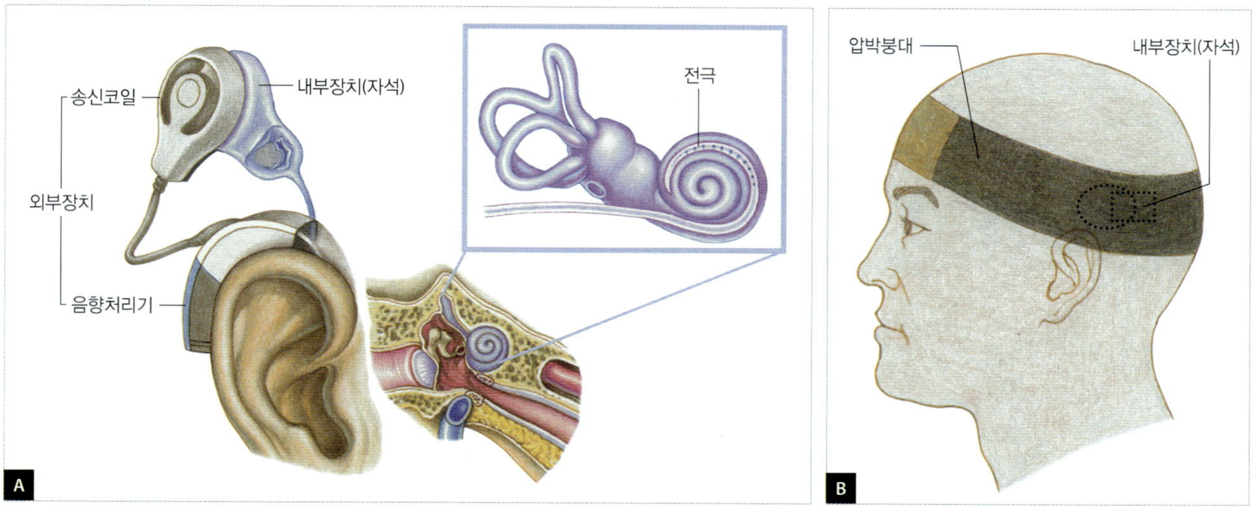

그림 11-7. 인공와우의 MR 검사. A의 외부장치를 제거하고, B와 같이 압박붕대로 내부장치(자석)를 감싼 후 검사를 실시한다.

인공와우의 내부장치는 제조사와 제품에 따라 MR 위험과 MR 조건부 장치로 분류된다. MR 조건부 장치의 일반적인 검사조건은 자기장 1.5 T 또는 3.0 T, 머리 SAR 1.6~2.0 W/kg 미만, 이식 후 6개월 이후 검사가 가능하며, 특히 대부분의 제품들은 내부장치의 자석을 고정하기 위해 압박붕대로 머리를 3회 이상 감은 후 MR을 시행하도록 안내하고 있다. MR 위험으로 분류된 일부 장치의 경우 수술을 통해서 자석을 제거하면 MR이 가능한 장치도 있으므로 장치별로 제조사의 가이드라인을 상세히 살펴보아야 한다.

선행되었던 연구들에 따르면 내부장치의 자석은 머리덮개 scalp 와 머리뼈 skull 사이에 고정되어 있더라도 1.5 T에서 자기장에 의한 뒤틀림이 확인되었다. 그러나 제조사의 가이드라인에 따라 자석 주변을 압박붕대로 고정하였을 경우에는 뒤틀림이나 움직임이 나타나지 않았다고 보고하였다. 따라서 인공와우를 가지고 있는 환자의 경우 제조사의 가이드라인에 따라 머리를 압박붕대로 감는 절차가 반드시 필요한데, 이를 위해서는 사전에 이비인후과와 연계한 절차가 마련되어야 한다.

이식형신경자극기 Implantable neurostimulator

이식형신경자극기는 인체에 이식되어 뇌심부나 신경에 전기자극을 가하여 통증을 경감시키거나 신경증상을 완화시키기 위한 장치로 뇌심부자극기 deep brain stimulation device, 척수신경자극기 spinal cord stimulation device, 미주신경자극기 vagus nerve stimulation device, 천수신경자극기 sacral nerve stimulation device 등이 포함된다(그림 11-8).

이식형신경자극기의 경우 MR로 인해 발생된 유도전류에 의한 발열현상이 전극의 말단에 집중되어 환자에게 치명적인 위험을 초래할 수 있다. 실제로 과거에 뇌심부자극기가 삽입된 환자가 MR 검사 후 전극의 발열로 인한 부종 edema 이 발생되어 뇌사상태에 빠진 사례가 보고되었다. 따라서 신경자극기를 삽입한 환자의 경우 MR을 시행할 경우 많은 주의가 필요하다.

이식형신경자극기 장치들은 제조사와 제품에 따라 MR 위험과 MR 조건부 장치로 분류된다. 먼저 뇌심부자극기의 경우 BRIO, Libra 등의 펄스발생기는 MR 위험, ACTIVA 등은 MR 조건부로 분류된다. MR 조건부 제품의 가이드라인은 정자기장 1.5 T 이내, 송수신코일 또는 수신 전용 코일의 제한된 사용, 전원 off 등이 있는데 특히 전극에서의 발열현상을 제어하기 위해 SAR를 0.1 W/kg 이하로 제한하는 등 인체에 가해지는 RF를 엄격하게 제한하고 있다.

척수신경자극기의 경우는 ITREL-3, GENESIS 등은 MR 위험이며, PrimeAdvanced SureScan MRI, SYNERGY 등은 MR 조건부로 구분된다. MR 조건부 제품의 가이드라인은 정자기장 1.5 T 이내, 송수신코일 또는 수신 전용 코일의 제한된 사용, 스캔 시간의 제한, 정상작동모드 등이 있다.

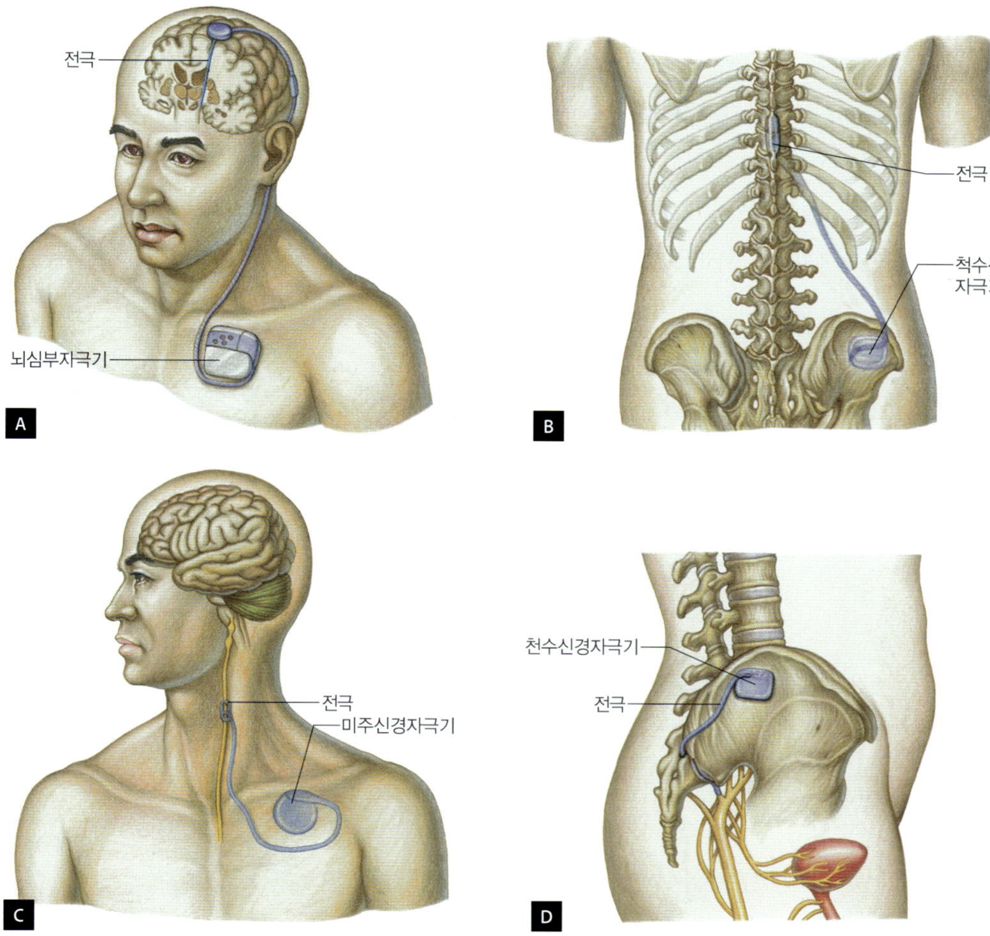

그림 11-8. 이식형신경자극기. (A) 뇌심부자극기, (B) 척수신경자극기, (C) 미주신경자극기, (D) 천수신경자극기

미주신경자극기는 동일한 제품명이더라도 출시년도에 따라 MR 위험, MR 조건부로 분류되므로 주의가 필요하다. MR 조건부 제품의 경우 정자기장 3.0 T 이내, 정상작동모드, 송수신코일을 사용하여 스캔이 가능하지만, 일곱째목뼈(C7)~여덟째등뼈(T8)의 검사제외 구역이 있으므로 모든 검사에 적용할 수는 없다.

천수신경자극기의 경우 MR 조건부로 분류되지만 특정 제조번호 serial number 는 MR 위험 장치이므로 주의가 필요하다. MR 조건부 제품의 가이드라인은 정자기장 1.5 T 이내, 정상작동모드, 송수신머리코일의 제한된 사용이며, 특히 검사 가능부위가 머리만으로 제한된다.

이식형신경자극기의 종류와 제품명, 제조사에 따라 가이드라인이 다양하므로 임상에서 MR 검사를 위해서는 최신의 가이드라인을 반드시 확인해야 하며, 환자의 안전을 위해 신경외과 등의 연관된 진료과와 적합한 절차를 마련해야 한다.

유방조직확장기 Breast tissue expander

유방조직확장기는 유방재건수술을 시행하기 전에 유방조직을 확장하기 위하여 한정된 기간 동안 인체에 삽입되는 장치이다(그림 11-9). 이 장치의 내부에는 피부에서 확장기 안으로 생리식염수 normal saline 를 주입하기 위한 자석포트 magnet port 라고 하는 구조물이 있는데, 이 구조물에 포함된 자석으로 인해 MR 환경에 노출될 경우 환자에게 극심한 통증을 유발하게 된다. 따라서 유방조직확장기는 MR 위험 장치로 분류된다.

프로그램밸브 Programmable valve

뇌실복강션트 ventriculoperitoneal shunt 는 물뇌증 hydrocephalus 질환에 삽입되어 뇌압을 조절하는 장치이며, 프로그램밸브는 뇌실복강션트의 일종으로 환자의 상태에 따라 압력을 조절할 수 있는 밸브가 포함되어 있다.

프로그램밸브는 3 T에서 MR 조건부 장치이며, 특정한 검사 제한 조건은 없다. 하지만 MR 검사 후 기존에 설정된 밸브의 압력이 자기장에 의해 변경될 수 있으므로 검사 후 반드시 일반 방사선 머리검사를 통해 압력의 변경 여부를 확인하고 필요시 별도의 외부 장치를 이용하여 변경된 압력을 조절해야 한다. 따라서 연관된 진료과와 환자의 처치를 위한 절차를 사전에 마련해야 한다. 최근에는 MR 이후에도 압력이 변경되지 않는 프로그램밸브가 개발되어 이용되고 있다.

비능동적 삽입물 Passive implant 에 대한 MR 적합성

두개내 혈관 클립

일부 두개내동맥류 클립은 MR 영상에 절대적으로 금기이다. 클립이 움직이게 되면 혈관을 손상시켜 출혈이나 허혈을 일으킬 수 있으며 사망에도 이를 수 있기 때문이다.

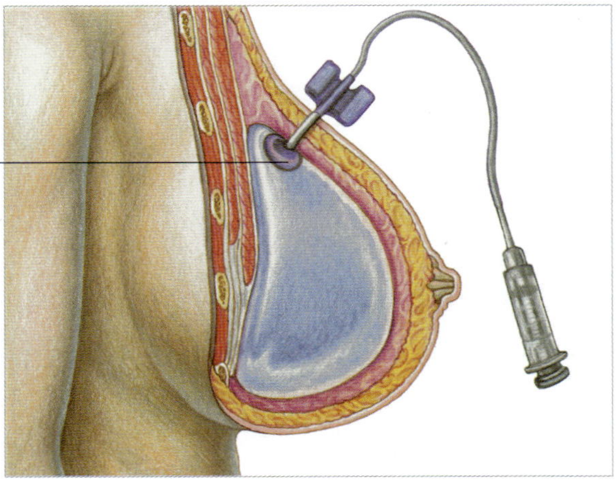

그림 11-9. 유방조직확장기

두개내 클립 중 재질이 티타늄으로 만들어진 것은 MR 환경에 안전한 것으로 입증되었다. 그러나 안타깝게도 MR 검사 중에 클립이 이탈해 사망한 사례가 몇 건 있었다. 따라서 ISMRM은 동맥류 클립을 가진 환자를 검사할 때는 삽입된 클립이 MR 환경에 안전한 것인지 확인되지 않은 경우에는 검사를 시행하지 않도록 권고한다. 또한 두개내 클립을 가진 환자의 영상검사는 클립이 '안전한 것으로 밝혀진' 경우가 아니면 안전하지 않다고 권고한다.

혈관내 코일, 필터, 스텐트

15종의 혈관내 기구를 시험해서 그중 5종이 강자성체인 것으로 밝혀졌다. 이 기구들은 자기장에서 편향을 보이긴 했지만 보통은 삽입한 지 몇 주가 지나면 혈관벽에 단단히 고정되기 때문에 이탈할 가능성은 적다. 따라서 혈관내 기구를 지닌 환자들은 삽입 후에 일정 시간이 지나면 MR 검사를 받아도 안전하다고 간주된다.

두개외 혈관 클립

5종의 목동맥 혈관 클램프를 시험한 결과 자기장에서 모두 편향되었다. 그러나 목동맥 내에서 박동성 혈관 움직임과 비교해서 편향 정도는 미약했다. 두개외 클립은 수술 후에 섬유조직이나 흉터로 싸이게 된다. 많은 시설들이 수술 후 4~6주까지는 MR 검사를 미뤄야 한다고 조언하지만 응급상황에서는 이보다 더 빨리 영상검사를 시행해야 할 경우가 있으므로 개별 환자 사례별로 접근해야 한다. Poppen-Blaylock 목동맥 클램프는 자기장에 크게 끌리는 반응을 보이기 때문에 MR 영상에 금기이다.

혈관포트 Access port

혈관내로 삽입한 33종의 혈관포트를 검사했으나 단 2종만이 자기장에서 편향되는 것으로 나타났다. 하지만 편향 정도는 심하지 않은 것으로 생각된다. 따라서 혈관내로 삽입된 포트를 가진 환자들은 MR에 안전하다고 간주된다.

심장판막 인공삽입물

29종의 심장판막 인공삽입물 중에서 25종이 자기화율 magnetic susceptibility 을 갖는 것으로 판명되었고, 이 삽입물이 자기장에 편향되는 정도는 무시해도 좋을 정도였다. 편향은 정상적으로 박동이 있는 심장 움직임과 비교해 최소 수준이었다. 심장판막 인공삽입물을 가진 환자는 MR에 안전하다고 여겨지더라도 판막이 손상될 수 있으므로 판막 형태에 대한 세심한 선별검사가 선행되어야 한다.

치과 기구 및 재료

16종의 인공치과이식물을 검사한 결과 이 중 12종이 자기장에 측정이 가능한 정도의 편향성을 보였다. 그러나 대부분이 MR 환경에 안전한 것으로 생각된다. 이들 기구 대부분이 자기장에 큰 영향을 받지 않는다고 하지만 자기화율인공물을 만들어 MR의 영상에 악영향을 미칠 수 있고 이런 현상은 특히 그레이디언트에코영상에서 나타난다. 일부 치과 기구는 자기적으로 활성화되어 있고 따라서 MR 영상에 잠재적인 위협이 될 수 있다.

눈확삽입물

시험한 12종의 눈확삽입물 가운데서 2종이 1.5 T 정자기장에서 편향되었다. 파티오 눈꺼풀 용수철 fatio eyelid spring 은 불편함을 주고 강자성체 종류의 스테인리스 강철로 만들어졌기 때문에 망막못 retinal tack 이 눈에 상처를 입힐 수 있다.

눈확내 철 이물질

눈확내 철 이물질은 MR 안전에 커다란 문제를 일으킬 수 있다. 판금속을 다루는 일을 하는 환자라면 눈 안이나 눈 주변에 금속 조각이 들어 있을 수 있다. 자기장이 강자성체에 힘을 부과하므로 눈 속에 있는 금속이 움직이거나 이탈되어 눈이나 주변 조직에 손상을 입힐 수 있다. 눈 안에 들어가 있는 조그만 조각은 표준 방사선 촬영에서 놓칠 수 있다. 하지만 연구결과에 따르면 0.1×0.1×0.1 mm 정도의 작은 금속 조각도 표준 방사선 촬영으로 발견된다고 한다. 또한 0.1×0.1×0.1 mm에서 0.3×0.1×0.1 mm 범위의 실험실 동물의 눈에 들어간 금속 조각을 2.0 T 자석 안에서 검사한 결과에서도 0.3×0.1×0.1 mm 금속 조각이 움직이기는 했지만 눈에 식별이 가능한 임상적인 상해를 입히지는 않았다. 따라서 작은 이물질을 찾아내는 데는 CT가 더 정확하겠지만 일반 방사선 촬영으로도 안구 내 상해를 유발할 수 있을 정도 크기의 눈확내 철 이물질을 찾아 낼 수 있다. ISMRM의 선별검사 질문지는 환자에게 다음과 같이 질문한다. "금속으로 눈을 맞은 적이 있습니까?" 이 질문은 금속으로 눈을 맞은 적이 있어 그 금속을 제거했다 하더라도 일반 방사선 검사를 받아야 한다는 의미를 내포하고 있다. 이 경우 안구를 두 가지 촬영상으로 검사할 것을 권고한다. 20° 후전방향 촬영 Water's view 과 측면 lateral 촬영이나 눈을 위로 했을 때와 아래로 했을 때 각각 두 번의 후전방향 촬영으로 검사한다.

정형외과용 삽입물 및 재료와 기구

검사한 15종의 정형외과용 삽입물 모두가 정자기장 내에서 편향을 보이지 않았다. 그러나 엉덩관절 보철물과 같은 큰 금속성 인공삽입물은 자기장과 RF 자기장에 의해 금속에 유도된 전류로 열을 받을 수 있다. 그러나 이런 열은 비교적 낮아 정형외과용 삽입물 대부분은 MR 영상이 가능하다.

외과용 클립과 핀

복부수술용 클립은 일반적으로 섬유조직에 의해 단단히 고정되기 때문에 MR에 안전하다. 하지만 그 크기에 따라서는 인공물을 만들어 영상을 왜곡할 수 있다. 복부 클립을 사용한 수술을 받았을 경우에는 반드시 필요하지는 않더라도 될 수 있으면 MR 검사를 수술 후 4~6주가 지날 때까지 미루도록 권고한다. 하지만 언제나 모든 환자를 개별적인 사정에 따라 평가해야 한다.

폐소공포증 Claustrophobia

폐소공포증이 안전 문제는 아니지만 환자가 흔히 겪는 문제이기 때문에 검사자는 이를 잘 인식하고 있어야 한다. RF펄스로 인한 발열, 그레이디언트 소음, 자석의 제한범위가 폐소공포증 반응을 더욱 악화시킨다.

폐소공포증은 대부분 일시적인 반응이지만 MR 검사를 시작하기 전에는 느끼지 못했으나 검사를 진행하면서 폐소공포증을 겪어 검사에 극심한 어려움을 겪고 검사 종료 이후까지도 증상이 지속되었다는 환자도 두 건이 보고되었다. 이 환자들은 장기간의 심리치료를 받아야 했다. 따라서 폐소공포증의 발생률을 줄이기 위한 노력도 중요하다. 자석 내경 안으로 공기가 잘 통하게 하고 필요할 때는 언제든 환자와 접촉이 가능하게 해 주면서 검사에 따른 정보를 자세히 제공해 주면 폐소공포증 반응을 줄이는 데 도움이 된다.

퀜칭 Quenching

퀜칭이란 자석코일이 갑작스럽게 절대온도를 잃어버려 초전도체 작용을 하지 못하고 저항이 생기는 것을 말한다. 이렇게 되면 헬륨이 극저온용기 cryogen bath 에서 급속도로 빠져나오게 된다. 이런 일은 사고로 일어날 수도 있고 응급상황에서 수동적으로 유발할 수도 있다. 퀜칭은 초전도코일에 심각하고 되돌릴 수 없는 피해를 입힐 수 있어 수동 퀜칭은 극단적인 경우에 한해서 의사와 서비스 엔지니어가 결단을 내린 다음 이루어져야 한다.

검사실에 화재가 발생했을 경우 소방대원이 안전하게 검사실로 들어갈 수 있도록 자석을 퀜칭시키기도 한다. 모든 시스템이 헬륨유출 장비를 갖추고 있어야 자석을 퀜칭시키는 경우 헬륨을 제거할 수 있다. 헬륨을 밖으로 유출시키지 못할 경우 헬륨이 건물 내부로 유입되어 산소를 대체하게 될 것이다. 이런 경우를 대비하기 위해 모든 검사실에는 산소 수치가 일정 수준으로 떨어지면 경보를 울리는 감시 장치가 있어야 하며 이런 상황 발생 시에는 환자와 직원을 즉시 대피시켜야 한다.

만일 퀜칭이 일어났을 때 검사실 문이 닫혀있어 헬륨이 검사실 안으로 유입되었다면 산소 부족이 일어나 검사실 내부의 압력이 위험 수준으로 올라갈 것이다. 이렇게 검사실 내 압력이 높아지면 문이 열리지 않게 될 수도 있다. 이런 일은 냉각이 일어난 지 단 몇 분 만에 일어날 수 있어 감압을 위해서는 검사실과 조정실 사이의 유리 칸막이를 깨야 한다. 많은 시설들이 빠른 감압을 위해서 MR 검사실 압력이 높아지면 튕겨져 열리도록 만든 팝아웃창문 pop out window 을 설비한다. 창문이 열리면 검사실 출입문을 보통 때처럼 열 수 있어 환자를 대피시킬 수 있다. 이런 일이 발생하면 환자를 즉시 대피시켜야 하고 질식, 저체온, 고막파열이 있는지 검사해야 한다.

안전교육

환자에게 끼칠 수 있는 잠재적인 위험을 가장 효율적으로 피할 수 있는 방법은 환자와 직원의 차폐이다. 몸의 내부나 외부에 강자성체 이물질을 갖고 있다고 의심되는 환자와 MR 검사실 직원은 만에 하나 발생할지도 모르는 건강상의 위험이나 사고를 피하기 위해 엄격한 검사를 거쳐야 한다. 모든 환자와 직원을 대상으로 세심하게 질문하고 교육해야 MR 환경을 안전하게 통제할 수 있다. 이를 위해서는 자기장 내로 들어가는 모든 사람들이 선별검사 질문지를 작성해야 한다. ISMRM은 지침이 되는 선별검사 질문지를 제시하였다. 환자, 검사에 동반한 보호자, 직원, 그리고 방문객은 반드시 선별검사 질문지를 작성해야 한다.

환자감시

ISMRM 안전위원회는 모든 환자를 '언어적으로 그리고 시각적으로' 지켜보아야 한다고 조언한다. 언어적으로 그리고 시각적으로 접촉할 수 없는 환자는 생체 모니터링 기기를 이용하여 더 밀접하게 감시해야 한다. 이런 환자는 반응이 없는 환자, 혼수상태인 환자, 무의식 환자, 진정 상태에 있거나 청각장애가 있는 환자, 목소리가 잘 나오지 않거나 외국어 사용자 그리고 소아 환자들이다. 심장동기 cardiac gating 에 사용하는 ECG는 자기혈역학적 효과를 보정하기 위해 조정되어 있으므로 환자감시에 적절하지 않다.

설치계획

자석 시스템을 설치할 때는 결정하기 어려운 문제가 많다. 자석을 구입하기 전에 이런 문제들을 세심하게 고려해야 불필요한 지출과 낭비를 막을 수 있다.

건축학적인 요구사항은 다음과 같다.

- 구조적인 재강화
- 공간적 크기
- 기계적, 전기적인 요소

비용 문제가 상당하므로 일차적으로 고려해야 할 일은 기존 건물에 시스템을 들일지 아니면 새로 건물을 지을지 결정을 내리는 것이다. 자석의 자기장세기가 제한 요소가 되는 일이 잦다. 현재 이상적인 자기장세기를 결정하는 데 도움을 받을 실제적인 지침은 없는 실정이다. 각 시설별로 설치 장소를 고려하고 시스템의 목적을 평가하여 필요한 자기장세기를 결정해야 한다. 예를 들어 영상검사 목적이라면 0.5 T면 적절하겠지만 분광법을 시행하고자 한다면 적어도 1.5 T는 필요할 것이다. 자기장세기가 증가하면 주변영역도 같이 늘어나야 하므로 자기장세기의 결정은 중요한 문제이다. 차폐 shielding 로 이 문제를 해결할 수도 있겠지만 이 또한 비용이 많이 든다.

직원, 장비, 구조, 검사실 밖 모니터에 미칠 자석의 안전성도 고려해야 한다. 정자기장은 3차원으로 자석의 위와 아래 그리고 옆으로도 확대된다. 자기장세기는 자석과의 거리의 세제곱으로 감소하며, 모든 모니터와 컴퓨터기기는 5 가우스선 너머에 두어야 한다. 또한 검사실 입구와 주변은 자기장의 영향이 미치지 않아야 하며 박동조율기 pacemaker 를 가진 사람이 우발적으로 자기장영역으로 들어오는 일이 없어야 한다. 이런 일은 보통 건물 주변에 담을 둘러치면 막을 수 있다.

차량에 설치되어 있는 MR 검사실 또한 위험성을 내포하고 있다. 이들은 하중 load 과 휠베이스 wheelbase 와 같은 부분에서 도로교통법규에 따라야 하고 매우 제한적인 주변영역을 가진다. 이런 이유로 대부분의 이동식 검사실의 자기장세기는 0.5 T 이하이다. 일부 고자기장 이동 시스템은 재배치를 하면서 자기장세기를 낮추기도 한다. 또한 차량이 주차하는 장소는 반드시 평지여야 하고 차량과 그 내용물의 하중이 견딜 수 있을 만큼 충분히 강해야 한다.

어느 장소에 설치를 하든 컴퓨터와 그 부품들의 냉각과 공기조화 air conditioning 요구사항도 미리 평가해야 한다. 자석 냉각이 발생하는 경우 헬륨유출 장치, 동력공급, 적절한 출입문 장치, 검사실 면적을 고려해야 한다. RF 차폐가 적절히 설치되어야 하고 근처

컴퓨터와 모니터가 영상을 방해하지 않도록 점검해야 한다. 응급상황 발생 시 적절하게 조치를 취할 수 있는 영역으로 신속하게 일직선 이동이 가능하도록 검사실 바닥과 조정실을 설계해야 한다.

간단히 말해 전 시설을 환자와 직원의 안전을 염두에 두고 설계해야 한다. 전체 자기장 입구에는 자기적으로 통제되는 안전문을 설치하는 것이 바람직하다. 서비스 엔지니어는 정기적으로 예방관리 상태를 점검해야 하고 지속적인 관리 또한 중요하다. 환자와 직원에게 안전한 환경을 제공하기 위해서는 MR 시설의 세심한 계획과 빈틈없는 유지 관리가 이루어져야 한다.

별첨 1. 선별검사 질문지

MRI 검사를 위한 선별검사 질문지

날 짜:		환자번호:	
이 름:	나이:	신장:	체중:
생 일: 년 월 일	남성☐, 여성☐	검사부위:	
주 소:		전화번호(집):	
		전화번호(직장):	
우편번호:			
MRI 검사 사유 또는 증상:			
담당 의사:		핸드폰:	

1. 수술이나 시술(관절경, 내시경 등)을 받은 적이 있습니까? 예☐, 아니요☐

날짜	수술명
날짜	수술명

2. 진단 영상 검사(MRI, CT, Ultrasound, X-ray 등)를 받은 적이 있습니까? 예☐, 아니요☐

	검사부위	날짜	병원명
MRI			
CT/CAT Scan			
X-Ray			
초음파 검사			
핵의학 검사			
기타			

3. 이전에 MRI 검사 또는 MR 절차와 관련된 문제가 있었습니까? 예☐, 아니요☐
(자세한 설명)

4. 금속 물체나 파편으로 의해 눈을 다친 적이 있습니까? 예☐, 아니요☐
(자세한 설명)

5. 금속 물체나 이물질에 의해 다친 적이 있습니까? 예☐, 아니요☐
(자세한 설명)

6. 현재 약을 복용 중이거나 최근에 복용한 적이 있습니까? 예☐, 아니요☐
(약명)

7. 약에 의한 알레르기가 있습니까?
(약명)

8. MRI, CT 또는 X-ray 검사에서 사용되는 조영제에 의해 천식, 알레르기반응, 호흡기 질환 등의 조영제 부작용 경험이 있습니까? 예☐, 아니요☐

9. 빈혈, 신장 질환, 신부전, 신이식, 고혈압, 간질화, 당뇨 또는 뇌전증이 있습니까? 예☐, 아니요☐
(자세한 설명)

여성분만 해당

10. 생리 주기 년 월 일 예☐, 아니요☐

11. 임신했거나 생리 예정일이 지났습니까? 예☐, 아니요☐

12. 경구 피임약을 복용하거나 호르몬 치료를 받고 있습니까? 예☐, 아니요☐

13. 배란 촉진제를 복용하거나 해당 치료를 받고 있습니까? 예☐, 아니요☐
(자세한 설명)

14. 모유 수유 중이십니까? 예☐, 아니요☐

경고 : 특정 임플란트, 장치 또는 물체는 사용자에게 위험하거나 MR 검사(MRI, MR 혈관 조영술, 기능적 MRI, MR 분광법)를 방해할 수 있습니다. 만약 임플란트, 장치 또는 물체에 관한 의문이나 우려가 있는 경우 MR 시스템이나 MR 환경에 들어가지 마십시오. MR 시스템에 들어가기 전에 방사선사 또는 의사에게 문의하십시오. MR 장치의 자석은 항상 켜져 있습니다.

다음 중 해당 사항 체크

- Yes □, No □ 뇌혈관 클립
- Yes □, No □ 심장 박동기
- Yes □, No □ 이식형 제세동기
- Yes □, No □ 전기적 인공물 또는 장치
- Yes □, No □ 자기적 인공물 또는 장치
- Yes □, No □ 신경 자극기
- Yes □, No □ 척수신경 자극기 전극 또는 와이어
- Yes □, No □ 뼈 성장/뼈 융합 자극기
- Yes □, No □ 인공와우 또는 기타 인공물
- Yes □, No □ 인슐린 펌프 또는 기타 펌프
- Yes □, No □ 이식형 약물 주입기
- Yes □, No □ 기타 보조 장치
- Yes □, No □ 인공 판막
- Yes □, No □ 눈꺼풀 스프링 또는 와이어
- Yes □, No □ 인공 수족 금속
- Yes □, No □ 스텐트, 필터, 코일
- Yes □, No □ 션트
- Yes □, No □ 혈관 포트 또는 카테터
- Yes □, No □ 동위원소 또는 인공장치
- Yes □, No □ Swan-Ganz 카테터
- Yes □, No □ 약물 패치
- Yes □, No □ 기타 금속 파편 또는 이물질
- Yes □, No □ 와이어 메쉬 인공물
- Yes □, No □ 조직 확장기
- Yes □, No □ 수술용 스테플, 클립 또는 금속성 봉합사
- Yes □, No □ 금속 인공관절(고관절, 무릎 관절 등)
- Yes □, No □ 뼈/관절 고정 핀, 스크류, 와이어 등
- Yes □, No □ 자궁내 피임기구
- Yes □, No □ 치아 교정기
- Yes □, No □ 문신
- Yes □, No □ 피어싱
- Yes □, No □ 가발 (검사실 출입전 제거)
- Yes □, No □ 기타 삽입물
- Yes □, No □ 호흡 협조 어려움
- Yes □, No □ 폐쇄 공포증

몸에 있는 임플란트 또는 금속의 위치를
아래 그림에 표시 하십시오.

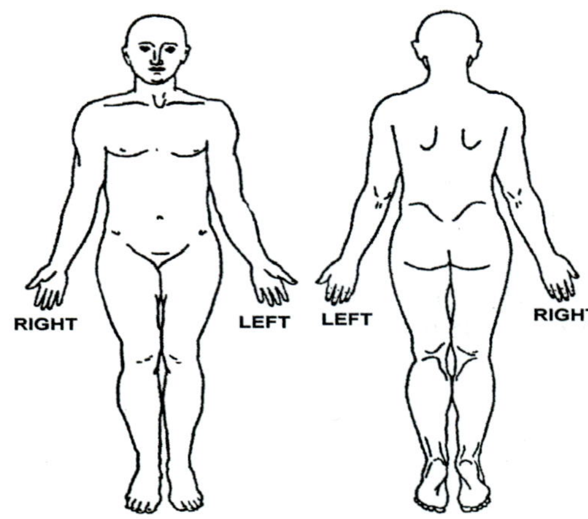

중요 지침

MR 환경 또는 MR 시스템 룸에 들어가기 전에 보청기, 의치, 수술용 금속판, 열쇠, 휴대폰, 호출기, 안경, 머리핀, 보석류, 피어싱 보석류, 시계, 안전핀, 클립, 머니 클립, 신용 카드, 은행 카드, 마그네틱 카드, 동전, 펜, 포켓 나이프, 금속 네일 아트, 도구, 금속 단추 및 금속 지퍼가 있는 의류를 포함하여 모든 금속 물체를 제거해야 합니다.

만약 삽입물에 대한 의문이나 우려가 있다면 MRI 시스템 룸에 들어가기 전에 방사선사 또는 방사선 전문의와 상담하십시오.

참고: MRI 검사 중 발생하는 소음에 의한 문제 또는 위험을 방지하기 위해 귀마개 또는 기타 청각 보호 장치를 착용하도록 권장하거나 요구될 수 있습니다.

위 정보가 사실임을 증명합니다. 이 양식의 내용을 읽고 이해했으며, 위의 내용과 MR 절차에 관한 질문을 할 수 있는 기회가 제공되었습니다.

서 명		날짜: 년 월 일
작 성 자	□ 본인, □ 기타 이름 :	환자와의 관계 :
최종 점검자	이름 :	서명 :
	□ 방사선사 □ 간호사 □ 의사	□ 기타( )

별첨 2. 2013 ACR 가이드라인의 주요 내용

MR 사이트(MR site) 정의

MR 사이트는 개념적으로 4개의 구역(zone)으로 나뉜다. Zone I은 모든 영역이 포함되며, 일반 대중들이 자유롭게 접근할 수 있다. Zone II는 자유롭게 접근할 수 있는 Zone I과 엄격하게 통제되는 Zone III와 IV의 접점(interface) 구역이며, 일반적으로 환자는 이 구역에서 도착 환영 및 선별검사 질문을 받는다. Zone III는 MR 직원에 의해 직접적으로 통제되는 구역으로 이 구역의 접근은 MR 직원 및 선별된 환자들로 제한된다. Zone III에 대한 접근은 물리적인 잠금 장치에 의해 제한되어야 한다. Zone IV는 MRI 장치가 있는 공간으로 강한 자기장 때문에 항상 위험할 수 있는 곳이므로 명확하게 표시되어야 한다. 이 구역은 MR 직원과 선별된 환자만 접근이 허용되며, 응급상황의 경우, 구조대원이나 응급팀도 MR 직원의 감독하에 있으므로 즉시 접근할 수 없다. 환자가 심폐응급상황인 경우 환자가 자기장이 없는 안전한 위치로 이동하는 동안 Zone IV의 MR 직원은 기본생명유지조치를 시작해야 한다.

또 다른 개념으로 5 가우스선(Gauss line)이 있다. 이것은 앞서 설명된 구역의 설정과는 관계가 없는 것으로 FDA는 전자기기 사용자를 포함한 일반 대중에게 잠재적인 위험성이 없는 전자기장의 상한선으로 설정했다. 이 선은 일반적으로 자석 주위에 시각적으로 표시된다. 전기적으로 작동되는 장치를 이식한 모든 비MR 직원은 5 가우스선에서 제한되어야 한다.

인력에 대한 요구사항

MR 사이트의 Zone III 이상에서 근무하는 모든 개인은 MR 안전실습교육 또는 MR 의료책임자가 승인한 사전녹화교육 중 적어도 하나를 완료하고 그 상황이 문서화 되어야 한다. 교육은 최소 매년 반복되어야 한다. 이와 같은 교육을 완료한 개인들은 MR 직원으로 표현하며, MR 직원은 두 개의 레벨(level)로 분류된다. MR 안전교육을 이수하지 않은 모든 개인은 비MR 직원으로 표현한다.

Level I은 Zone III에서 일하는 동안 자신의 안전을 보장하기 위한 최소한의 안전교육을 이수한 사람으로 Level I MR 직원으로 표현한다. 이 직원은 4개의 구역 모두에 접근할 수 있으며 비MR 직원을 Zone I에서 III까지 동반할 수 있다.

Level II는 열 발생 또는 화상의 잠재적 문제, 급격한 그레이디언트의 변화로 인한 신경근육자극 등과 같은 보다 넓은 안전문제에 대한 광범위한 교육 및 훈련이 되어 있는 사람으로 Level II MR 직원으로 표현한다. Level II 직원은 비MR 직원을 4개의 모든 구역으로 동반할 수 있다.

선별검사

MR 직원이 아닌 모든 인원은 Zone III에 접근하기 전에 반드시 표준화된 양식과 인터뷰를 이용한 선별검사를 받아야 한다. 비응급환자와 환자와 동반하는 모든 사람은 최소 두 명의 직원에게 개별적으로 선별검사를 받아야 하며, 이 중 최소 한 명은 Level II MR 직원이어야 한다. 응급환자나 응급실 직원의 경우 Level II MR 직원에 의해 선별검사를 한 번만 실시할 수 있다. 기존의 금속탐지기는 안전상 중요한 의미는 없지만 강자성체를 탐지하는 부가적인 시스템으로 사용하는 것을 제안한다. 선별검사를 마친 후에도 모든 비MR 직원은 Zone III와 IV에서 MR 직원과 동행해야 한다. 환자는 모든 보석, 피어싱, 금속 물체, 전자 장치 및 약물 전달 패치를 제거해야 하며, 의류에 포함된 금속 물체를 제거하기 위해 모든 개인 복장을 제거하고 제공된 가운으로 갈아 입는 것을 제안한다. 모든 강자성 임플란트 또는 이물질은 적절하게 확인되어야 하며 MR 적합성이 결정되어야 한다. 이와 관련된 자세한 지침은 ACR 문서를 참조해야 한다.

임산부 종사자

임신한 종사자는 임신의 모든 기간 동안 MR 환경에서 근무할 수 있다. 허용 가능한 작업은 환자의 자세잡이(positioning), 스캔(scan), 저장(archiving), 조영제 주입, 응급상황에서의 MR 스캔 룸 진입 등이 있으나 이와 같은 작업만으로 제한되지는 않는다. MR 환경에서 작업하는 것이 허용되지만 실제 스캔 중에는 보어 또는 Zone IV에 남아 있지 않도록 한다.

임산부 환자

현재까지는 발달 중인 태아에 대한 MR 노출의 유해한 영향이 증명되지 않았다. 따라서 임신 초기(3개월)에 특별히 고려해야 될 사항은 없다. 그럼에도 불구하고 MR 환경에 대한 접근을 허용하기 전에 임신 기간에 대한 검사를 신중히 해야 하며, 임신이 확인된 경우에는 잠재적인 위험과 MRI 검사의 이점을 재평가하여 MR 검사는 안전한 임신 말기까지 기다릴 것을 요청할 수 있다. MR 조영제는 임신한 환자에게 일반적으로 사용되어서는 안 된다.

소아 환자

소아 환자는 스캔 중에 움직이지 않을 수 없기 때문에 진정이 필요한 경우가 많다. 진정 요법은 수행 절차, 소아 환자의 다양성, 진정의 방법 및 진정제 제공자의 자격은 기관에 따라 다를 수 있다. 이에 대한 자세한 내용은 ACR 가이드라인을 참고해야 한다.

모든 연령의 환자가 다른 사람들이 MR 검사를 위해 타인의 동행을 요청할 수도 있지만, 일반적으로 소아 인구에서 흔하게 일어난다. 동반자에 대한 선별검사는 환자와 동일한 기준을 적용해야 하며, MR 스캔 룸 내에서 동반 가족에게 청각 보호 및 MR 환경에서 안전한 의자의 제공을 권장한다.

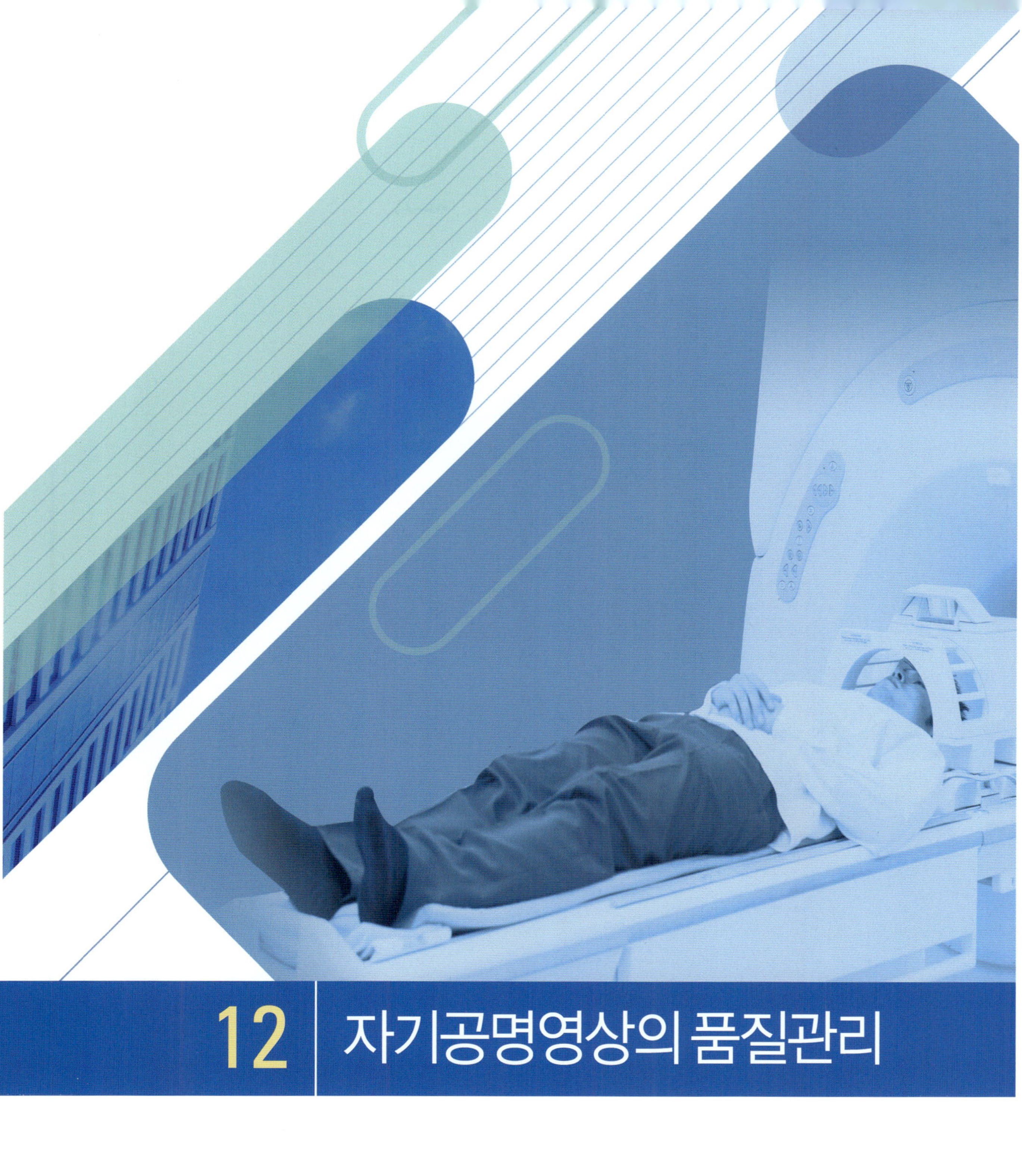

12 자기공명영상의 품질관리

개요

자기공명영상은 방사선을 사용하는 영상 시스템에 비해 역사가 길지 않지만 현재 널리 이용되고 있는 영상검사 시스템이다. 그러나 각각의 의료기관 및 제조업체에 따라 MRI의 품질에 상당한 변동성이 존재한다면 고가의 비용을 지출하고 검사를 받은 환자뿐만 아니라 질병을 진단해야 하는 의료진까지 믿을 수 없는 영상으로 전락할 수 있다. 따라서 MRI의 잠재력을 완전히 발휘하려면 장비 성능 및 영상 연구와 관련하여 품질관리에 주의를 기울여야 한다.

의료에서의 품질관리는 의료비를 절감하기 위한 의료의 관리, 의료의 규제 및 통일 등의 품질보증 quality assurance, QA 활동이 1970년대 미국에서 시작되었으며, 점차 의료의 질적 서비스를 향상시키기 위한 일환으로 품질향상 quality improvement, QI 활동으로 발전하였다. 국내의 의료 품질관리는 1976년 고가의료장비 도입심의 제도에서 출발한다. 당시 고가의료장비 도입심의 제도는 고가 의료장비의 무분별한 도입으로 인해 발생하는 국민의료비와 보건의료재정의 불필요한 낭비를 막기 위해 도입된 제도였다. 2001년 보건복지부는 서울대학교 의과대학을 통해 의료영상 장비의 화질 정도관리에 대한 실태조사를 하였다. 조사 결과 유방촬영 장치의 36%, CT의 25%, MRI의 18%가 질병을 진단하기 위한 기준에 부합하지 못한 것으로 나타났다. 2017년 심사평가원에 신고된 의료장비의 종류는 총 193종, 83만 대가 설치되었으며, 이 중 설치된 지 10년 이상이거나 설치된 연도를 알 수 없는 의료장비가 42만 대 이상으로 집계되었다(표 12-1). 이는 질병을 보다 정확하고 빠르게 진단 및 치료를 위해 사용되는 의료장비가 노후화 또는 부실관리로 인하여 성능이 떨어짐으로써, 그 기능을 적절하게 수행하지 못하게 되고, 국민의 생명 · 신체를 해할 수 있는 위험이 나타날 수 있음을 의미한다.

품질관리는 이러한 부적절한 검사를 막기 위해, 영상진단검사에 필요한 장치와 그 주변 설비에 대한 성능과 관리에 대한 기준을 제시하고, 영상진단검사의 전문가에게 장비의 관리를 맡도록 함으로써 적정 수준 이상의 영상진단검사를 시행하도록 유도한다.

2003년 특수의료장비의 설치 및 운영에 관한 규칙이 제정되고 자기공명영상 촬영장치 MRI, 전산화단층 촬영장치 CT, 유방 촬영용장치 mammography 를 특수의료장비로 지정하여 2005년부터 본격적으로 의료영상의 체계적인 품질관리가 시작되었으며, 2015년에는 기존의 세 가지 항목 외에도 혈관조영장치 angiography, 투시장치 fluoroscopy,

표 12-1. 의료장비 사용연수(제조일 기준) (단위: 대)

계*	5년 미만	5~10년	10~20년	20년 이상	미상
832,063	211,599	194,810	200,164	17,905	207,585

* :「의료장비현황 신고대상 및 식별부호화에 관한 기준 고시」(제2015-186호)에 따라 의료기관이 심사평가원에 신고한 장비 193종을 기준으로 함

C-arm 같은 이동형투시장치, 방사선치료계획용 CT, 방사선치료계획용 투시장치, 체외충격파쇄석기 ESWL, 양전자방출단층촬영장치 PET, 양전자방출전산화단층촬영장치 PET-CT 등으로 확대되었다.

자기공명영상 품질관리

우리나라에서 시행하고 있는 특수의료장비 품질관리는 의료법과 특수의료장비의 설치 및 운영에 관한 규칙에 기초하고 있다.

의료법

특수의료장비의 설치 · 운영에 명시된 의료기관은 보건의료 시책상 적정한 설치와 활용이 필요하여 보건복지부장관이 정하여 고시하는 의료장비(특수의료장비)를 설치 · 운영하려면 보건복지부령으로 정하는 바에 따라 시장 · 군수 · 구청장에게 등록하여야 하며, 보건복지부령으로 정하는 설치인정기준에 맞게 설치 · 운영하여야 한다. 의료기관의 개설자나 관리자는 특수의료장비를 설치하면 보건복지부령으로 정하는 바에 따라 보건복지부장관에게 정기적인 품질관리검사를 받아야 한다(제38조).

특수의료장비의 설치 및 운영에 관한 규칙

특수의료장비의 설치 및 운영에 관한 규칙은 특수의료장비의 적절한 설치 및 활용을 위하여 「의료법」 제38조에서 위임된 사항과 그 시행에 필요한 사항을 규정함을 목적으로 한다(제1조).

특수의료장비를 운용할 영상의학과 전문의와 방사선사의 업무는 다음과 같다. 영상의학과 전문의는 특수의료장비의 의료영상 품질관리 업무의 총괄 및 감독, 영상화질 평가, 임상영상 판독하며, 방사선사는 특수의료장비의 취급, 정도관리항목 실행, 그 밖의 품질관리에 관한 업무 등을 수행한다(제3조).

특수의료장비를 설치 · 운영하는 의료기관의 개설자 등이 받아야 하는 정기적인 품질관리검사는 서류검사와 정밀검사로 나눈다. 서류검사는 서류로 매년 제출하고 정밀검사는 검사를 받아야 하는 해에 현지 출장검사로 이루어진다. 품질관리검사의 기준은 인력검사, 시설검사, 정도관리기록검사, 팬텀영상검사가 있으며 임상영상검사는 정밀검사에서만 시행한다(제5조, 표 12-2).

표 12-2. 특수의료장비의 정기 품질관리검사

	서류검사	정밀검사
검사주기	1년	3년
검사방법	서류	현지 출장검사
검사항목	1. 인력검사 2. 시설검사 3. 정도관리기록검사 4. 팬텀영상검사	1. 인력검사 2. 시설검사 3. 정도관리기록검사 4. 팬텀영상검사 5. 임상영상검사
비 고	1. 제5조 제3항 제1호의 검사에서는 정도관리기록검사 및 임상영상검사를 제외한다. 2. 정밀검사를 받은 경우에는 해당 연도에만 서류검사를 면제한다. 3. 검사기간은 검사주기 만료일 전후 각각 31일로 한다.	

인력 및 시설 기준

자기공명영상 촬영장치는 용도에 따라 전신용, 두부·척추·관절 전용, 두부 전용, 척추 전용, 관절 전용, 척추·관절 전용, 두부·척추 전용, 두부·관절 전용으로 구분된다. 자기공명영상 촬영장치를 위한 운용인력기준은 영상의학과 전문의 전속 1명 이상, 방사선사 전속 1명 이상을 두어야 한다(표 12-3).

자기공명영상 촬영장치는 200병상 이상인 의료기관만 설치할 수 있다. 200병상 미만인 의료기관이 특수의료장비를 설치하려면 다른 의료기관과 공동활용하여야 하고, 이 경우 공동활용을 위하여 특수의료장비 공동활용 동의서를 제출한 의료기관과의 병상

표 12-3. 자기공명영상 촬영장치의 용도 구분 및 운용인력기준

항목 \ 특수의료장비의 종류		자기공명영상 촬영장치
용도구분		전신용
		두부 · 척추 · 관절 전용
		두부 전용
		척추 전용
		관절 전용
		척추 · 관절 전용
		두부 · 척추 전용
		두부 · 관절 전용
운용인력기준	영상의학과 전문의	전속 1명 이상
	방사선사	전속 1명 이상

합계가 200병상 이상이어야 한다. 공동활용에 관한 동의는 각각의 장비에 대하여 둘 이상의 의료기관에 중복하여 할 수 없다. 특수의료장비를 공동활용할 수 있는 의료기관은 특수의료장비를 설치한 의료기관이 소재한 시 · 군 · 구(자치구를 말한다. 이하 같다)와 동일한 시 · 군 · 구에 소재하거나 지리적으로 경계가 인접한 시 · 군 · 구에 소재한 의료기관으로 한정한다. 공동활용병상으로 인정되지 않는 의료기관은 자체병상을 확보하여도 특수의료장비를 설치할 수 없다. 도서지역 등 설치인정기준을 충족하기 어렵다고 보건복지부장관이 인정하는 경우에는 예외적으로 설치인정기준을 적용받지 아니할 수 있다.

다음 각 목의 병원 등의 병상은 공동활용병상으로 인정되지 않는다.

가.「의료법」제3조에 따른 의료기관 중 치과병원, 한방병원, 요양병원, 치과의원, 한의원 및 조산원. 다만,「의료법」제43조 제2항에 따라 관련 의과 진료과목을 추가로 설치한 한방병원은 제외한다.
나.「정신보건법」제3조 제3호에 따른 정신의료기관 중 같은 법 제12조 제1항 및「정신보건법 시행규칙」제7조의 시설기준 등에 따른 정신병원 · 정신과의원
다.「결핵예방법」제25조에 따른 결핵병원

정도관리 기록

정도관리 기록은 매일, 매주, 1개월, 3개월, 6개월, 1년마다 검사해야 하는 항목이 다르다(표 12-4). 매일, 매주 점검항목은 기계가 정상적으로 작동하는지에 대한 기본적 점검항목으로 점검 유무를 ○, ×로 기록하거나 측정치를 기록하고 이상이 발견되면 조치사항에 기재 후 특수 의료장비 수리/변경 이력 대장을 작성한다. 매일, 매주 항목은 서류검사 시 정도관리 기록대장 사본을 제출하지 않으며, 정밀검사 시 정도관리 기록대장 원본과 시험검사물로 시행 여부를 확인한다. 1개월, 3개월, 6개월, 1년 항목은 정도관리 기록표에 수치나 유무를 기록해야 하며 서류검사 또는 정밀검사 시 사본을 제출해야 한다.

표 12-4. 정도관리 기록

주기	필름	PACS
매일	테이블 이동 점검	테이블 이동 점검
	하드카피장치의 작동 점검	
	항온항습기 작동 점검	항온항습기 작동 점검
	데이터 저장장치 작동 점검	데이터 저장장치 작동 점검
	현상기 성능 관리	
	환자 모니터 시스템 관리	환자 모니터 시스템 관리
매주	판독실의 조명, 환기, 온도, 소음 점검	판독실의 조명, 환기, 온도, 소음 점검
	응급환자 구조용 시스템 점검	응급환자 구조용 시스템 점검
1개월	중심주파수 점검	중심주파수 점검
	트랜스미터 획득 및 감쇄	트랜스미터 획득 및 감쇄
	위치확인영상(scout localization view)의 정확도 점검	위치확인영상(scout localization view)의 정확도 점검
	영상에서의 측정치와 실측정치의 비교평가	영상에서의 측정치와 실측정치의 비교평가
	인공물 점검항목	인공물 점검항목
3개월	임상영상평가	임상영상평가
		판독용 모니터 관리(CRT)
6개월		판독용 모니터 관리(LCD)
1년	판독대와 판독실의 조도 측정	판독실의 조도 측정

주기가 1개월 미만인 항목은 서류검사 시 정도관리 기록대장 사본을 제출하지 않으며, 정밀검사 시 정도관리 기록대장 원본과 시험검사물로 시행 여부를 확인한다.

MRI 정도관리점검표(1, 2)

MRI 정도관리점검표 (1)

년 월

점검일 항목(점검주기)	1	2	3	4	5	6	7	8	9	10	11	12	13	14	15	16	17	18	19	20	21	22	23	24	25	26	27	28	29	30	31	조치사항 (조치일)	비고
테이블 이동 점검 (매일)																																	
하드카피장치의 작동 점검(매일)																																	
항온항습기 작동 점검(매일)																																	
데이터 저장장치의 작동 점검(매일)																																	
현상기성능관리 (매일)*																																	필름 보관
환자모니터시스템 점검(매일)																																	
판독실의 조명, 환기, 온도, 소음 점검(매주)																																	
응급환자의구조용 시스템 점검(매주)																																	

※ 현상기성능관리: 매월 1회 이상 sensitometer로 촬영한 필름 보관

※ 매일, 매주 점검은 실시 유무를 O, X로 기록한다.

※ 하드카피장치의 작동 점검, 현상기 성능관리 항목은 PACS 환경에서는 실시하지 않고 비고란에 "PACS 사용"으로 기록한다.

점검자 성명: ____________________ (인)

관리자 성명: ____________________ (인)

MRI 정도관리점검표 (2)

년

점검월 / 항목 (참고치)(점검주기)	1	2	3	4	5	6	7	8	9	10	11	12	조치사항 (조치일)	비고
중심주파수 점검(1개월) (참고치:) (변화량 허용치:) (우측칸에 측정치/변화량을 기록)														
트랜스미터 획득 및 감쇄(1개월) (기준치:) (우측칸에 측정치 기록)														
위치확인영상의 정확성(1개월) (상·하단 거리 차이는 5 mm 이내) (우측칸에 거리 차이 기록)														영상 보관
영상에서의 측정치와 실측정치의 비교평가(1개월) (실측정치:) (우측칸에 영상에서의 측정치 기록) (기준치와 측정치는 3 mm 오차범위 이내여야 함)														영상 보관
인공물 점검 항목(1개월)														영상 보관
임상영상 평가(3개월) (평가 유무 / 평가자 기록)	평가자 (인) 전문의번호			평가자 (인) 전문의번호			평가자 (인) 전문의번호			평가자 (인) 전문의번호				임상 영상 평가표 보관 / 평가자 표시
판독용 모니터 관리(3월) (평가대수 기록)														모니터 점검서식 보관
판독대의 조도 측정(1년) (조도를 직접 측정 기록, 참고치: 7,000 Lux 이상)	Lux													
방의 조도 측정(1년) (조도를 직접 측정 기록, 참고치: 50 Lux 이하)	Lux													

※ 모니터는 평가대수를 점검표에 기록하고 각 모니터에 대하여 판독용 모니터의 정기 점검표 양식에 따라 평가를 수행한다.
※ 1개월 항목 중 인공물 점검항목은 인공물 유무에 따라 '있음' 또는 '없음'으로 기록한다.
※ 1년 항목인 판독대 및 방의 조도 측정 항목은 측정치를 기록하고 참고치와 비교 평가한다.

점검자 성명: (인)

관리자 성명: (인)

팬텀영상검사

ACR-PH1 팬텀

팬텀영상검사를 위한 표준 팬텀(의료기기 성능평가용 인체조직모형)은 ACR-PH1 MRI 팬텀 및 보건복지부장관이 정하는 바에 따라 이와 동등함이 검증된 팬텀을 사용해야 하며 팬텀 촬영 조건은 표 12-5와 같다. 맥동파 순서열 pulse sequence 은 표준 시리즈(T1 및 T2 시리즈)와 병원고유 시리즈(T1 및 T2 시리즈)를 사용한다. 팬텀은 크기에 따라 소팬텀과 대팬텀으로 나눌 수 있다. 소팬텀은 사지 extremity 전용 팬텀이며, 대팬텀은 전신 whole body MRI 용도로써 의료영상 품질관리를 위해 대팬텀을 주로 사용한다.

팬텀은 짧은 아크릴 원통형으로 되어 있으며, 양쪽 끝이 막혀 있는 구조이다. 직경은 190 mm, 길이는 148 mm로서, 내부는 염화니켈(10 mM $NiCl_2$)과 염화나트륨(75 mM NaCl) 용액으로 채워져 있다. 팬텀의 외부에는 'NOSE'와 'CHIN'이 표기되어 있어 팬텀을 코일에 올려놓을 때 방향의 혼동을 방지할 수 있다(그림 12-1).

제출 영상은 장비고유번호와 촬영날짜를 표시한 팬텀 촬영 영상 1부를 제출해야 한다.

팬텀 스캔

ACR-PH1 MRI 팬텀을 사용하여 위치확인 영상을 포함한 총 12장의 팬텀 스캔영상을 획득한다. 위치확인영상을 위해 시상영상 sagittal image 을 1장 스캔하며, 'CHIN' 방향에서부터 1번을 시작으로 11번 축상영상 axial image 까지 획득하며, 스캔을 위한 코일은 1 채널 channel 두부 코일을 기본으로 사용한다. 1장의 축상영상은 절편두께 5 mm, 절편간격 5 mm로써 전체 스캔 범위는 100 mm가 된다. 위치확인영상에 나타난 'CHIN' 방향에 있는 한 쌍의 45° 쐐기 wedge 가 교차하는 중심점이 1번 절편의 시작이며, 상부에 있는 다른 한 쌍의 45° 쐐기 교차점이 마지막 11번 절편이 된다(그림 12-2, 3). 영상품질관리를 위해 지정한 맥동파 순서열은 스핀에코 축상 T1강조영상 spin echo axial T1 weighted image 과 스핀

표 12-5. 팬텀 촬영 조건

Image	TR (ms)	TE (ms)	FOV (cm)	Slice Thickness (mm)	Slice Gap (mm)	NEX	Matrix
시상 위치확인영상	200	20	25	20	N/A	1	256*256
표준 T1 시리즈	500	20	25	2	5	1	256*256
표준 T2 시리즈	2000	20/80	25	2	5	1	256*256

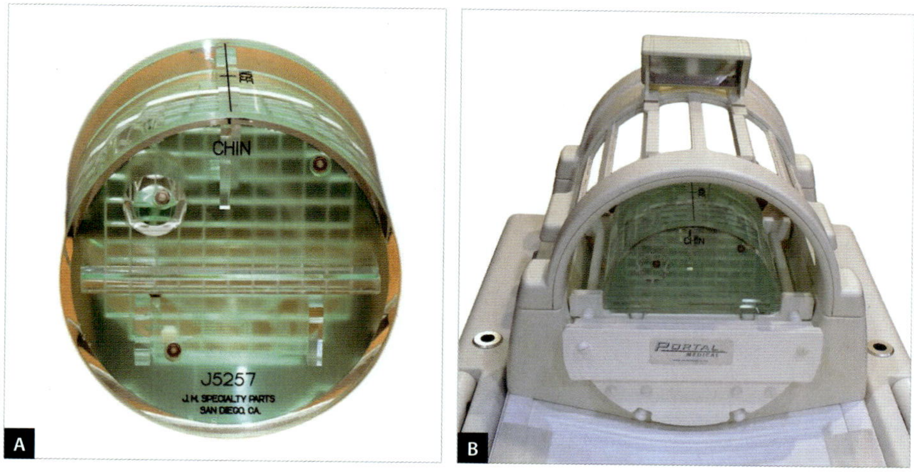

그림 12-1. ACR-PH1 MRI 팬텀(A)과 1채널 두부 코일(B)

에코 축상 T2강조영상 spin echo axial T2 weighted image 이며, 스핀에코와 고속스핀에코 fast spin echo 중에서 선택할 수 있다.

팬텀영상이 적절하게 촬영되었는지 확인하는 방법

시상 위치확인영상 촬영 후 다음의 항목을 확인하여 부적절한 항목이 있다면 팬텀 위치를 교정하여 재촬영한다.

1) 시상 위치확인영상이 기울어 보이지 않는다.
2) 시상 위치확인영상의 좌측 위아래에 쐐기 모양이 보이며 교차점이 중심에 가깝다.
3) 시상 위치확인영상의 상부에서 가는 선들이 평행하게 보인다.

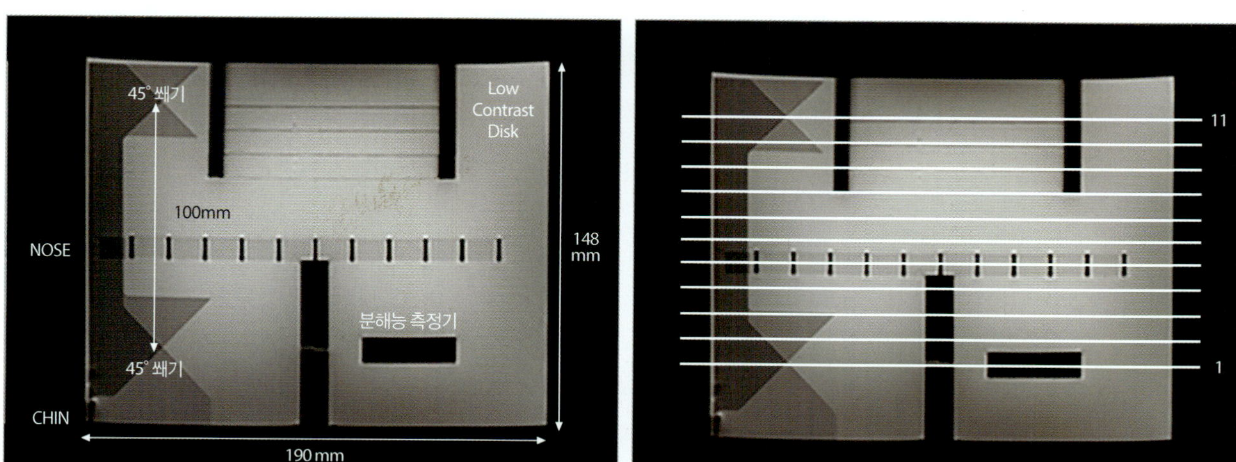

그림 12-2. 팬텀영상검사를 위한 위치확인영상. 시상 위치확인영상의 구조물(A)과 스캔 범위(B)

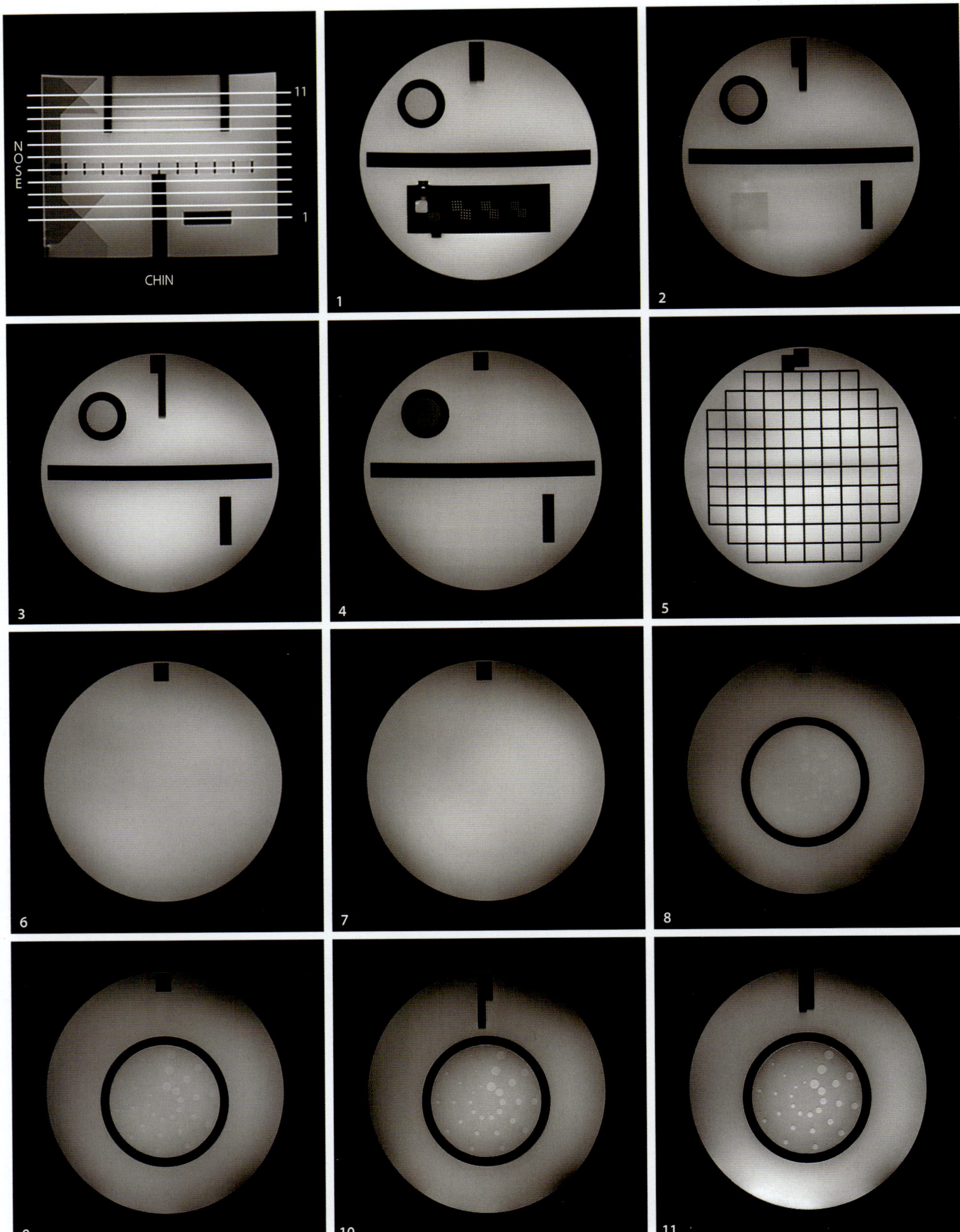

그림 12-3. 팬텀영상검사를 위한 11장의 스캔영상

4) 시상 위치확인영상의 중앙부에서 횡단하는 사다리 모양의 구조물이 수평으로 보인다.
5) 시상 위치확인영상의 하부에서 수직 및 수평의 검은 막대가 직각을 이루며 잘 보인다.

팬텀영상검사를 위한 권장사항

1) 팬텀영상검사를 수행하기 전에 서비스 기술자에게 의뢰하여 시스템을 점검하고 평가에 대비한다.
2) 팬텀영상검사 전에 자기공명영상 장비는 최소한 1시간 이상 전원이 켜져 있어야 한다.
3) 팬텀을 두부 코일 내의 중심에 위치하도록 한다. 두부 코일 내 중심과 실제 환자 두부가 놓이는 위치는 다를 수 있다.
4) 고스트 인공물을 방지하기 위하여 팬텀이 움직이지 않도록 잘 고정시킨다.
5) 외부로부터의 무선주파수간섭 radio frequancy interference 을 막기 위하여 촬영실의 문을 잘 닫는다.
6) 대조도분해능 항목은 절편 8번에서 11번까지 최대한 정확한 위치에서 절편을 얻어야 한다.
7) 표준 T2 시리즈에서 반드시 TE 80 ms인 두 번째 echo 영상을 이용해 평가를 시행하도록 주의한다.
8) 정상적으로 작은 공기방울들이 팬텀 내에 존재할 수 있다. 이는 팬텀 내 용액의 온도에 따른 팽창을 허용하기 위함이다. 팬텀을 너무 흔들 경우 이러한 작은 공기방울들이 더욱 작은 공기방울로 변환되고 팬텀 내 구조물에 달라붙어 검사결과를 점수화하는 데 방해를 줄 수 있으므로 주의한다.

측정 항목

팬텀영상검사에서 측정하는 항목은 기하학적 정확도, 공간분해능, 절편두께 정확도, 절편위치 정확도, 영상강도 균일성, 고스트 신호 백분율, 대조도분해능이다(표 12-6).

표 12-6. 팬텀영상검사의 측정 항목 및 합격기준

항목	합격기준
기하학적 정확도(T1)	시상(정면의 수직 단면) 위치확인영상(sagittal localization view) 상하 길이가 146~150 mm 이어야 한다.
	T1 #5 절편 상하, 좌우, 대각선 길이가 188~192 mm이어야 한다.
공간분해능(T1, T2)	1.0 mm 이하까지 식별할 수 있어야 한다.
절편두께 정확도(T1, T2)	4.3~5.7 mm 이내여야 한다.
절편위치 정확도(T1, T2)	5 mm 이하여야 한다.
영상강도 균일성(T1, T2)	• 3.0 T 미만의 장비: 87.5% 이상이어야 한다. • 3.0 T 이상의 장비: 82% 이상이어야 한다.
고스트 신호 백분율(T1)	2.5% 이하여야 한다.
대조도분해능(T1, T2)	• 3.0 T 미만의 장비: 4개 절편(#8~11)에서 총합 9개 이상 식별할 수 있어야 한다. • 3.0 T 이상의 장비: 4개 절편(#8~11)에서 총합 37개 이상 식별할 수 있어야 한다.

기하학적 정확도 Geometric accuracy

기하학적 정확도검사는 영상에서 나타나는 길이가 실제 대상물의 길이를 정확히 나타내는지 평가하는 것이다. 길이 측정을 위해 시상 위치확인영상(그림 12-4A)과 표준 T1 절편 5번 영상(그림 12-4B)을 활용한다.

윈도우 높이 window level, WL 와 윈도우 폭 window width, WW 값에 의해 팬텀 가장자리의 정확한 위치를 변화시켜 길이 측정에 영향을 미칠 수 있으므로 윈도우 셋팅 window setting 값을 적절히 조절한 후 시상 위치확인영상의 중앙부위에서 상하 길이를 측정한다(그림

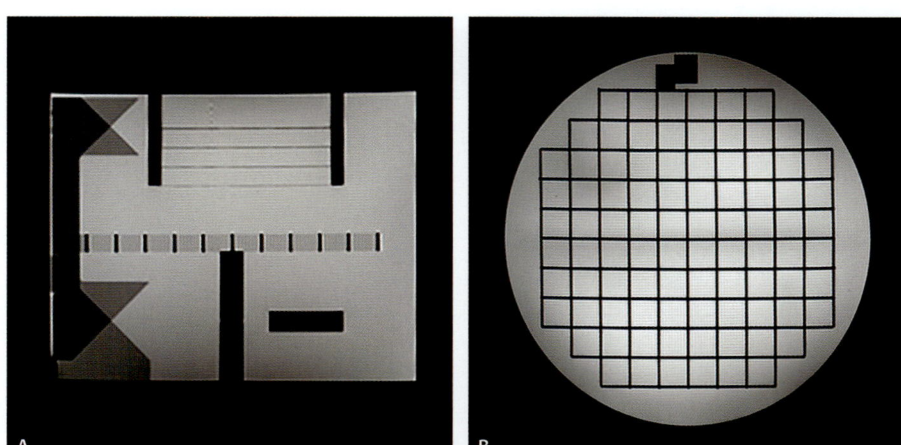

그림 12-4. 기하학적 정확도. 시상 위치확인영상(A)과 표준 T1 절편 5번 영상(B)

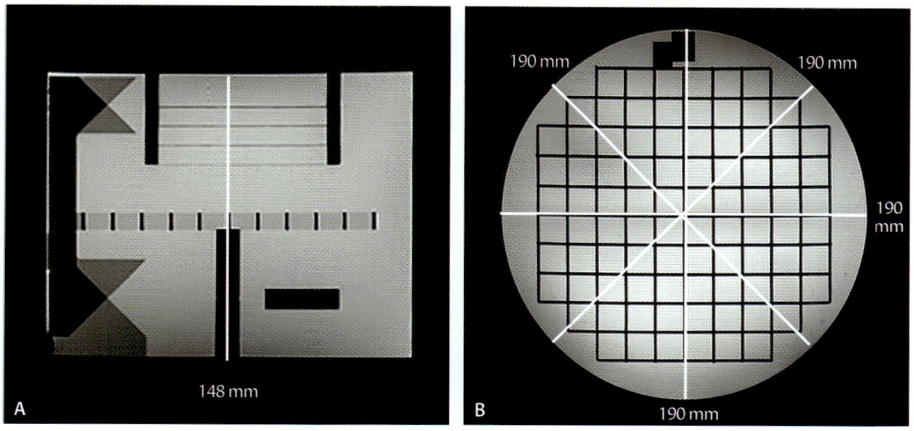

그림 12-5. 시상 위치확인영상(A)과 표준 T1 절편 5번 영상(B)에서의 길이 측정

12-5A). 표준 T1 절편 5번 영상에서 상하 길이, 좌우 길이 그리고 대각선 길이를 측정한다(그림 12-5B). 시상 위치확인영상의 상하 실제 길이는 148 mm이며, 표준 T1 절편 5번 영상에서 상하 길이, 좌우 길이와 대각선 길이의 실제 길이는 190 mm이다. 합격기준은 모든 측정치가 실제 길이와 ±2 mm 오차범위 이내가 되어야 한다.

공간분해능 Spatial resolution

이 검사는 작은 물체에 대한 공간분해능을 보는 검사로, 가까이 위치하는 작고 밝은 점들이 구별되는 정도를 시각적으로 평가한다. 이 밝은 점들은 절편 1번에서 보이는 분해능 측정기 resolution insert 라는 작은 플라스틱 기둥에 구멍을 뚫어 물이 차있는 구멍들이다. 분해능 측정기는 정사각형에 가까운 모양으로 된 3쌍의 점 배열 hole arrays 들로

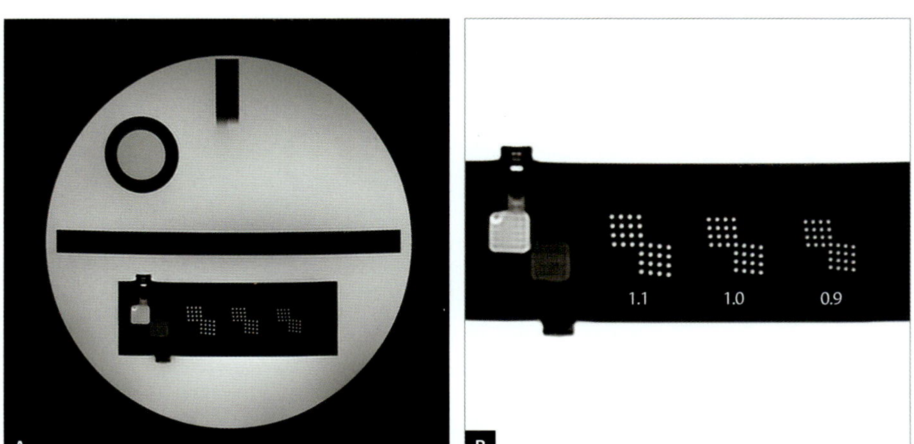

그림 12-6. 공간분해능 평가. 절편 1번 영상(A)과 분해능 측정기(B)

구성되어 있다(그림 12-6). 좌상측의 점 배열 upper left hole array, UL 과 우하측의 점 배열 lower right hole array, LR 로 이루어진다. 좌상측에서 좌우 방향으로 분해능을 평가하고, 우하측에서 상하 방향으로 분해능을 평가한다. 점의 직경은 왼쪽부터 1.1 mm, 1.0 mm, 0.9 mm의 순이며 이 순서대로 평가한다. 예를 들어 1.1 mm 크기의 좌상측의 횡렬에서 4개의 점이 모두 구별되어 보이는 횡렬이 한 개라도 있으면 1.1 mm 크기에서 좌우 방향으로 분해능이 있다고 판단한다. 합격기준은 표준 T1 및 T2 축상 시리즈에서 좌우 및 상하 방향으로 분해능이 모두 1.0 mm 이하가 되어야 한다. 또는 병원고유 T1 및 T2 시리즈에서 좌우 및 상하 방향 분해능이 모두 1.0 mm 이하가 되어야 한다.

절편두께 정확도 Slice thickness accuracy

이 검사는 정확한 두께로 영상절편이 얻어지는지 평가하는 것이다. 정해진 절편두께와 실제 절편 영상에서 측정한 두께를 비교한다. 표준 T1 및 T2 시리즈의 절편 1번 영상의 중앙부에 횡단하는 'Slice thickness insert'라 불리는 구조물이 있고, 그 내부에 좀 더 높은 신호강도로 보이는 'Signal ramp'가 상하에 있다(그림 12-7).

절편 1번 영상에서 Signal ramp가 잘 보이도록 윈도우 높이 window level, WL 를 조절한다(그림 12-8). Signal ramp의 신호강도는 주변의 물에 비해 훨씬 낮으므로 높이 level 를 충분히 낮추고 윈도우 폭 window width, WW 을 좁히면 잘 보인다.

상하 Signal ramp 중간부분에 각각 직사각형의 ROI를 그리고 각각의 평균신호강도 값을 측정하여 두 값의 평균을 계산한다(그림 12-8A, (262+256)/2=259). 계산된 평균의 절반값(259/2=129)인 129를 윈도우 높이로 맞추고 윈도우 폭은 0으로 설정한 후 상하 Signal ramp 길이를 측정한다(그림 12-8B). 일반적으로 Signal ramp의 좌우 끝부위에서 가로 방향

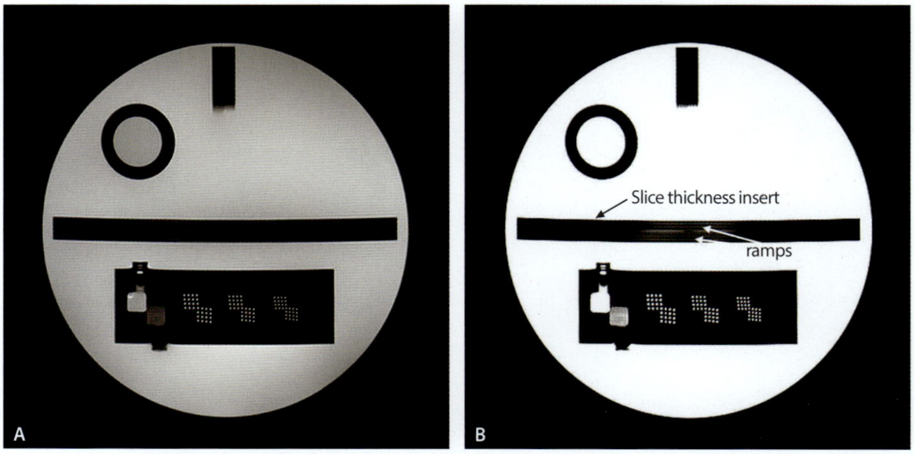

그림 12-7. 절편 1번 영상(A)과 절편두께 정확도 측정을 위한 구조물(B)

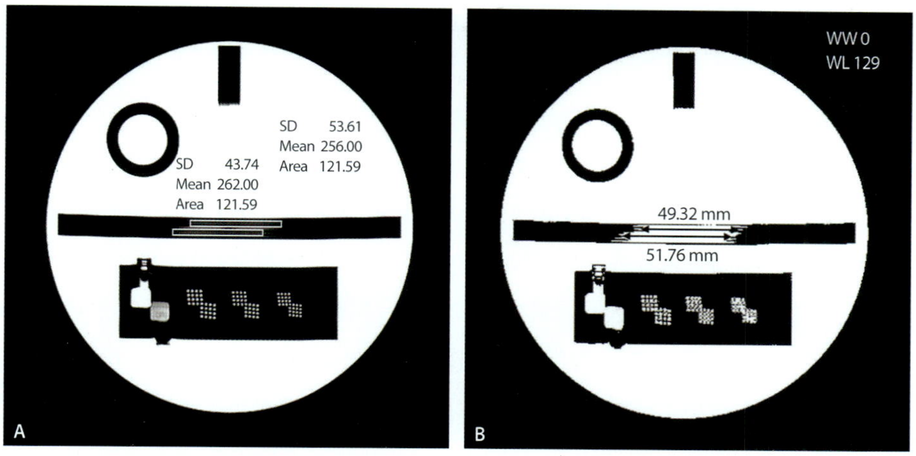

그림 12-8. Signal ramp의 신호강도 측정(A) 및 절편두께 정확도 측정(B)

으로 줄무늬가 보여 양끝이 지저분하게 보이고, 서로 다른 길이의 하얀 막대를 여러 층으로 겹쳐 놓은 듯이 보인다. 이 줄무늬는 'Truncation (Gibbs) artifact'이며 정상적으로 보이는 소견이다. 이런 경우 Signal ramp의 양끝 지저분한 경계의 가장 긴 막대와 가장 짧은 막대의 중간부위에서 길이를 측정한다. 이때 가장 바깥 면에 주위 흰 바탕과 연결되는 막대는 제외하고 측정하도록 한다.

절편두께는 다음 공식으로 계산할 수 있다(식 12-1).

$$\text{절편두께} = \frac{0.2 \times (\text{상부} \times \text{하부})}{(\text{상부} + \text{하부})} \quad \ldots (\text{식 } 12\text{-}1)$$

앞에서 측정된 Signal ramp의 길이는 상부 49.32 mm, 하부 51.76 mm로 나타났다. 이 결과를 절편두께 공식에 넣어 계산하면 절편두께는 5.05 mm이다.

$$\text{절편두께} = \frac{0.2 \times (49.32 \times 51.76)}{(49.32 + 51.76)} = 5.05\ mm$$

합격기준은 표준 T1 및 T2 시리즈에서 계산된 절편두께가 5.0±0.7 mm (4.3~5.7 mm) 범위이어야 한다.

절편위치 정확도 Slice position accuracy

시상 위치확인영상에서 각 절편의 위치를 정했을 때 실제로 얼마나 정확한 위치의 영상이 얻어지는가를 알아보는 것이다(그림 12-9). 표준 T1 시리즈와 T2 시리즈에서 측정한다. 절편 11번(그림 12-9B)과 절편 1번(그림 12-9C)은 각각 시상 위치확인영상(그림 12-9A)에서 45° 쐐기의 가운데 교차점을 지나도록 촬영한 것이다. 45° 쐐기는 절편 11번과 절편 1번 영상 상부에서 각각 한 쌍의 검은 수직 막대로 보인다. 만약 절편이 45° 쐐기 가운데 교차점에 정확하게 위치되어 있다면 한 쌍의 검은 수직 막대는 좌우 길이가 같을 것이다.

측정은 표준 T1 및 T2 시리즈의 절편 1번 영상에서 물로만 이루어진 부위에 약 10 cm^2의 ROI를 그려 각 시리즈별 물 부위의 평균신호강도 값을 구한다(그림 12-10).

각 시리즈별로 WL은 물 부위 평균신호강도 값의 반 정도로 맞추고, WW는 가능한 좁게 설정하여 수직 막대 끝 부분이 선명하게 보이게 하여 양쪽 수직 막대 길이 차이를 측정한다(그림 12-11).

표준 T1 및 T2 시리즈의 절편 1번 및 절편 11번에서 막대 길이 차이를 측정하므로 모두 4개의 길이 차이 측정이 필요하다. 합격기준은 수직 막대 길이 차이가 4곳 모두 5 mm 이하이어야 한다.

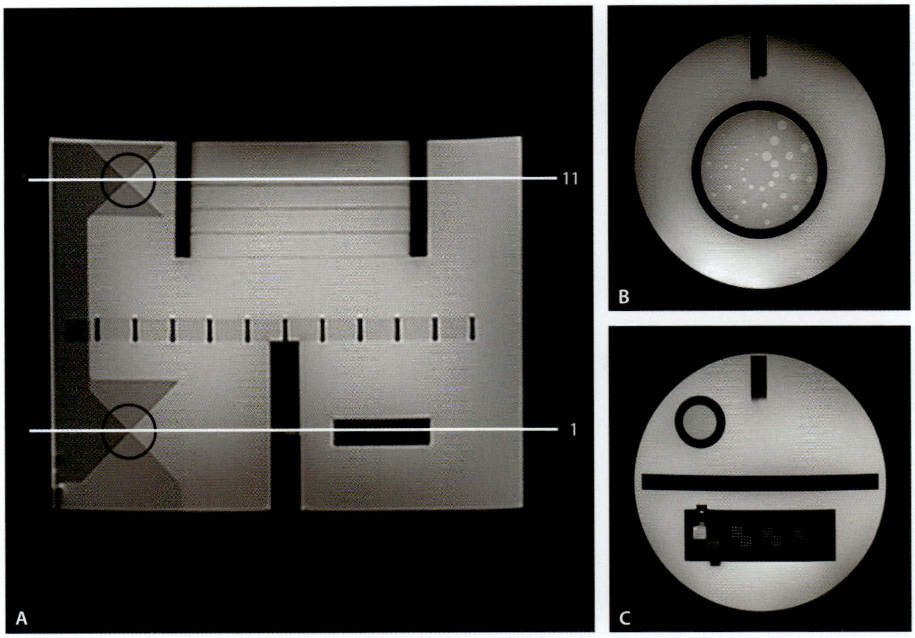

그림 12-9. 절편위치 정확도. 시상 위치확인영상(A)과 11번 절편영상(B) 및 1번 절편영상(C)

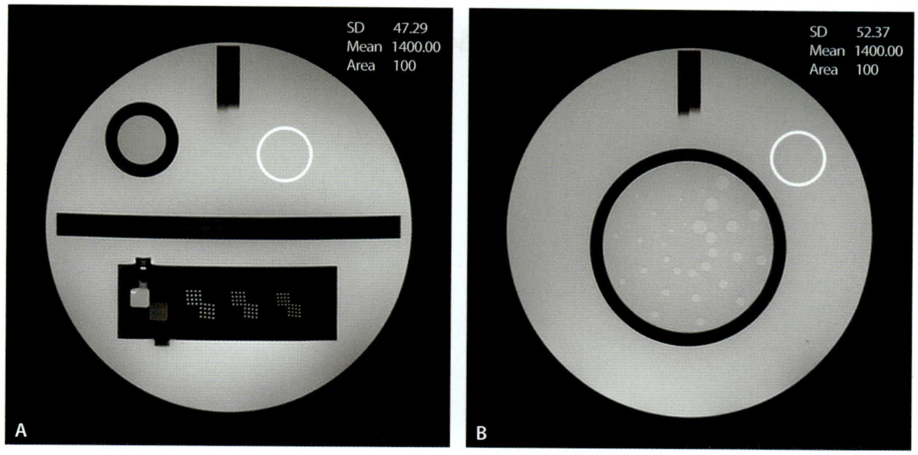

그림 12-10. 절편위치 정확도. 절편 1번 영상(A)과 절편 11번 영상(B)의 평균신호강도 측정

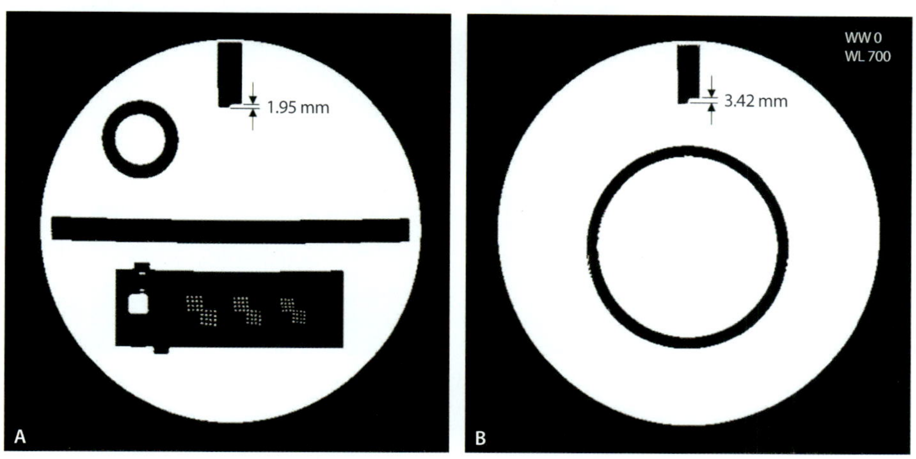

그림 12-11. 절편위치 정확도. 절편 1번 영상(A)과 절편 11번 영상(B)의 수직 막대 길이 측정

영상강도 균일성 Image intensity uniformity

팬텀 내에서 대부분 물로 채워진 중앙부위에서 신호강도의 균일성을 측정한다. 표준 T1 및 T2 시리즈 절편 7번 영상에서 측정한다. 절편 7번 영상의 중심부에 195~205 cm^2 정도 되는 원형 ROI를 그린다. 이때 ROI는 팬텀 내부에 그려야 하며 상부의 검은 사각형은 포함되지 않도록 그린다(그림 12-12A). WW를 최소한으로 하고 ROI 내부가 모두 하얗게 보일 정도로 WL을 낮춘다(그림 12-12B). 그 다음 WL을 서서히 올리다가 큰 ROI 내부에 어두운 부위가 발생하면 그 부위에 1 cm^2 크기의 작은 ROI를 그려 내부 신호강도를 측정하면 최소신호강도(low) 값이 된다(그림 12-12C). WL을 다시 서서히 올리면서 ROI 내부가 모두 어두워지고 가장 마지막까지 밝은 부분으로 보이는 부위에 1 cm^2

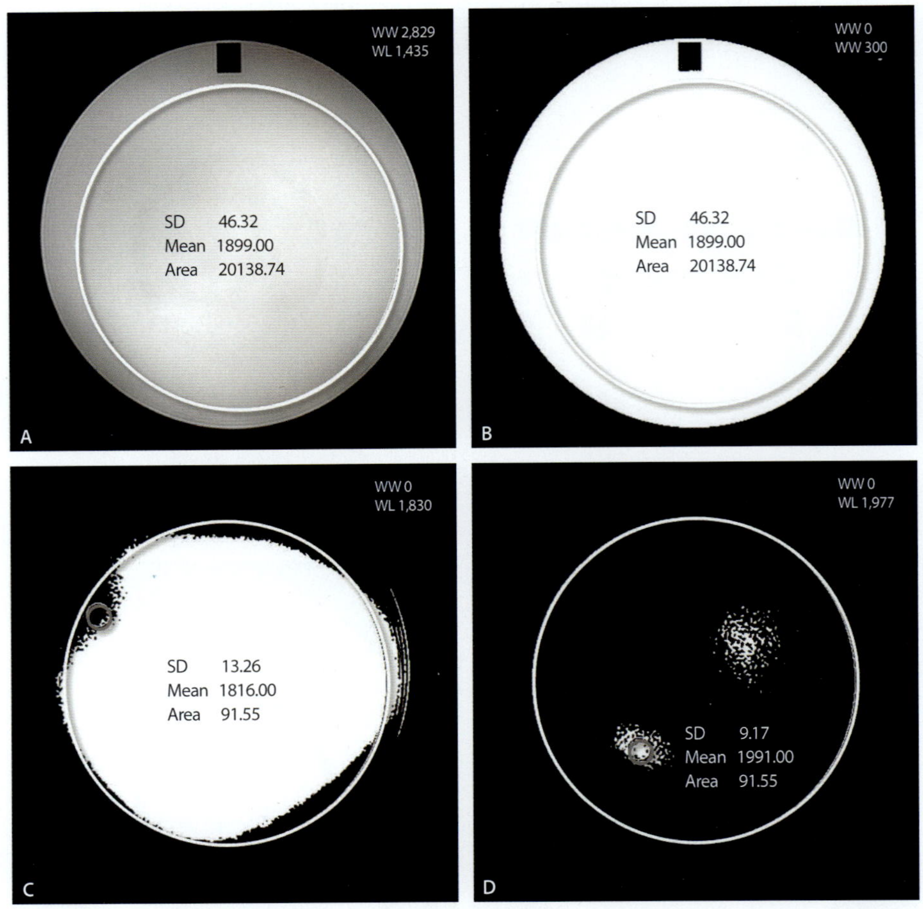

그림 12-12. 영상강도 균일성 측정(절편 7번 영상). 내부 ROI 및 신호강도(A), 내부 ROI 신호를 모두 하얗게 채운 영상(B), 최소신호강도(C), 최대신호강도(D)

ROI를 그려 평균신호강도를 측정하면 이것이 최대신호강도(high)가 된다(그림 12-12D). 측정된 최대(high) 및 최소(low) 신호강도 값을 이용하여 사용하여 PIU percent integral uniformity 값을 다음 공식으로 구한다(식 12-2).

$$Percent\ integral\ uniformity\ (PIU) = 100 \times [1 - \{\frac{(high-low)}{(high+low)}\}] \quad ...\ (식\ 12\text{-}2)$$

그림 12-12에서 측정된 최대신호강도(high) = 1,991, 최소신호강도(low) = 1,816으로 측정되었으며, 계산결과 영상강도 균일성은 95.40%였다.

$$PIU = 100 \times [1 - \{\frac{(1991-1816)}{(1991+1816)}\}] = 95.40\%$$

영상강도 균일성의 합격기준은 1.5 T MRI에서 87.5% 이상, 3.0 T MRI에서 82% 이상이어야 한다. 다만, 다채널코일 multi channel coil 장비는 영상강도 균일성 검사에서 제외한다.

고스트 신호 백분율 Percent signal ghosting

영상에서 고스트 인공물 생성 정도를 평가하는 것이다. 표준 T1 시리즈 절편 7번 영상에서 중앙의 큰 원형 ROI의 평균신호강도를 측정한다(그림 12-13). 팬텀 바깥 부위 상·하·좌·우에 각각 약 10 cm^2 네 개의 직사각형 또는 타원형 ROI를 그리고 평균신호강도를 측정한다. 타원형 ROI의 길이와 폭의 비율은 4:1 정도로 한다. 팬텀의 가장자리와 FOV 가장자리 사이의 중간 지점 정도에 놓도록 유의하며 팬텀에 너무 근접하지 않도록 한다. 측정한 5개의 평균신호강도 값으로 다음 공식을 사용하여 고스트 신호 백분율을 계산한다(식 12-3). 고스트 신호 백분율은 전체 값의 절대치를 구하는 것이고, 합격기준은 2.5% 이하이어야 한다.

$$\text{고스트 신호 백분율}(\%) = 100 \times \left| \frac{\{(\text{상}+\text{하}) - (\text{좌}+\text{우})\}}{\{2 \times (\text{large ROI})\}} \right| \quad \ldots (\text{식 } 12\text{-}3)$$

측정된 Large ROI=1,894.4, Upper ROI=11.19, Lower ROI=8.51, Right ROI=30.54, Left ROI=37.33으로 측정되었으며, 계산결과 고스트 신호 백분율은 1.27%였다.

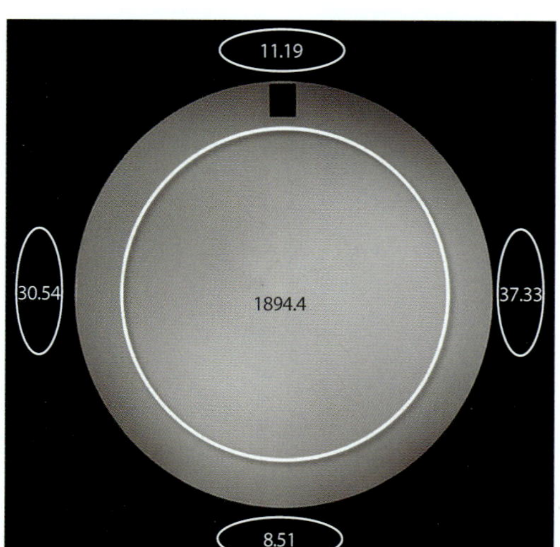

그림 12-13. 고스트 신호 백분율 측정(절편 7번 영상)

$$\text{고스트 신호 백분율}(\%) = 100 \times \left| \frac{\{(11.19+8.51)-(37.33+30.54)\}}{\{2 \times (1894.4)\}} \right| = 1.27\%$$

대조도분해능 Low contrast object detectability

어느 정도의 낮은 대조도까지 구분을 할 수 있는가를 평가한다. 표준 T1 · T2 시리즈와 병원고유 T1 · T2 시리즈 모두에서 측정한다. 각 시리즈의 절편 8번부터 절편 11번 영상에서 작은 원판 모양으로 약간 높은 신호강도의 저대조도물질 low contrast object 들이 보이게 된다. 각 절편에서 low contrast object는 바퀴살과 같이 원 중심에서 방사하는 모습이다(그림 12-14). 각 바퀴살은 3개의 작은 원판으로 이루어져 있고 하나의 절편 내에 열 개의 바퀴살이 있다. 3개의 원판들이 모두 보이는 완전한 바퀴살의 수를 센다. 12시 방향 또는 약간 오른쪽으로 치우쳐 있는 바퀴살을 1번 바퀴살이라 하고 1번 바퀴살부터 시계방향

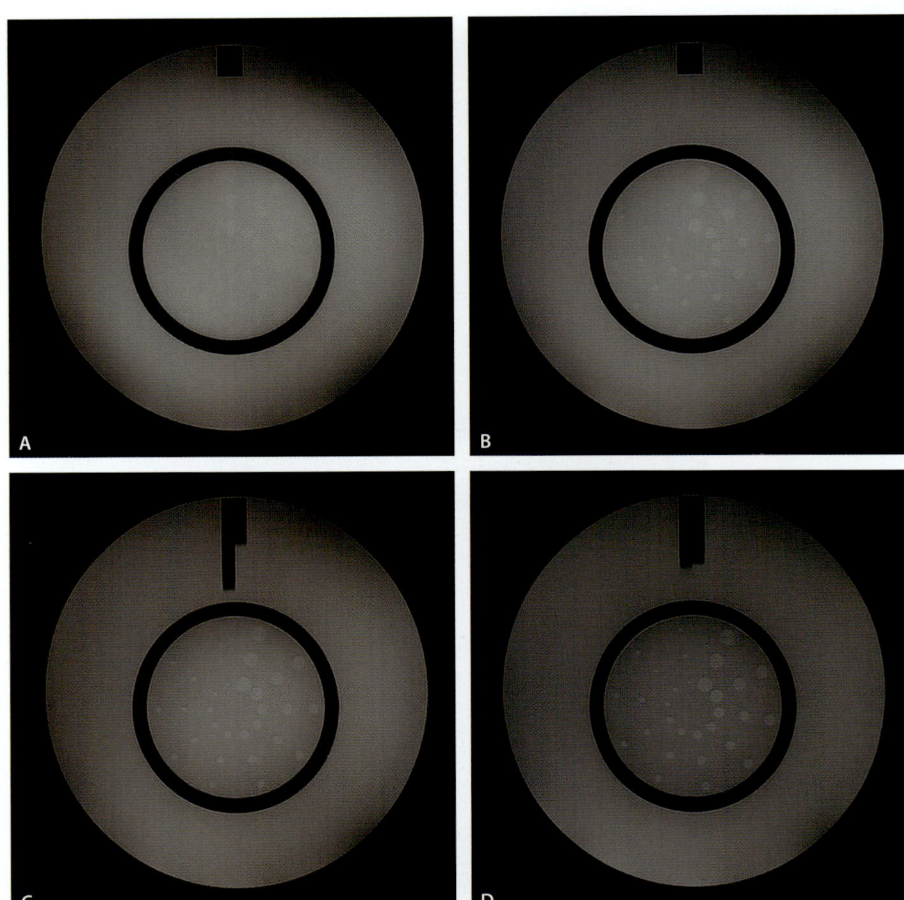

그림 12-14. 대조도분해능 측정. 절편 8번 영상(A), 절편 9번 영상(B), 절편 10번 영상(C), 절편 11번 영상(D)

으로 세기 시작하여 하나 이상의 원판이 보이지 않는 바퀴살이 나타나기 전까지 수를 센다. 각각의 원판이 아닌 완전한 바퀴살의 수를 센다. 만약, 불완전한 바퀴살을 만나는 경우 세는 것을 중단한다. 각 시리즈마다 4개 절편에서 완전한 바퀴살 수를 세어 합한다. 예를 들어 표준 T2 시리즈의 절편 8번 영상(그림 12-14A)에서 3개, 절편 9번 영상(그림 12-14B)에서 5개, 절편 10번 영상(그림 12-14C)에서는 9개, 그리고 절편 11번 영상(그림 12-14D)에서 10개의 바퀴살을 보였다면 표준 T2 시리즈의 점수는 3 + 5 + 9 + 10 = 27이다.

합격기준은 표준 T1 시리즈 및 표준 T2 시리즈에서 각각 완전한 바퀴살 합이 9 이상(3 T 이상 장비는 37 이상)이면 합격이다. 만약 표준 시리즈에서 합격하지 못한 경우, 병원 고유 T1 시리즈와 T2 시리즈에서 각각 9 이상이면 합격이다. 그러나 표준 T1 시리즈와 병원고유 T2 시리즈로 평가, 또는 병원고유 T1 시리즈와 표준 T2 시리즈로 평가하는 것은 안 된다.

임상영상검사

노후화된 의료장비가 의료현장에서 사용되지 않도록 품질검사기준을 정비하고, 유방촬영용장치의 현행 운용인력 기준을 개선하는 등 현행 제도의 운영상 나타난 일부 미비점을 개선·보완하는 한편, 어려운 용어를 쉬운 용어로 바꾸고 길고 복잡한 문장을 간결하게 하여 국민이 법 문장을 이해하기 쉽게 정비하려는 일환으로 2019년 1월 1일부로 특수의료장비의 설치 운용에 관한 규칙이 일부 개정되었으며, 이는 2019년 7월 10일부터 시행되었다. 특히 임상영상검사에서, 현행 두부, 척추, 관절영상에 최근 증가하고 있는 몸통부위 영상을 반영함으로써 의료영상의 질을 담보할 수 있도록 하였다.

제출영상

(1) 특수의료장비 등록증명서에 등록된 용도가 전신용인 경우

두부영상 1개, 척추영상 1개(허리뼈, 목뼈 중 선택), 관절영상 1개(어깨관절, 무릎관절, 발목관절 중 선택) 및 몸통영상 1개(심장, 유방, 간, 전립선, 여성골반강 중 선택)를 제출한다.

(2) 등록된 용도가 특정 부위 전용인 경우 다음의 구분에 따른 영상을 제출한다.

가. 두부·척추·관절 전용인 경우 두부영상 1개, 척추영상 1개(허리뼈, 목뼈 중 선택) 및 관절영상 1개(어깨관절, 무릎관절 및 발목관절 중 선택)를 제출한다.

나. 두부 전용인 경우 두부영상 1개를 제출한다.

다. 척추 전용인 경우 척추영상 1개(허리뼈, 목뼈 중 하나를 선택)를 제출한다.

라. 관절 전용인 경우 관절영상 2개(어깨관절, 무릎관절 및 발목관절 중 둘을 선택)를 제출한다.

마. 척추 · 관절 전용인 경우 척추영상 1개(허리뼈, 목뼈 중 선택), 관절영상 1개(어깨관절, 무릎관절 및 발목관절 중 선택)를 제출한다.

바. 두부 · 척추 전용인 경우 두부영상 1개, 척추영상 1개(허리뼈, 목뼈 중 선택)를 제출한다.

사. 두부 · 관절 전용인 경우 두부영상 1개, 관절영상 1개(어깨관절, 무릎관절 및 발목관절 중 선택)를 제출한다.

제출된 영상의 총점은 각각 100점이며, 제출된 영상 모두 각각 60점 이상이어야 합격으로 인정한다.

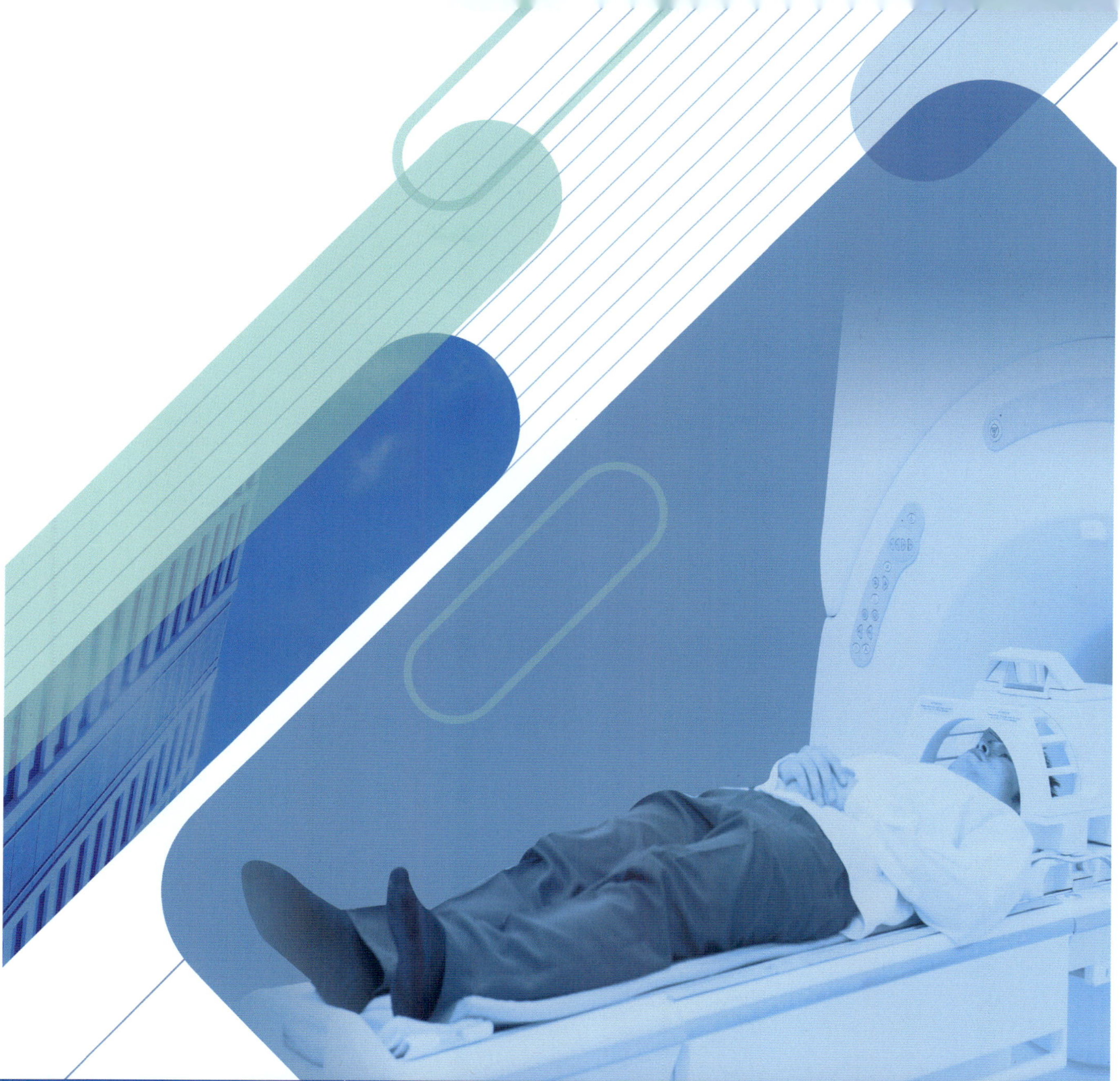

부록 영상

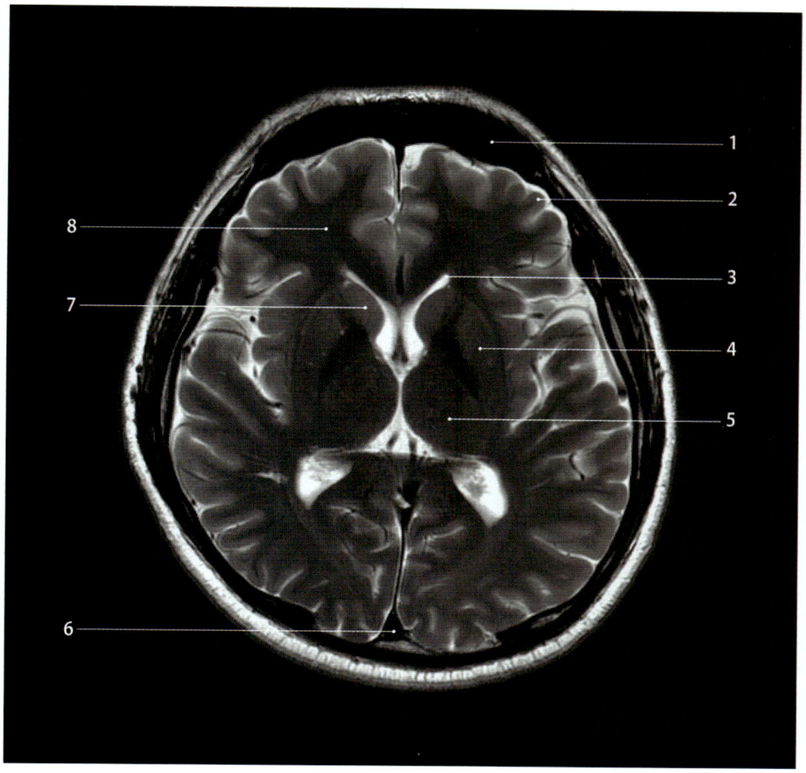

Brain–Axial

1. Frontal sinus
2. Grey matter
3. Lateral ventricle (frontal horn)
4. Putamen
5. Thalamus
6. Superior sagittal sinus
7. Caudate nucleus head
8. White matter

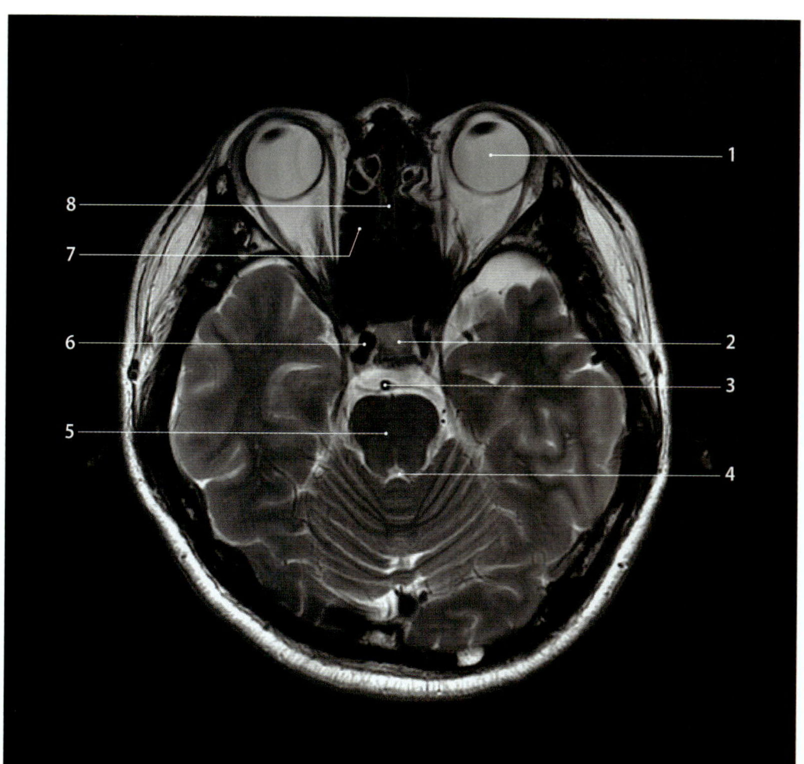

Brain–Axial

1. Eye lens
2. Pituitary gland
3. Basilar artery
4. Fourth ventricle
5. Pons
6. Internal carotid artery
7. Ethmoid air cells
8. Nasal septum

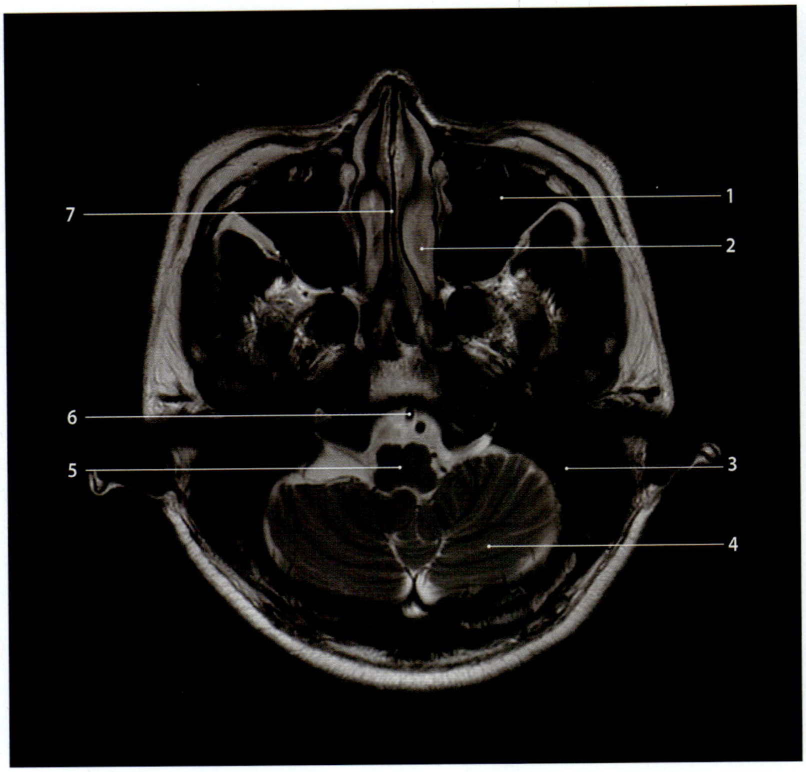

Brain–Axial

1. Maxillary sinus
2. Middle nasal concha
3. Mastoid air cells
4. Cerebellar hemisphere
5. Medulla oblongata
6. Vertebral artery
7. Nasal septum

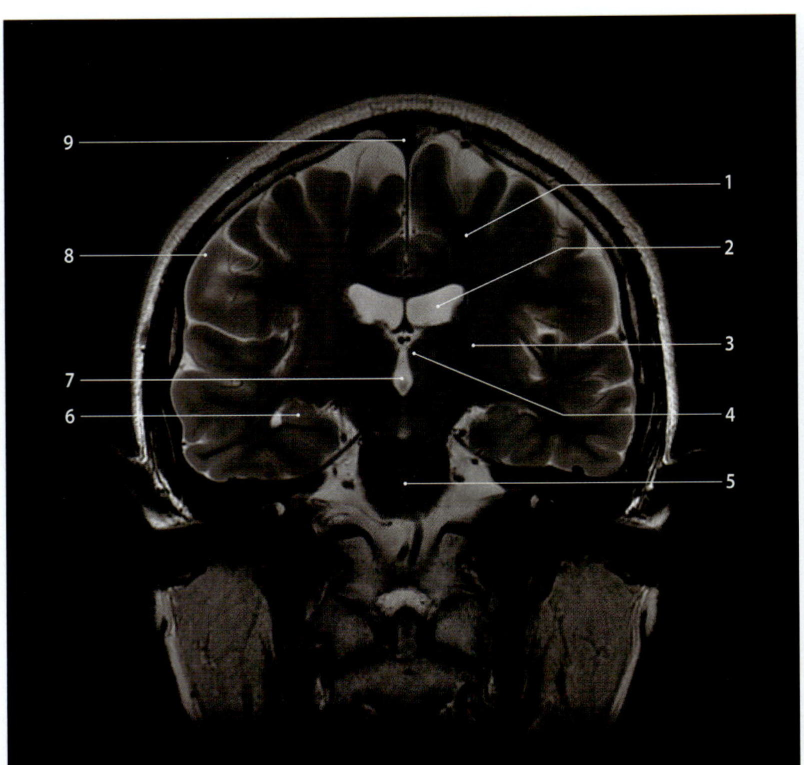

Brain–Coronal

1. White matter
2. Lateral ventricle (body)
3. Putamen
4. Thalamus
5. Pons
6. Hippocampus
7. Third ventricle
8. Gray matter
9. Superior sagittal sinus

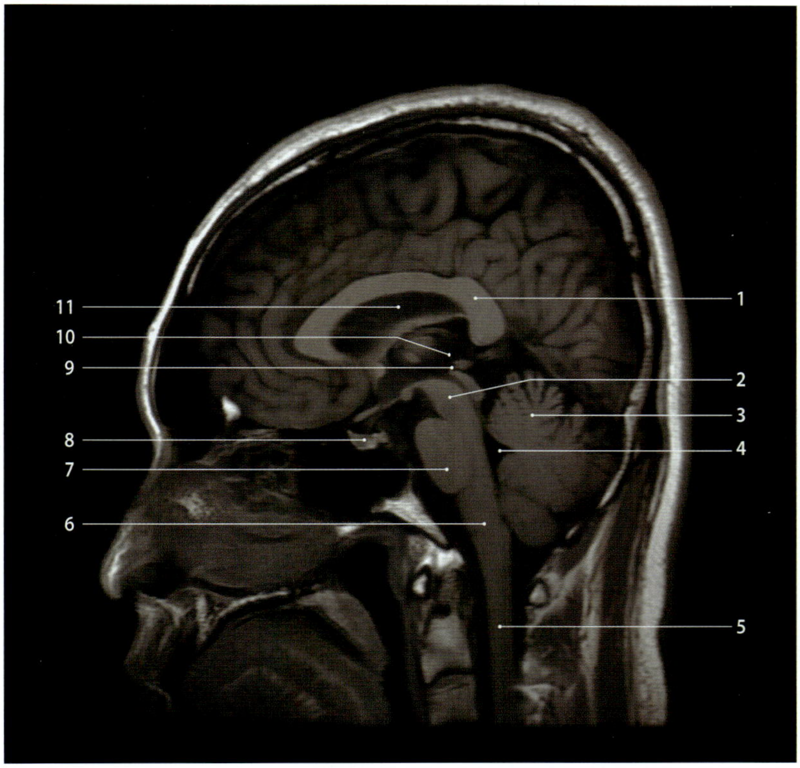

Brain–Sagittal

1. Corpus callosum (body)
2. Midbrain (cerebral peduncle)
3. Cerebellum
4. Fourth ventricle
5. Spinal cord
6. Medulla oblongata
7. Pons
8. Pituitary gland
9. Poterior commissure
10. Third ventricle
11. Lateral ventricle

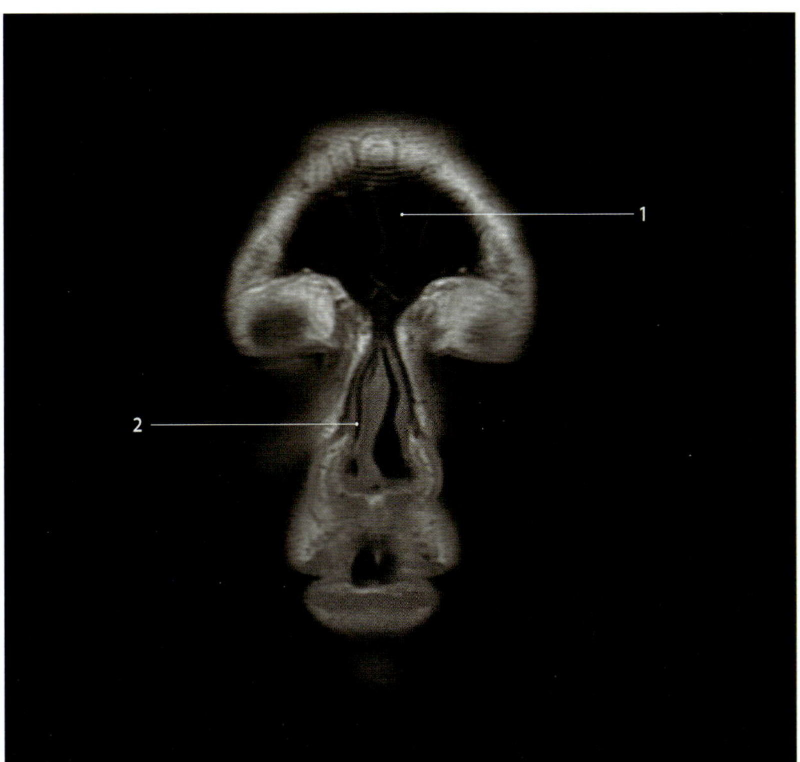

PNS–Coronal

1. Frontal sinus
2. Nasal septum

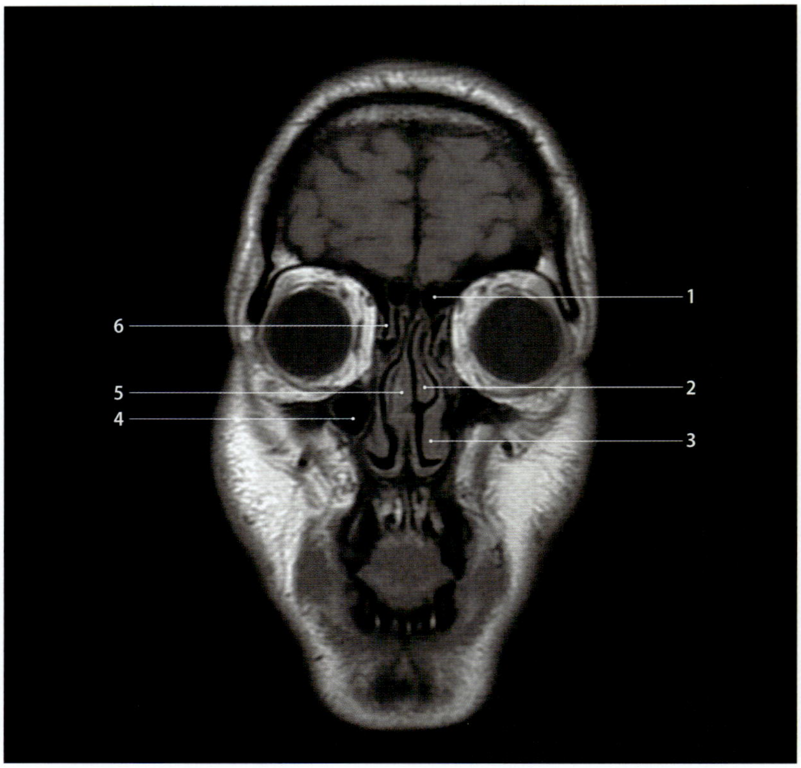

PNS–Coronal

1. Frontal sinus
2. Middle nasal concha
3. Inferior nasal concha
4. Maxillary sinus
5. Nasal septum
6. Ethmoid air cells

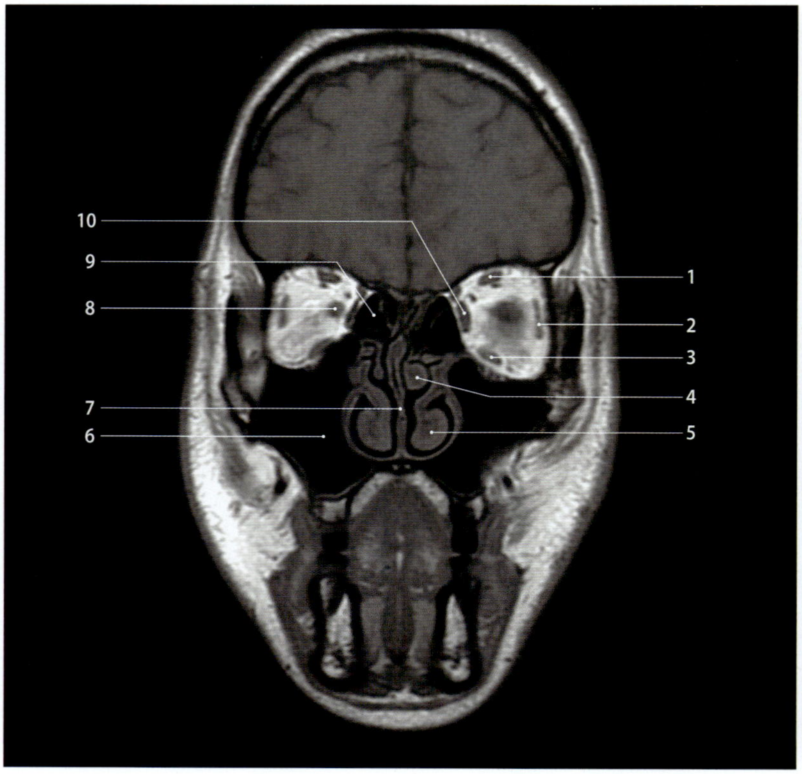

PNS–Coronal

1. Superior rectus
2. Lateral rectus
3. Inferior rectus
4. Middle nasal concha
5. Inferior nasal concha
6. Maxillary sinus
7. Nasal septum
8. Optic nerve
9. Ethmoid air cells
10. Medial rectus

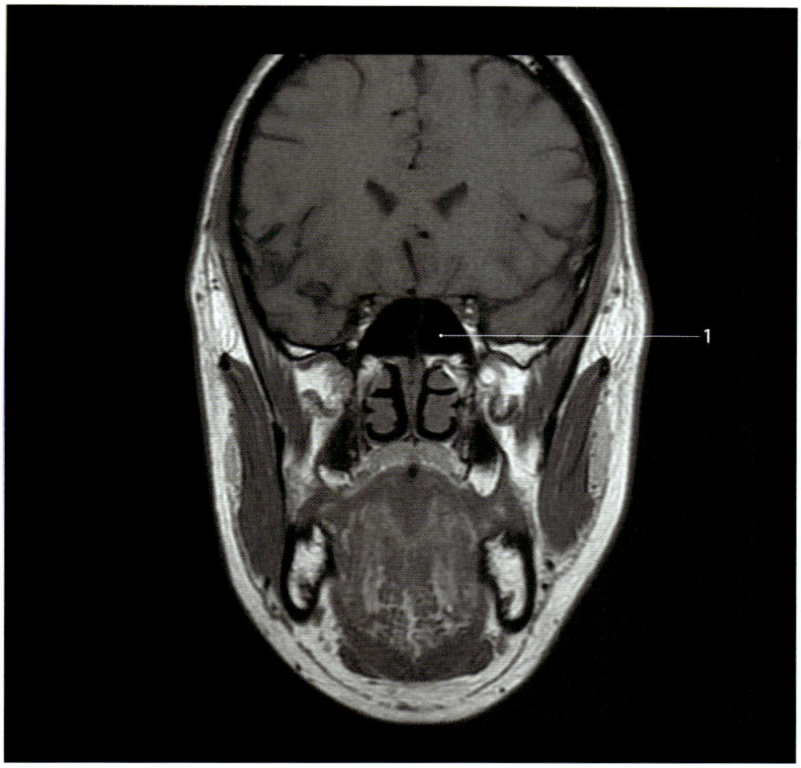

PNS–Coronal

1. Sphenoid sinus

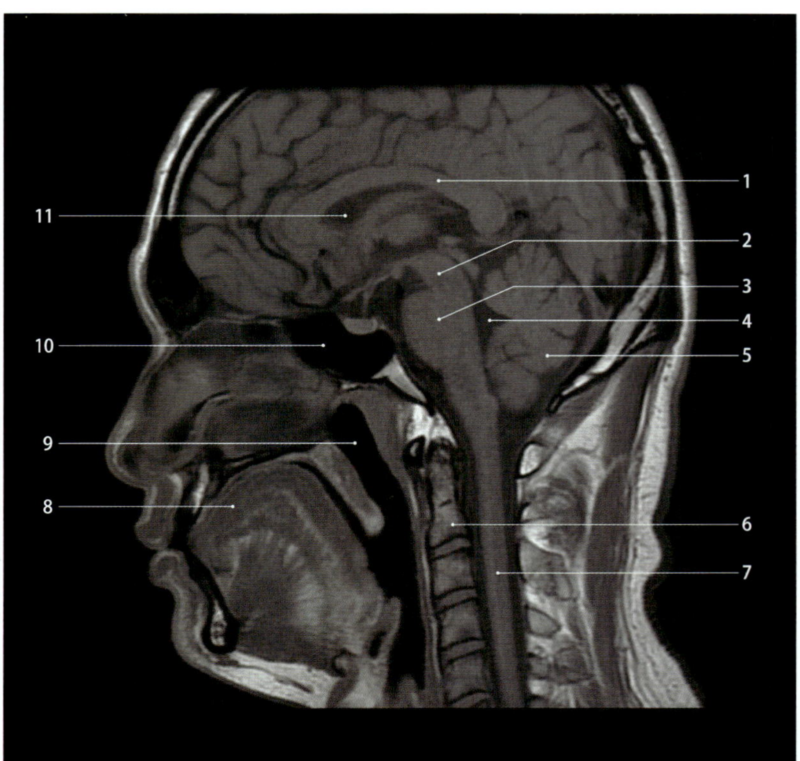

PNS–Sagittal

1. Corpus callosum
2. Midbrain
3. Pons
4. Fourth ventricle
5. Cerebellum
6. C2
7. Spinal cord
8. Tongue
9. Nasopharynx
10. Sphenoid sinus
11. Lateral ventricle (body)

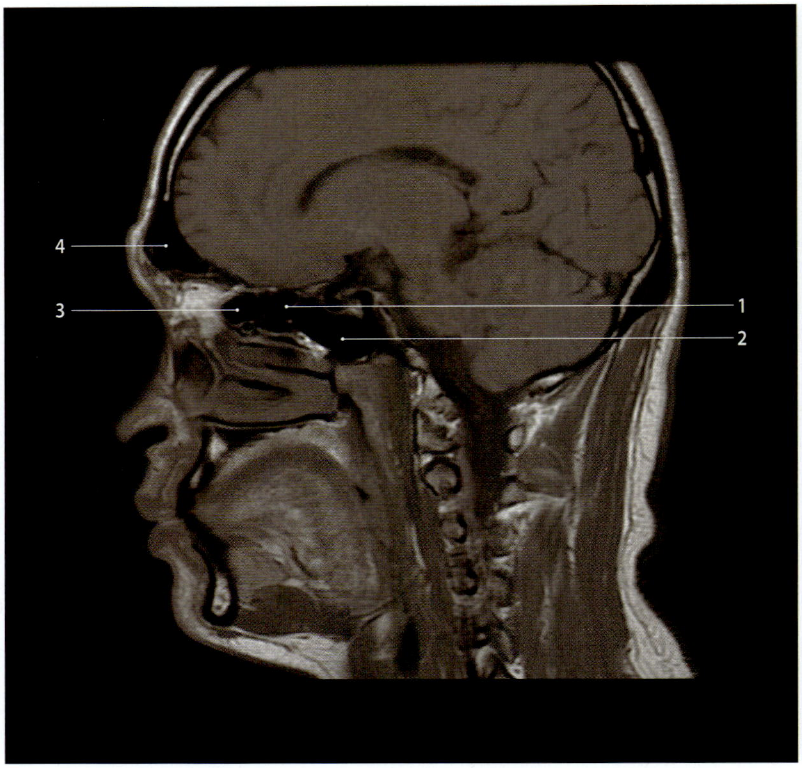

PNS–Sagittal

1. Posterior ethmoid sinus
2. Sphenoid sinus
3. Anterior ethmoid sinus
4. Frontal sinus

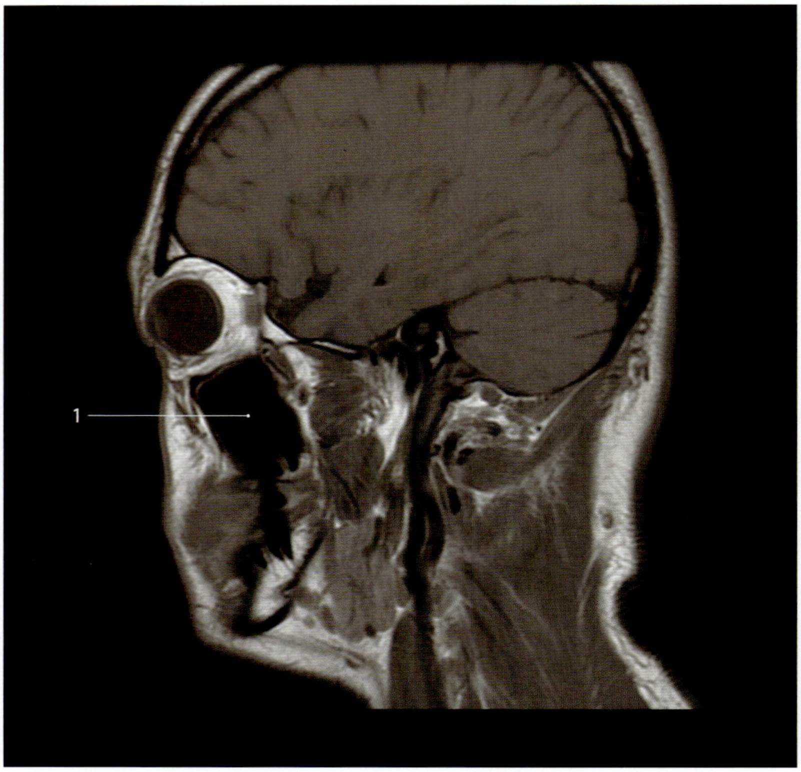

PNS–Sagittal

1. Maxillary sinus

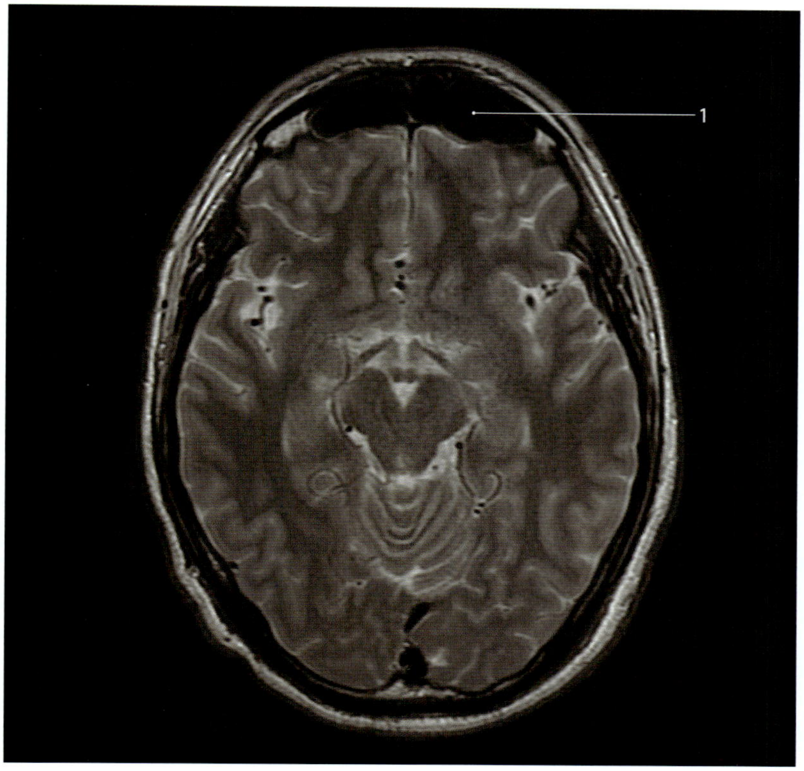

PNS–Axial

1. Frontal sinus

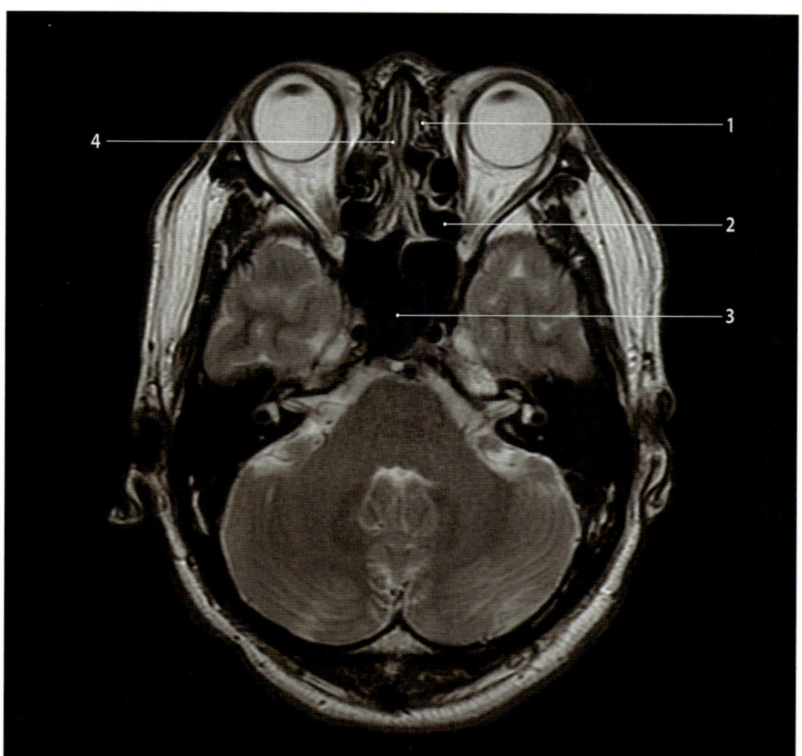

PNS–Axial

1. Anterior ethmoidal air cells
2. Posterior ethmoidal air cells
3. Sphenoidal sinus
4. Nasal septum

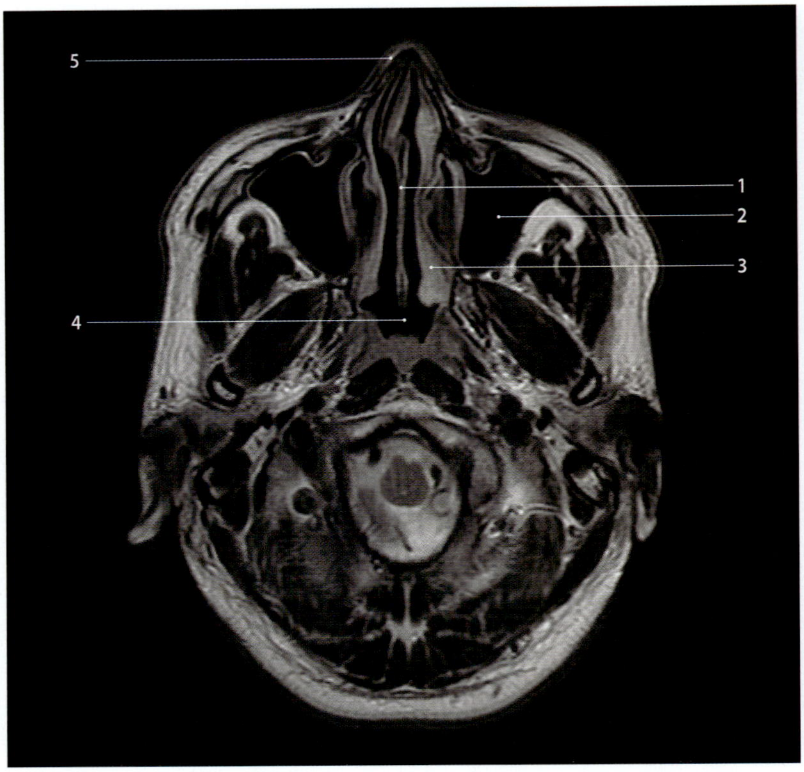

PNS–Axial

1. Nasal septum
2. Maxillary sinus
3. Nasal concha
4. Sphenoid sinus
5. Nose

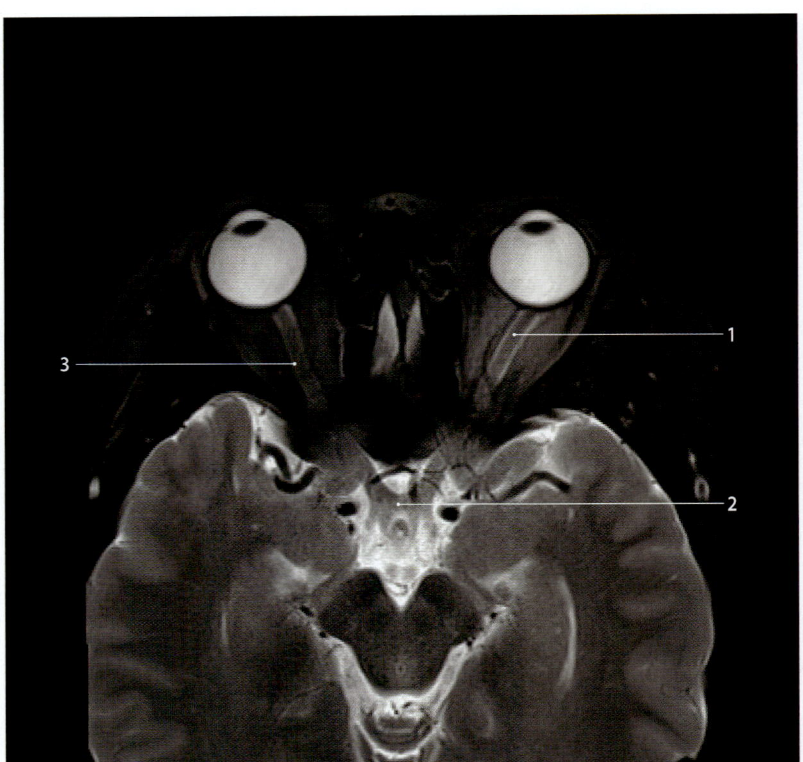

Orbit–Axial

1. Right optic nerve (CN2)
2. Optic chiasm
3. Left optic nerve (CN2)

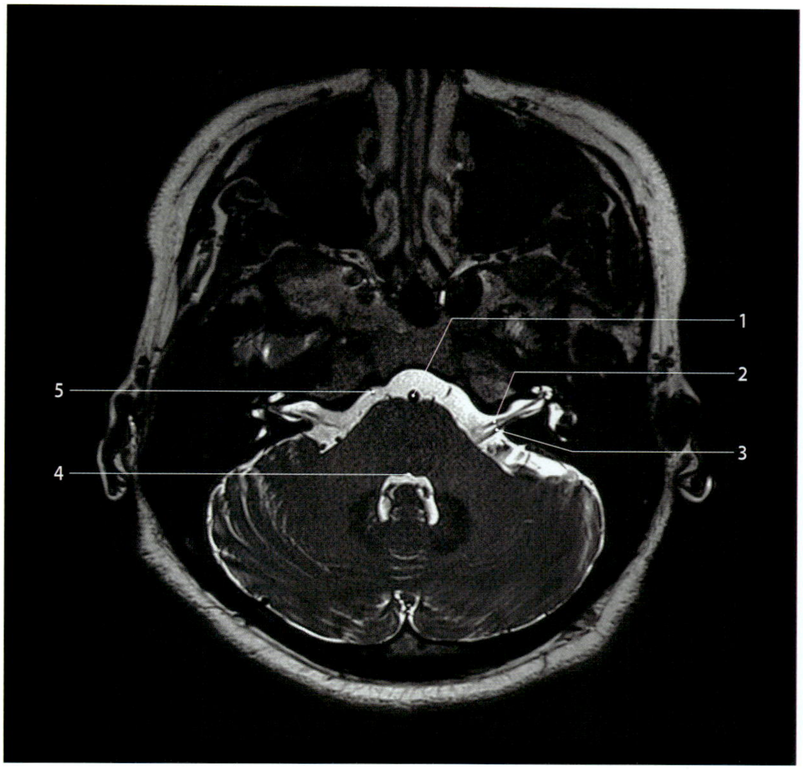

IAC – Axial

1. Basilar artery
2. Facial nerve (CN7)
3. Vestibulocochlear nerve (CN8)
4. Fourth ventricle
5. Abducens nerve (CN6)

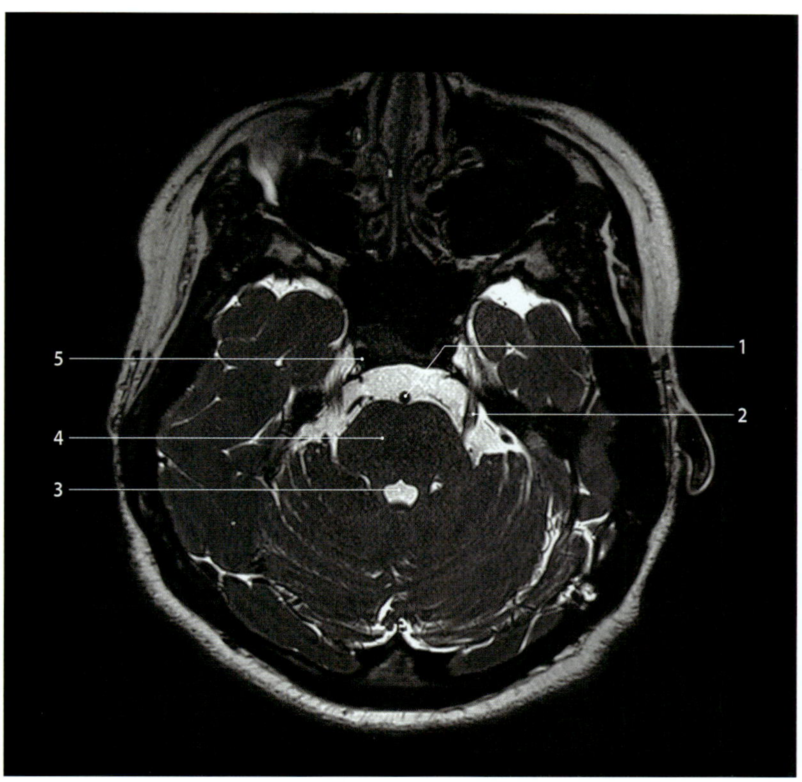

IAC–Axial

1. Basilar artery
2. Trigeminal nerve
3. Fourth ventricle
4. Pons
5. Internal carotid artery

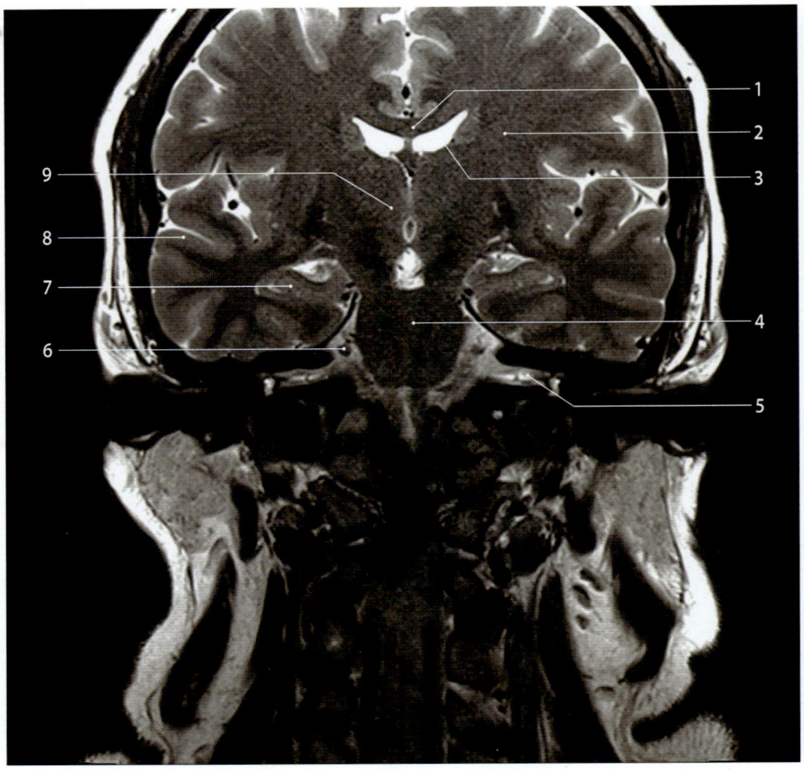

IAC Coronal

1. Corpus callosum (body)
2. White matter
3. Lateral ventricle (body)
4. Pons
5. Internal auditory canal
6. Trigeminal nerve
7. Hippocampus
8. Gray matter
9. Thalamus

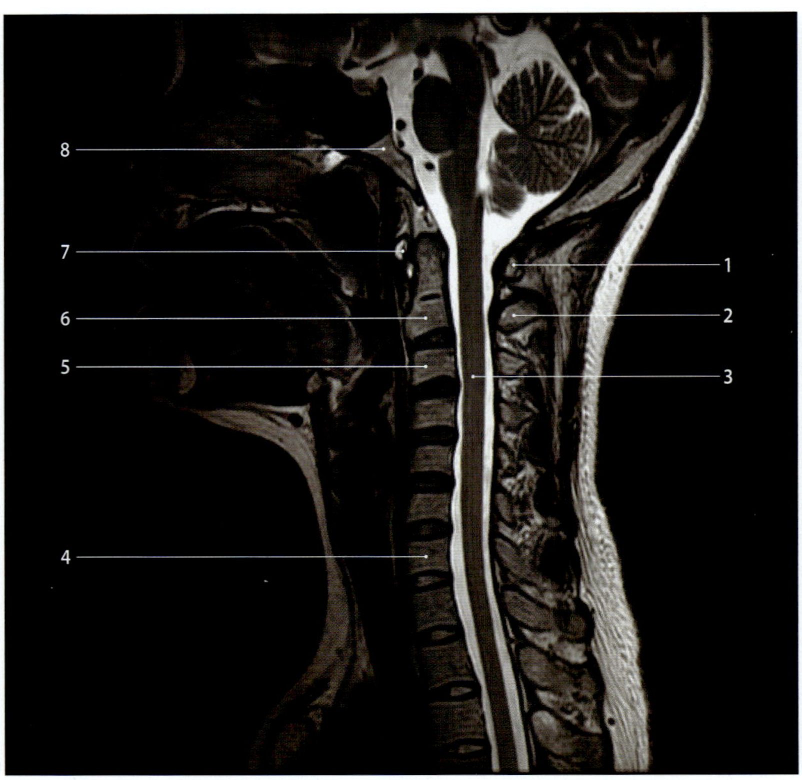

C Spine–Sagittal

1. C1 posterior arch
2. C2 spinous process
3. Spinal cord
4. C7
5. C3
6. C2
7. C1
8. Clivus

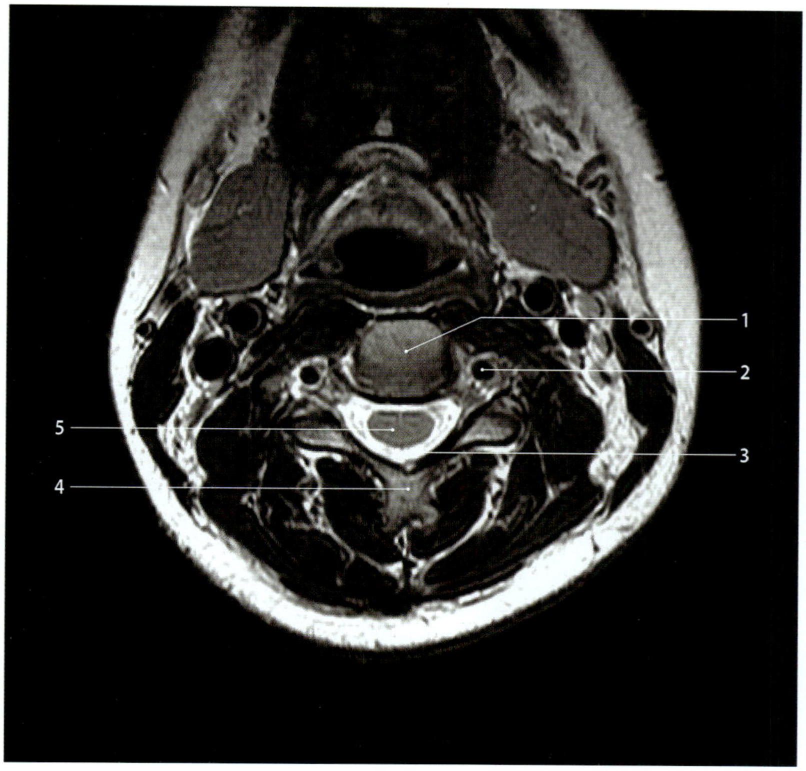

C Spine-Axial

1. Intervertebral disc
2. Vertebral artery
3. Cerebrospinal fluid
4. Spinous process
5. Spinal cord

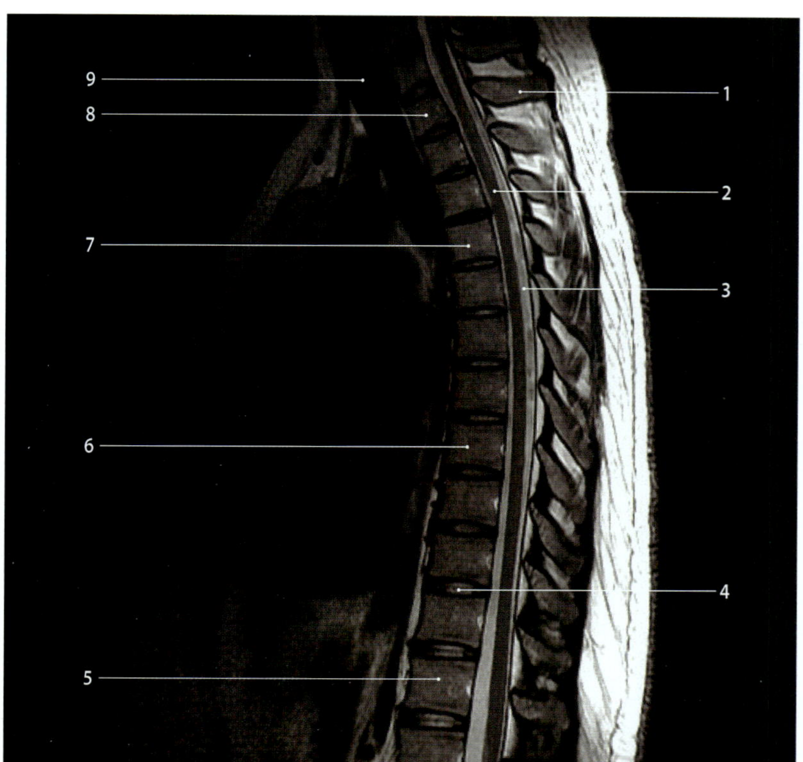

T Spine-Sagittal

1. Spinous process
2. Spinal cord
3. Cerebrospinal fluid
4. T10-T11 intervertebral disc
5. T12
6. T8
7. T4
8. T1
9. Trachea

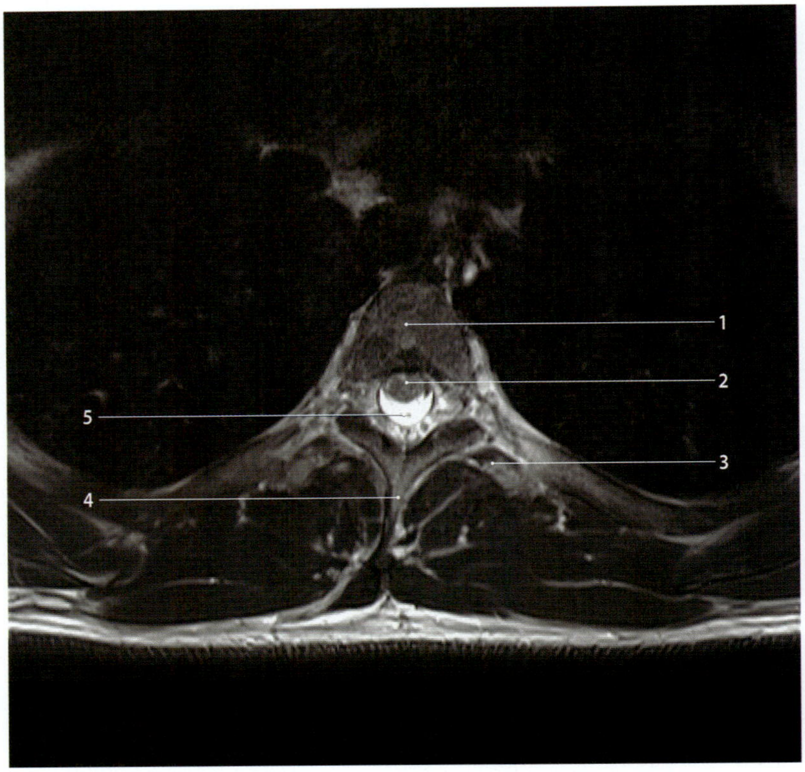

T Spine–Axial

1. T3 vertebral body
2. Spinal cord
3. Transverse process
4. T3 spinous process
5. Cerebrospinal fluid

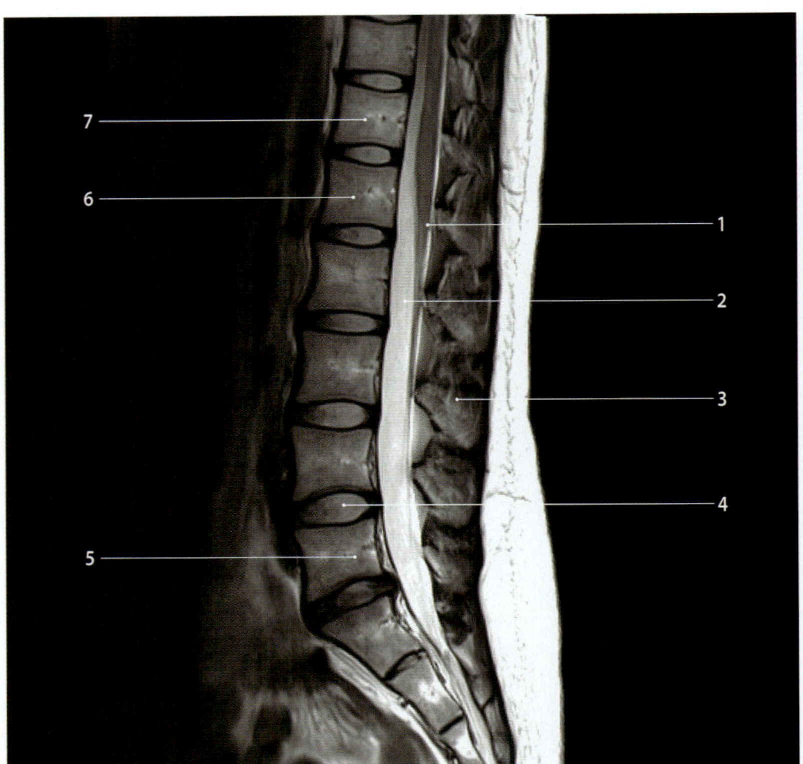

L Spine–Sagittal

1. Cauda equina
2. Cerebrospinal fluid
3. L3 spinous process
4. L4-L5 intervertebral disc
5. L5
6. L1
7. T12

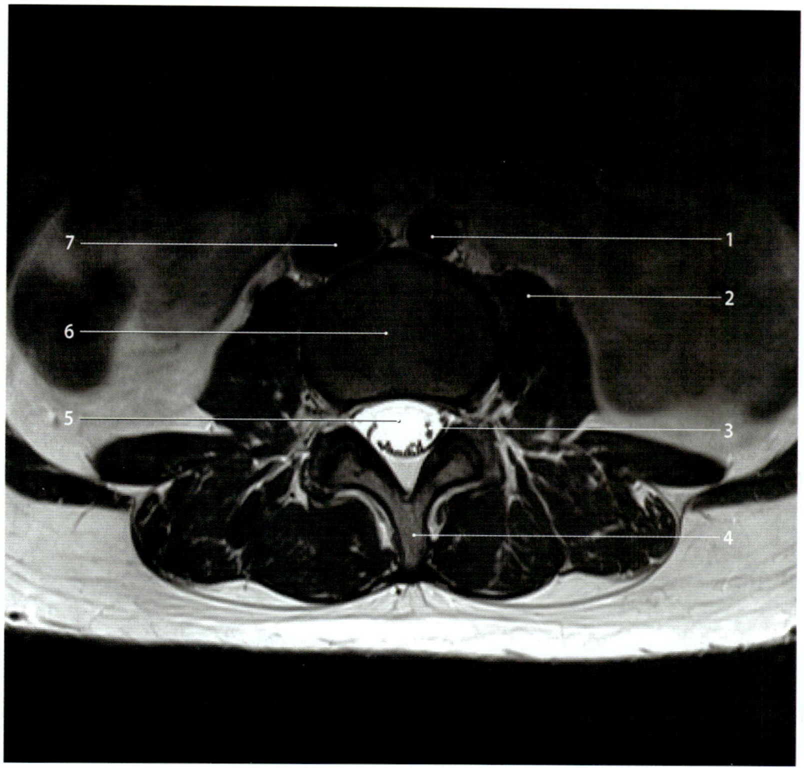

L Spine–Axial

1. Aorta
2. Psoas muscle
3. Nerve roots
4. Spinous process
5. Cerebrospinal fluid
6. Intervertebral disc
7. Inferior vena cava

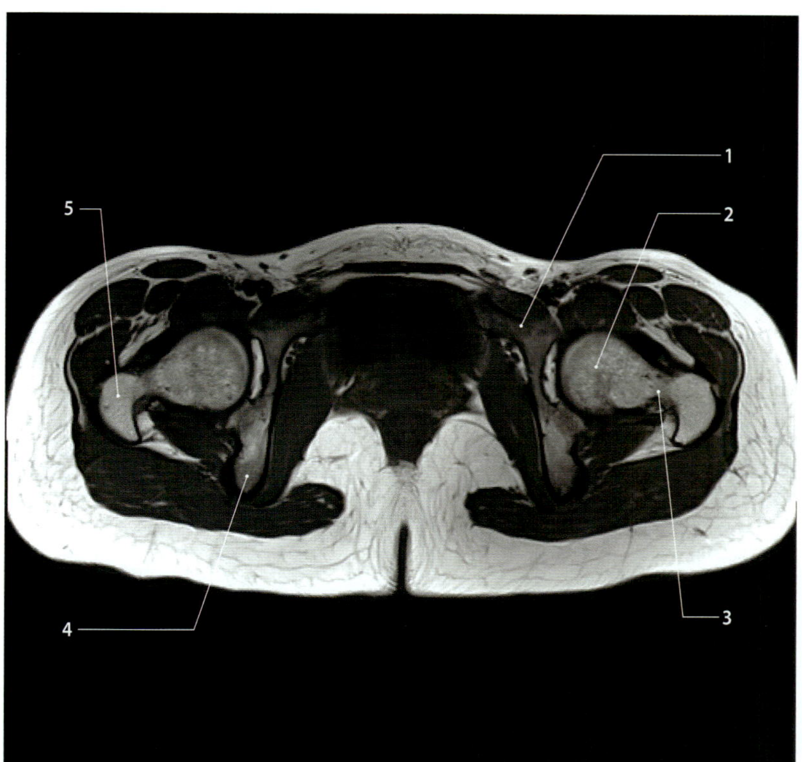

Hip–Axial

1. Superior pubic ramus
2. Femoral head
3. Femoral neck
4. Ischial tuberosity
5. Greater trochanter

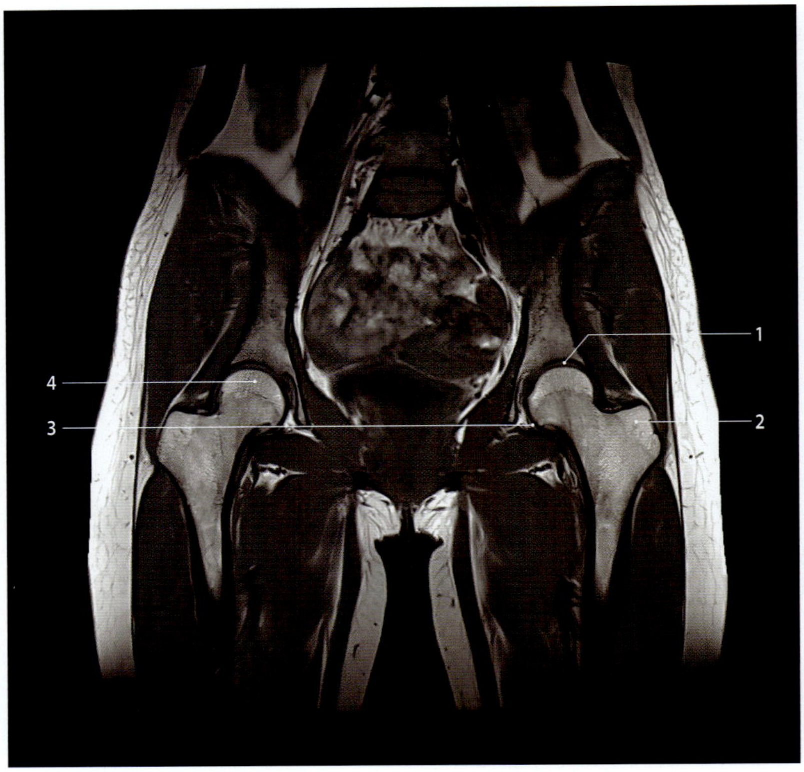

Hip–Coronal

1. Superior acetabular labrum
2. Greater trochanter
3. Inferior acetabular labrum
4. Femoral head

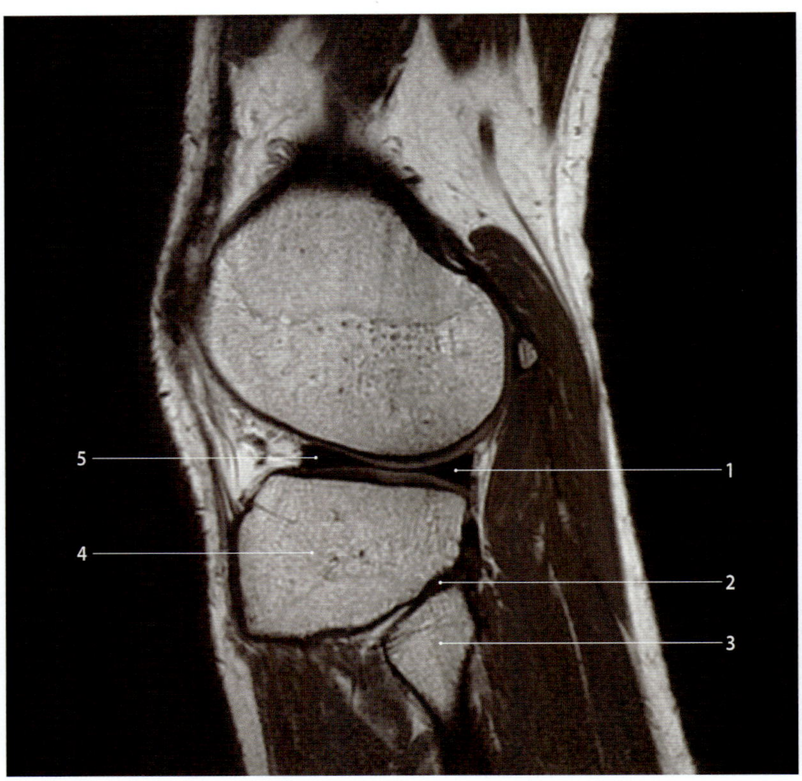

Knee–Sagittal

1. Lateral meniscus (posterior horn)
2. Superior tibiofibular joint
3. Fibula
4. Tibia
5. Lateral meniscus (anterior horn)

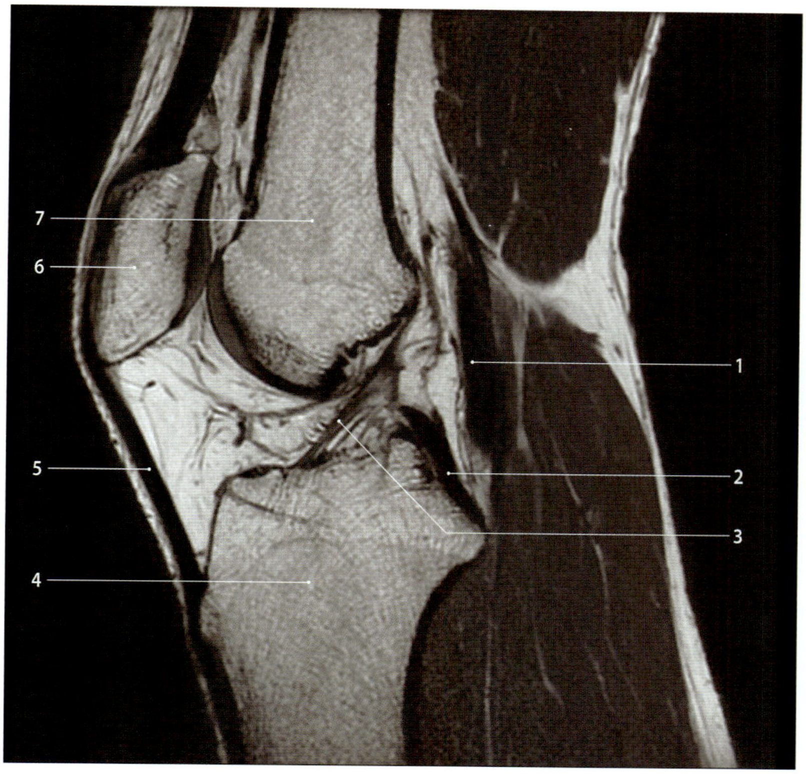

Knee–Sagittal

1. Popliteal vein
2. Posterior cruciate ligament
3. Anterior cruciate ligament
4. Tibia
5. Patellar ligament
6. Patella
7. Femur

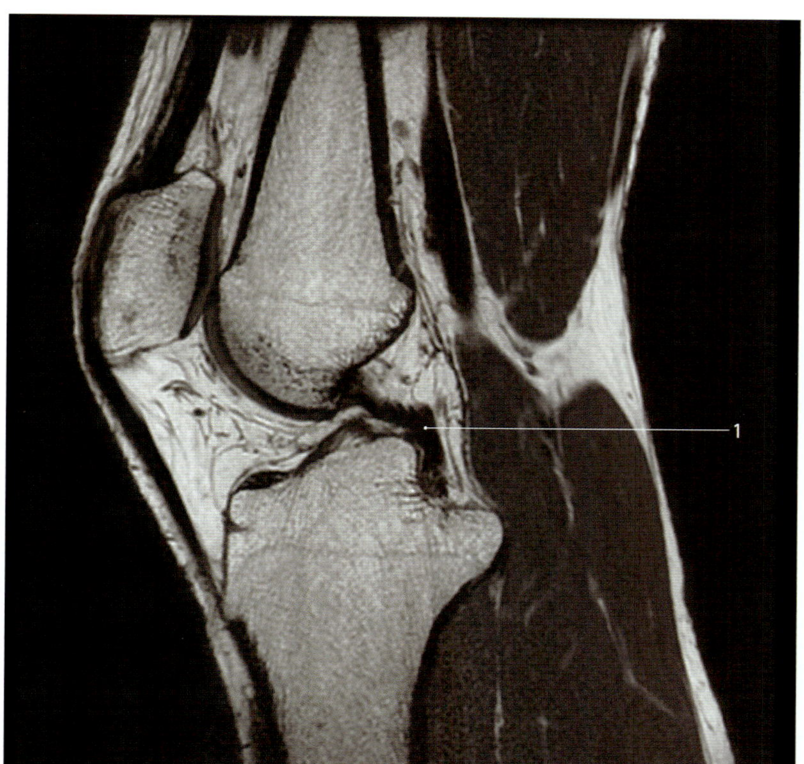

Knee–Sagittal

1. Posterior cruciate ligament

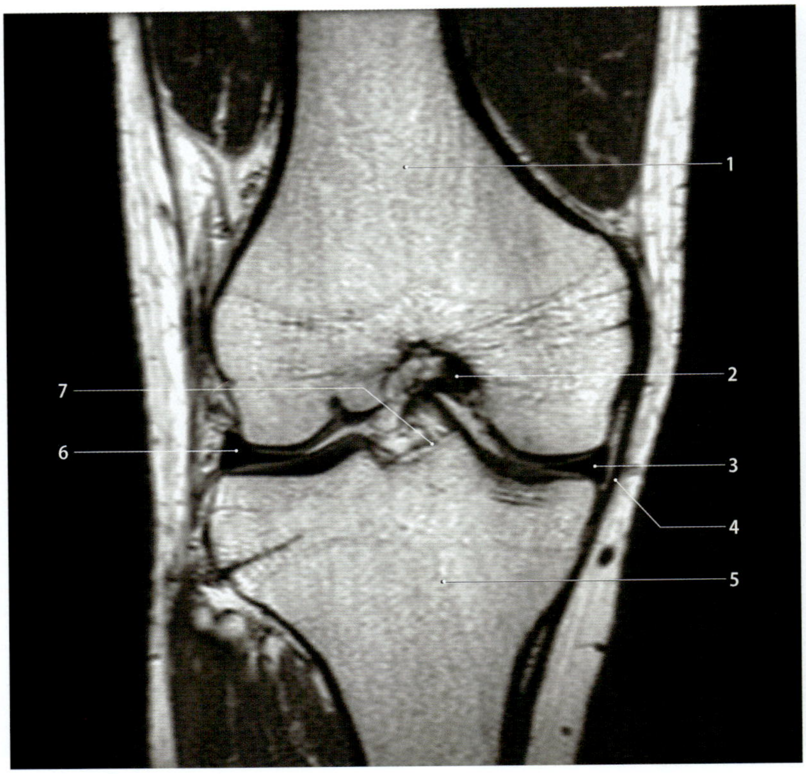

Knee–Coronal

1. Femur
2. Posterior cruciate ligament
3. Medial meniscus
4. Tibial collateral ligament
5. Tibia
6. Lateral meniscus
7. Tibial tuberosity

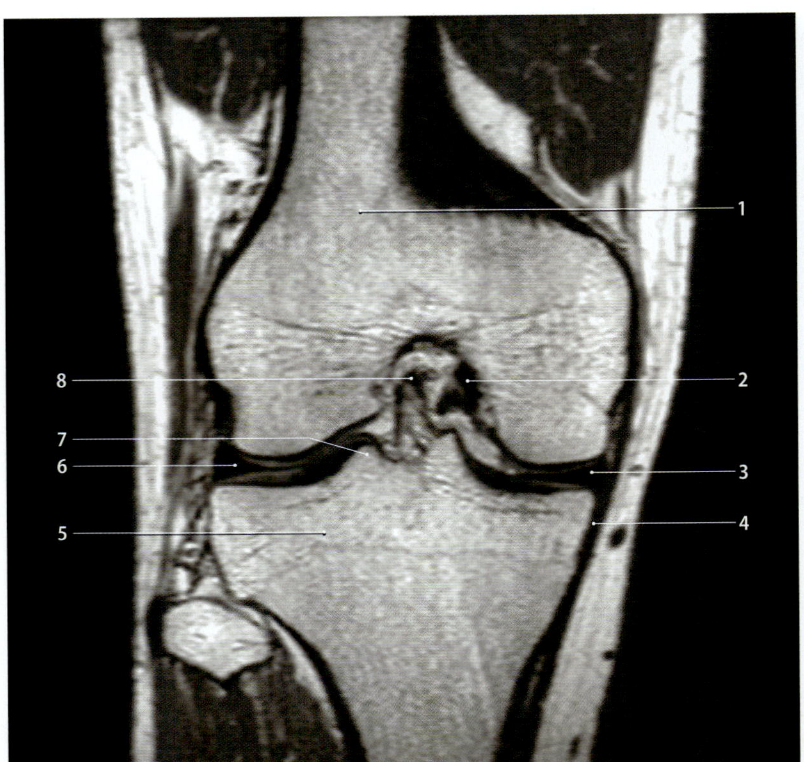

Knee–Coronal

1. Femur
2. Posterior cruciate ligament
3. Medial meniscus
4. Tibial collateral ligament
5. Tibia
6. Lateral meniscus
7. Tibial tuberosity
8. Anterior cruciate ligament

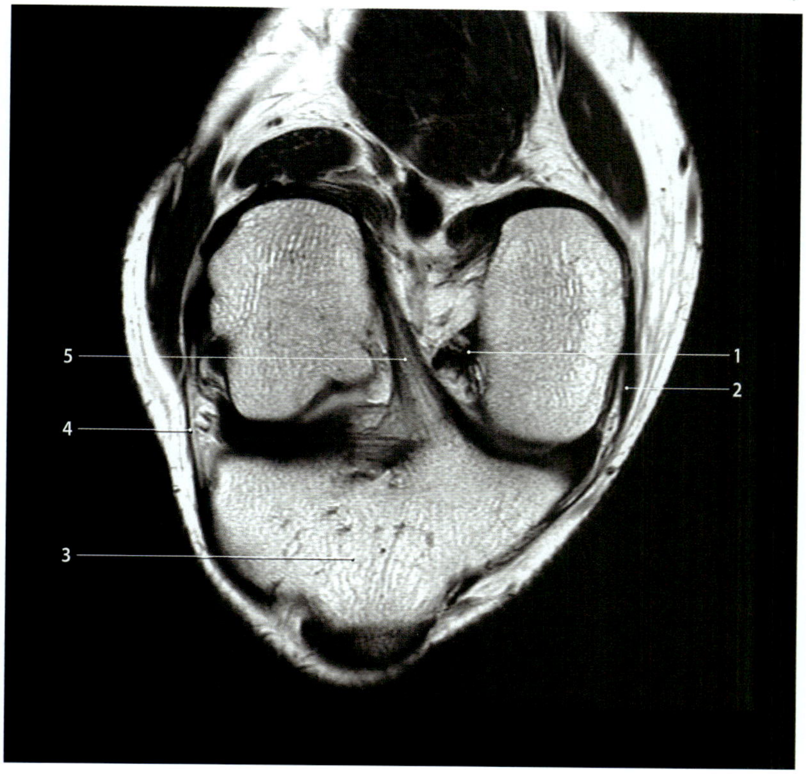

Knee–Coronal

1. Posterior cruciate ligament
2. Medial collateral ligament
3. Tibia
4. Lateral collateral ligament
5. Anterior cruciate ligament

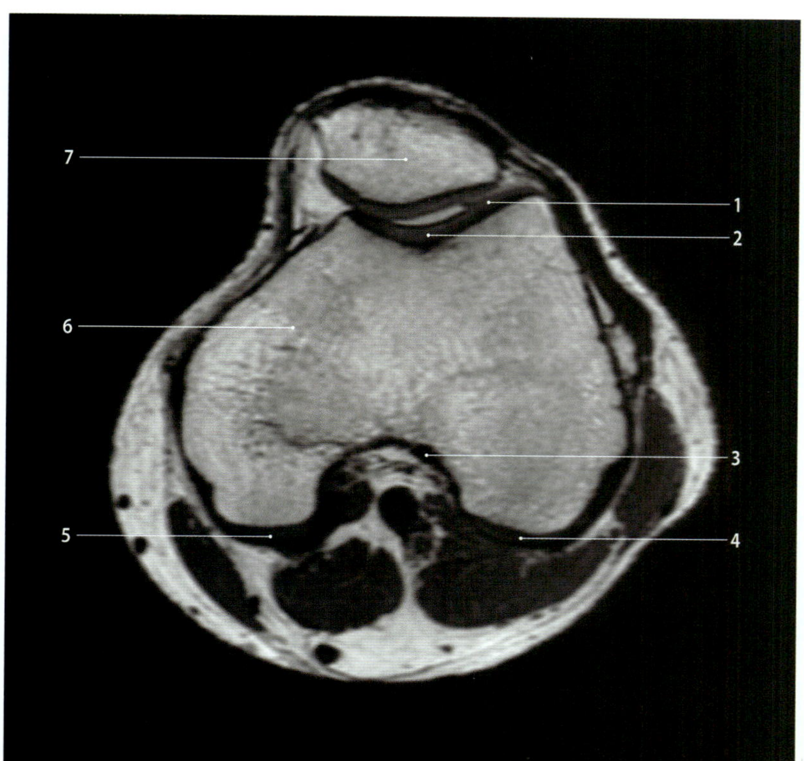

Knee–Axial

1. Lateral patellar facet cartilage
2. Femoral sulcus cartilage
3. Anterior cruciate ligament
4. Lateral femoral condyle cartilage
5. Medial femoral condyle cartilage
6. Femur
7. Patella

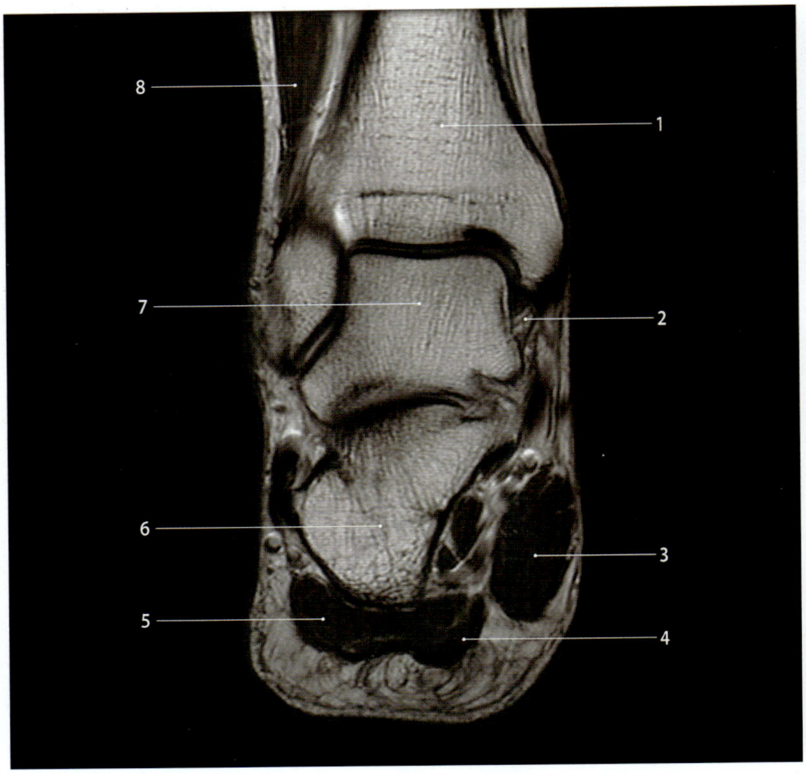

Ankle–Coronal

1. Tibia
2. Anterior tibiotalar band
3. Abductor hallucis muscle
4. Flexor digitorum brevis muscle
5. Quadratus plantae muscle
6. Calcaneus
7. Talus
8. Extensor digitorum longus muscle

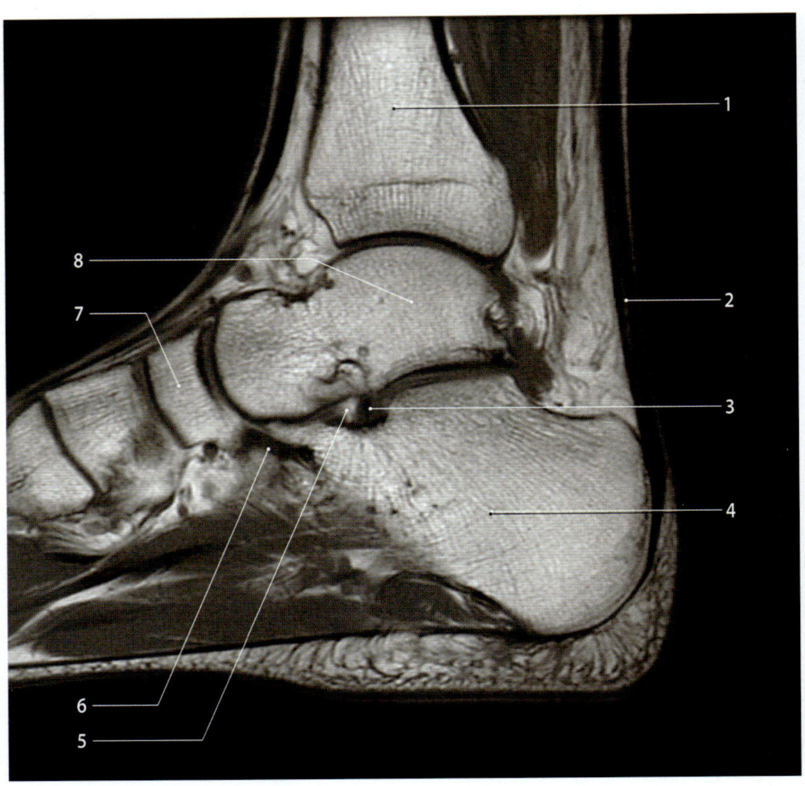

Ankle–Sagittal

1. Tibia
2. Achilles tendon
3. Interosseus talocalcaneal ligament
4. Calcaneus
5. Sinus tarsi
6. Calcaneonavicular ligament
7. Navicular
8. Talus

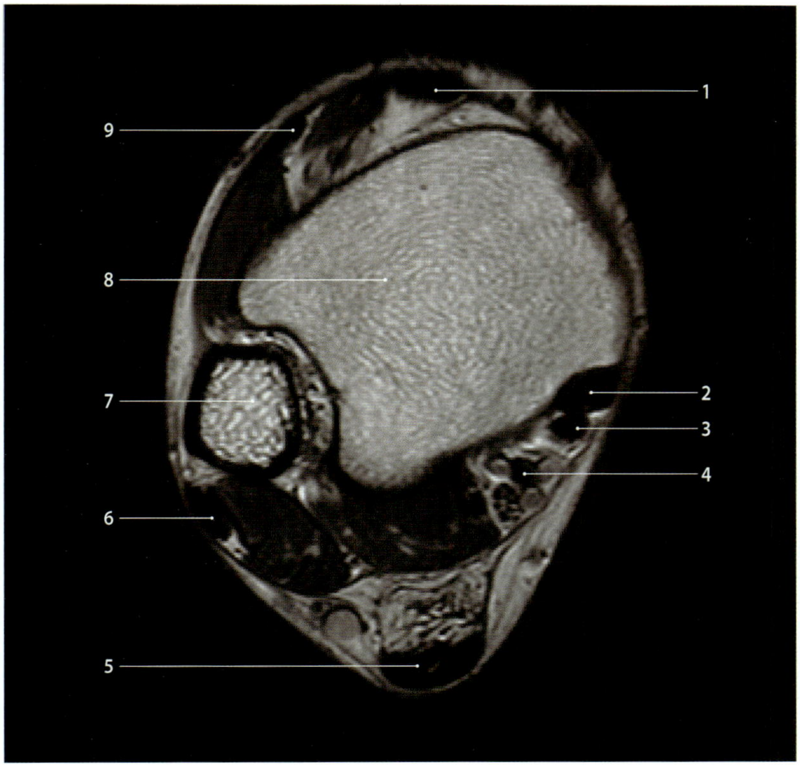

Ankle–Axial

1. Tibialis anterior tendon
2. Peroneus tertius tendon
3. Flexor digitorum longus tendon
4. Flexor hallucis longus tendon
5. Achilles tendon
6. Peroneus longus tendon
7. Fibular
8. Tibia
9. Extensor hallucis longus

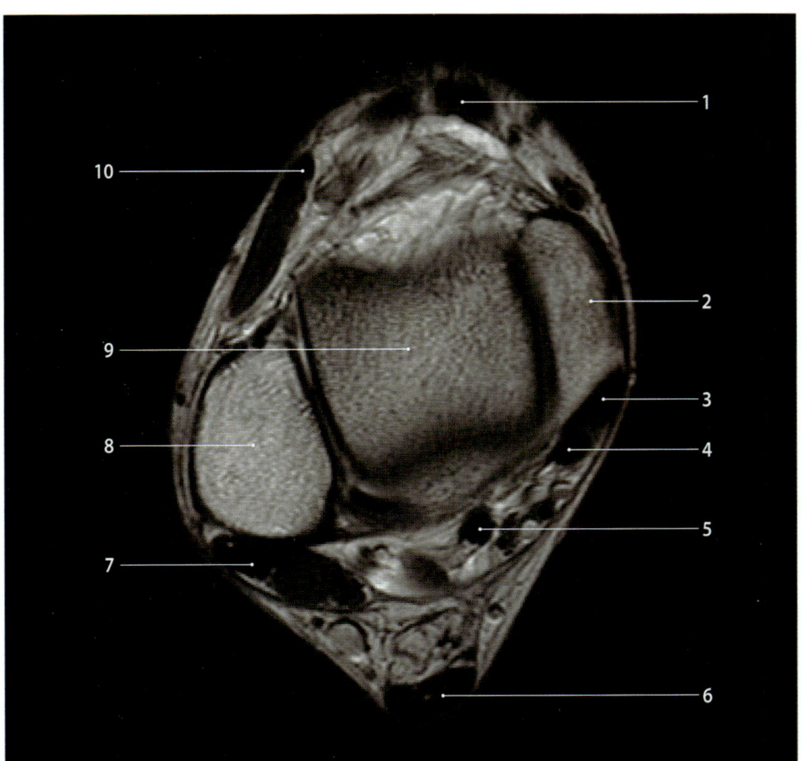

Ankle–Axial

1. Tibialis anterior tendon
2. Medial malleolar
3. Peroneus tertius tendon
4. Flexor digitorum longus tendon
5. Flexor hallucis longus tendon
6. Achilles tendon
7. Peroneus longus tendon
8. Lateral malleolar
9. Tibial plafond
10. Extensor hallucis longus

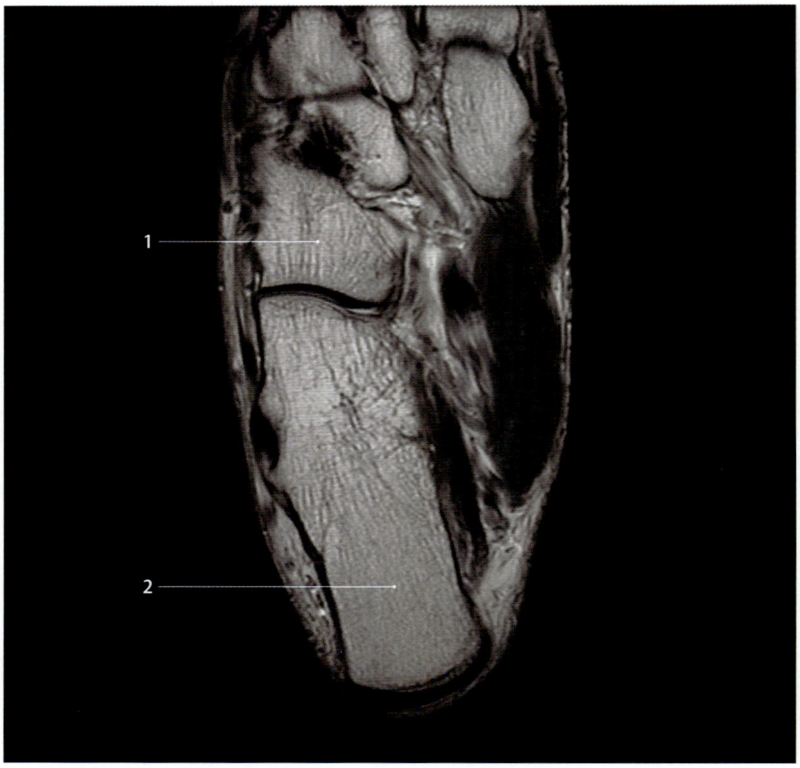

Ankle–Axial

1. Cuboid
2. Calcaneus

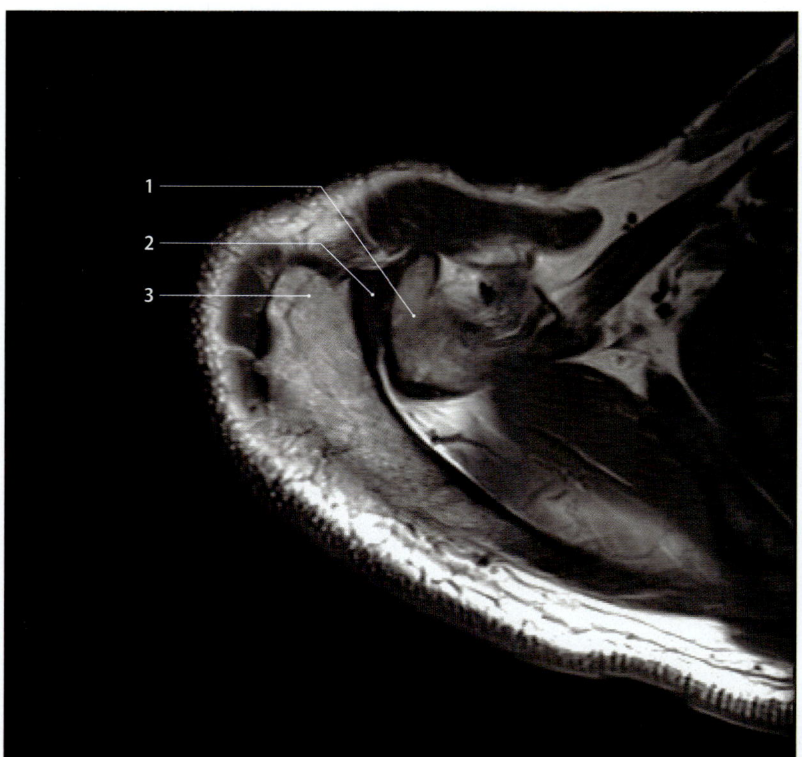

Shoulder–Axial

1. Clavicle
2. Acromioclavicular joint
3. Acromion

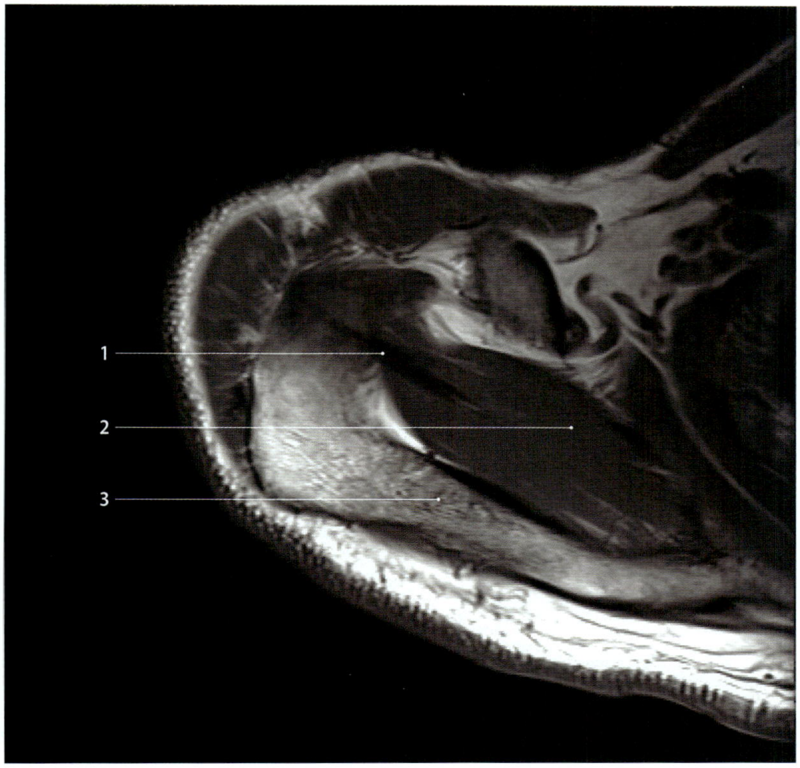

Shoulder-Axial

1. Supraspinatus tendon
2. Supraspinatus muscle
3. Scapular spine

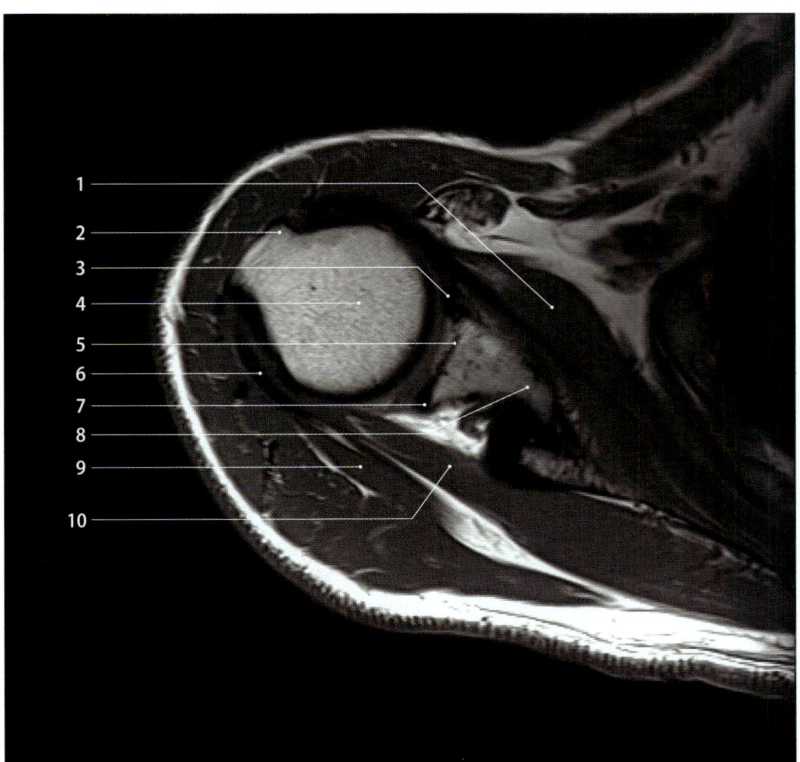

Shoulder-Axial

1. Subscapularis muscle
2. Greater tubercle
3. Anterior glenoid labrum
4. Humerus (head)
5. Glenoid
6. Teres minor tendon
7. Posterior glenoid labrum
8. Scapula
9. Teres minor muscle
10. Infraspinatus muscle

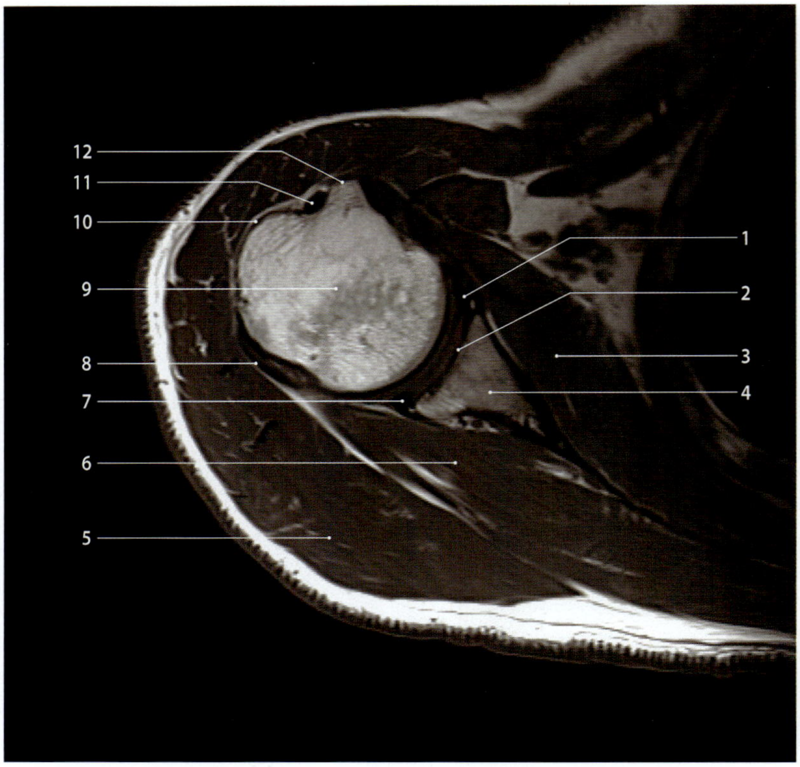

Shoulder–Axial

1. Anterior glenoid labrum
2. Glenoid
3. Subscapularis muscle
4. Scapula
5. Deltoid muscle
6. Infraspinatus muscle
7. Posterior glenoid labrum
8. Teres minor tendon
9. Humerus (head)
10. Greater tubercle
11. Biceps tendon (long head)
12. Lesser tubercle

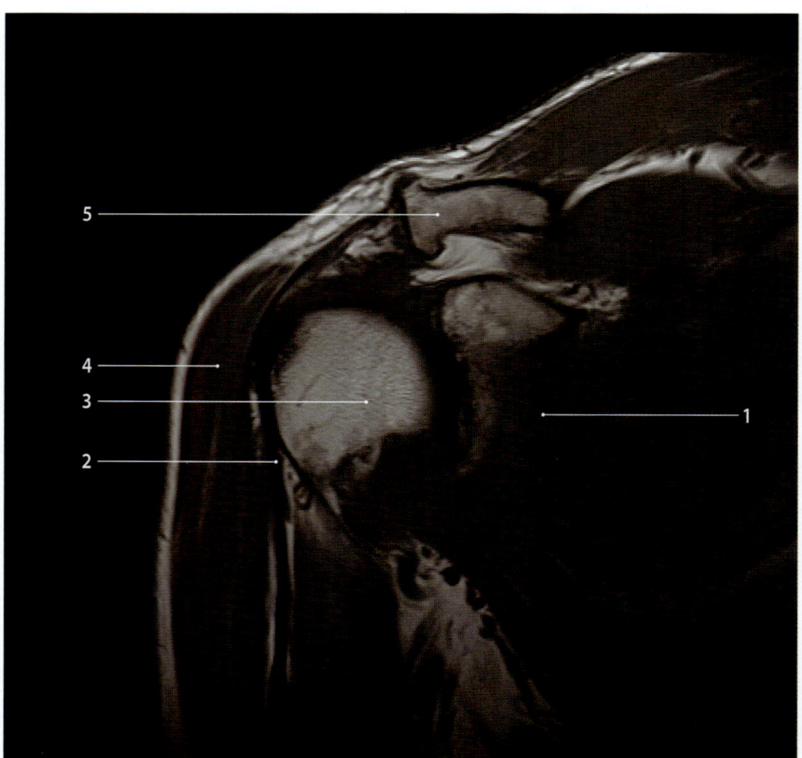

Shoulder–Coronal

1. Subscapular muscle
2. Biceps tendon (long head)
3. Humerus (head)
4. Deltoid muscle
5. Clavicle

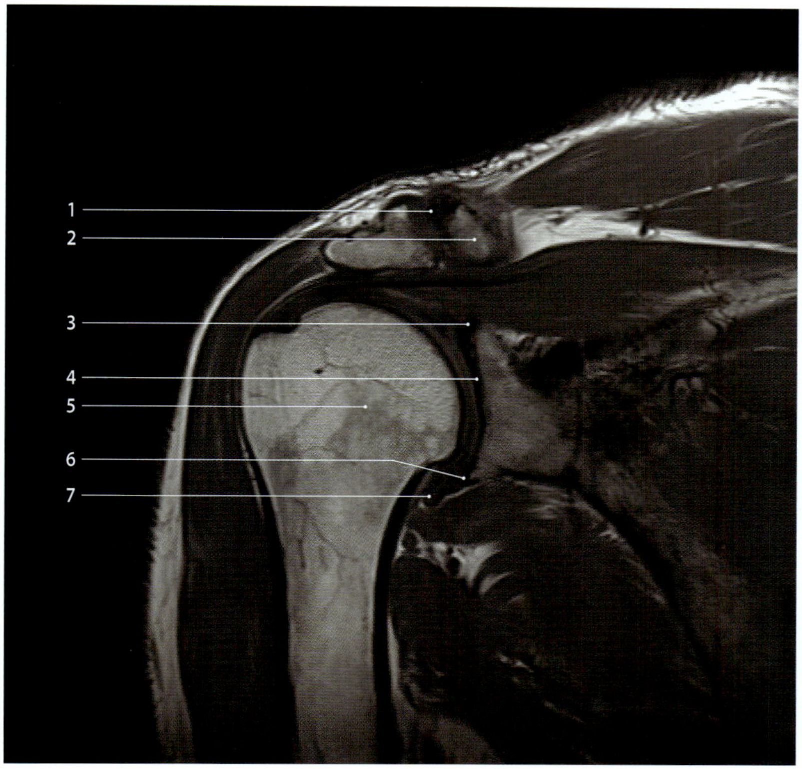

Shoulder–Coronal

1. Acromioclavicular joint
2. Clavicle
3. Superior glenoid labrum
4. Glenoid
5. Humerus (head)
6. Inferior glenoid labrum
7. Articular capsule

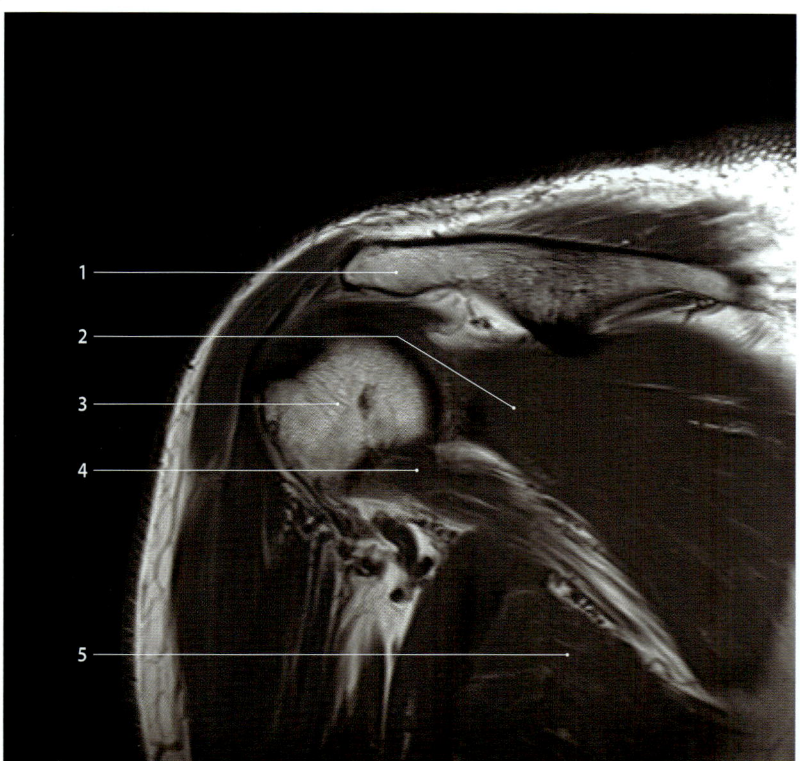

Shoulder–Coronal

1. Clavicle
2. Infraspinatus muscle
3. Humerus (head)
4. Teres minor muscle
5. Teres major muscle

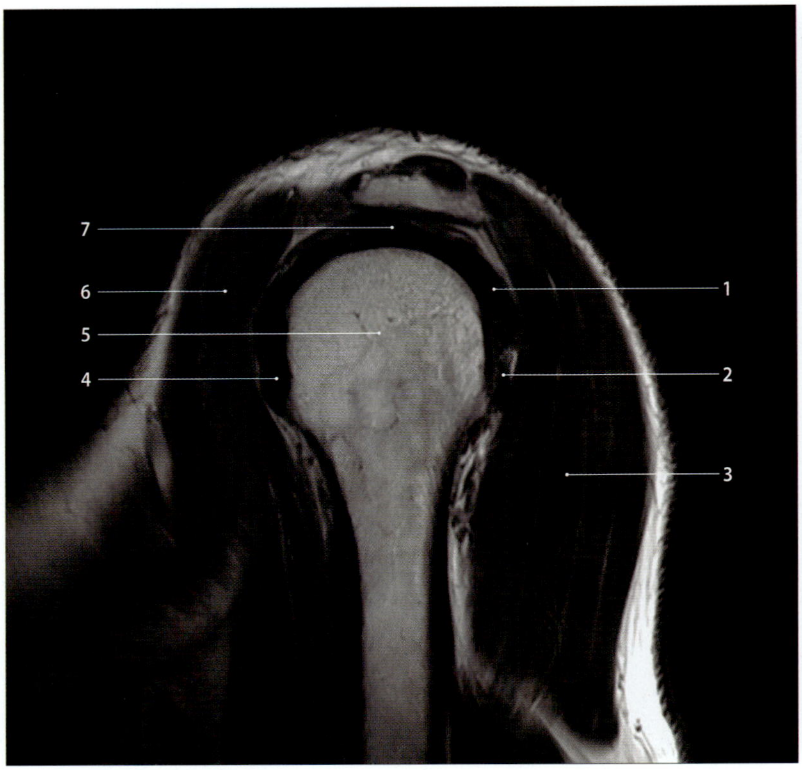

Shoulder–Sagittal

1. Infraspinatus tendon
2. Teres minor tendon
3. Posterior deltoid muscle
4. Subscapularis tendon
5. Humerus (head)
6. Anterior deltoid muscle
7. Supraspinatus muscle/tendon

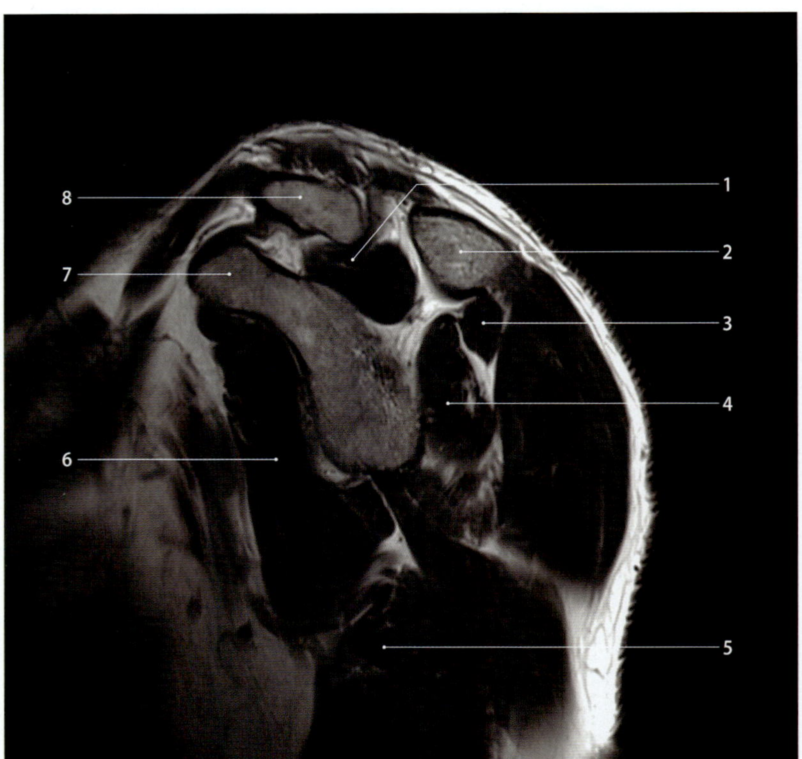

Shoulder–Sagittal

1. Supraspinatus muscle/tendon
2. Acromion
3. Infraspinatus muscle/tendon
4. Teres minor muscle
5. Teres major muscle
6. Subscapularis muscle
7. Coracoid
8. Clavicle

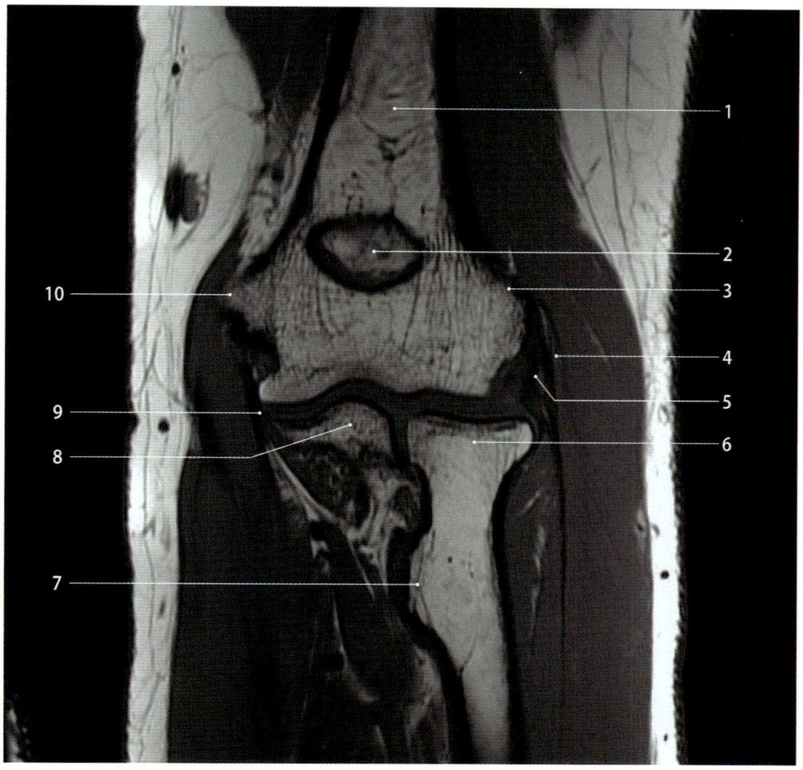

Elbow–Coronal

1. Humerus
2. Olecranon fossa
3. Humerus (lateral epicondyle)
4. Common extensor tendon
5. Lateral collateral ligament
6. Radial head
7. Radial tuberosity
8. Ulna
9. Medial collateral ligament
10. Humerus (lateral epicondyle)

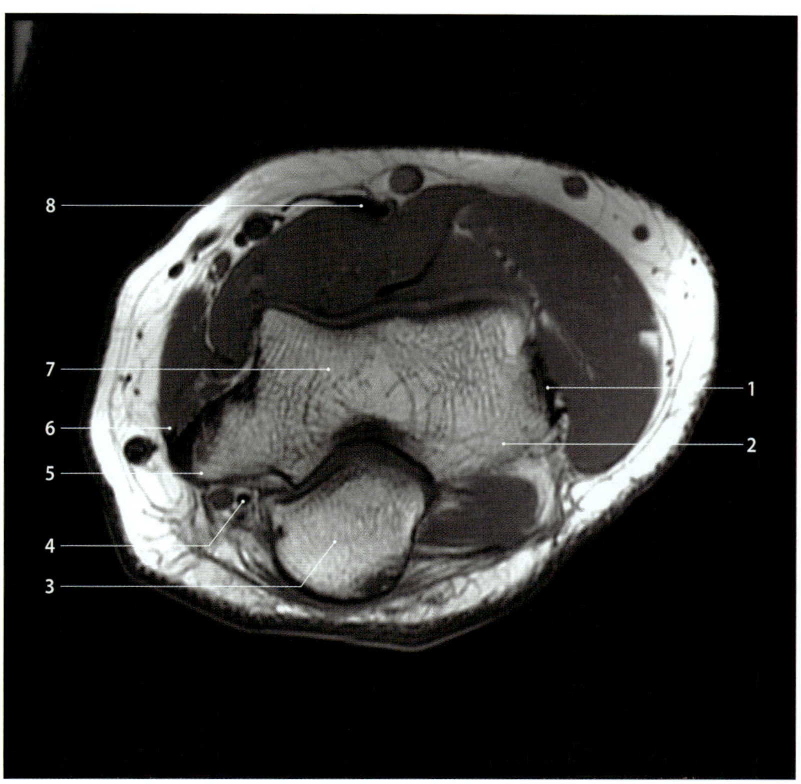

Elbow–Axial

1. Common extensor tendon
2. Capitulum
3. Olecranon process
4. Ulnar nerve
5. Trochlea
6. Common flexor tendon
7. Humerus
8. Biceps tendon

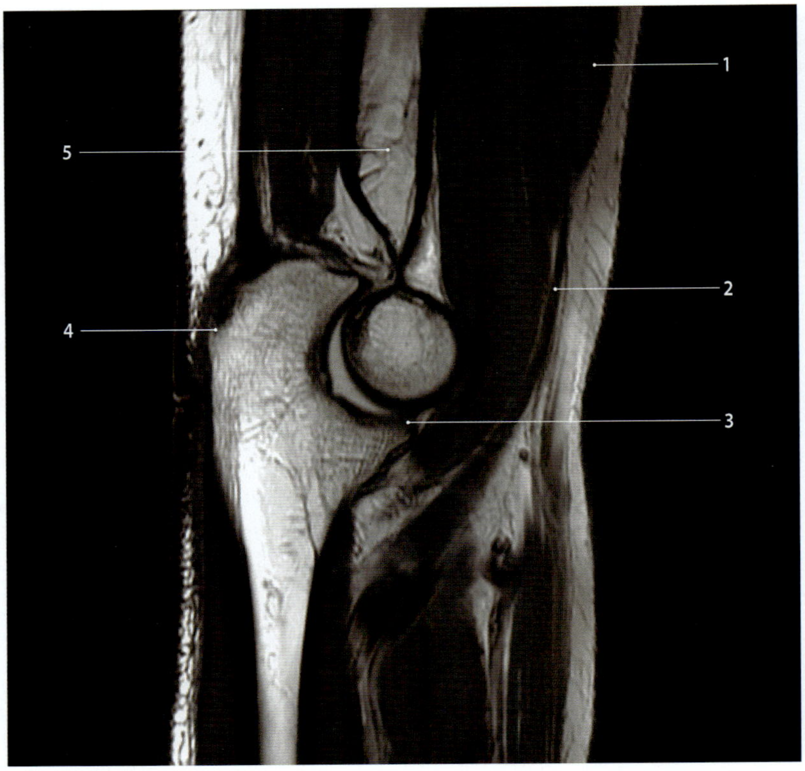

Elbow–Sagittal

1. Biceps brachii muscle
2. Biceps brachii tendon
3. Coronoid process
4. Olecranon
5. Humerus

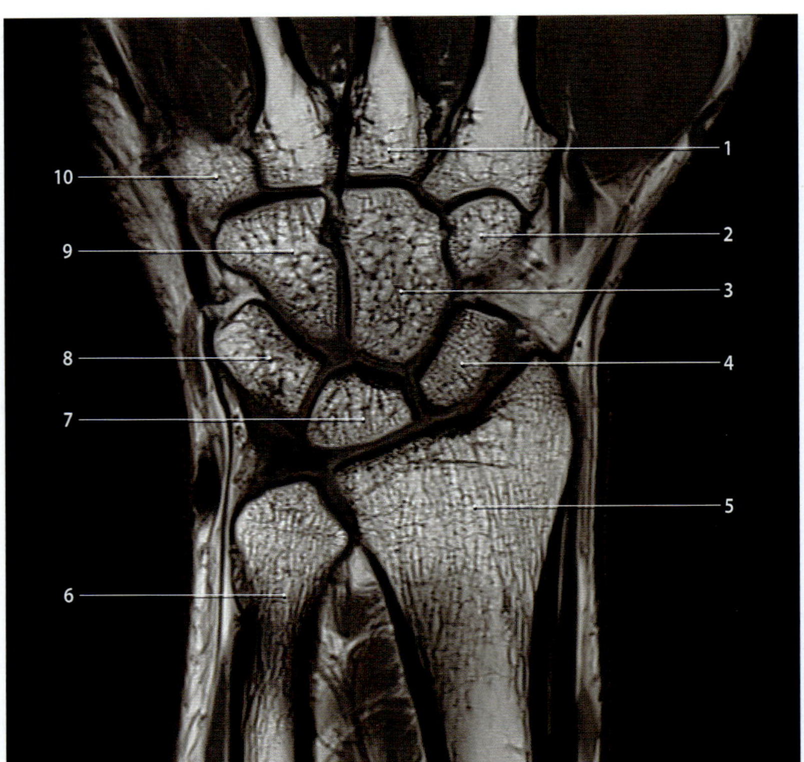

Wrist–Coronal

1. Third metacarpal
2. Trapezoid
3. Capitate
4. Scaphoid
5. Radius
6. Ulna
7. Lunate
8. Triqueturn
9. Hamate
10. Fifth metacarpal

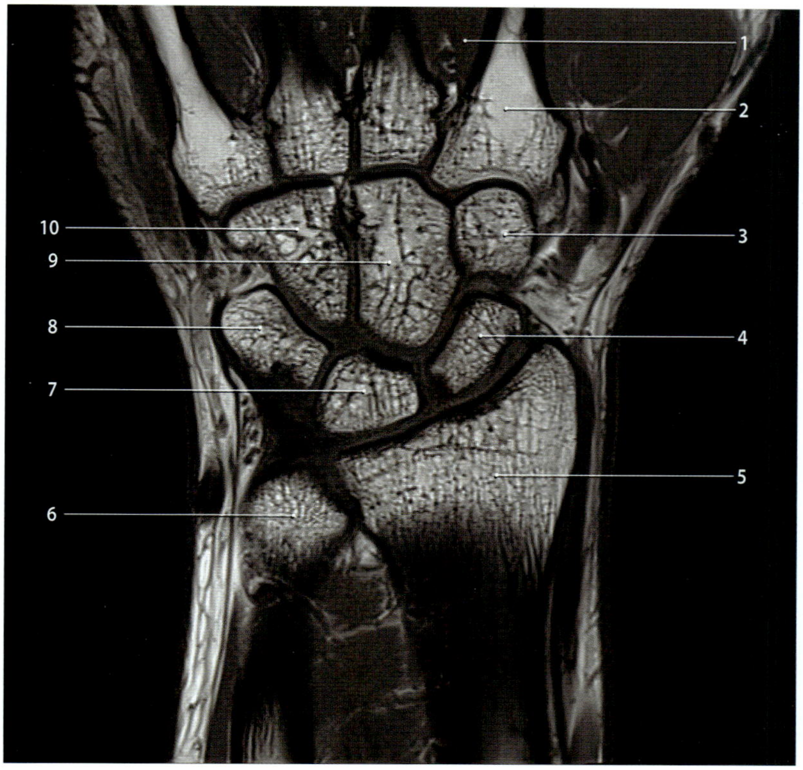

Wrist–Coronal

1. Interosseous muscle
2. Second metacarpal
3. Trapezoid
4. Scaphoid
5. Radius
6. Ulna
7. Lunate
8. Triquetrum
9. Capitate
10. Hamate

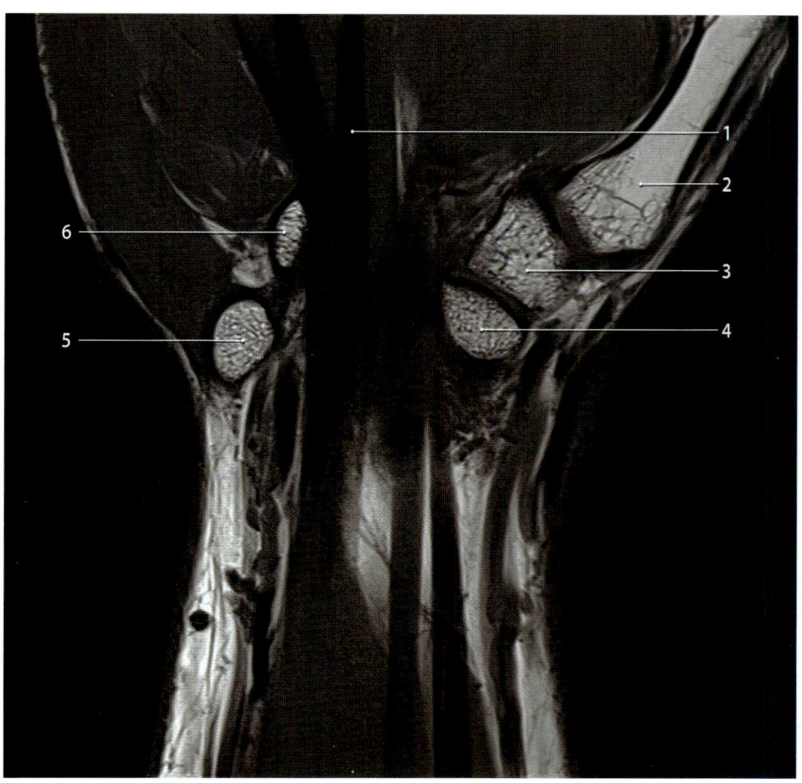

Wrist–Coronal

1. Flexor digitorum tendon
2. First metacarpal
3. Trapezium
4. Scaphoid
5. Pisiform
6. Hamate hook

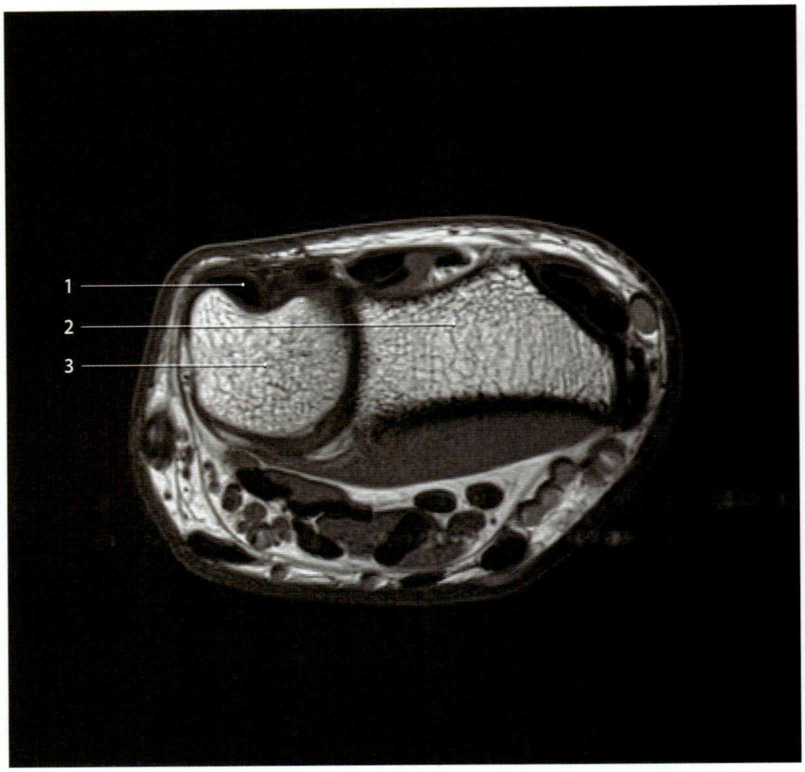

Wrist–Axial

1. Extensor carpi ulnaris tendon
2. Radius
3. Ulna

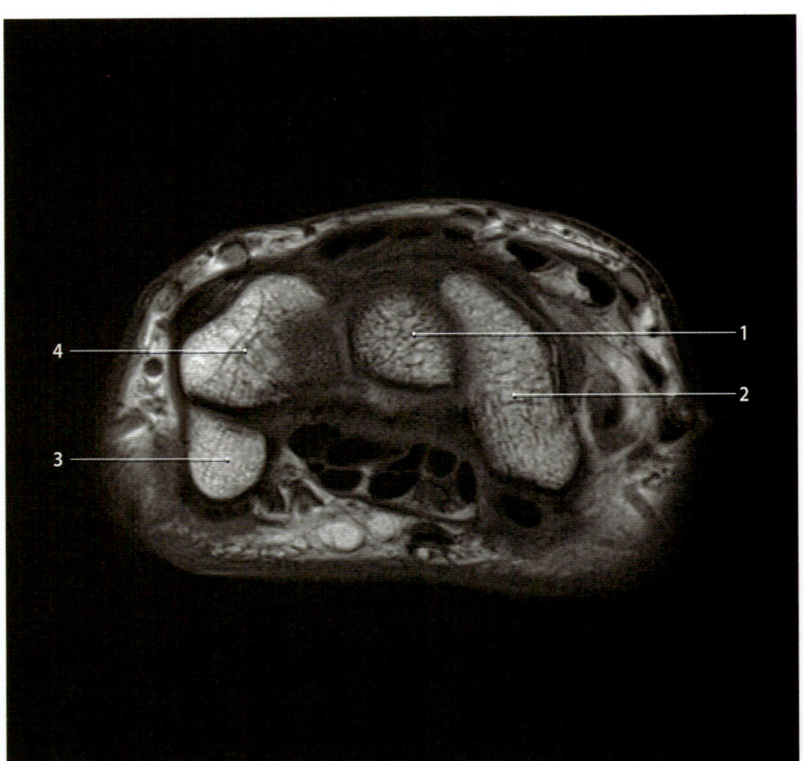

Wrist–Axial

1. Capitate
2. Scaphoid
3. Pisiform
4. Triquetrum

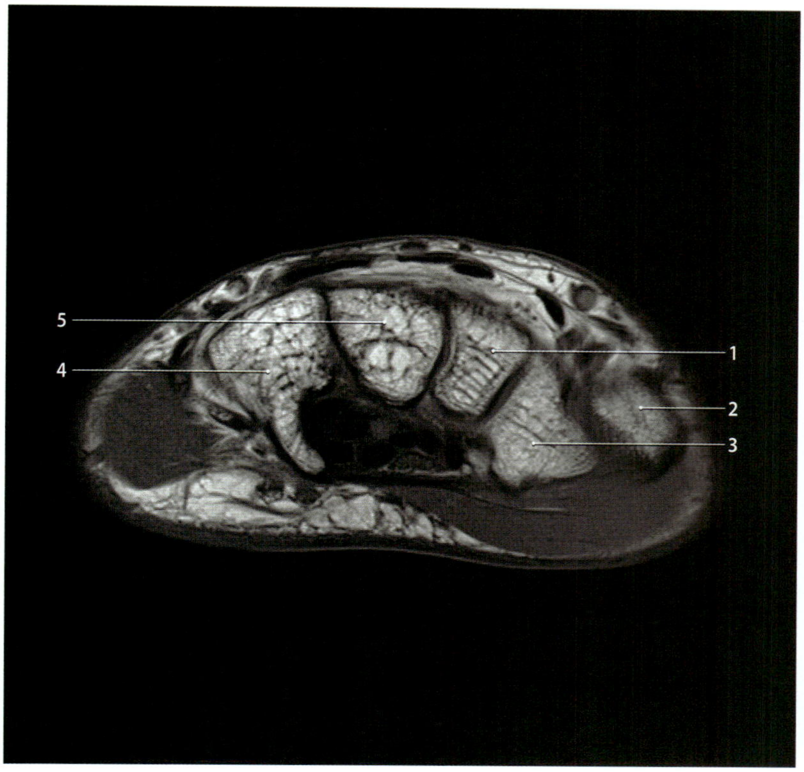

Wrist-Axial

1. Trapezoid
2. First metacarpal
3. Trapezium
4. Hamate
5. Capitate

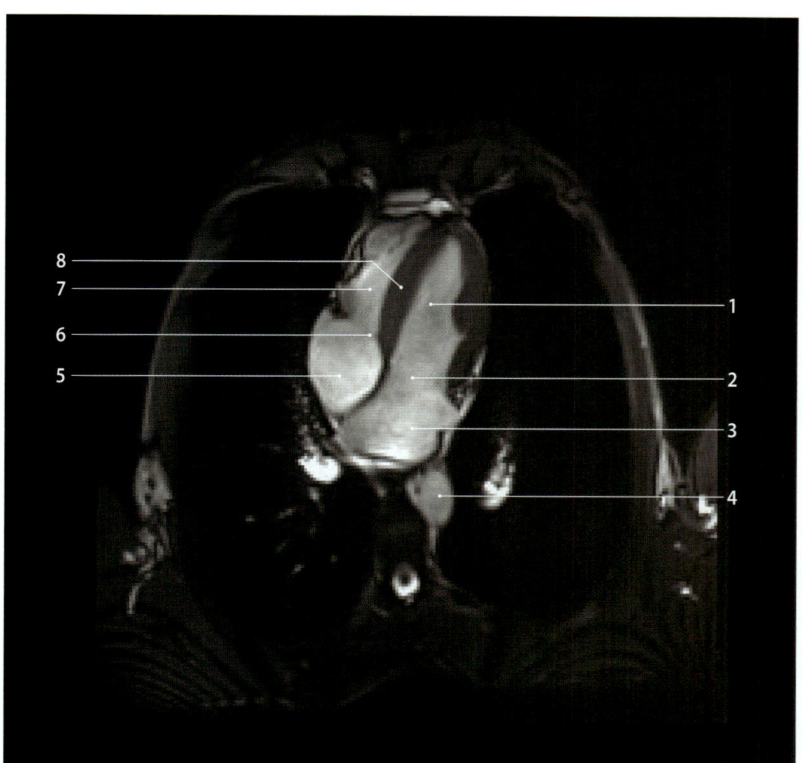

Cardiac-4 Chamber

1. Left ventricle
2. Mitral valve
3. Left atrium
4. Thoracic aorta
5. Right atrium
6. Tricuspid valve
7. Right ventricle
8. Interventricular septum

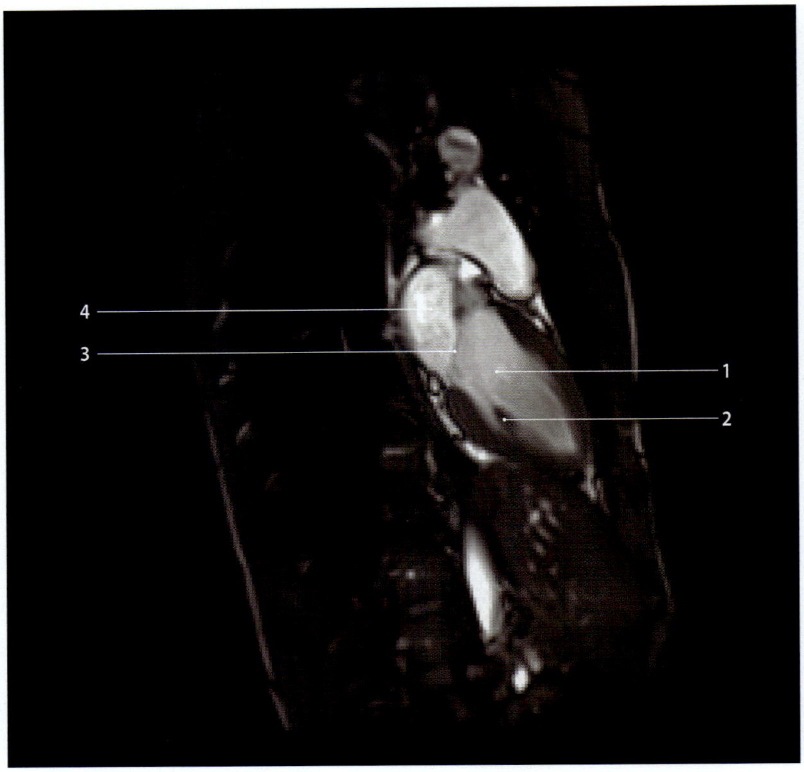

Cardiac-2 Chamber

1. Left ventricle
2. Papillary muscle
3. Mitral valve
4. Left atrium

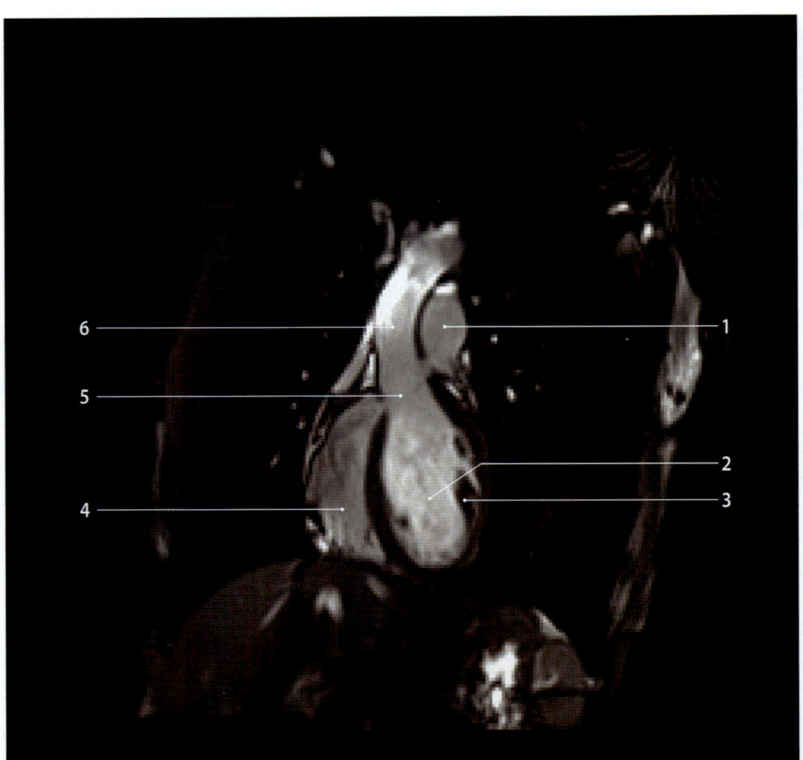

Cardiac–LVOT

1. Pulmonary artery
2. Left ventricle
3. Papillary muscle
4. Right ventricle
5. Aortic valve
6. Ascending aorta

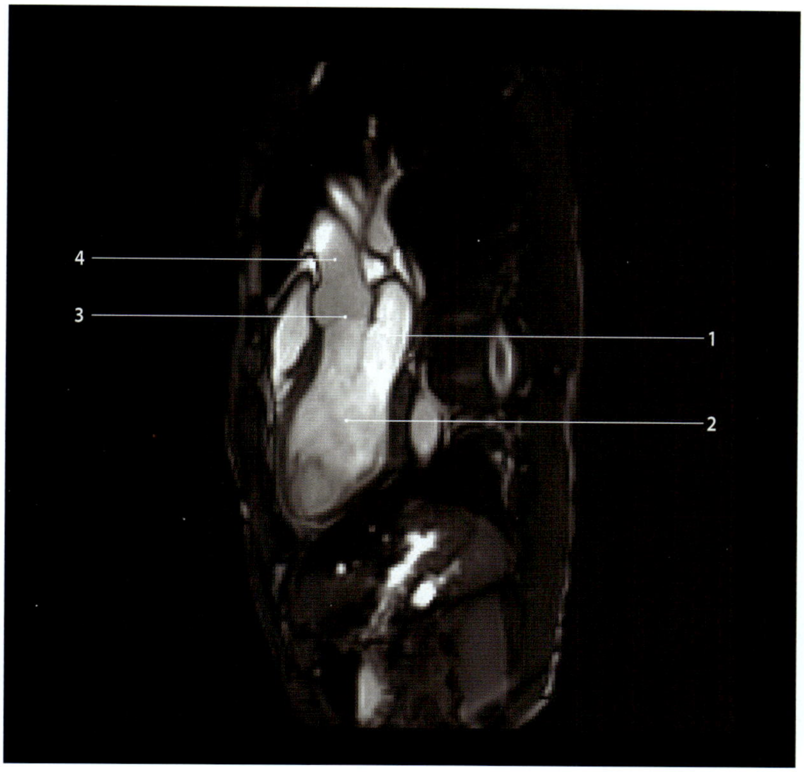

Cardiac-3 Chamber

1. Left artrium
2. Left ventricle
3. Aortic valve
4. Ascending aorta

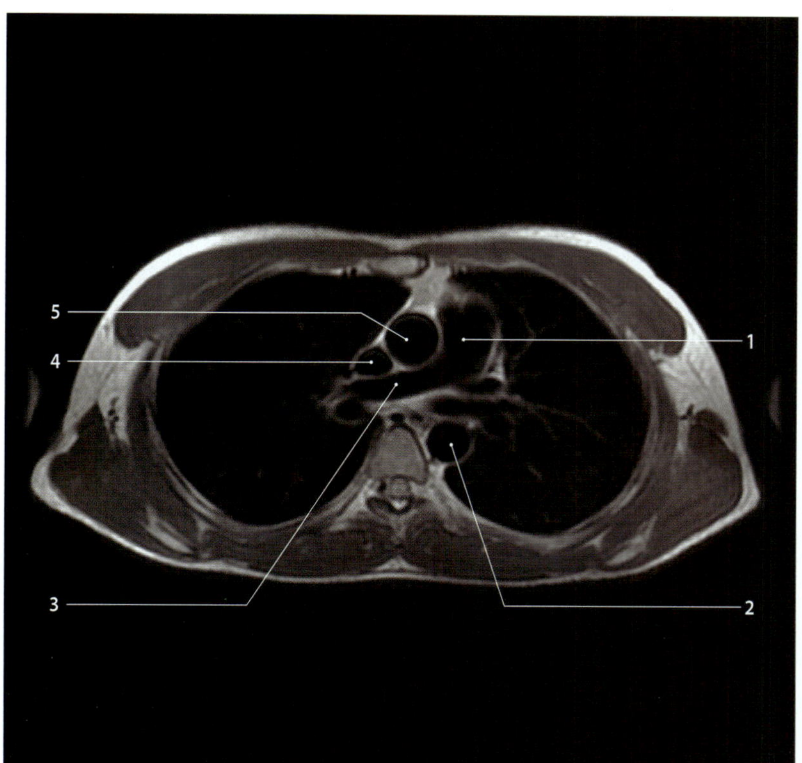

Cardiac-Axial

1. Plumonary trunk
2. Thoracic aotra
3. Right pulmonary artery
4. Superior vena cava
5. Ascending aotra

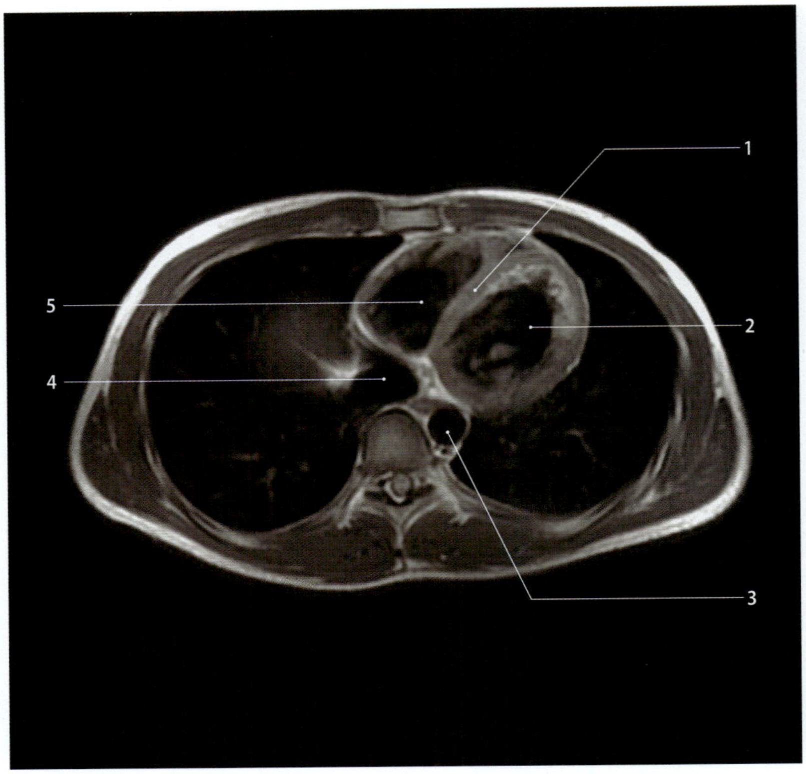

Cardiac–Axial

1. Interventricular septum
2. Left ventricle
3. Descending aorta
4. Inferior vena cava
5. Right ventricle

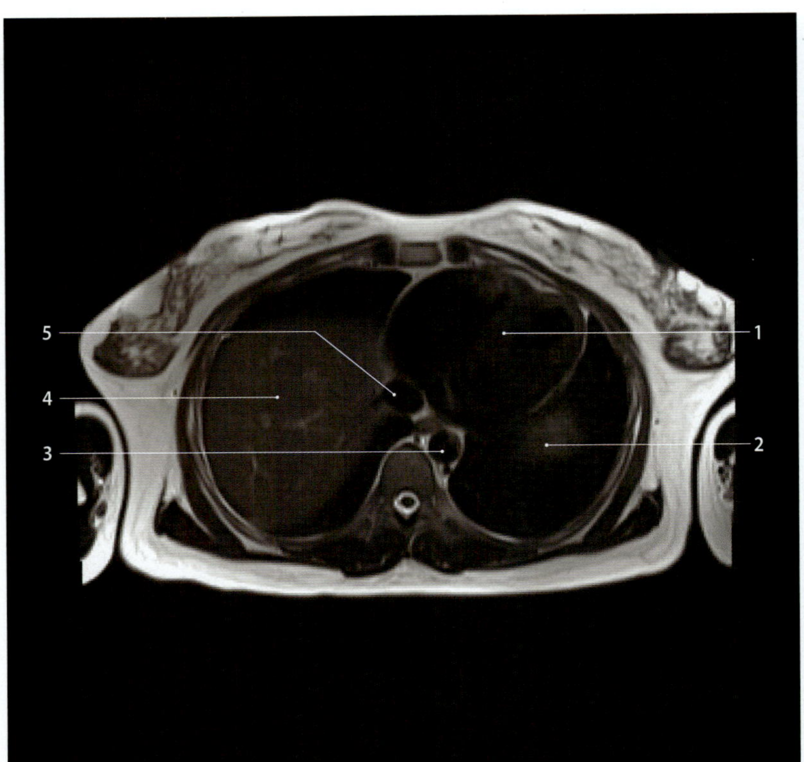

Liver–Axial

1. Heart
2. Spleen
3. Thoracic aorta
4. Liver
5. Inferior vena cava

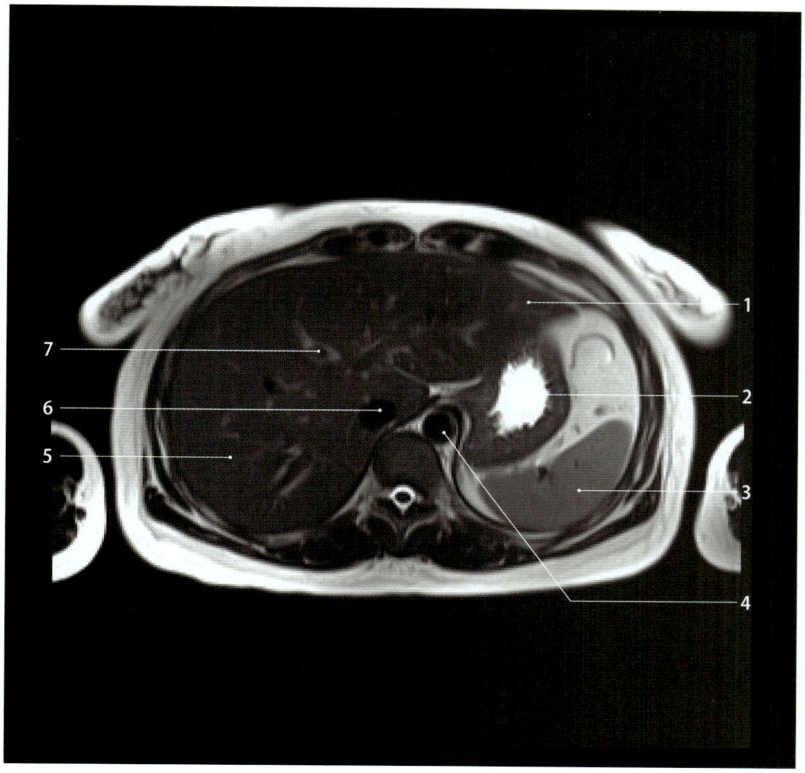

Liver–Axial

1. Liver (left lobe)
2. Stomach (fundus)
3. Spleen
4. Thoracic aorta
5. Liver (right lobe)
6. Inferior vena cava
7. Middle hepatic vein

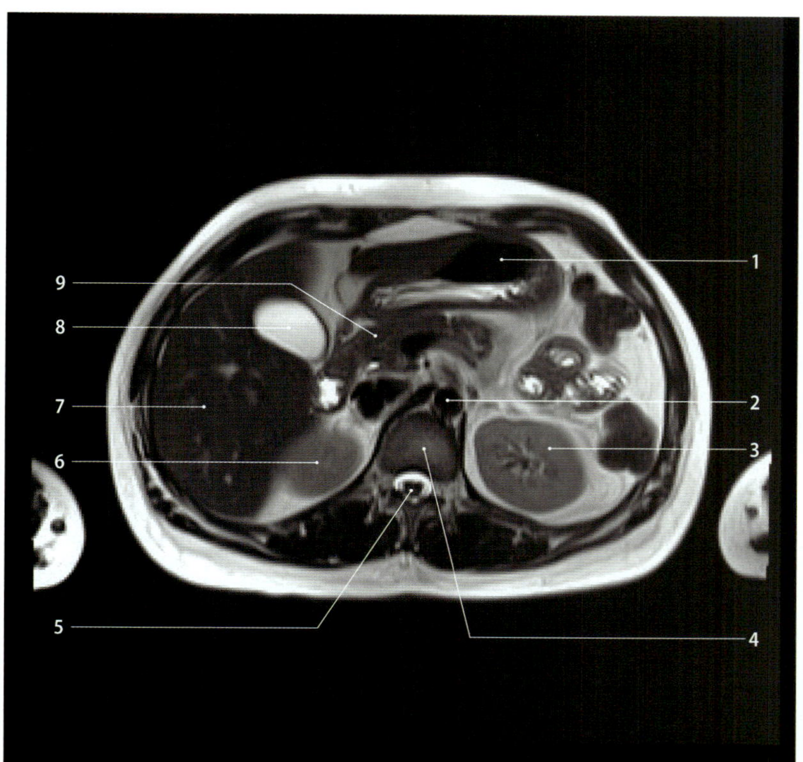

Liver–Axial

1. Stomach
2. Abdominal aorta
3. Left kidney
4. Vertebral body
5. Spinal cord
6. Right kidney
7. Liver (right lobe)
8. Gallbladder
9. Pancreas (body)

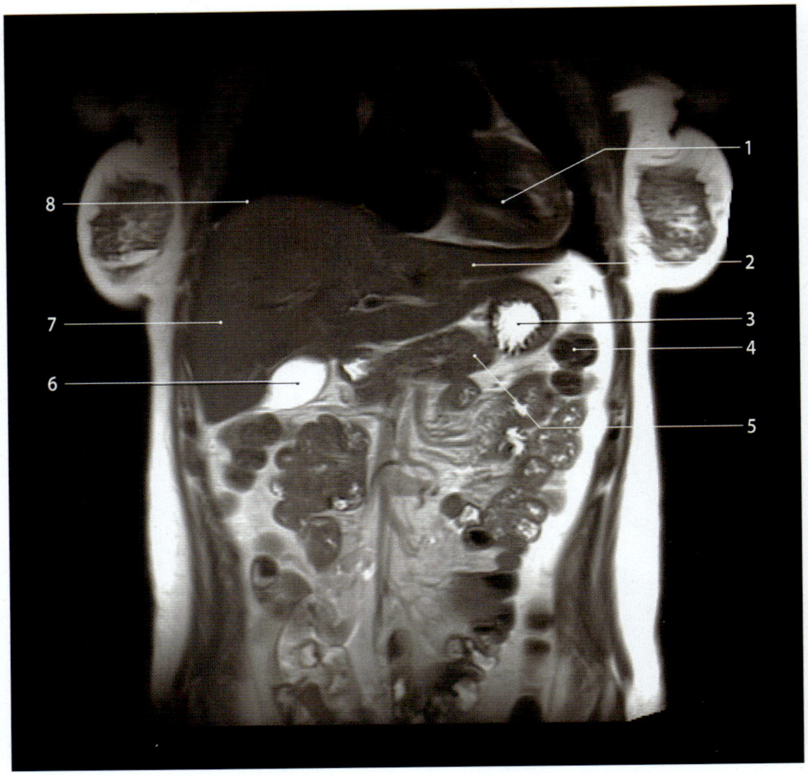

Liver–Coronal

1. Heart
2. Liver (left lobe)
3. Stomach (fundus)
4. Splenic flexure
5. Pancreas (body)
6. Gallbladder
7. Liver (right lobe)
8. Diaphragm

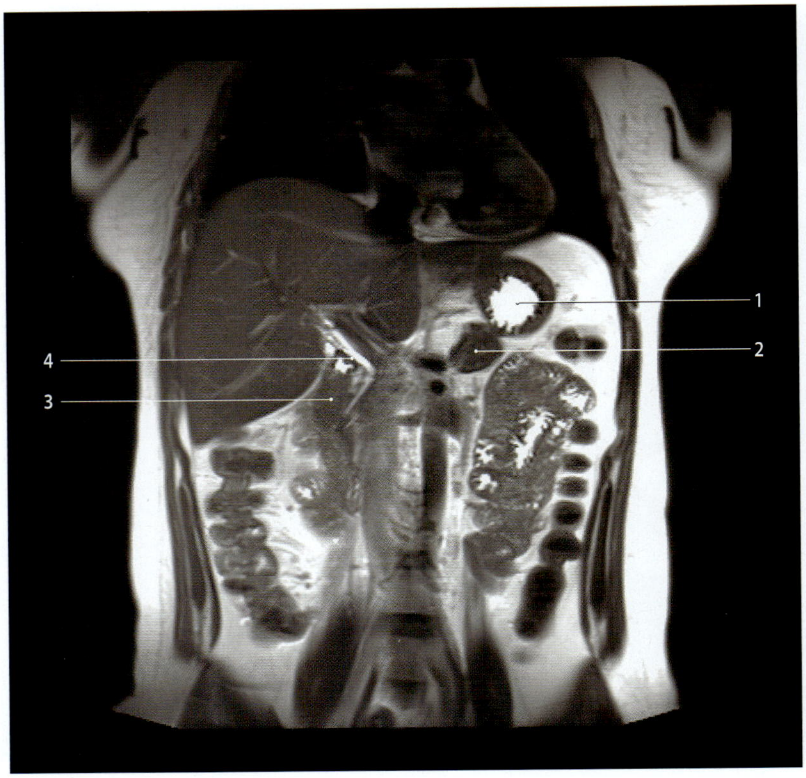

Liver–Coronal

1. Stomach (fundus)
2. Pancreas (tail)
3. Duodenum
4. Common hepatic duct

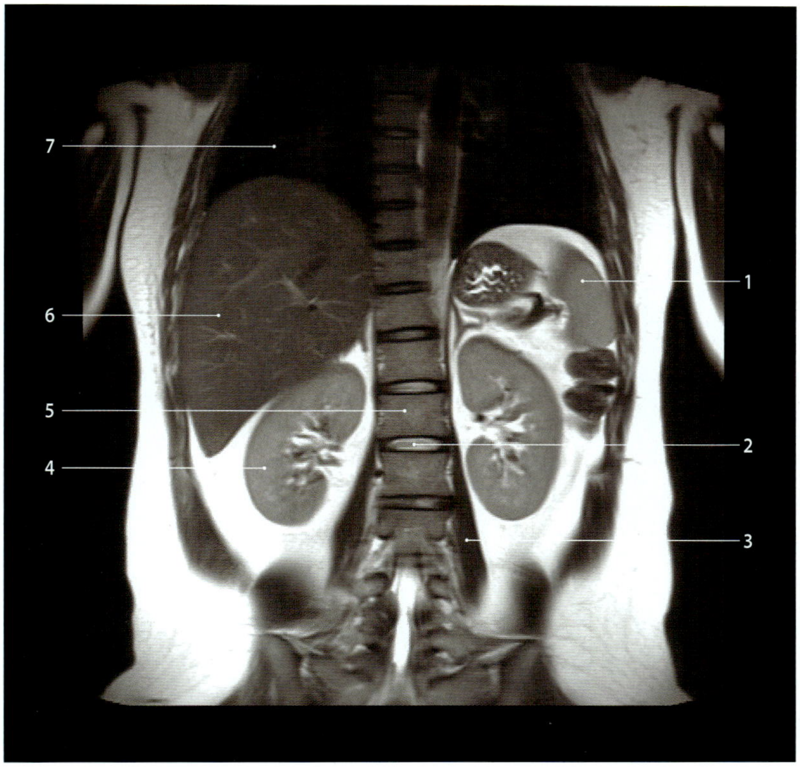

Liver–Coronal

1. Spleen
2. Intervertebral disc
3. Psoas muscle
4. Right kidney
5. Vertebral body
6. Liver (right lobe)
7. Lung

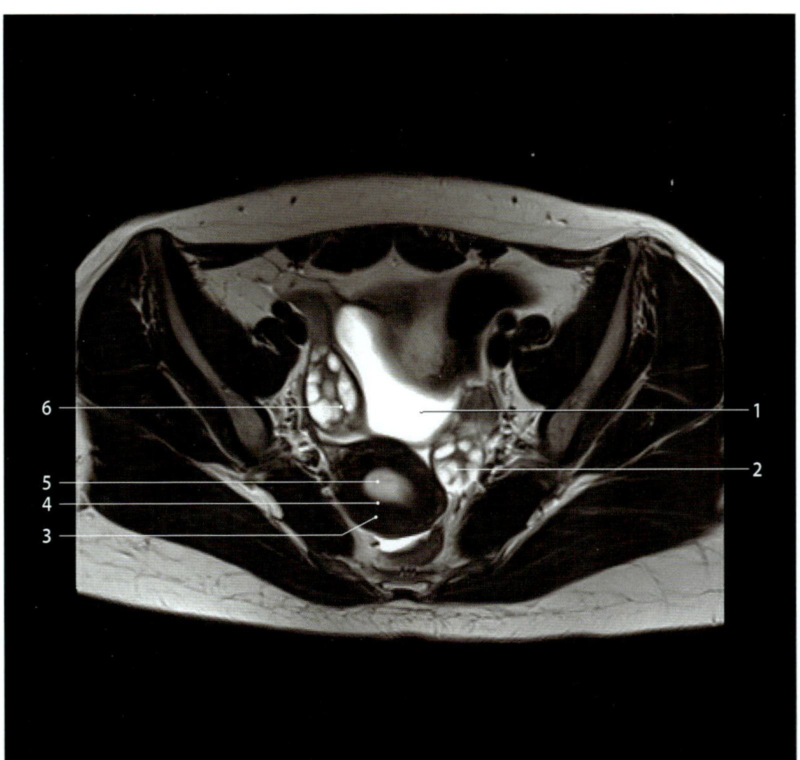

Pelvic & Ovary–Axial

1. Bladder
2. Left ovary
3. Myometrium
4. Endometrium
5. Uterine body cavity
6. Right ovary

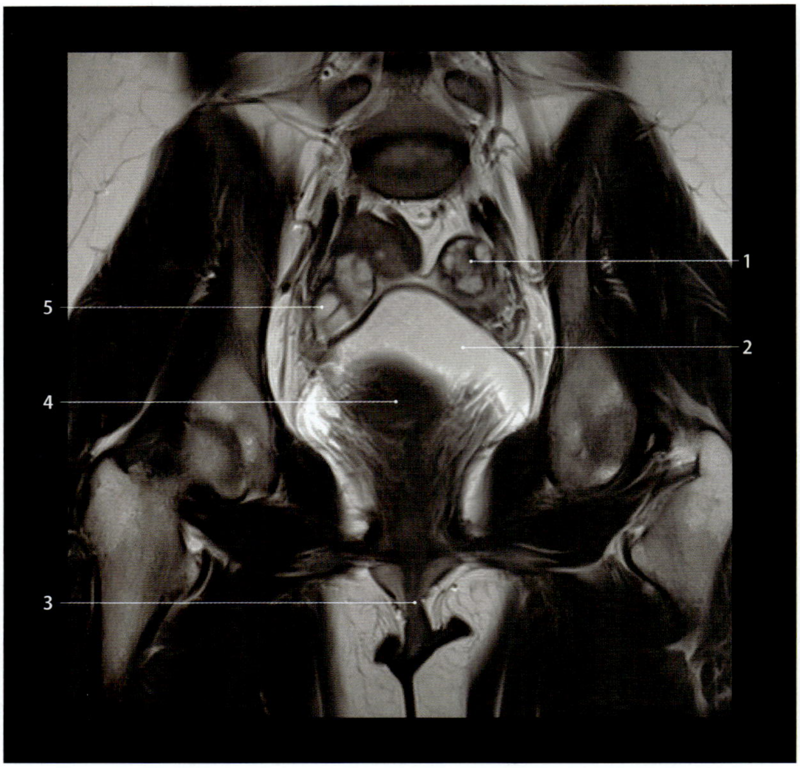

Pelvic & Ovary–Coronal

1. Left ovary
2. Bladder
3. Vagina
4. Uterus
5. Right ovary

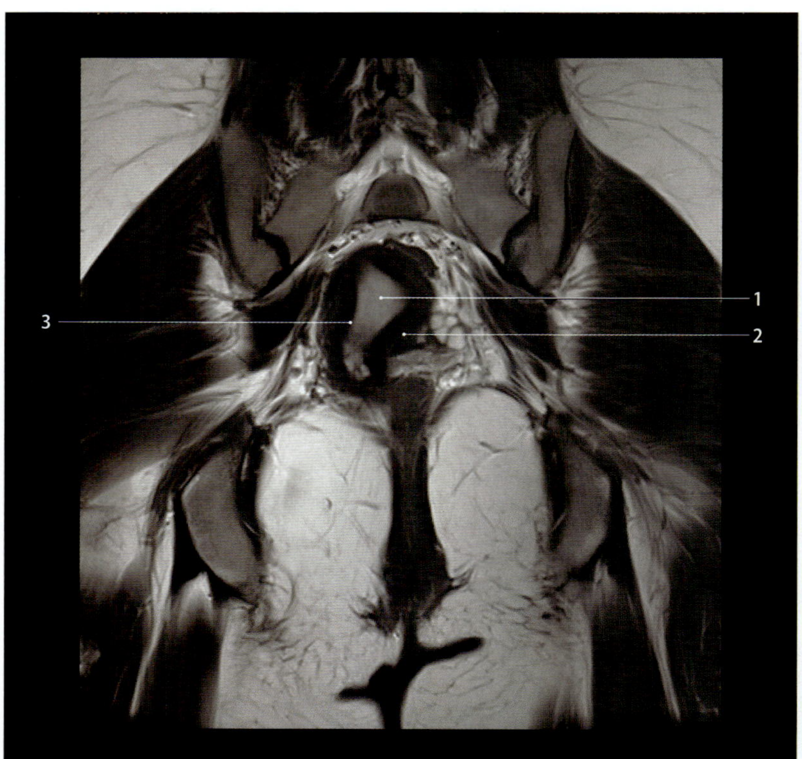

Pelvic & Ovary–Coronal

1. Uterine body cavity
2. Myometrium
3. Endometrium

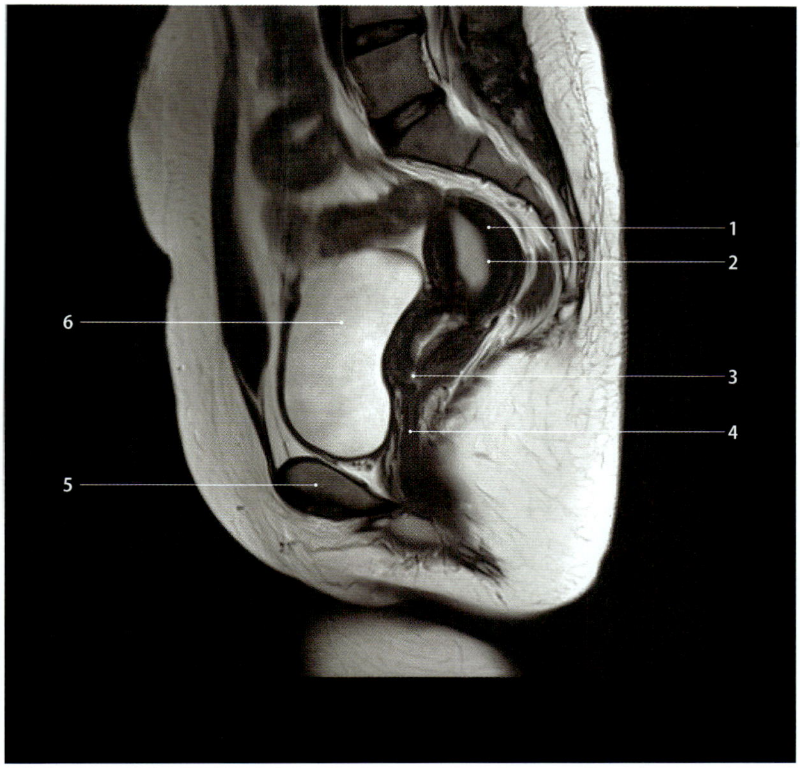

Pelvic & Ovary–Sagittal

1. Myometrium
2. Endometrium
3. Cervix
4. Vagina
5. Pubic body
6. Bladder

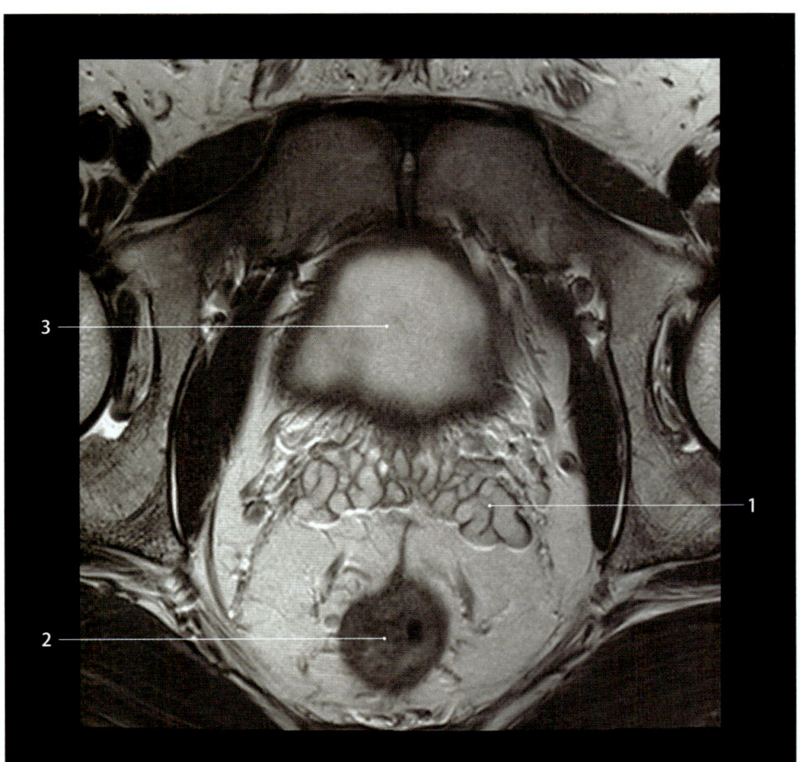

Prostate–Axial

1. Seminal vesicle
2. Rectum
3. Bladder

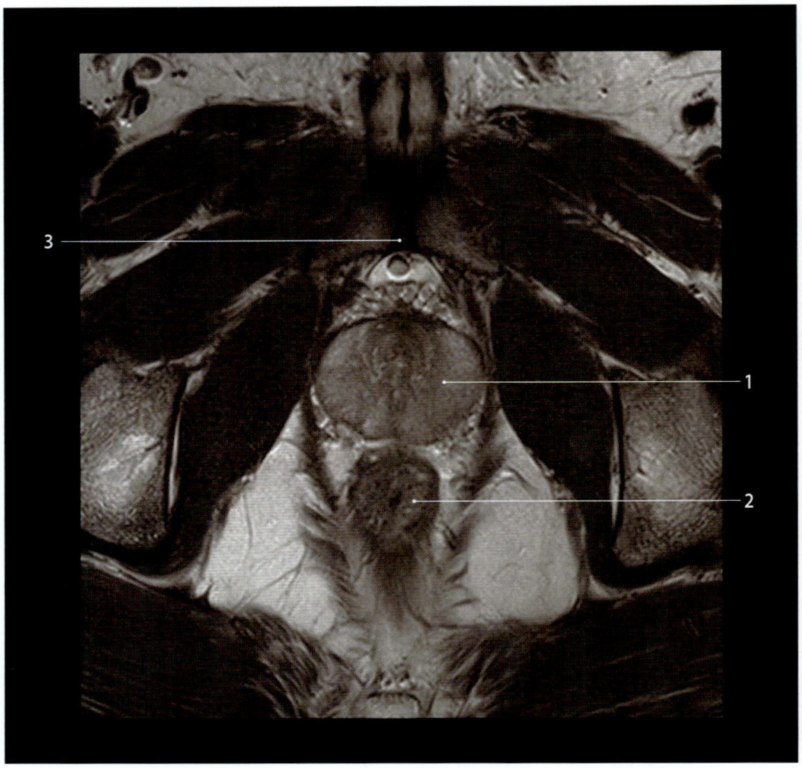

Prostate–Axial

1. Prostate gland
2. Rectum
3. Pubic symphysis

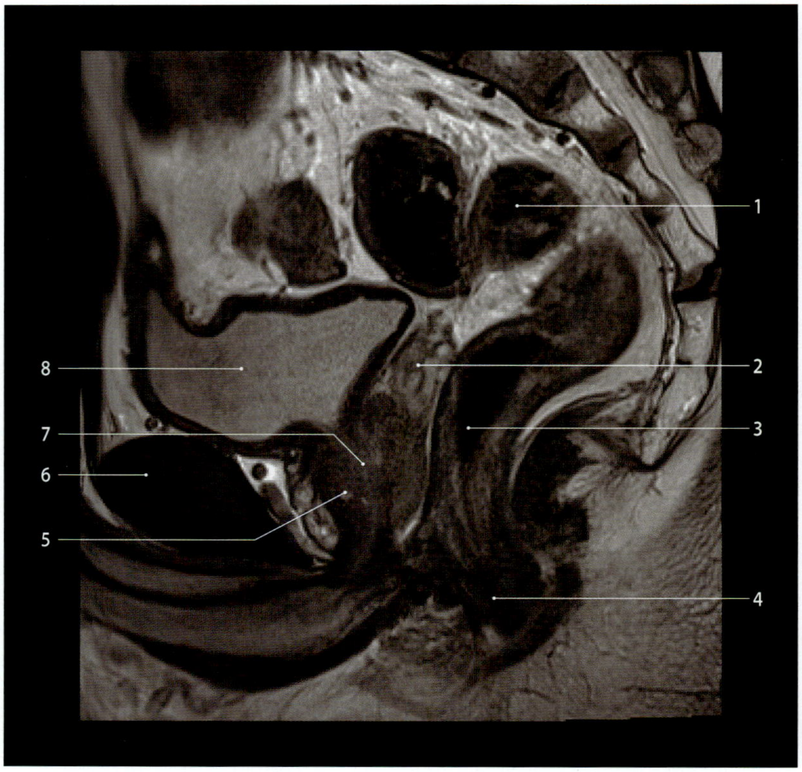

Prostate–Sagittal

1. Sigmoid colon
2. Seminal vesicle
3. Rectum
4. Anal canal
5. Prostate gland
6. Pubic symphysis
7. Prostatic urethra
8. Urinary bladder

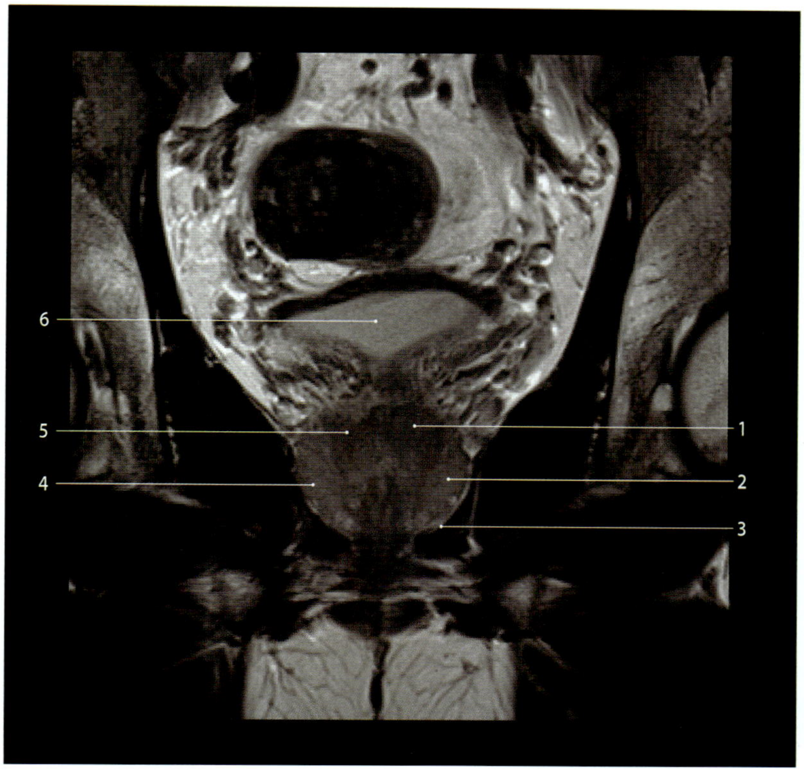

Prostate–Coronal

1. Central zone
2. Peripheral zone
3. Prostate gland
4. Peripheral zone
5. Central zone
6. Bladder

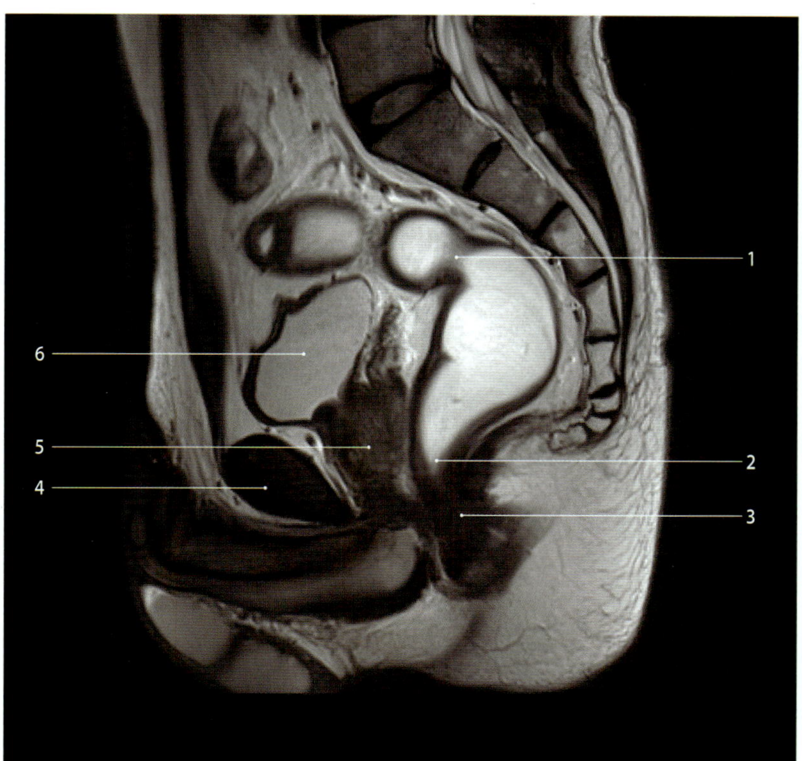

Rectal–Sagittal

1. Sigmoid colon
2. Rectum
3. Anal canal
4. Pubic symphysis
5. Prostate gland
6. Urinary bladder

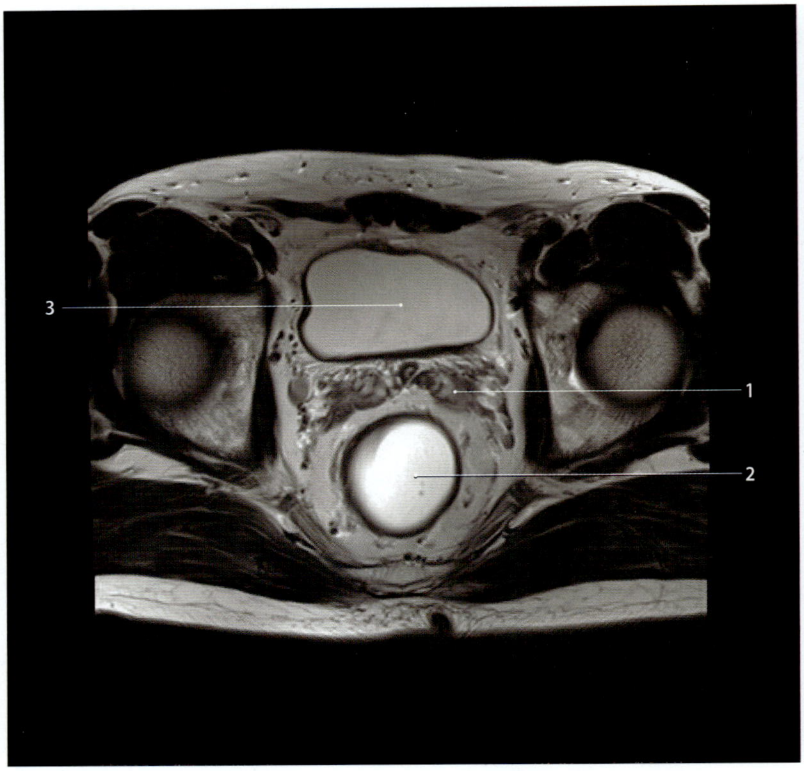

Rectal-Axial

1. Seminal vesicle
2. Rectum
3. Bladder

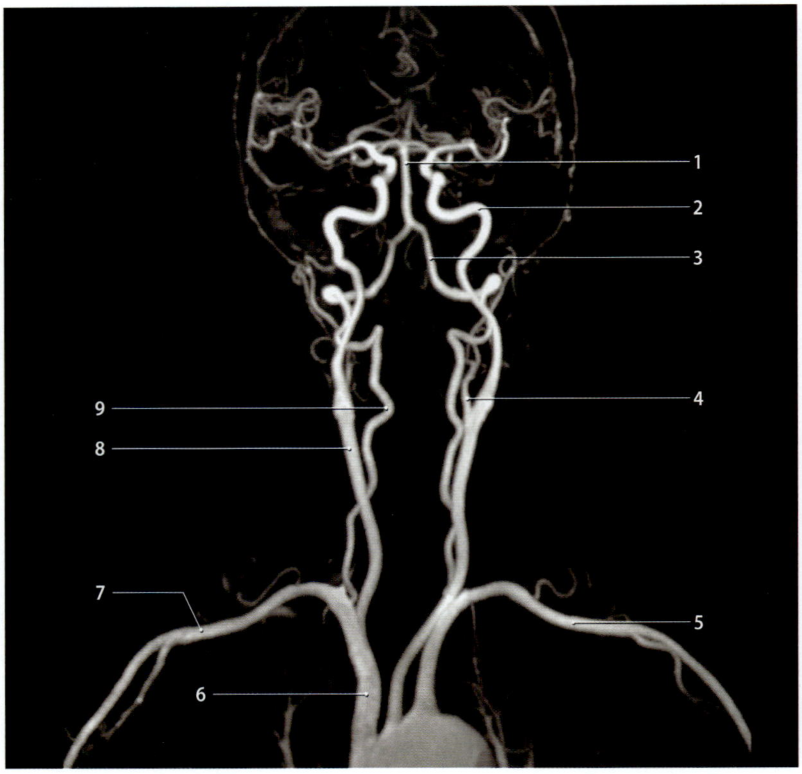

Brain Neck Angio

1. Basilar artery
2. Left internal carotid artery
3. Left vertebral artery
4. Left external carotid artery
5. Left subclavian artery
6. Brachiocephalic artery
7. Right subclavian artery
8. Right common carotid artery
9. Right vertebral artery

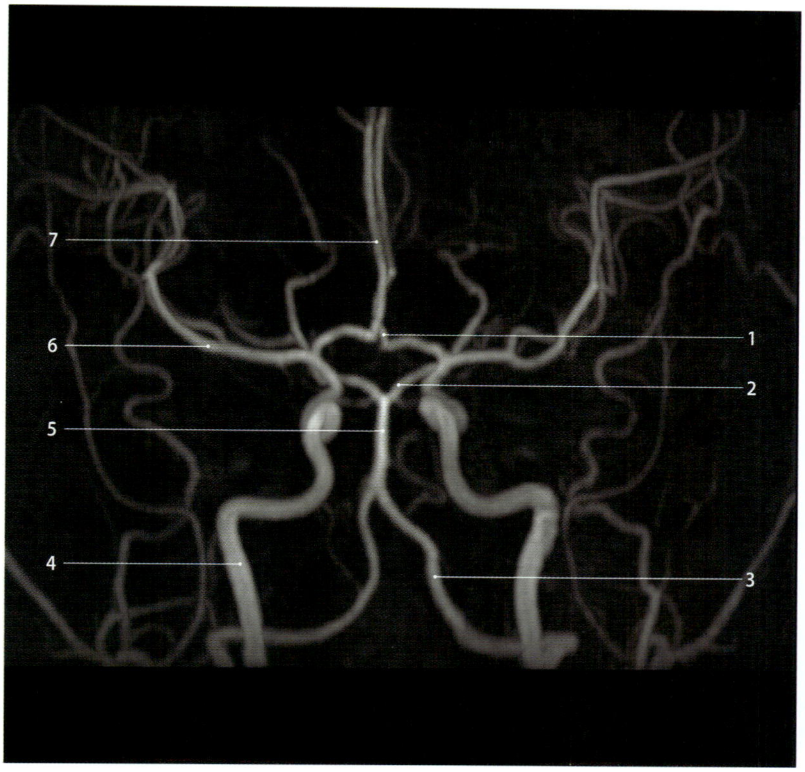

Brain-Angio TOF

1. Anterior communicating artery
2. Posterior cerebral artery
3. Vertebral artery
4. Internal carotid artery
5. Basilar artery
6. Middle cerebral artery
7. Anterior cerebral artery

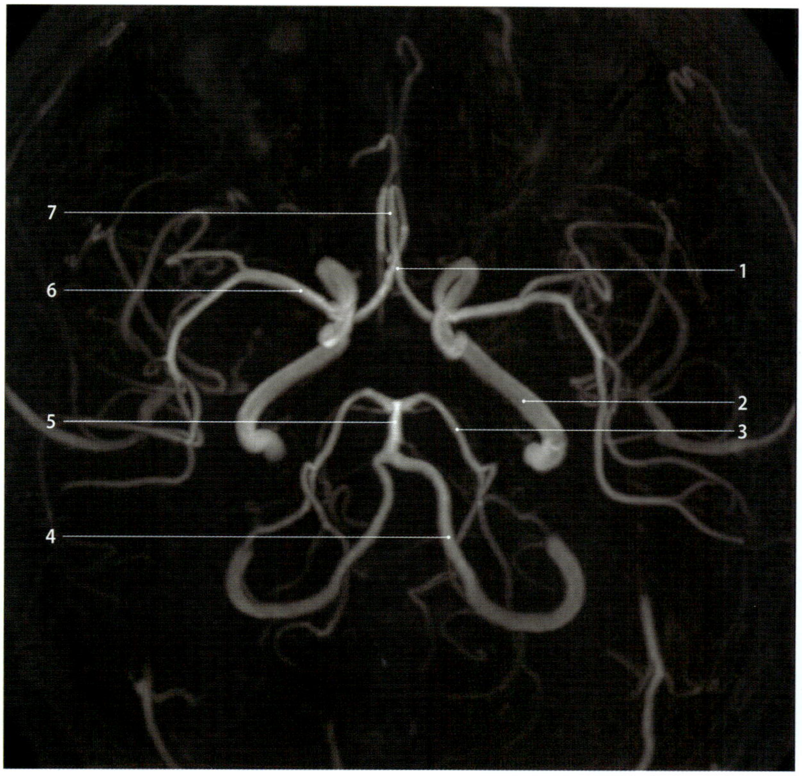

Brain-Angio TOF

1. Anterior communicating artery
2. Internal carotid artery
3. Posterior cerebral artery
4. Vertebral artery
5. Basilar artery
6. Middle cerebral artery
7. Anterior cerebral artery

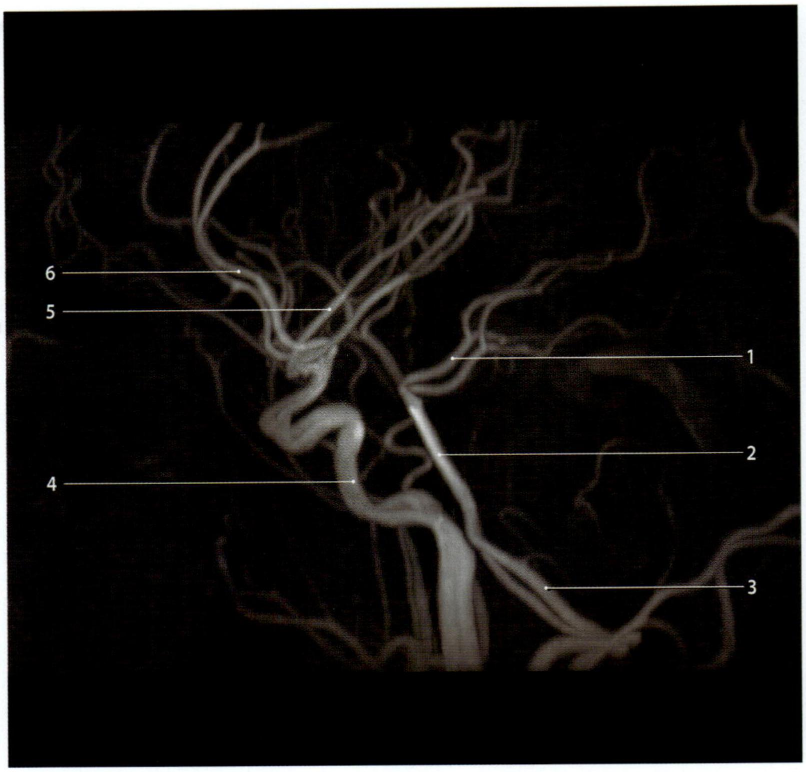

Brain–Angio TOF

1. Posterior cerebral artery
2. Basilar artery
3. Vertebral artery
4. Internal carotid artery
5. Middle cerebral artery
6. Anterior cerebral artery

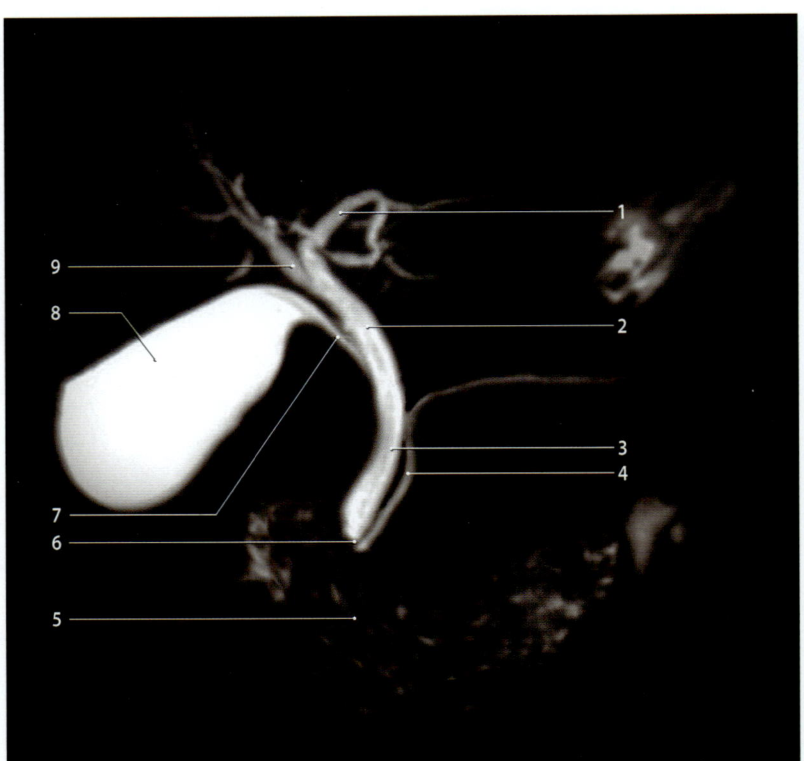

MRCP

1. Left hepatic duct
2. Common hepatic duct
3. Common bile duct
4. Pancreatic duct
5. Duodenum (C loop)
6. Oddi sphincter
7. Cystic duct
8. Gallbladder
9. Right hepatic duct

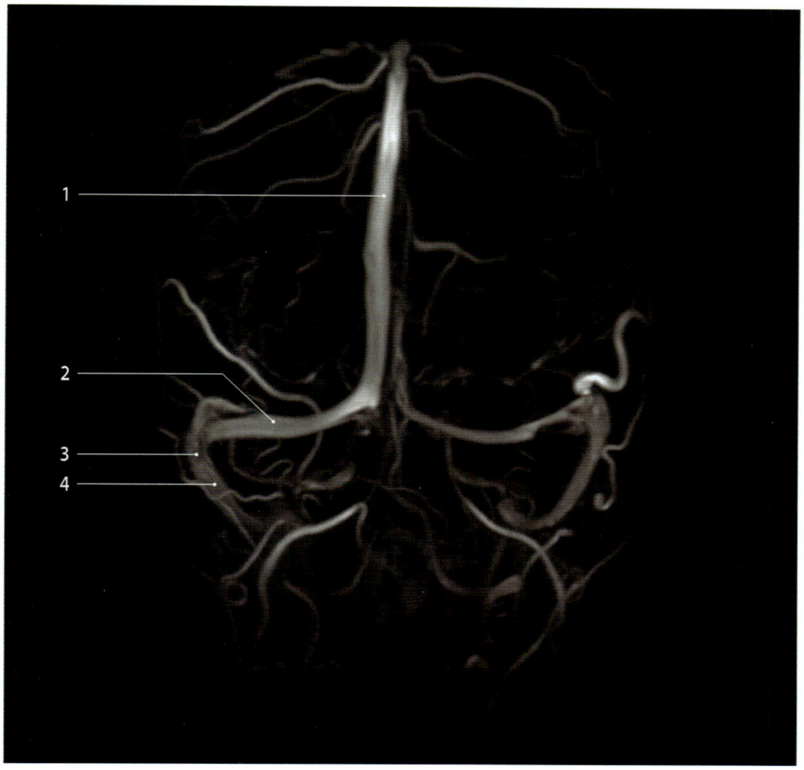

Venography

1. Superior sagittal sinus
2. Transverse sinus
3. Sigmoid sinus
4. Internal jugular vein

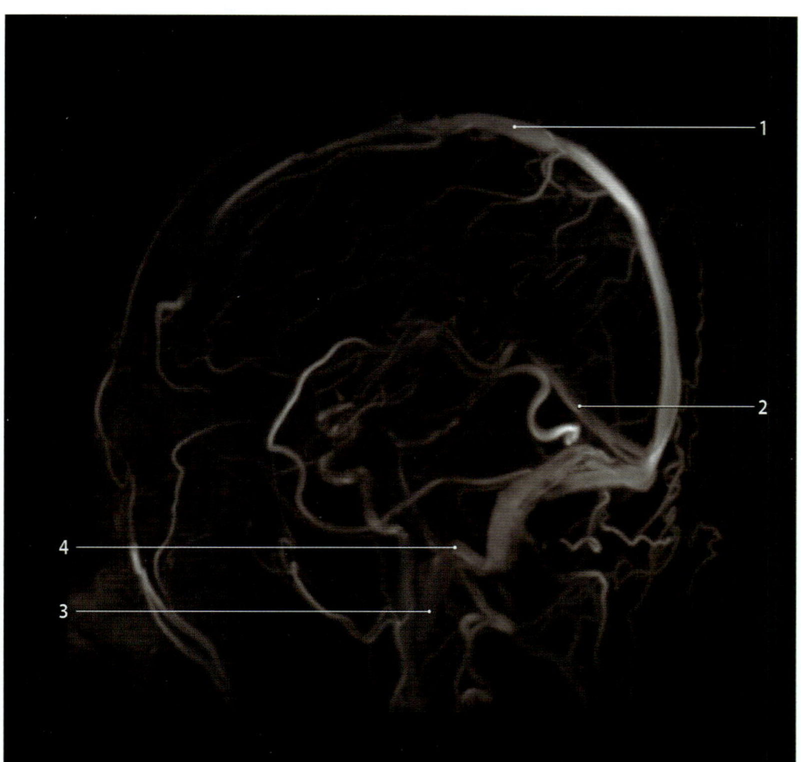

Venography

1. Superior sagittal sinus
2. Straight sinus
3. Internal jugular vein
4. Sigmoid sinus

국문 찾아보기

영문 찾아보기